知是派 | 回归常识 重新想象
ZHISHIPAI COMMON SENSE & IMAGINATION

手到病自除

【增订精华版】

杨奕 许智 著

人体反射区简明自疗图典

3

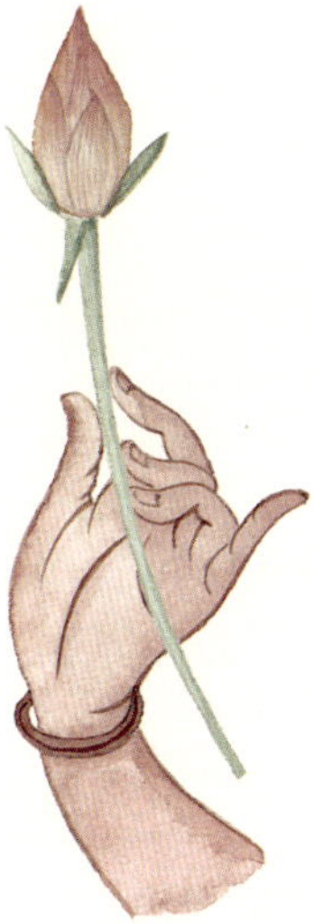

江西科学技术出版社

图书在版编目（CIP）数据

手到病自除. 3，人体反射区简明自疗图典 / 杨奕，许嵜著. — 南昌 ：江西科学技术出版社，2018.4 (2022.6 重印)
ISBN 978-7-5390-6219-8

Ⅰ.①手… Ⅱ.①杨… ②许… Ⅲ. ①反射疗法－基本知识－图集 Ⅳ. ①R244.1

中国版本图书馆CIP数据核字（2017）第330849号

国际互联网（Internet）地址：http：//www.jxkjcbs.com
选题序号：ZK2017237
图书代码：B17144-110

手到病自除 . 3，人体反射区简明自疗图典 杨奕 许嵜 著

出版发行	江西科学技术出版社
社　　址	南昌市蓼洲街 2 号附 1 号 邮编：330009
	电话：0791-86624275　传真：0791-86610326
经　　销	各地新华书店
印　　刷	北京世纪恒宇印刷有限公司
开　　本	700mm × 980mm 1/16
印　　张	11.5
版　　次	2018 年 4 月第 1 版　2022 年 6 月第 10 次印刷
字　　数	167 千字
书　　号	ISBN 978-7-5390-6219-8
定　　价	58.00 元

赣科版图书凡属印装错误，可向承印厂调换
赣版权登字 -03-2017-481

如发现图书质量问题，可联系调换。质量投诉电话：010-82069336

增订版说明

《手到病自除》系列自2009年出版发行以来，深受广大读者的喜爱，销量过百万，影响人数过千万。很多朋友说，用了书中介绍的调理方法，自己和亲朋好友的身体都出现了许多可喜的变化；更多的朋友则把这套书作为一份健康礼物送给了自己的亲朋好友，让周围的人也能从中受益。在此，我们真心感谢广大读者长久以来的信任和支持。

书籍面世至今，很多热心读者来信来电和我们探讨书中的方法，提出困惑和建议。我们在为读者真诚解答的同时，了解到广大读者按照书中的方法，不仅调理好了失眠、哮喘、肩背痛、冠心病等常见疾病，而且在辅助调理乳腺小叶增生、乳腺癌、肺癌等重疾方面也起到了很好的效果。不少读者甚至不顾路途遥远，专程赶到天津来深入学习。这些都让我们深深感到重新增订本系列图书、推广这项健康方法的必要性。

此次再版，我们同步修订了《手到病自除1》《手到病自除2》和《手到病自除3（图文版）》，并且将之前出版过的“儿童版手到病自除”——《福从足下生》重新做成了图文版，把作者至今出版过的4本书做了系统梳理，以帮助大家更好地理解和操作，解决读者们多年来反馈的所有问题。

我们衷心欢迎各界有志于振兴中华医学养生的人士和广大读者积极为《手到病自除》系列图书提出宝贵意见和建议，使本系列图书臻于完善，携手为中国百姓的健康贡献绵薄之力。

目录
CONTENTS

3 常见病、亚健康调理按摩

CHAPTER

4 CHAPTER 慢性病日常保健按摩

前言 PREFACE 人生多道场，疾病乃修行

人生所有的际遇都是缘分，在我看来，人和疾病的相遇更是一种缘。佛语说，修行人应带三分病，才知道要发道心。我人生最关键的两个转折点，都是因为疾病。

第一次是 16 岁那年，因为胃溃疡，我遇到了山东淄博的薛老爷子，不只治好了病，还被恩师收于门下学习针灸推拿之术，从此结缘中医，痴迷其中。

第二次是 1992 年女儿大学毕业，我帮她减肥，想到了纯自然无伤害的反射疗法，严格按照反射疗法坚持了两个月，结果女儿一下子减掉了 45 斤。就此，我与反射疗法结下了不解之缘，在行将知天命的年纪，开始了另一段人生。

实践出真知，空谈不如实干。摸过了成百上千双脚之后，我如履薄冰般把这些经验之谈讲出来，没想到在《养生堂》等很多健康节目上大受好评，花甲之年还出版了自己的书。

如今，年近八十的我面对《手到病自除》系列的再版，忐忑而开心。忐忑的是这套书能不能在 8 年之后，还受到认可；开心的是，我有机会把图书出版后这几年来的一些新体悟梳理出来，补缺堵漏。在此过程中，我知道自己要对得起每一个读这套书的人。

我把之前出版过的 4 本书重新做了全面梳理，一字一句地认真看过、改过，框架更清晰、内容更精准，相信可以让读者感受到它们的焕然一新。还是老样

子，我不会讲太多原理性的东西，讲了您可能也记不住，记住了可能也不会用，更不知道在哪儿用。我就告诉您我在这么多年给别人治病的过程中总结出来的最有效、最简洁的方法，您直接拿来用就行了。

在《手到病自除 3》中，我选取了 80 种常见疾病，包括鼻炎、哮喘、便秘、痛经等亚健康症状以及高血压、糖尿病、中风、肾炎等慢性病，用大量真人实拍图展示了每种疾病的调理方法和操作步骤。

选取这些疾病和调理方法的依据主要有两个:

一是我多年从事反射疗法的实践经验，这些病都是我曾经治好过的。我经常遇到一些中西医都很头痛的疑难杂症，这时我就会在全息胚的反射区上，尝试着给患者综合调理，往往能取得不错的效果。我把这些方法记录下来教给大家，希望可以传播开来，让更多的患者摆脱病痛。

二是读者的反馈。我的书上市以后，很多读者通过电子邮件或网站留言，与我分享他们用书中方法调理身体后的心得体会。无论是在互联网上，还是在健康演讲会现场，我总能碰到很多因病求助的人。有些读者甚至反过来启发我:“杨老师，反射区疗法能不能与别的疗法结合起来呢?”这些宝贵的意见和建议虽然不能一一回复，但都记在我的脑子里了。它们时刻提醒着我，如何治疗更多的疾病，如何搭配不同疗法从而获得更好的效果。可以说是患者和读者共同勉励着我不断地进步，才会有《手到病自除》系列增订精华版的问世。

此次再版主要在以下四个方面完成了修订和升级：第一，在我的全程指导下，对全书的图片进行了重新拍摄，力求位置更准确、手法更完善；第二，除足部反射区之外，对书中提到的其他反射区和相关手法也都一一配图说明，让读者操作起来更加方便；第三，随书附赠人体经络穴位挂图，方便读者准确找到相关穴位；第四，用纸改为更轻便的纸张，并采用锁线装订方式，可以平摊阅读，为读者尤其是中老年朋友提供更好的阅读体验。

岁月荏苒，不觉间我已走过了大半个世纪。回首近八十年的人生路，虽然坎坷不断，一路磕磕绊绊，但庆幸的是，我帮助了一些人，做了一些有益的事，没有让光阴虚度。

人生路上总有很多艰难困苦的时刻，生一场大病时，听之任之还是自求多福，起心动念之间就确定了走向。人生处处是道场，修心修佛修性命。愿大家都能拥有手到病自除的信念，修得健康无量，合家美满，幸福安健！

杨 奕

2017 年 8 月 于天津

认识足部反射疗法

我们的身体是有感情和灵性的。它既能感受来自外界的一切，也能对不同的外界刺激产生各异的反应。可以说，足部反射区按摩不仅仅是一种调理方法，更是人与人之间表达与感受关爱的最好方式。

1

CHAPTER

SECTION 1
足部反射区是身体健康的晴雨表

《手到病自除 1》和《手到病自除 2》出版以后，很多朋友通过各种方式找到我，向我咨询、交流或者提出疑惑，我都很耐心地一一解答。但是也经常碰到一些比较无奈的情况。比如，我曾经收到一封邮件——

杨老师，我奶奶得了癌症，是肝癌晚期。请问，该怎么去救她？

收到这封邮件我百感交集，可以看出这是一个很孝顺的孩子，但是对于癌症晚期，几乎是要用到“回天之术”，反射疗法自然是没有这个作用的。除了觉得遗憾，也没有其他办法了。于是我回复——

让你奶奶开开心心地度过剩下的时间吧。

没想到，第二天就收到了回信。她很生气地质问我，怎么配得上“圣手医师”的称号，连她奶奶都救不了。

对此，我只能坦然答道，我不是圣手医师，我有心救人，却无力回天。我能做的，就是教给大家尽量多的预防和保健方法，降低患癌症的概率。对于已经病入膏肓的重症病人，我实在难以妙手回春。自古以来，没有任何一种医术能够医治百病，反射疗法也不例外，但是它有别的疗法无法取代的优势。

反射疗法的优势：准确预测疾病，促进身体自愈

我们中国有个成语叫“未雨绸缪”，非常能体现中国人防患于未然的智慧，而反射疗法就是体现这一大智慧的中国式健康法。它的核心价值就在于自测、预防以及调理。我之所以一直坚持钻研反射疗法并向很多人推广，正是因为准确、及时进行疾病自测和预防是现代人最急需的。

我们现在绝大多数人关注自己的身体是从已经患病、体检化验报告显示问题的时候开始的，这导致很多疾病一发现就是重症晚期。事实上，当人体出现明显疾病症状且能够用医疗器械检测出来时，病势已至少达到70%。这时吃药、打针、输液，只能亡羊补牢。这些治疗方式伤及肝脏还算小事，最怕的是贻误治疗时机，病情发展到本章开头那封邮件里那种无力回天的地步。

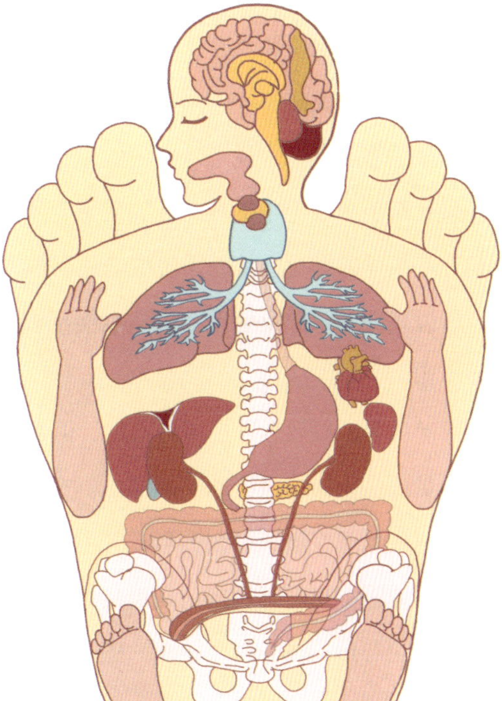

如果我们仔细端详脚底，会惊讶地发现，脚底反射区构成了一个缩小的人形。

我们完全可以用足部反射疗法避免这种情况。因为，在身体病变程度刚刚达到10%、人体没有任何不良反应时，我们就可以在足部反射区提早发现一些蛛丝马迹。许多疾病在早期发现后如果立即采用反射疗法，往往能够自愈。

2006年，一次偶然的机会，我发现自己双脚肾反射区出现了褐色斑点，看上去如同皮肤被烟头灼伤留下的印记，摸上去就像一块块硬疙瘩。

根据长期的调理经验，我马上意识到自己可能得了某种肾脏疾病甚至是早期肾癌。

发现了这个情况以后，我天天拿按摩棒刮按足底的肾反射区，持续了 8 天，那些褐色的斑点便渐渐地消失了，我的身体也一直没再有什么异常状况。可以说，正因为提早发现了脚底的褐色斑点，我才能健健康康活到现在。而若要从尿检中查验出结果来，则要等到身体已经明显感觉不适，尿液中已经出现大量红细胞的时候。可到那个时候，身体机能已经受到很大的损伤，想要恢复可能就需要很长的时间了。

足部反射区是反射疗法首选

我们身体很多部位分布着和脏腑器官相对应的反射区，都可以用来进行反射疗法，但就自助调理的方便性及有效程度来说，足部反射区无疑是首选。

为什么这么说呢?

先拿手部反射区来说吧，不同的工作性质会使人的双手呈现出不同的表象。例如您是医生，双手一般会很细软，而如果您是木匠，双手就会很粗糙。也就是说，手部容易受到外来条件的影响，从而无法准确地反映人体的健康状况。

再说耳部和眼部反射区，虽然也能用来发现和调理病症，但是区域微小，不易于掌握和使用。

背部反射区虽没有以上两种不足，但受位置所限，观察和操作都要依赖别人。

而足部是人体中最接地气的部位。在地心引力的作用下，人体新陈代谢的尾产物都沉积在双足足底，淤积过久会形成气泡、疙瘩、条索、硬粒等阳性物，进而导致全身血液循环不通畅，出现不适感。每当身体稍有不适，最先预警的正是我们的双脚。通过观察足掌的色与形、体会按摩触及的感受，就可以及时了解当下的健康状况并进行有效调理。

反射区疗法具有较强的靶向性。当我们对身体的某一个反射区施加刺激时，这种刺激会通过神经反射作用，调节与之相对应的脏腑器官功能，从而收到保健与调理的效果。

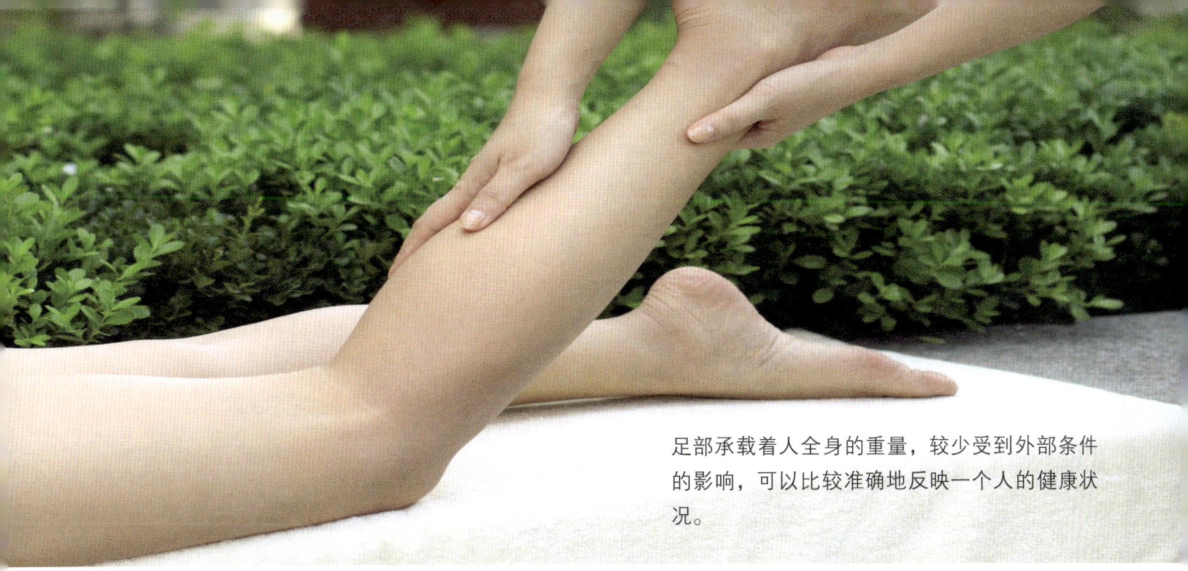

足部承载着人全身的重量，较少受到外部条件的影响，可以比较准确地反映一个人的健康状况。

反之亦然，当按摩某一个反射区有疼痛感时，尤其是发现有颗粒、疙瘩或其他异物存在，就说明相应的脏腑器官出了问题。这时，就可以通过按摩反射区来消除隐患。如果病情比较严重，则需结合其他医疗方法，进行综合医治。

需要提醒大家的是，足部反射疗法虽好，但并不适宜所有病症。例如心衰、肾衰、肝坏死、肺气肿、癌症晚期等，如果施用反射疗法，反而会加速血液循环，促使这类疾病恶化（具体不适宜使用足部反射疗法的疾病请参见本书P35）。但几十分钟力度适宜的足部按摩，可帮助人们暂时缓解疾病的痛苦，让虚弱的病体得到充分的放松和休息，也可以算作一种临终关怀吧。这种情况建议由专业的反射疗法师来操作，切不可自行操作。

说了这么多，那足部反射区究竟具体如何分布的呢？在介绍足部反射疗法的具体方法前，我们先大概了解一下足部反射区的位置。

足部位置	对应人体部位
足趾	对应人体头部。
足掌前部	对应人体胸部（心脏、肺）等。
足掌中部	对应人体腹部（胃、脾、肾、肝、胆、胰、十二指肠、大肠、小肠）等。
足掌跟部	对应人体的生殖器官（子宫、卵巢、前列腺、睾丸）、膀胱、尿道、阴道、肛门等。
足内侧	构成足弓，对应人体的脊柱（颈椎、胸椎、腰椎、尾骨、骶骨）。
足外侧	对应人体的肩、肘、膝等关节。

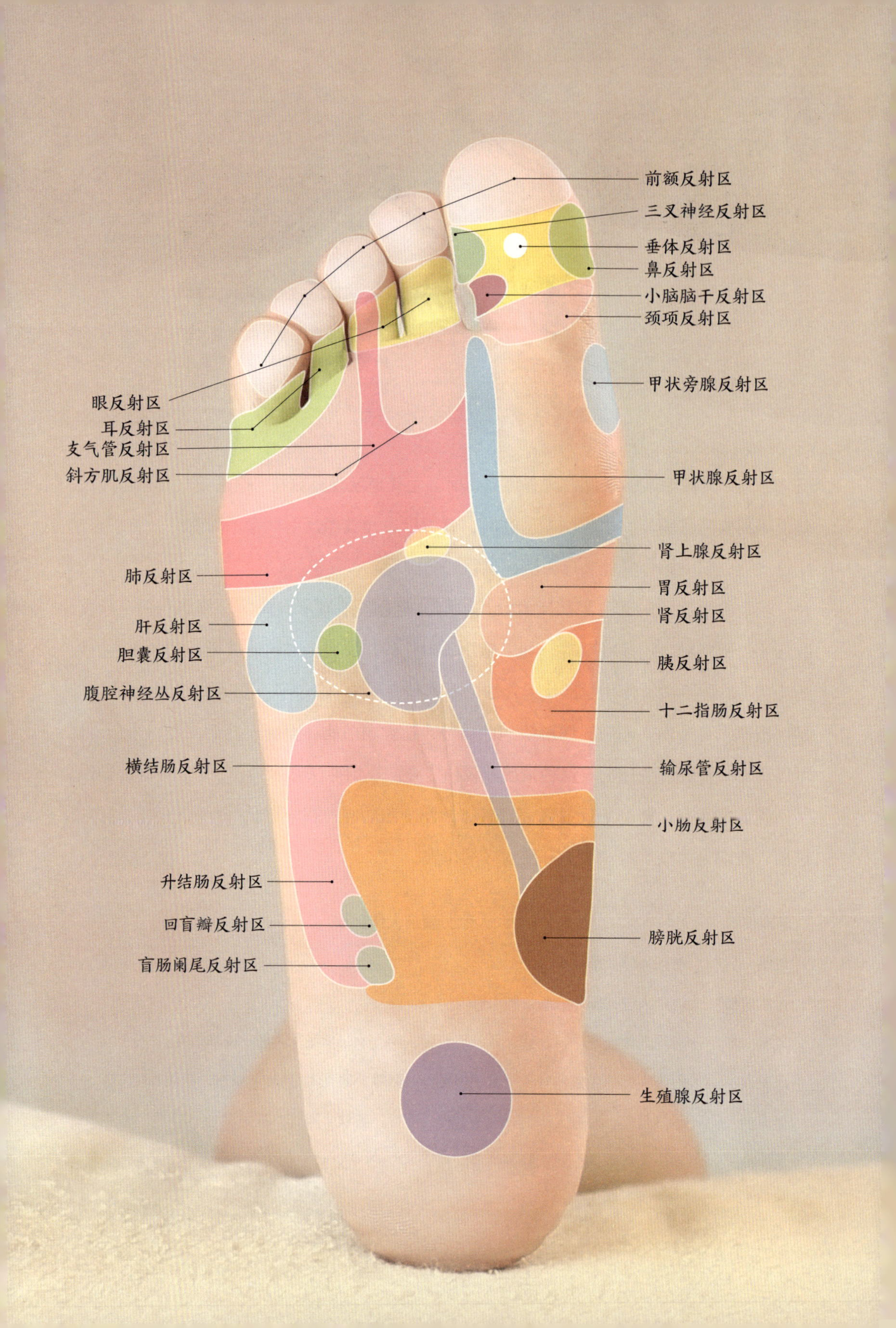
前额反射区
三叉神经反射区
垂体反射区
鼻反射区
小脑脑干反射区
颈项反射区
甲状旁腺反射区
眼反射区
耳反射区
支气管反射区
斜方肌反射区
甲状腺反射区
肾上腺反射区
肺反射区
胃反射区
肾反射区
肝反射区
胆囊反射区
胰反射区
腹腔神经丛反射区
十二指肠反射区
横结肠反射区
输尿管反射区
小肠反射区
升结肠反射区
回盲瓣反射区
膀胱反射区
盲肠阑尾反射区
生殖腺反射区

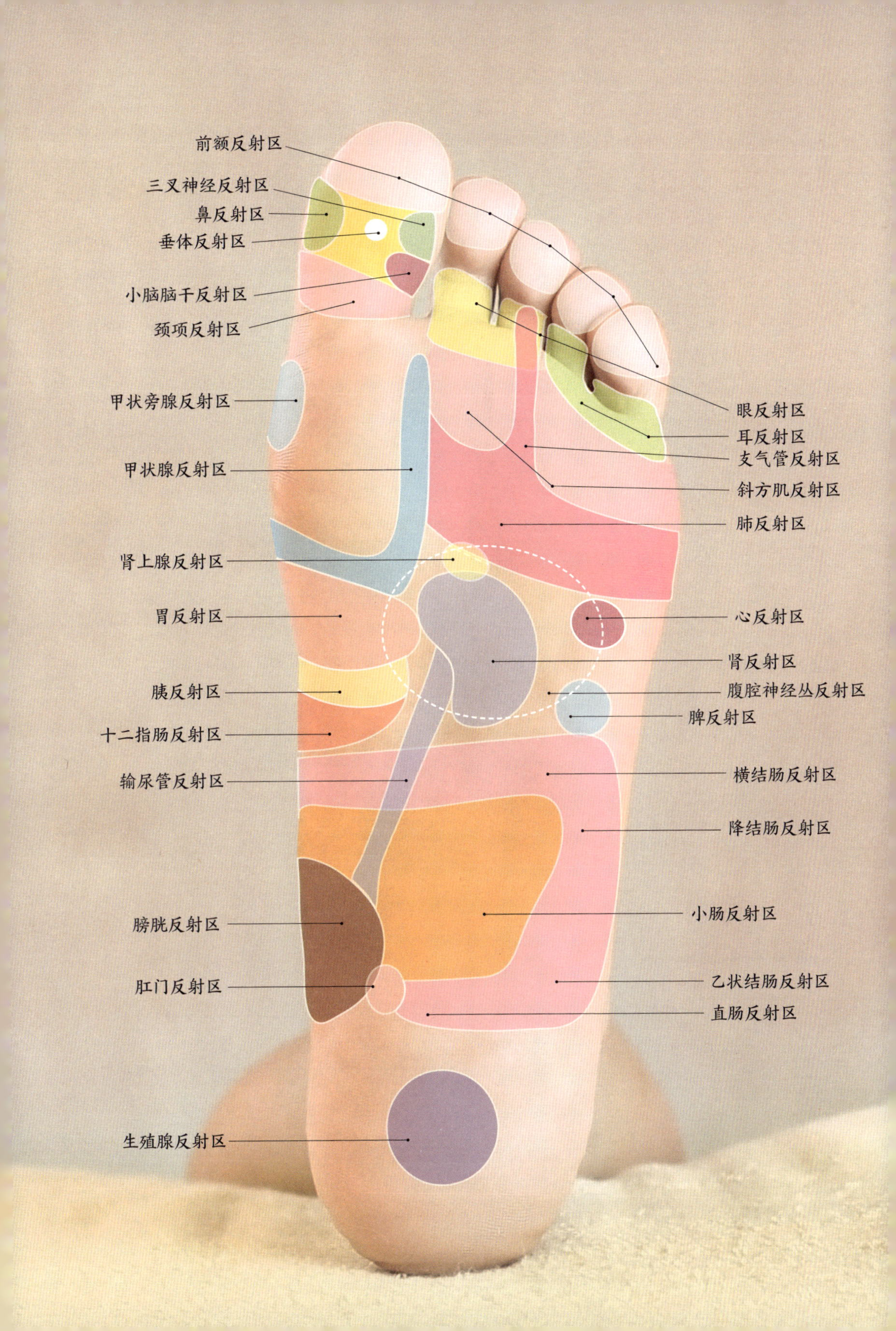
前额反射区
三叉神经反射区
鼻反射区
垂体反射区
小脑脑干反射区
颈项反射区
甲状旁腺反射区
甲状腺反射区
肾上腺反射区
胃反射区
胰反射区
十二指肠反射区
输尿管反射区
膀胱反射区
肛门反射区
生殖腺反射区
眼反射区
耳反射区
支气管反射区
斜方肌反射区
肺反射区
心反射区
肾反射区
腹腔神经丛反射区
脾反射区
横结肠反射区
降结肠反射区
小肠反射区
乙状结肠反射区
直肠反射区

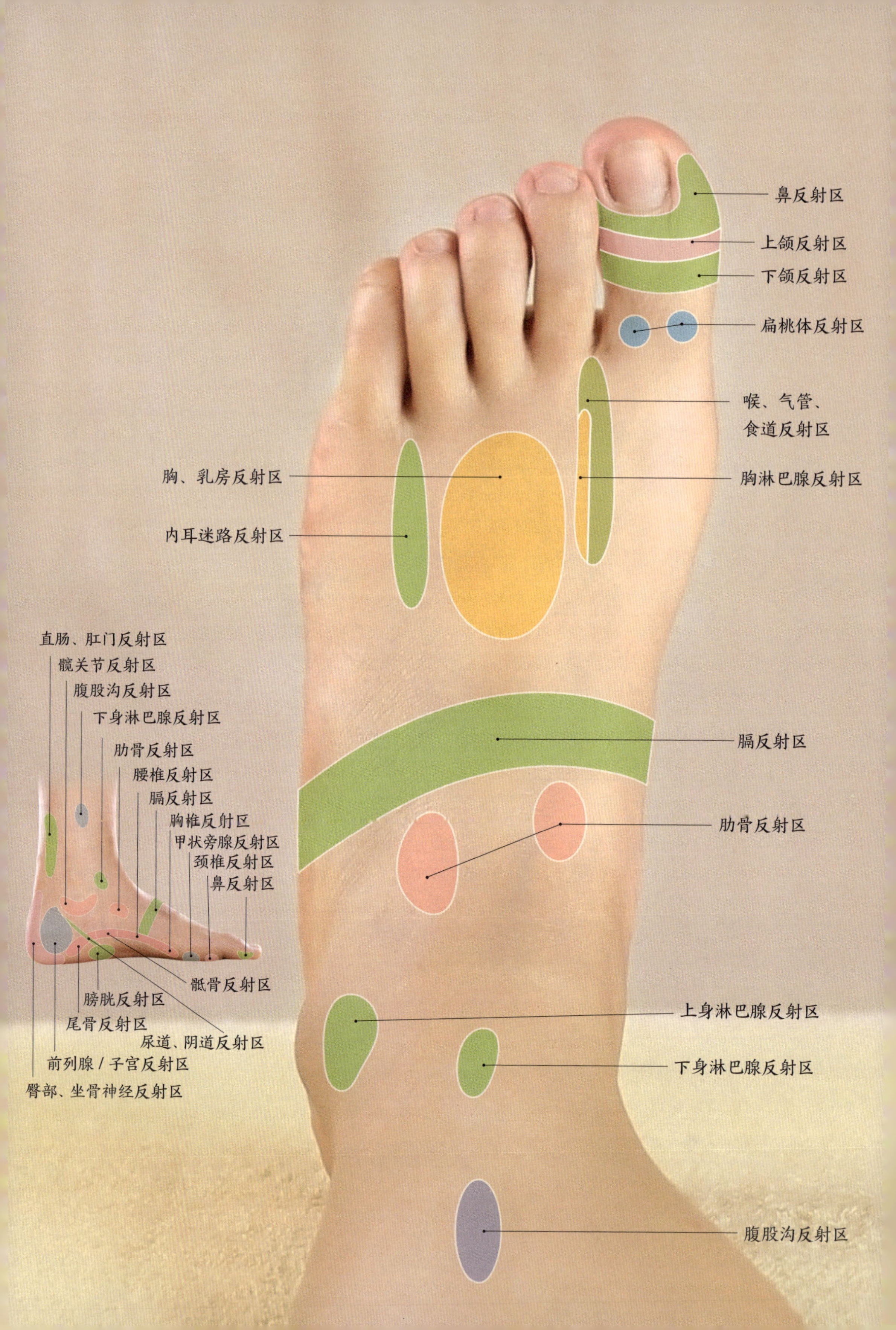
鼻反射区
上颌反射区
下颌反射区
扁桃体反射区
喉、气管、
食道反射区
胸、乳房反射区
胸淋巴腺反射区
内耳迷路反射区
直肠、肛门反射区
髋关节反射区
腹股沟反射区
下身淋巴腺反射区
肋骨反射区
腰椎反射区
膈反射区
胸椎反射区
甲状旁腺反射区
颈椎反射区
鼻反射区
骶骨反射区
膀胱反射区
尾骨反射区
尿道、阴道反射区
前列腺 / 子宫反射区
臀部、坐骨神经反射区
膈反射区
肋骨反射区
上身淋巴腺反射区
下身淋巴腺反射区
腹股沟反射区

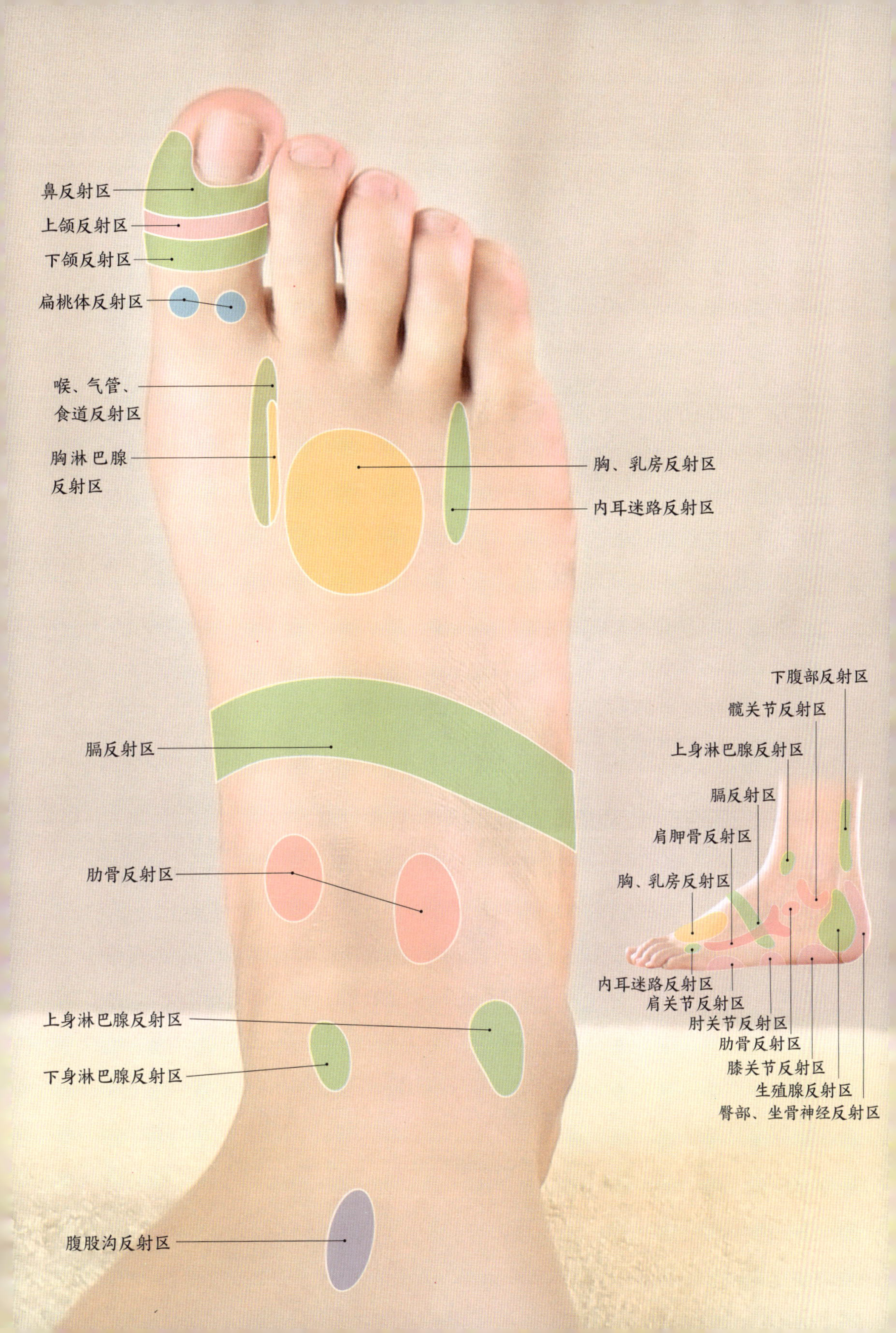

鼻反射区
上颌反射区
下颌反射区
扁桃体反射区
喉、气管、
食道反射区
胸淋巴腺
反射区
胸、乳房反射区
内耳迷路反射区
膈反射区
肋骨反射区
上身淋巴腺反射区
下身淋巴腺反射区
腹股沟反射区
下腹部反射区
髋关节反射区
上身淋巴腺反射区
膈反射区
肩胛骨反射区
胸、乳房反射区
内耳迷路反射区
肩关节反射区
肘关节反射区
肋骨反射区
膝关节反射区
生殖腺反射区
臀部、坐骨神经反射区

SECTION 2

足部反射区“望闻问切”法

我们平时刚开始打喷嚏时，马上就会意识到自己可能感冒了。这时有经验的人会喝些姜糖水驱驱寒，或是用热姜水泡泡脚，身体寒气出来了，不适就消失了。足部反射疗法自测和调理的道理也同样如此，而要辨清疾病萌芽状态在足部表现出的症状，就需要掌握足部反射疗法的望闻问切之术。

望，是指观察足部外形和颜色；

闻，是指闻患者的口气、体味；

问，是指询问患者的病史、遗传史；

切，是指用手触摸患者的足部，从触感判断身体状况。

下面，我将从望闻问切这四个方面与大家分享一下我运用足部反射疗法的经验和心得。

望——根据足部六大异常和脚趾、趾甲的表现来自测疾病

有一次去电视台做节目，节目开始前，主持人刚在我身边坐下，我就对她说：“你前段时间脚崴了吧，大概崴了一个月，还没好利索呢。”主持人很惊讶，问我怎么看出来的。我说：“你脚上的肿包告诉我的。”因为她伤的是左脚，我采取左病右治的方法，按摩她右脚的相关区域，不一会儿，肿块就消下去了一些。在那之前，她脚踩地都费劲，可当时一按摩完，她不仅敢用力踩地，还使劲蹬了蹬，真就不那么疼了。主持人吃惊地说：“没想到马上就见效了！”

望诊需要多年经验的积累，并不是人人都可做到快速准确判断。下面我给您提供两个表格——“六大常见足部异常”“从脚趾和趾甲观测疾病一览表”，这些都是一些最常

见的足部异常及其对应的不同的身体病症。对于家庭保健预防，这些方法相对比较容易掌握，即使您是初学者也不难判断。

六大常见足部异常

足部异常	对应病状
肿胀、水肿	轻微肿胀表明足部气血不顺畅，重者则多为发炎、发热之症。如脚踝肿胀，有可能是淋巴发炎、肾炎、髋关节炎症的征兆；大脚趾肿胀，提示糖代谢不平衡；大脚趾过于丰满、肥大，颜色发红，四趾侧苍白水肿，提示可能患有高血压或者高血脂。
条纹	足底皮肤出现横纹、竖纹、斜纹且手掌上出现放纵线，表明可能患有糖尿病。
皮肤粗糙	脚趾部位的皮肤较易变粗糙。如果不是因为摩擦引起的，那么脚趾有皱纹或者脱皮现象，表明可能患有脑部疾病。
鸡眼或茧子	足部的鸡眼和茧子也是身体疾病的反映。如在左脚第四趾上长鸡眼，很可能是胆有问题；肺部反射区长茧，提示有肺及支气管的慢性疾病；斜方肌反射区长茧，则表明肩背有不适；大脚趾外侧与脚掌接合部有茧子一样的棱线，说明小脑萎缩，提示可能患有老年痴呆。
凸起	皮肤凸起一般容易出现在骨骼类反射区。例如腰椎反射区皮肤凸起，表明患有腰椎间盘突出或骨刺。
凹陷	足部反射区部位皮肤凹陷，说明所对应的器官功能衰竭、功能低下或萎缩。如肾脏反射区部位皮肤凹陷，表明患有尿毒症、高血压、阳痿等疾患。

从脚趾和趾甲观测疾病一览表

脚趾或趾甲异常	疾病提示
大脚趾红润饱满，趾甲透明有光泽	很健康
大脚趾呈蛇头形	先天性鼻炎
大脚趾呈圆形	耳、鼻、喉交接处有阻塞、积水等
大脚趾上翘	脑血管疾病
小脚趾弯曲并被四趾压迫	耳功能障碍
趾甲薄软，有纵沟	营养不良
趾甲增厚	脚气感染和灰指甲
趾甲纵裂	如果患有心脑血管疾病，则提示可能患有中风
趾甲下有纵行的黑线	内分泌失调，女性容易痛经或月经紊乱
趾甲嵌到肉里，俗称甲沟炎	肝气郁滞

闻——脚的各种“臭”，暗藏各种病

有一位患了偏瘫的老太太，恢复行走能力以后只能拖着一条腿走路。为了尽快康复，老伴带她来找我做调理。连着做了两次以后，她的情况就有所好转。到第三次，正在做的过程中，她老伴在旁边突然说：“杨老，您这儿什么味儿啊？太臭了！”

我指着他老伴的脚，笑着说：“我都没说话，你还嫌臭，你自己过来闻闻。”他过来一闻，捂着鼻子转身就走。我说：“你老伴的脚这么臭是因为她吃药太多，体内积攒的毒素太多了，现在正排毒呢。有臭味是好事儿，高兴还来不及呢。”

脚散发出来的味道与身体的健康状况息息相关。在按摩足部反射区时，随着血液循环加速，身体的浊气、毒素就会从脚下排出，通过随之散发出的味道就可以辨别一个人的体质、病变状况。前面提到的那位老太太脚部散发出酸臭味，表明身体积攒了太多的药毒，超出肝脏代谢的能力，对肝脏造成了一定损伤。

需要提醒的是，当您在帮家人或朋友诊断的时候，要怀着一颗医者的仁心，不能闻到难闻的味道就表现出自己的厌恶，而应仔细辨别对方身体可能存在的疾患。遇到此类情况，对方本来就会有些尴尬，我们更应该边闻边问，消除对方的顾虑，以便更准确地判断。

足部不同味道对应病症表

足部味道	对应病症
恶臭	消化系统疾病
咸臭	泌尿系统或妇科疾病
酸臭	肝胆部位不适

问——打开心窗是诊病的第一步

“望”“闻”之后，紧接着要开始“问”。问是什么？不是简单的提问，而是问候，是交流，是沟通，要讲究技巧和方式方法。

例如，一个人的脚后跟干裂，我们知道这是肾虚的表现，但不宜直接告知对方患有肾虚之症，而是要问他最近哪里不舒服，是否有腰酸、失眠、耳鸣等肾虚容易导致的问题。通过沟通，了解他的病症程度，尽可能多地掌握导致疾病的遗传因素、生活习惯甚至心理原因。交流时，不要说您哪里哪里有病，而应说是哪个部位亚健康，不太通畅，这样才能更易于被对方接受。

老话说“病从口入”，但很多慢性病，尤其是一些不易发觉的慢性病往往是“病从心来”，心里的郁结会衍生出许多疾病。要将心窗打开，迎进新鲜的空气和温暖的阳光，这是积极抵御病魔的第一步，也是关键步骤。

切——摸脚知病的艺术

中医的“切”法，本意是摸脉，应用在足部反射疗法中是指通过触摸，根据足部皮下沉积物的形状、足部皮肤温度等进行检测。

我曾经给许多哮喘病人做过调理，其中有一位患者病史长达30年，一开始是靠喷麻黄素才能正常呼吸，后来由于经常使用药物，身体产生抗药性，只有靠呼吸机维持呼吸。听她说完病情，我一摸她足底的支气管和肺部反射区，果然疙疙瘩瘩的，纹理增生非常严重。

足底的支气管反射区和肺反射区是哮喘的重要诊治区。一般呼吸系统有疾病的人，

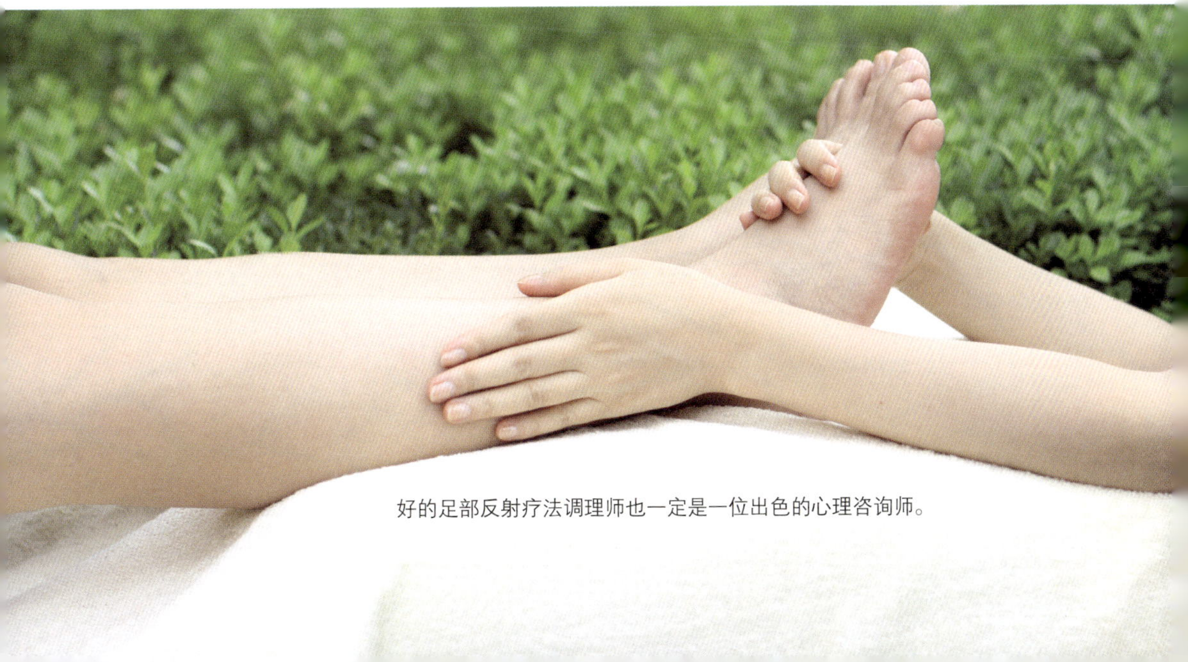

好的足部反射疗法调理师也一定是一位出色的心理咨询师。

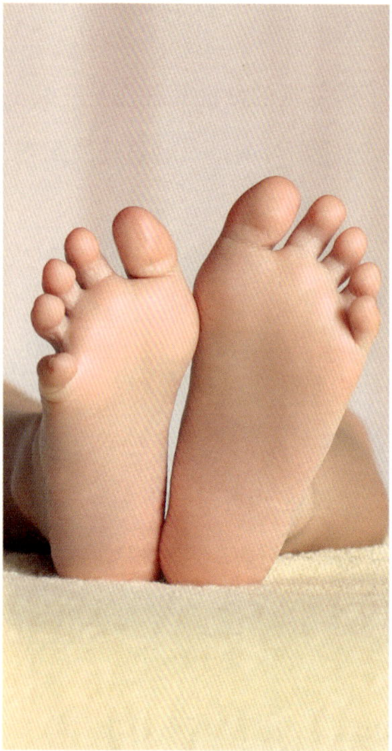

身体健康无恙的人，脚摸起来柔软光滑，如同婴儿的脚一般。

尤其是哮喘患者，这两个反射区的触感都是像摸到渣子和沙子一样。像她这样的情况，病情已经相当严重了。

对此，我着重在她双足气管、支气管和肺反射区进行调理，并且嘱咐她回家以后，每天用刮板先在双脚底的支气管和肺两个症状反射区按照从下至上的顺序各刮100次，然后再对胸部淋巴、食道、气管、脾、脑垂体、肾上腺等关联反射区进行统一的疏理，以便让整个呼吸系统得到全面的调整。经过一段时间的调理，她的症状明显改善，最后完全摆脱了呼吸机。

按照病症沉积的时间和轻重程度，在足部能摸到的阳性物的形状也是不同的。下面我列举一些最常见的切感的情况，供大家自测。

足部切感与对应病症表

足部异常	对应病症
气泡（按压时淤积物可移动且不成形）	反射区相应器官有沉积物、气血瘀滞或轻微发炎。
硬疙瘩（按压时淤积物较硬且不移动）	相应器官积累了过多废弃物，提示有息肉样病变。
条索状阳性物（淤积物形如细铁丝，且在皮下有明显的位置感）	相应器官废弃物淤积更为顽固、严重，病症可能不只是息肉那么简单，存在囊肿和肿瘤的可能。
沙砾（淤积物形如生米状，不移动，且可触摸到棱角）	病况最严重或存在癌变可能。

进行足部按摩时，如果患者感觉有明显痛感，说明患者肝肾阳虚，血液循环不佳，需要我们缓做、常做，逐渐将瘀阻推开；若患者体凉，则多为风寒之状，轻者风寒入肉，重者寒气入骨；若患者脚下经常汗湿，说明其肝肾阴虚，导致多汗。

所有这些触感我们要用心体会，一些细节往往对判断病症起着至关重要的作用。

总之，上面说到的“望闻问切”的具体方法是我 30 多年经验的精华总结，分享给大家用于日常家庭保健和自测。如果检测出确有相应病症，建议先到医院确诊，及时就医，不要凭自己的判断擅自用反射疗法，因为大家没有经验，判断可能不太准确，还是要到医院确诊，不要耽误治疗。

SECTION 3

足部按摩的基本手法和顺序

“按、揉、推、刮”四位一体基本手法

足部反射疗法的手法与我们日常采用的各种按摩手法类似，非常简单，以“按、揉、推、刮”四种最为常用。使用时，一般是依据反射区的大小和位置，采用最方便操作的方法，总之，达到最佳的刺激效果即可。按摩者可依自己的习惯而定，不必过于拘泥。

通常的习惯是：

面积较大的反射区，我们会用大拇指去按揉或者用手掌来推按；

面积较小的反射区域，直接用指肚来点按会比较方便；

对于比较狭长的区域，例如脚背四、五脚趾间的内耳迷路反射区，则用拇指内侧立峰或指关节桡侧刮按才比较顺手。

大家在操作时可参照本书图示依个人习惯采用。

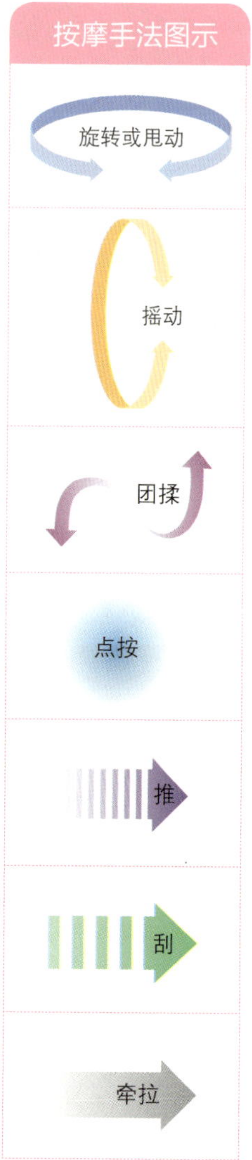

小贴士：推荐用辅助工具按摩

大部分人习惯用手进行按摩。大拇指整个指腹是脑部的反射区，如果操作者本身年纪较大或血压较高，再对大拇指施压过多，必然会刺激到脑血管，导致血压升高。鉴于用大

拇指进行调理有这个弊端，我建议大家尽量使用工具按摩，例如木棒、牛角棒、砭石棒等。根据我的经验，砭石、牛角等材质的按摩棒、刮板等辅助工具因为在按摩时会发射对人体有益的远红外线，调理效果更佳，所以我倡导大家多采用这种方式，但要注意力度。

全足保健按摩从左足开始

在用于日常保健的全足按摩时，要按照先左足后右足的顺序，因为心脏反射区位于左脚，人体血液从心脏流出，在体内完成物质循环后又流回心脏，先从心脏反射区开始按摩可以促进血液循环，加速新陈代谢，有利于疾病的康复。具体全足按摩顺序我们会在第二章说明（详见 P38）。

对症按摩要按照“基症关基”的顺序

在针对某种身体不适进行调理时，正确的顺序是：基本反射区—症状反射区—关联反射区—基本反射区。

首先解释几个基本概念。

基本反射区，包括肾上腺、腹腔神经丛、肾、输尿管、膀胱、尿道反射区，按摩的目的是为全身做好排毒准备。

症状反射区，即与疾病症状相关的反射区。就拿咳嗽来说吧，与这种症状直接对应的就是呼吸系统反射区，即气管反射区、支气管反射区、肺反射区等，这些就叫症状反射区。

关联反射区。还拿咳嗽举例，咳嗽往往是呼吸系统有炎症的表现，而最大的消炎器官是脾，还有肾上腺和各个淋巴。因此，要想治好咳嗽，既需要按摩上述症状反射区，也需要按摩与呼吸系统相关联的这些关联反射区。

做完关联反射区按摩后，要再按摩一遍基本反射区，这样是为了让排毒更加彻底。

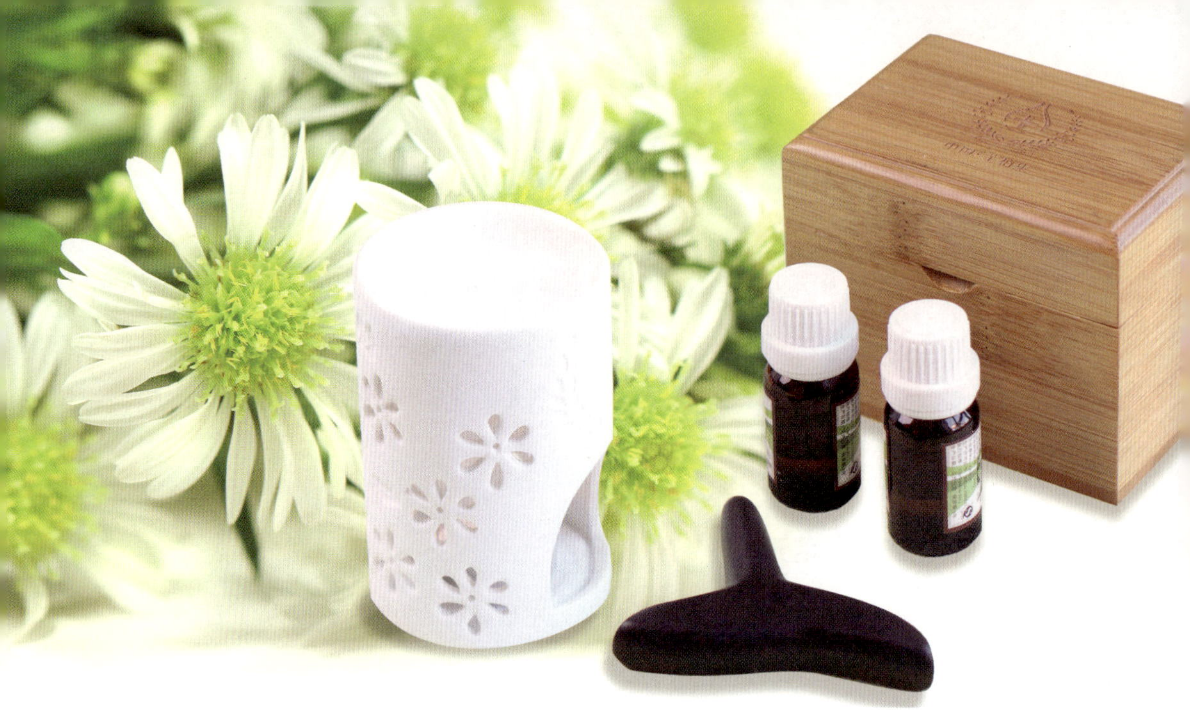

这整个过程，我把它比喻成“大扫除”：第一步，先把每个房间门口的过道扫干净，为下一步清扫出房间的垃圾腾地方（按摩基本反射区）；第二步，收拾每个房间，将垃圾堆到刚扫干净的门口的过道上（按摩症状反射区和关联反射区）；第三步，将过道上的垃圾清理出去（按摩基本反射区）。

这样理解起来，是不是就很容易了？

小贴士：如何选择关联反射区

选择关联反射区不太容易，我来给大家解释一下。我用反射区疗法调理疾病时，会用到一些中医理论。例如肺热，按照中医理论“肺与大肠相表里”，调理肺反射区时也要调理大肠反射区；另外肺属金，按照五行原理，土生金，而五脏六腑中脾胃属土，如果要补“金”，就要加强对“土”（脾胃反射区）的调理。有中医理论的辅助，反射疗法的调理功效会更明显。

SECTION 4

足部按摩的必要准备

足部反射疗法是一个综合性的身体调理方法，并不是只要掌握手法就可以了。按摩前的一些准备工作，按摩中的一些禁忌和注意事项，对于整个疗法的调理效果同样起到了至关重要的作用。如果这些方面做不好，很可能导致调理效果不明显，功亏一篑，甚至起到反作用。所以，这一节讲到的东西，大家一定要谨记。

下面按步骤来讲：

泡脚

泡脚可以打开毛孔、舒经活络、促进血液循环、增加足部敏感度，让按摩效果更佳。

泡脚注意事项

水温——42 ~ 45℃为宜。

时间——以 20 分钟为宜。体质较弱者，要适当缩短泡脚时间，尤其是 65 岁以上的老人，泡脚时间不能超过 15 分钟。另外，饭前、饭后 30 分钟之内也不宜泡脚。泡脚过程中，若水温下降，可持续添加热水，以泡至全身微微发热为好。

用水量——泡脚的用水量以水深没过小腿肚为宜。

足浴盆——我建议选用塑料桶泡脚：一是经济实惠，二是塑料桶轻便耐用。尤其对于老年人来说，塑料桶倒水更加方便。相对来说，木桶一则略显笨重，二则对环境湿度要求高，在气候干燥的北方，如果保养不当，很容易漏水。使用电动足浴盆浴足时，应拔掉电源，避免浴足过程中所产生的电磁对人体造成头晕、食欲不佳等不适。

泡脚用料

如果只是做日常保健，我建议大家在热水里加盐或醋就可以了。用盐水泡脚可以平衡外浸液与体内液的渗透压，保持体内钙磷平衡，同时也能起到消毒的作用。用醋泡脚可消毒杀菌。脚气、脚裂、灰指甲患者都可经常用醋水泡脚。盐和醋不用放很多，半盆水放一匙盐或 1 ~ 2 勺醋即可。

在家庭足浴中，根据保健需要，我们还可以用不同中药制成足浴包，在热水的热力帮助下，中药中的有效成分可以透过皮肤并被足部毛细血管吸收，进入人体血液循环系统，从而达到改善体质、调理身体的效果。制作足浴包时，用药不宜超过三味。

泡脚禁忌人群

婴幼儿，有严重心脏病、低血压疾病患者不宜泡脚。

按摩准备

准备好辅助工具和按摩膏

使用按摩棒、牛角棒、木棒等辅助工具，能起到事半功倍的效果。有些反射区的按摩必须徒手进行，这时应借助按摩膏，可有效防止按摩过程中擦伤皮肤。

将指甲修剪为适当长度

指甲长度以略低于指端为宜。指甲过长，会划伤被按摩者的皮肤；指甲过短，则会在按摩的过程中拉扯到指甲肉，伤到自己。

选择适宜的环境

按摩时，尽量选择宁静、舒适、温度适宜、光线柔和适中的地方，给人放松与舒适感，以利于气血运行，增强保健效果。同时，要保持室内空气流通，但不可让凉风直吹被按摩者的脚心。

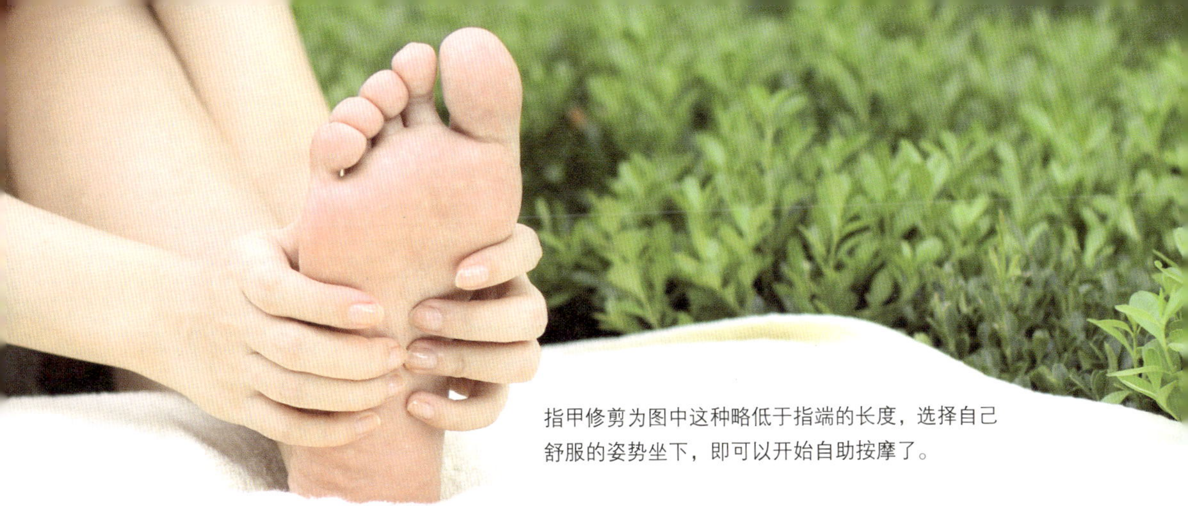

指甲修剪为图中这种略低于指端的长度，选择自己舒服的姿势坐下，即可以开始自助按摩了。

被按摩者找到最佳姿势

正确且最舒服的姿势是“卧式”，因为这样可使血液循环畅通。而坐卧式会使坐骨神经与血管受到压迫，导致血液无法平稳输送回心脏，按摩后会出现肢体麻痹、手脚冰凉等不适。自行按摩者，可盘腿坐在垫子、床或长椅上。

按摩过程须知

足浴和相关按摩准备完成后，就可以进行全足按摩了。具体方法我在后文有详细的介绍。现在，我们先通过几个小贴士，了解一下在按摩过程中和按摩后需要注意的一些事情。

家庭按摩调理 TIPS 1——按摩力度、时长、频率

力度

按摩时力度过大，会造成不必要的疼痛，削弱效果；力度过小，则无法将力度深入反射区、脉络点。若被按摩者体质较弱，应适当减轻力度，而且应避开骨骼凸起或皮下组织较少的部位，以免损伤骨骼。尤其给骨骼和关节比较脆弱的老年人按摩时，需特别注意。

按摩并非越痛越好，应以不引起被按摩者疼痛为宜。按摩力度遵循缓慢开始、平稳加重的原则。

时长

按摩足底反射区的时间应视个人体质、健康状况及具体的反射区而定。一般来说，全足按摩一遍需花 30 ～ 40 分钟，体弱或病重者可适量缩减按摩时间。年过 65 岁的老人、体弱者以及小孩最好将按摩时间控制在 30 分钟之内。

常规情况下，每一个反射区需要按摩 3 ～ 5 下，急性病症（如崴脚等）可以相应延长按摩时间，以尽快缓解症状。同一反射区不可重压超过 3 分钟。

频率

按摩的频率因人而异，需视被按摩者的体质、病情、病史而定。全足保健按摩不适合天天做，以每周按摩 1 ～ 2 次为宜。对轻微症状调理时，多以 7 ～ 10 次为一个周期，每次按摩 45 分钟为宜，还可辅以其他自然疗法，如刮痧、拔罐等。

家庭按摩调理 TIPS 2——按摩后的正常身体反应

接受完足部反射区按摩后，由于血液循环通畅、新陈代谢加快、血液浓度增加等因素，有些人可能会出现如睡眠增加、出汗增多、排尿增多等一些平时没有的现象或某些疾病加重的反应。临床经验证实，这些反应都属于正常的良性反应，通常能够在 4 ～ 5 天消失，不应因此中断足部反射区疗法。

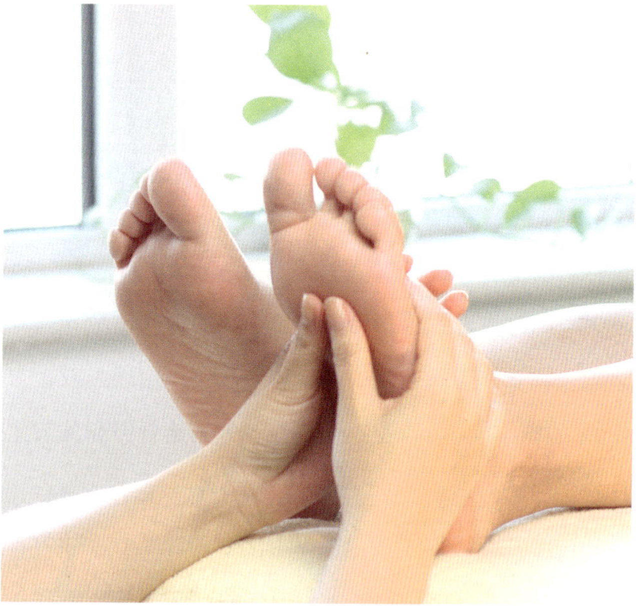

足部按摩后正常身体反应及原因一览表

口干	血液循环加快，故易觉口干，喝水即可缓解。
睡眠增加	机体的生理功能正在进行自我调整，处于“保护性抑制”状态中。
轻松、嗜睡	血液循环舒畅，缓解了平时紧张的压力与沉重的负担，提高了睡眠质量。
疼痛	身体某部位潜伏着病症，气血不通畅，也就是我们常说的“通则不痛，痛则不通”。
胃口变好	按摩中新陈代谢加快，脾的运化功能提高。
手心或全身流汗	肝肾阴虚者排汗量增多。
易放屁或尿液、大便变色	按摩刺激了消化系统，促使体内毒素与沉积物随代谢物不断排出。
排尿增多	足部按摩过程中，患者排尿增多，如将尿液静置一段时间后会出现沉淀物，表明体内的毒素和代谢产物正在随尿液排出。
肝肾阳虚、手脚冰凉者体温会恢复至正常温度	新陈代谢与血液循环正常。
足踝肿胀	全身较大血管和淋巴管畅通，而微小毛细血管和毛细淋巴管尚未打通，所以会出现足踝肿胀现象。足踝肿胀会随着微小毛细血管和毛细淋巴管的畅通而逐渐消退。

家庭按摩调理 TIPS 3——足部按摩的禁忌人群

大多数人都可接受足部按摩，但也有些特定人群并不适宜接受足部按摩。在进行正式按摩之前，请大家参照以下内容确定自己是否属于适宜人群。

1. 妊娠期及月经期的妇女。

2. 存在吐血、便血、脑出血、胃出血、子宫出血等各种严重出血症状的人群。

3. 患有肾衰竭、心力衰竭、心肌梗死、肝坏死、癌症及传染性疾病的危重病人。

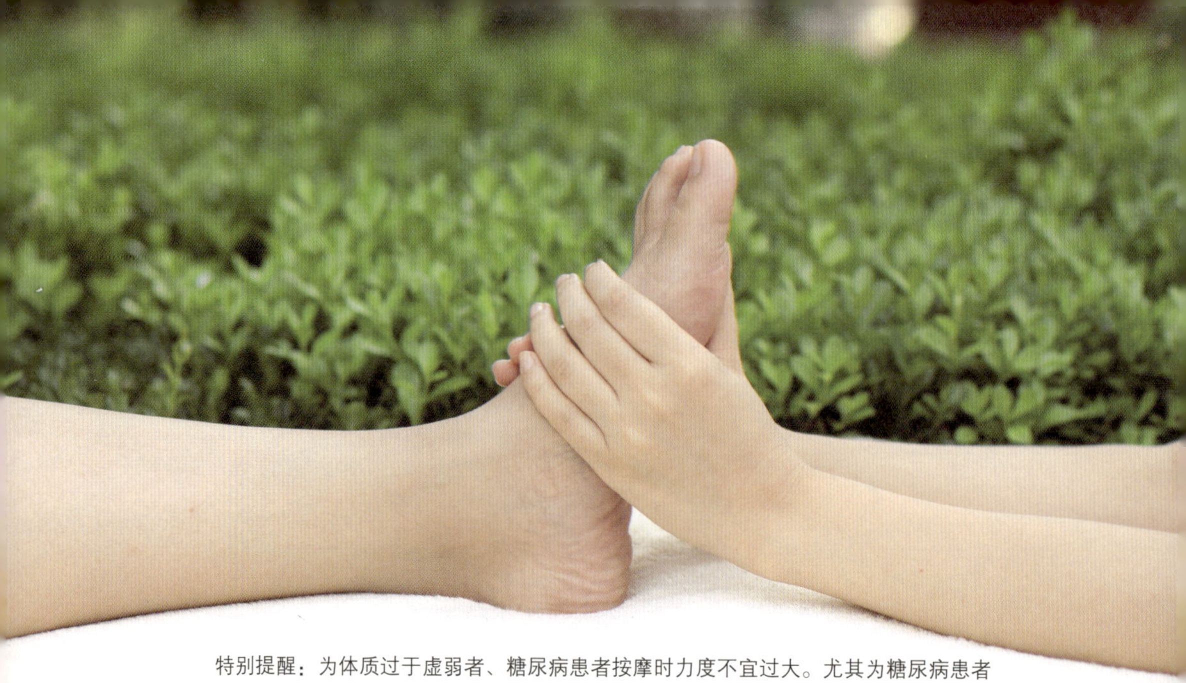

特别提醒：为体质过于虚弱者、糖尿病患者按摩时力度不宜过大。尤其为糖尿病患者按摩时应注意使用按摩油，以免皮肤擦伤，导致伤口不易愈合而造成糖尿病足。

4. 酒醉者。

5. 长时间服用激素者。

6. 处于过度疲劳状态者。

7. 脚上有溃烂、出血等外伤者。

其他注意事项

1. 饭后一小时内不宜做按摩。

2. 按摩前，被按摩者应先用温水将手脚洗干净，然后用毛巾包住足部保暖。

3. 在按摩过程中，被按摩者会感到口渴，可及时补充水分，以500毫升为宜，不要喝冰水、茶水、饮料等。肾脏不适者每次只能喝150毫升。

4. 按摩后，被按摩者不能立即用冷水洗手，以免寒气滞留体内，影响气血运行。

5. 若被按摩者处于药物治疗阶段，不宜立即停药去做足部按摩，宜在身体状况逐渐好转之后再逐渐适当减药、停药。

以上所有注意事项，看起来虽然很啰唆，但是非常关键，请大家务必谨记。

全足反射区按摩手法

2

CHAPTER

对很多人来说，一下子就掌握足部反射疗法不太容易。考虑到这一点，我依次演示了足底八大反射区的按摩方法，还将按摩前的放松手法编成了一个朗朗上口的顺口溜，帮您轻松掌握。需要提醒的是，大多足部反射区是左右脚对称的，单独位于左脚和右脚脚底的反射区我都在文中做了提示，请注意参照。坚持运用这套全足按摩手法，就可以轻松地把自己和家人的健康牢牢地握在手中。

STEP 1

全足反射区按摩前放松手法

1 在心脏反射区（左足底）按照轻、中、重三种力度分别推按 3 次。若最轻力度感觉疼痛，则中止按摩；若无不适，可根据被按摩者的反应确定按摩力度，以此为限。

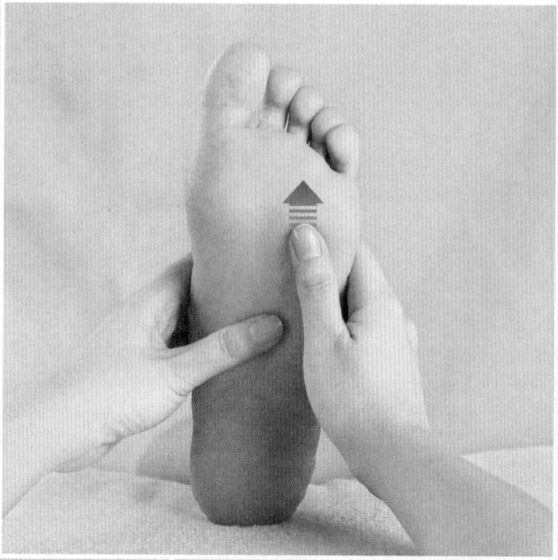

全足反射区按摩前放松手法口诀：

中华反射好疗法，保健理疗进万家。

足健之前做心健，轻中重法推三下。

四面疏理多推按，再把足趾来牵拉。

摇足抖足各九下，踝部关节多顺滑。

活动气血推小腿，万里之行始足下。

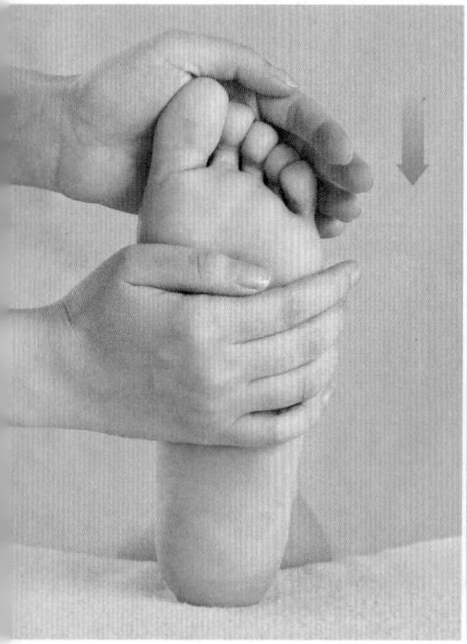

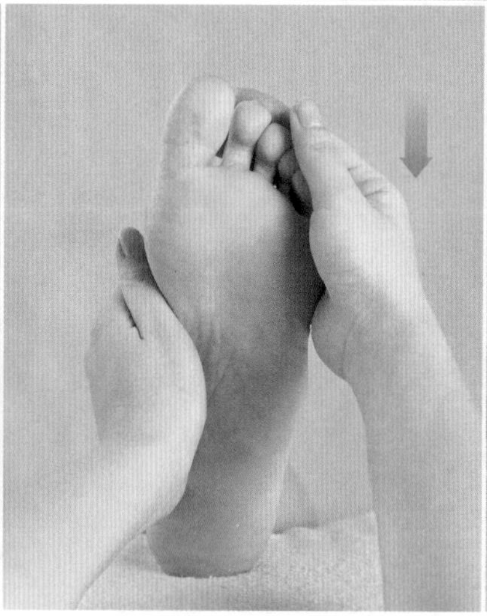

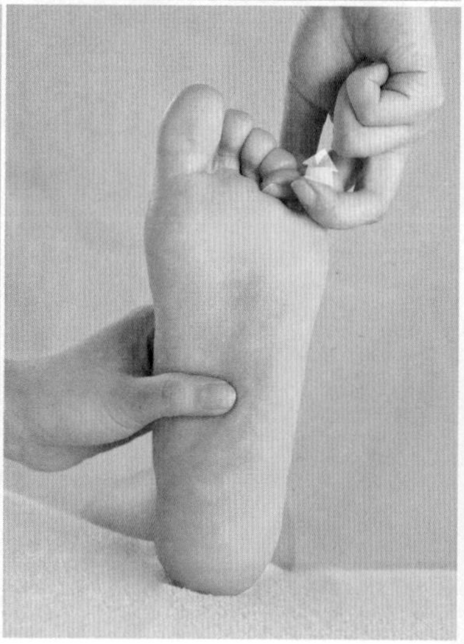

2 四面疏理可舒缓足背、足底神经，放松肌肉，以适应按摩。操作时，可轻按足背、足底前部，从上往下，用力揉搓。

3 牵拉脚趾可起到放松足趾部分肌肉、神经的作用。用食指和中指钳夹住足趾，逐一从下至上来回牵拉3～5次。

4 一手托住足踝部，一手微微握住五趾，先顺时针摇转 9 下，再逆时针摇转 9 下。此法可舒缓踝部肌肉与气血。

5 顺势将双手手掌分置于足内、外踝处，用力夹住，甩动整个足部 9 下，以加速踝部血液循环。

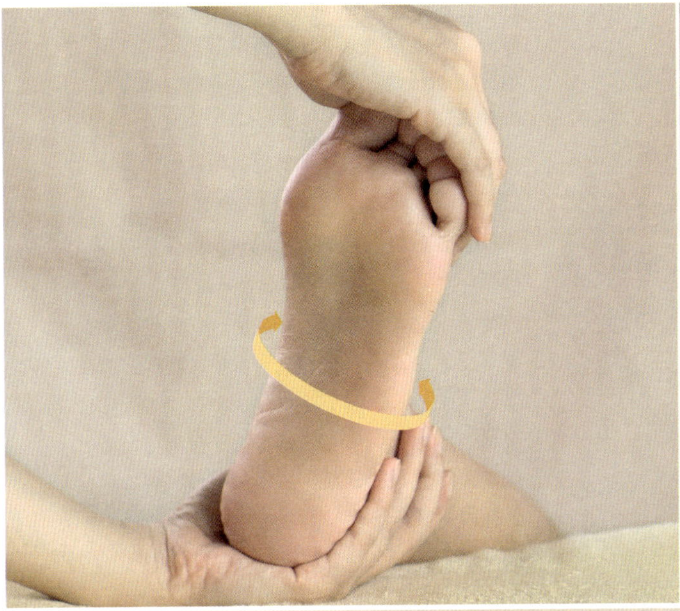

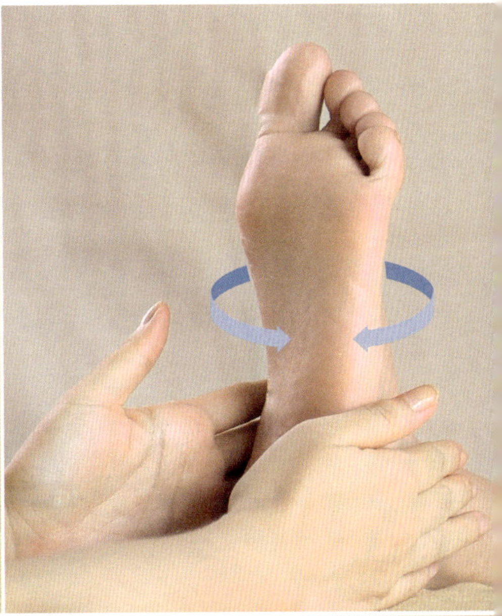

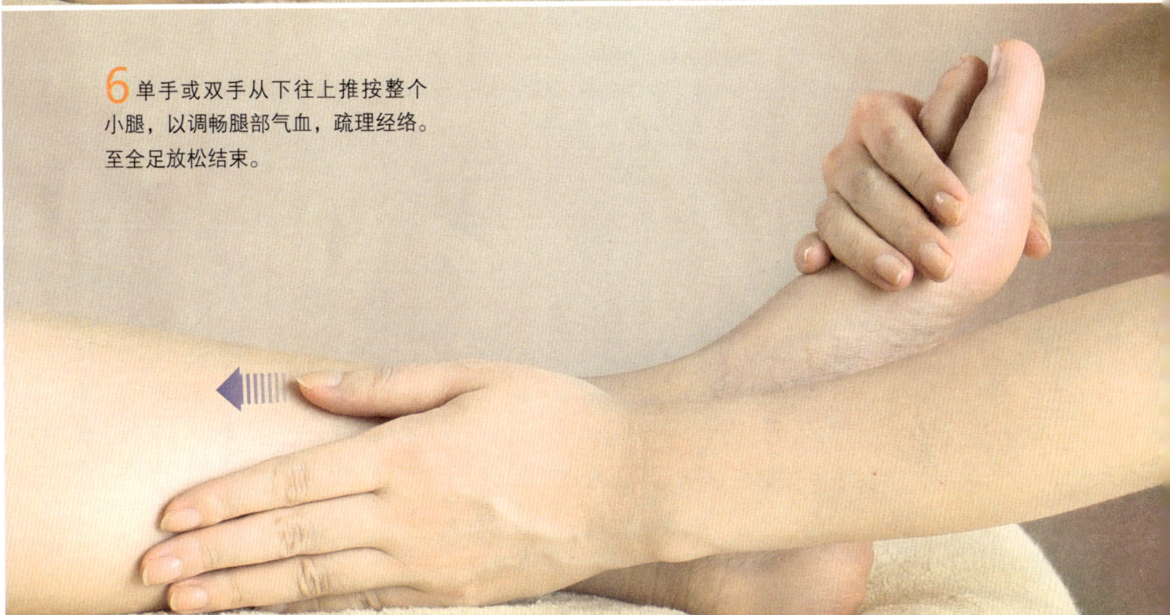

STEP 2

左足基本反射区按摩

基本反射区对应人体的泌尿系统。按摩此反射区时，操作顺序依次是肾上腺、腹腔神经丛、肾、输尿管、膀胱、尿道和阴道反射区。在全足按摩前后分别按摩一遍基本反射区，可打通身体泌尿系统，便于人体新陈代谢产生的尾产物随尿液及时排出，增强反射与调理效果。

按摩功效

肾上腺反射区：可调节激素水平，一般用于消炎、止痛、退烧、止喘、抗过敏。

腹腔神经丛反射区：区域近似圆形。对此反射区加以刺激，可调理腹痛、腹胀、腹泻等腹部疾病，还可缓解女性痛经。

肾反射区：经常按摩肾反射区可以增强肾功能，预防肾炎、肾结石等肾部病症。

输尿管反射区：按摩此反射区，可保持排尿通畅，有效抑制尿路结石及发炎症状。

膀胱反射区：常按摩膀胱反射区，能预防和缓解膀胱炎、膀胱综合征等疾病。老年人可经常按摩此反射区。

尿道及阴道反射区：经常推按此反射区，能提前消除尿频、尿急、尿痛和男性早泄、前列腺炎及女性阴道、尿道疾病隐患。

1 一手扶握脚背，一手用砭石点按肾上腺反射区。刺激肾上腺反射区可使身体产生各种肾上腺素，进而产生多种超氧化物歧化酶，提高人体免疫功能。

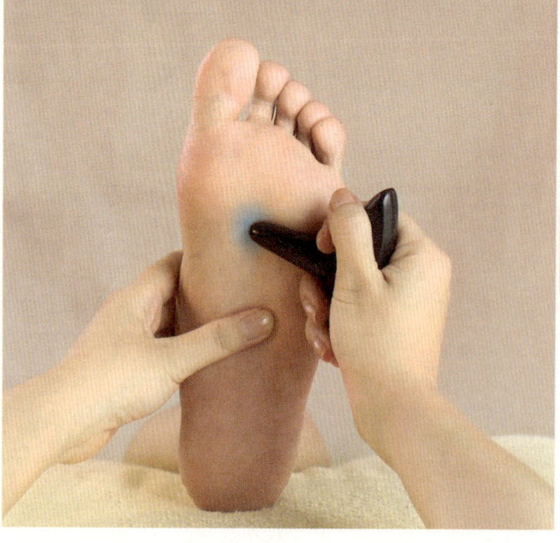

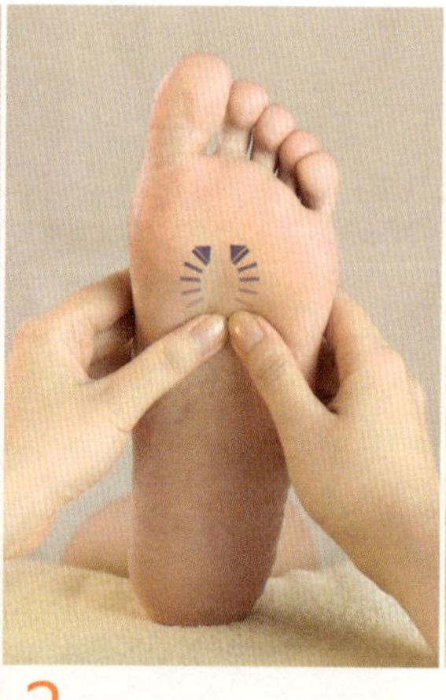

2 放下砭石，双手拇指游走至腹腔神经丛反射区，自下而上沿反射区外缘连续推按3～5下。若推按时恰逢被按摩者经期腹痛，可适当增加按摩次数。

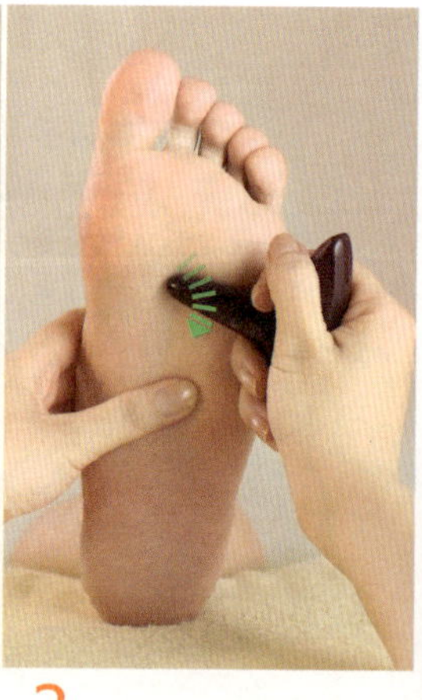

3 再次一手扶握脚背，一手握紧砭石，在肾反射区从上至下呈半圆形刮按。

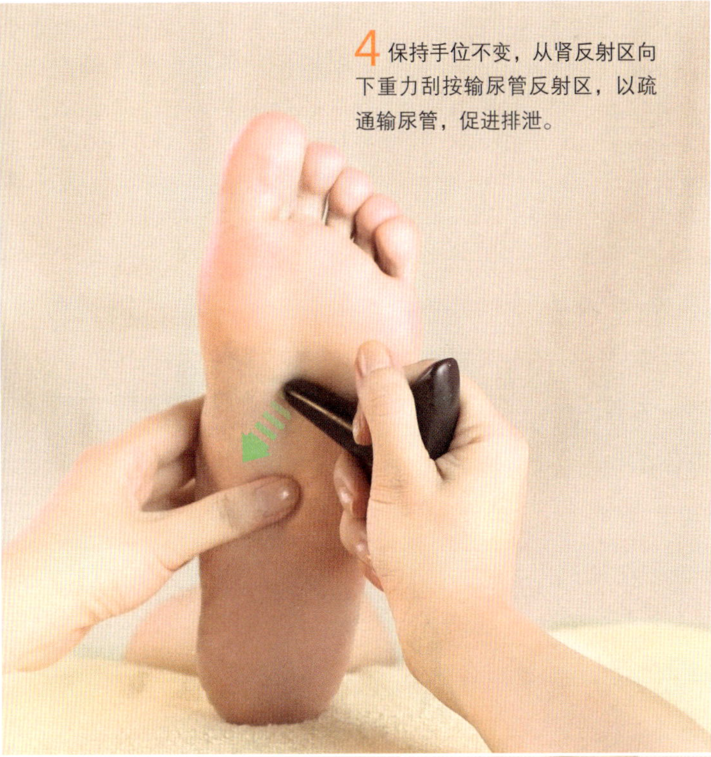

4 保持手位不变，从肾反射区向下重力刮按输尿管反射区，以疏通输尿管，促进排泄。

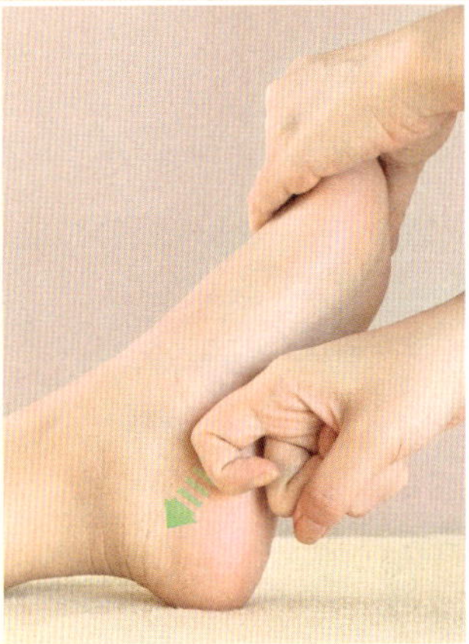

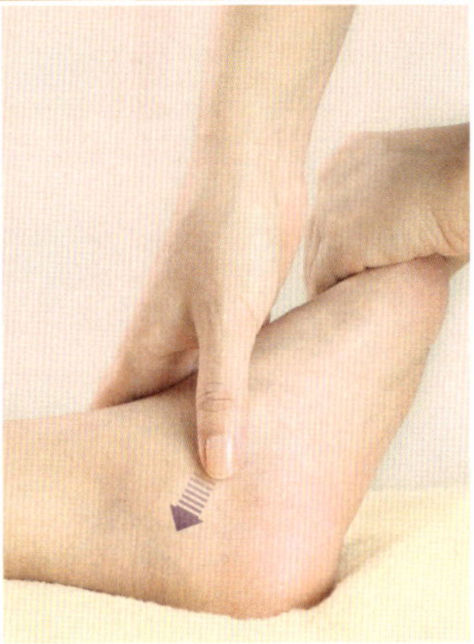

5 按摩至输尿管反射区终点处后，握扶足部向足外侧微倾，露出足内侧的膀胱反射区，顺势放下砭石，徒手握拳，用食指指关节从上往下刮按。

6 最后，推按尿道、阴道反射区。推按时，若被按摩者有明显疼痛感或按摩者触摸到阳性物，则表明被按摩者可能患有前列腺疾病或阴道、尿道疾病，应加强对此反射区的按摩。

位置分布示意图

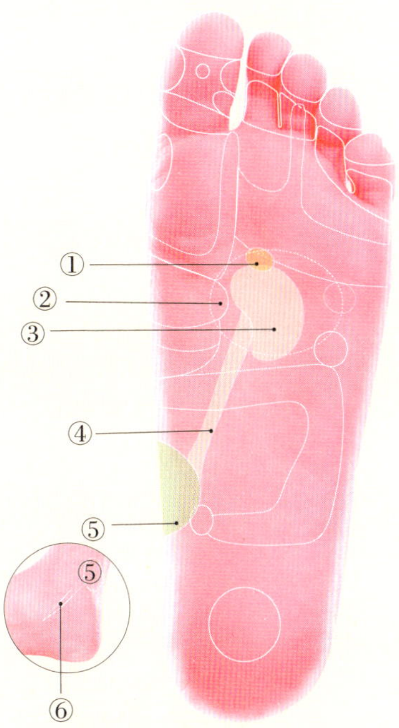

足内侧

肾上腺反射区①位于第一、二跖骨之间偏第一跖骨的位置，处于腹腔神经丛反射区②的上沿，被腹腔神经丛反射区包围的，即为肾反射区③。连接肾与膀胱反射区⑤的弧线即为输尿管反射区④。膀胱反射区⑤位于踝骨下脚内侧，向上略微延伸即为尿道及阴道反射区⑥。

小贴士

在按摩尿道、阴道反射区的时候，最好使用按摩油，徒手进行。

STEP 3

左足足趾反射区按摩

足趾部分反射区对应对侧头部的组织器官，按摩此区域时可按照前额、脑垂体、小脑脑干、三叉神经、鼻、大脑、颈项、眼和耳反射区的顺序进行操作。按摩这些反射区，能有效改善和调理头面部器官和神经系统的功能，并使心脑血管保持通畅。

按摩功效
前额反射区：刮压此区可缓解高血压、高血脂、失眠及各种五官科疾病症状，还可舒爽精神。
脑垂体反射区：可调理内分泌失调，提高人体运动、消化、呼吸、循环、泌尿和生殖、神经、内分泌、感觉和免疫系统机能。
小脑脑干反射区：有助于预防老年痴呆、三高症，预防和调理帕金森症，在一定程度上增强脑部供血。
三叉神经反射区：常按此区，对预防和调理脸部肌肉僵硬、眼干眼痛、眼部肌肉痉挛、中风、面瘫、嘴巴歪斜等症有良效。
鼻反射区：可调理感冒、鼻炎、鼻塞、打鼾、鼻息肉、鼻中隔偏曲等不适。
大脑反射区：刺激这一反射区能有效改善头晕、头痛等头部不适，还能有效调节血压。
颈项反射区：对颈项疾病有一定的调理效果。
眼反射区：可缓解眼疲劳、青光眼、白内障、结膜炎等眼部不适。眼底出血者禁做此区。
耳反射区：经常按摩此反射区可改善耳聋、耳鸣、中耳炎等各种耳部疾病。

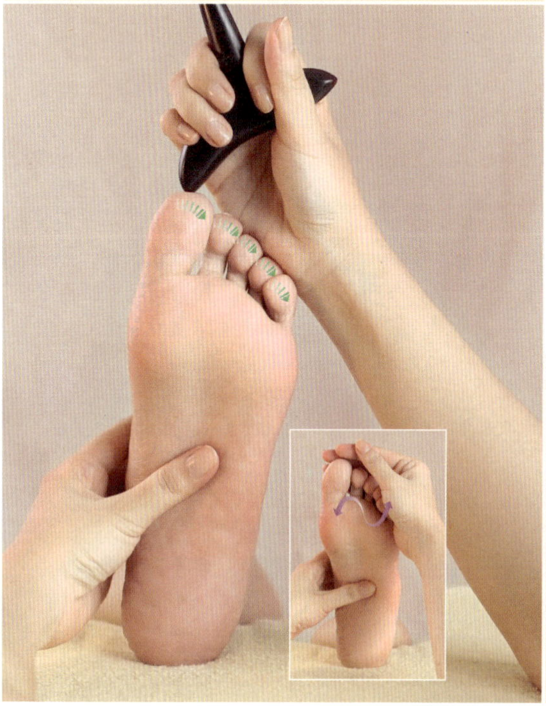

1 先顺着同一方向横向刮按大脚趾前端的前额反射区；接着，依次刮按其他四趾前端的前额反射区。把五个脚趾攥在手中不停团揉，也可简捷而又完整地刺激前额反射区。

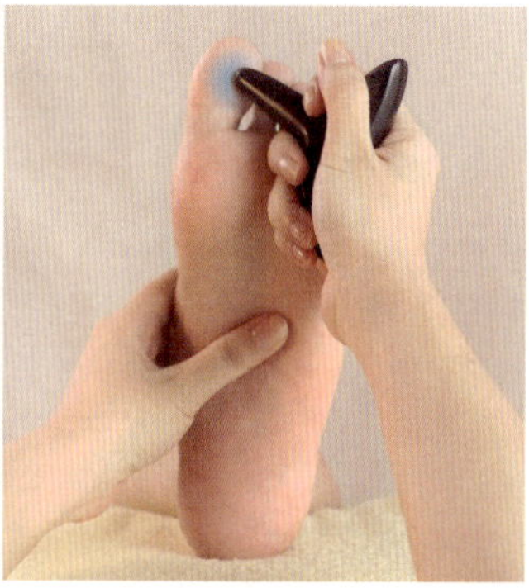

2 保持手位不变，用力点按大脚趾趾腹中央的脑垂体反射区。按摩此位，能加强疏泄、增强免疫力。

3 顺势按照同一方向刮压大脚趾趾腹外侧的小脑脑干反射区，可有效预防和调理老年痴呆。如大脚趾外侧靠近小脑脑干反射区处出现立峰，这个立峰就是痴呆线，提示被按摩者可能小脑发生萎缩。

4 沿小脑脑干反射区略微上推即为三叉神经反射区。按摩时，从上往下刮按即可。刮按中，若按摩者触觉反射区有塌陷或触摸到阳性物，则表明被按摩者患有三叉神经痛，并伴有眼干涩、眉棱骨痛等不适。

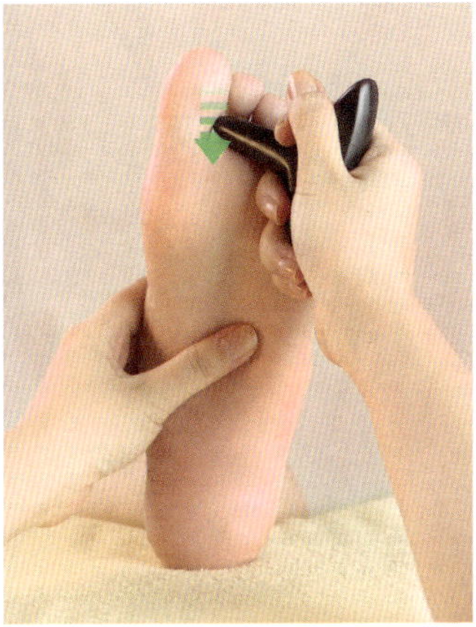

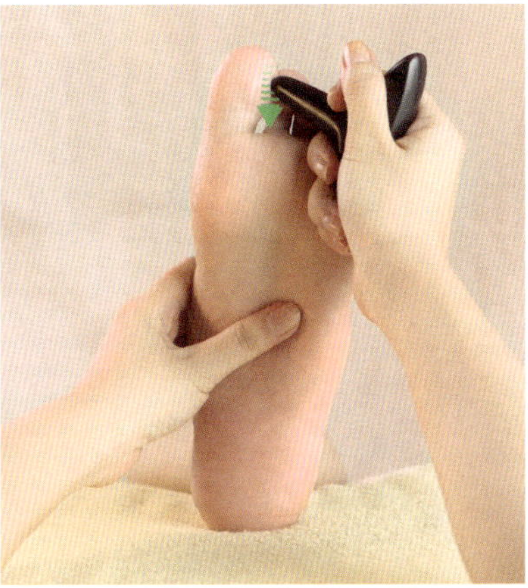

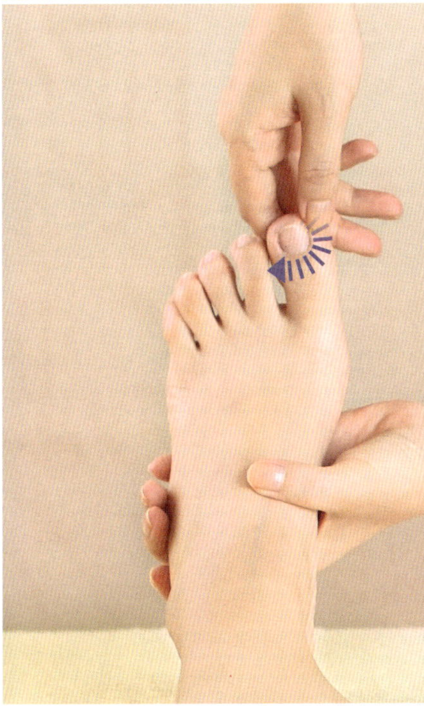

5 变换两手姿势，一手拇指继续沿着大脚趾桡侧拐向趾甲根部的鼻反射区推按。鼻区疾病调理遵照左病右治的原则，即左鼻不通就刺激右脚的鼻反射区，右鼻不通就刺激左脚的鼻反射区。

位置分布示意图

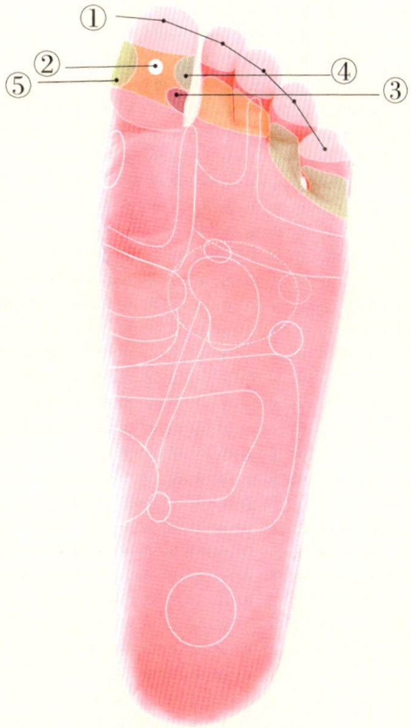

前额反射区①位于五个脚趾顶端，对应人体的大脑和迷走神经部分。脑垂体反射区②与大脚趾的前额反射区部分邻近，处在大脚趾趾腹正中间。靠近大脚趾趾腹外侧根部的是小脑脑干反射区③，其上方就是三叉神经反射区④。鼻反射区⑤位于与三叉神经反射区相对的大脚趾趾内侧甲弯处。

小贴士

按摩小脑脑干反射区时，应注意控制按摩力度。若按摩者力度过大，会促使被按摩者血液冲激脑部，极易造成脑部毛细血管破裂，甚至堵塞而产生血瘀等健康隐患。

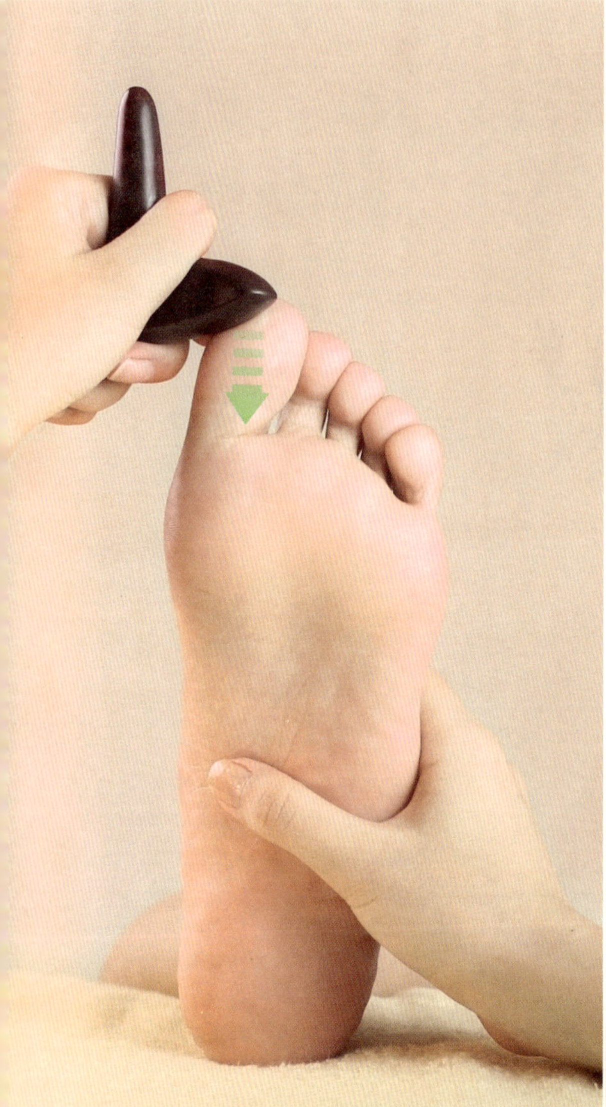

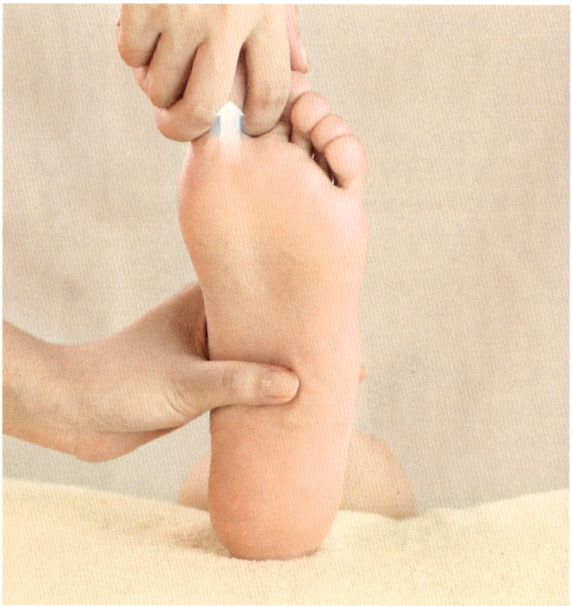

7 食指和中指夹住大脚趾根部后，旋转双指，点按并提拉脚趾。

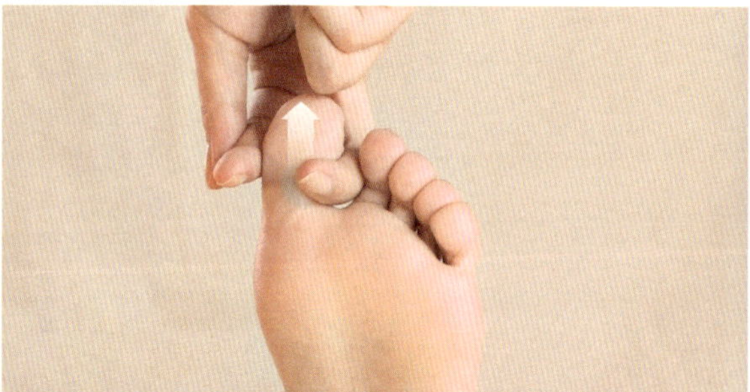

6 按图示方向从上往下刮按大脑反射区。刮按时，若未发现异常状况，可逐渐加大力度，并适度增加按摩次数。

8 旋转至大脚趾内侧颈椎反射区，点按并抻拉颈椎反射区。

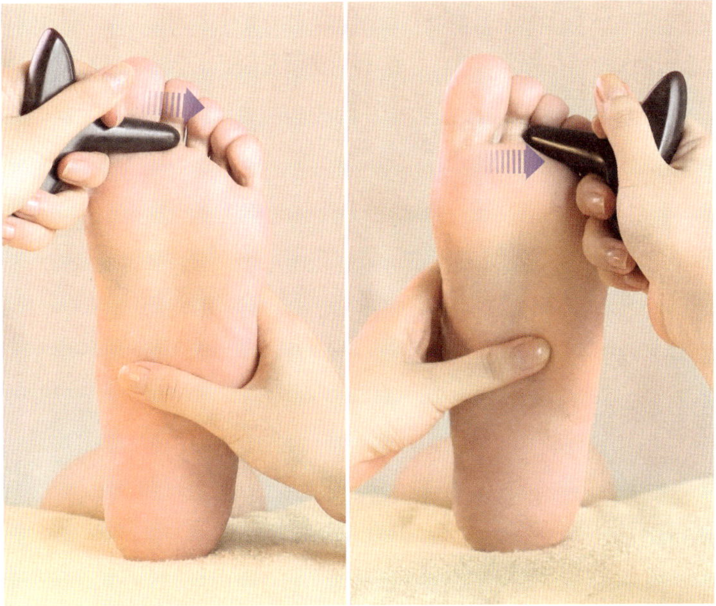

9 继续由内向外推按二趾、三趾根部的眼反射区。注意，眼部有出血症状时，禁做此区。

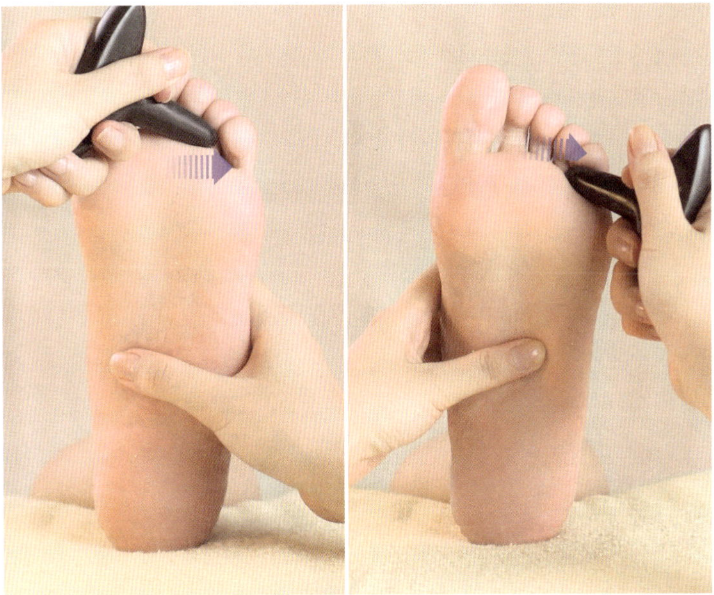

10 与眼反射区的按摩手法相同，由内向外推按四趾、五趾根部的耳反射区。耳部不适的调理同样遵循左病右治原则。

位置分布示意图

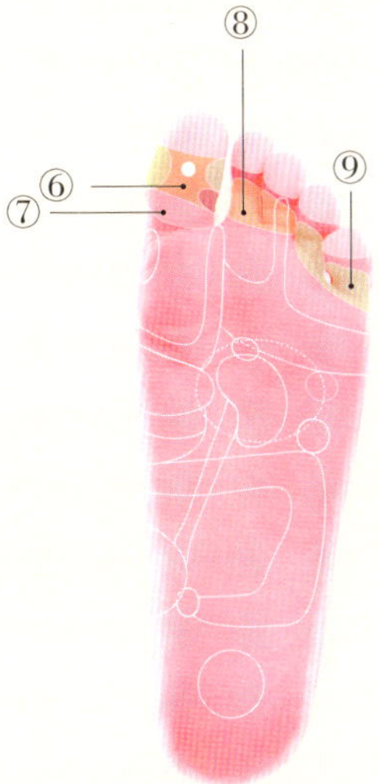

大脑反射区⑥位于大脚趾趾腹脑垂体反射区周围，大脚趾根部为颈项反射区⑦，二趾、三趾根部为眼反射区⑧，四趾、五趾根部为耳反射区⑨。

小贴士

1. 按摩大脑反射区时需要注意的是，双足大脚趾根部第二条横线中点处垂直交叉为脚底降压线（按摩方法见 P89）。在此处做按压刺激，能有效降压，但低血压患者不适合按摩此区域。

2. 按摩耳反射区时，可通过观察四、五趾趾蹼的形态来判定健康状况。一般来说，趾蹼很薄，说明耳朵听力正常；如果趾蹼较厚，则意味着已经出现了耳鸣、耳聋等听力障碍。

而老年性耳聋，多由常年肾虚所致。恢复听力，最好先从补肾开始。

STEP 4

左足足底前半部反射区按摩

甲状腺、甲状旁腺、斜方肌、心脏、肺、支气管反射区都位于左足前半部，依次按摩这几个反射区，能保持呼吸系统畅通，还可加强大肠的排泄作用。在保健效用上，可调节内分泌，促进体内钙磷平衡。

除心脏反射区外，左、右足前半部对应的反射区均相同。

按摩功效

甲状旁腺反射区： 调节体内钙磷平衡，调理因甲状旁腺机能低下引起的筋骨酸痛、骨质疏松。点按此反射区还可用于癫痫发作时的急救。

甲状腺反射区： 可预防并调理由于内分泌失调所引起的肥胖症、头疼头晕、心慌失眠、抑郁、精神恍惚、甲高、甲低、更年期综合征等病症。

斜方肌反射区： 刺激斜方肌反射区，对缓解颈肩部酸痛、肩周炎、落枕、上肢无力麻痹等有功效。

肺及支气管反射区： 能有效调治肺炎、支气管炎等呼吸道疾病。经常点按此处，还可对咳嗽、气喘、肺炎起到预防作用。

心脏反射区： 经常刺激心脏反射区，可达到调理窦性心律不齐、心脏供血不足、胸闷、心悸的目的。

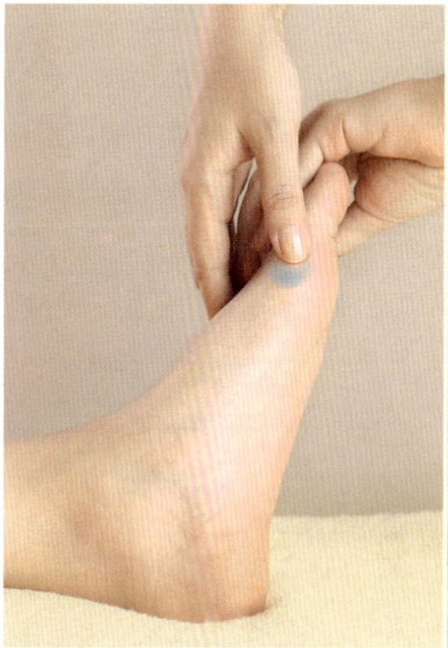

1 一手扶握脚趾，一手拇指指尖在甲状旁腺反射区上做点按刺激。

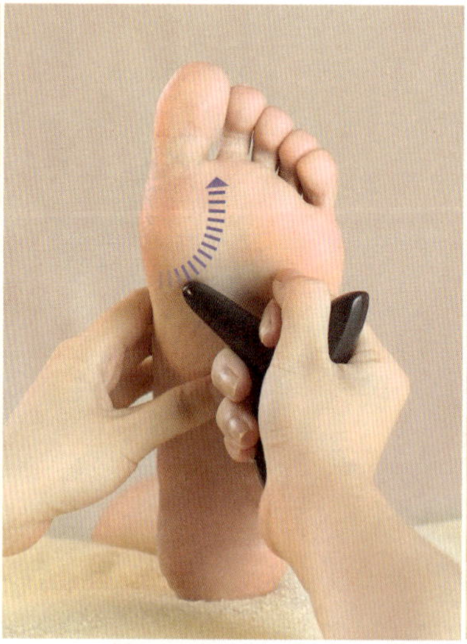

2 沿图示方向推按甲状腺反射区。推按时，若按摩者触摸到肉疙瘩等阳性物，要坚持按揉，直到将其揉开。若在反射区直上三分之一处推按到硬物属正常现象。

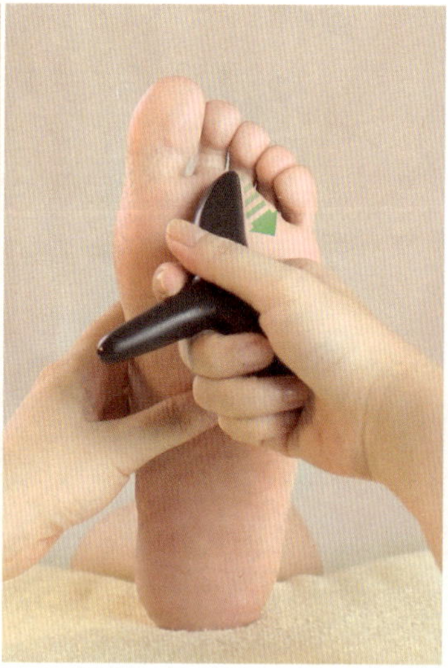

3 换至斜方肌反射区，由内往外做全面刮按。

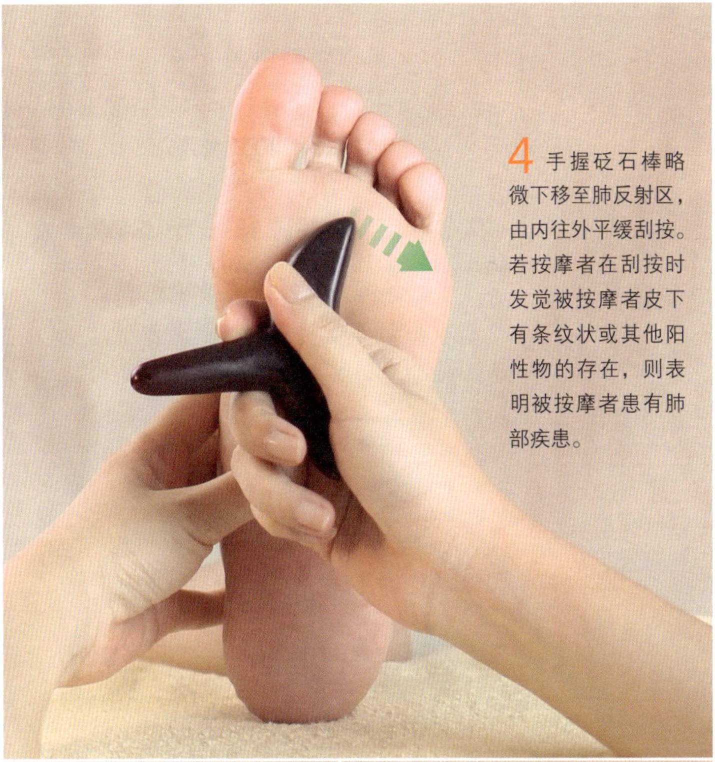

4 手握砭石棒略微下移至肺反射区，由内往外平缓刮按。若按摩者在刮按时发觉被按摩者皮下有条纹状或其他阳性物的存在，则表明被按摩者患有肺部疾患。

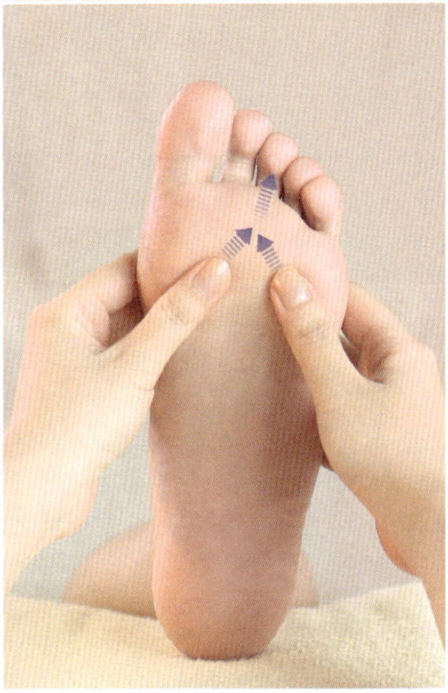

5 变换手位，双手拇指向上推按支气管反射区。对于支气管哮喘患者，操作时可用刮板反复刮按支气管反射区。

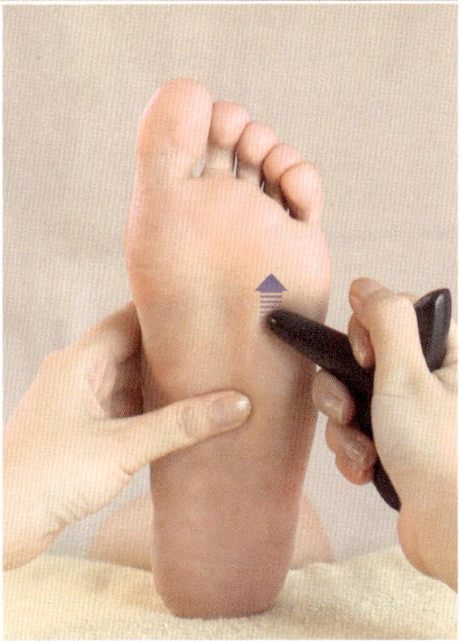

6 最后，一手固定足部，一手用砭石棒由下至上推按心脏反射区。推按时，力度应由轻到重，逐渐加强。

位置分布示意图

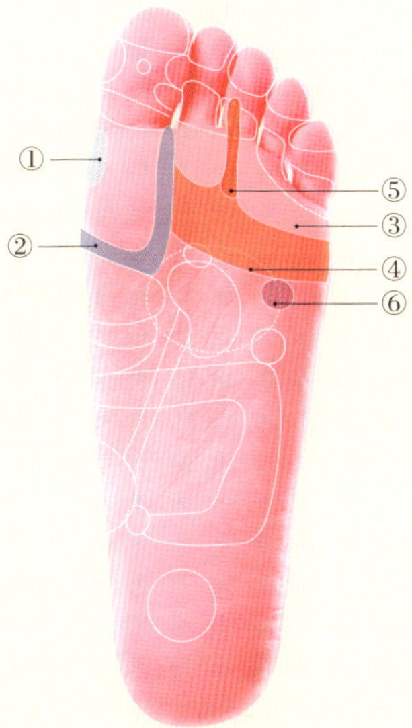

甲状旁腺反射区①位于足内侧缘大脚趾趾掌关节上，与位于大脚趾和二脚趾趾缝下侧的甲状腺反射区②相对。靠近甲状腺反射区的是距一、二、三、四趾趾缝下 1 厘米的斜方肌反射区③，它被肺反射区④所包围，其中部向上至中趾第二关节处即支气管反射区⑤。心脏反射区⑥位于左脚掌第四、五跖骨之间，紧挨肺及支气管反射区下沿。

小贴士

按摩心脏反射区时，若按摩者在推按的过程中触摸到皮下有肉疙瘩，则表明被按摩者可能存在心脏功能性病变；若触摸到比较硬的阳性物，则被按摩者可能存在心脏器质性病变。

STEP 5

左足足底后半部反射区按摩

左足足底后半部反射区对应脾、胃、胰、十二指肠、小肠、大肠（横结肠、降结肠、乙状结肠、直肠、肛门）等消化系统以及生殖系统，按摩顺序依次是脾、胃、胰、十二指肠、小肠、大肠、生殖腺反射区。按摩此区域，不仅能调理胃痛、腹胀、肠炎等消化疾病，不断增强和改善身体的消化吸收能力，还可缓解因生殖系统各种疾病引起的不适。

按摩功效

脾反射区：对消化不良、贫血、肌无力等病症调理效用明显，还可增强全身免疫力。

胃、胰、十二指肠反射区：可缓解胃痛、胃胀、胃酸等胃部不适；预防糖尿病、急慢性胰腺炎、胰脏肿瘤等胰腺病症；调治消化不良、胃下垂、慢性胃炎、胃溃疡、十二指肠溃疡等疾患。胃下垂患者应采用自下而上的刮按方式，且应在餐后平卧半小时后再进行活动。

小肠反射区：常用于缓解小肠胀气、打嗝等不适，还可用于调理因慢性肠炎、营养不良所致的疾病。

大肠反射区：对于调理腹痛、腹泻、腹胀、便秘、肠炎以及痔疮、脱肛等有一定效果。

生殖腺反射区：对男女性功能障碍、男女生殖系统疾病舒缓作用明显。在青少年时期加强对生殖腺的刺激，并配合点按脑垂体反射区，可有效刺激生长激素的分泌，促进骨骼发育成长。

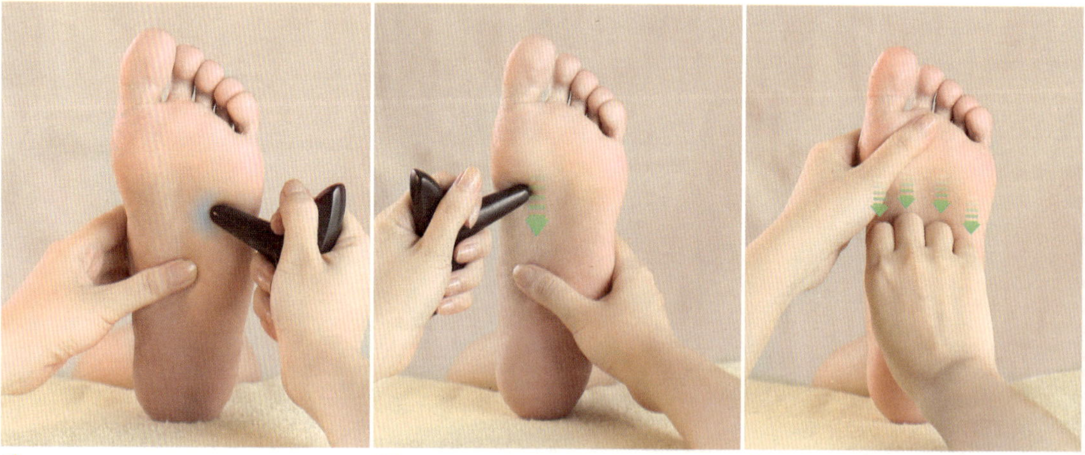

1 一手扶住脚掌做支撑，一手自然捏握砭石，点按脾反射区。

2 双手换位，用砭石侧棱自上而下依次刮按胃、胰、十二指肠这三个反射区。胃下垂患者要采用自下而上的刮按方式，也可用点按的方法进行调理。

3 刮按小肠反射区。刮按时，建议以四指指关节从上而下刮压的方式进行操作，要注意用力均匀，这比用工具刮压更到位。

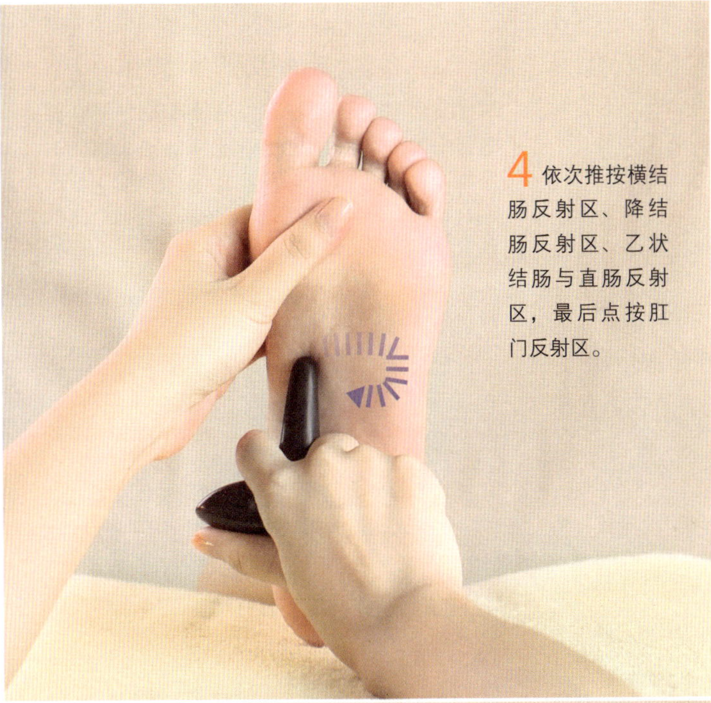

4 依次推按横结肠反射区、降结肠反射区、乙状结肠与直肠反射区，最后点按肛门反射区。

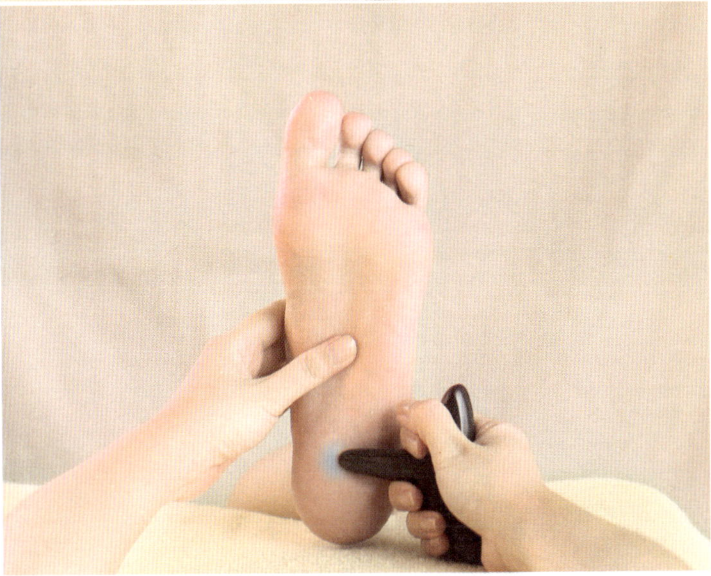

5 结束时，点按生殖腺反射区，有助于缓解生殖系统各种病症及功能障碍。

位置分布示意图

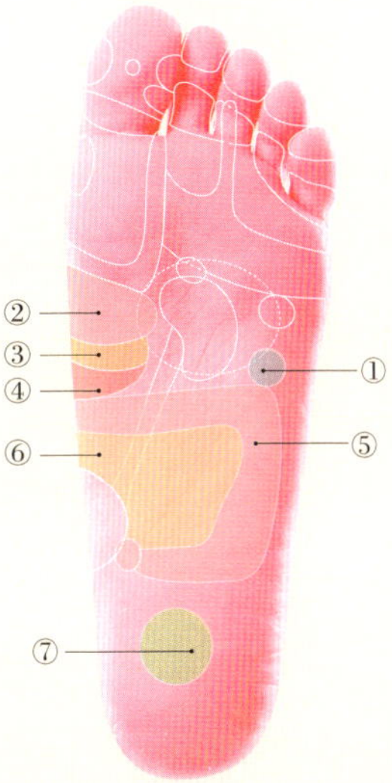

脾反射区①位于左脚掌第四、五跖骨之间中部，其下方就是环状的大肠反射区⑤（包括横结肠、降结肠、乙状结肠、直肠、肛门反射区）。胃②、胰③、十二指肠④三个反射区位于大肠反射区上侧，从上而下依次相连。小肠反射区⑥被大肠反射区所包围，位于第一、二、三楔骨和少部分骰骨至跟骨间的凹陷处。生殖腺反射区⑦位于足跟正中位置。

小贴士

体质虚弱者、胃下垂患者按摩胃反射区时，应采用从下至上的推按方法。按摩过程中，若在胃反射区发现有褐色小点，则提示被按摩者可能患有胃部不适。

STEP 6

左足内侧反射区按摩

足内侧对应着身体的脊柱、髋关节及部分生殖腺反射区，按摩顺序依次是脊柱、内侧坐骨神经、子宫、前列腺、内髋关节、直肠肛门、腹股沟反射区。颈椎病、腰椎痛、前列腺炎症、子宫炎症等常见疾病均可通过按摩此反射区被消灭在萌芽状态。按摩时，用手进行操作会比使用工具更能准确感知和施力。

按摩功效

脊柱反射区： 常按摩脊柱反射区，对防治和调理颈椎病、头晕、手麻、强直性脊椎炎、腰背痛、腰椎间盘突出、腰椎管狭窄、骶椎病变、骶骼联合病变、骶尾部软组织挫伤、坐骨神经痛等病症效用明显。

内侧坐骨神经反射区： 常按此反射区，能有效缓解足跟疼痛、坐骨神经痛。

子宫、前列腺反射区： 它对前列腺肥大、前列腺炎、子宫肌瘤、子宫内膜炎及其他男科、妇科疾病的调理作用明显。

内髋关节反射区： 可调理髋关节病变、髋关节软组织损伤、坐骨神经痛、肩关节病变等症。

直肠、肛门反射区： 可对痔疮、肛裂、便秘、直肠炎等病症予以改善。

腹股沟反射区： 对调理男性生殖系统的各种病症、性无能、女性痛经、不孕症、排卵异常等有极好的效果。

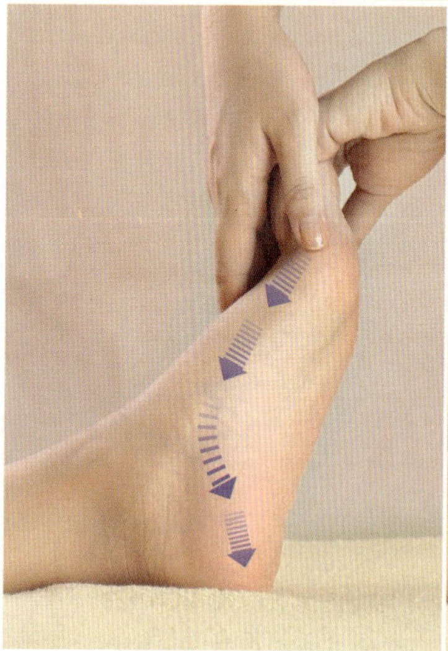

1 一手扶握足趾，一手拇指从前往后推按包括胸椎、腰椎、骶骨、尾骨在内的脊柱反射区。

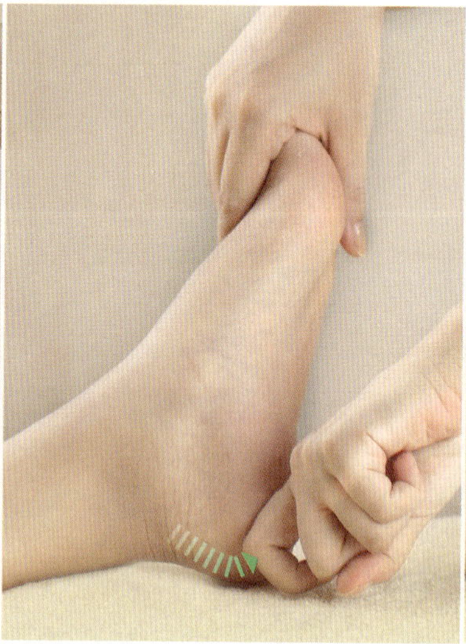

2 按摩至脊柱反射区终点后，顺势刮按位于其后方的内侧坐骨神经反射区。按摩时，食指弯曲，用指关节由后向前刮按。

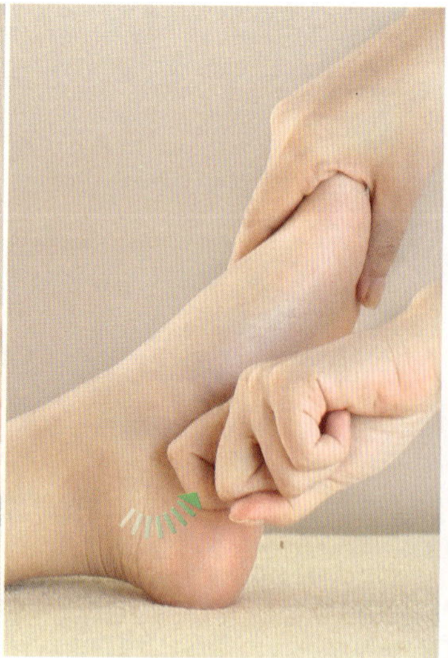

3 保持手位不变，一手食指指关节按照同一方向刮按子宫、前列腺反射区。

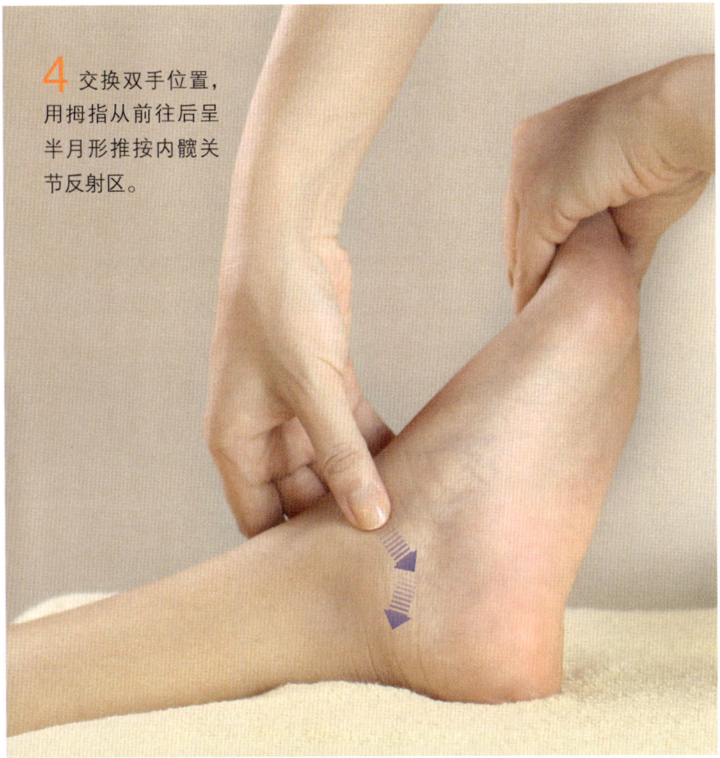

4 交换双手位置，用拇指从前往后呈半月形推按内髋关节反射区。

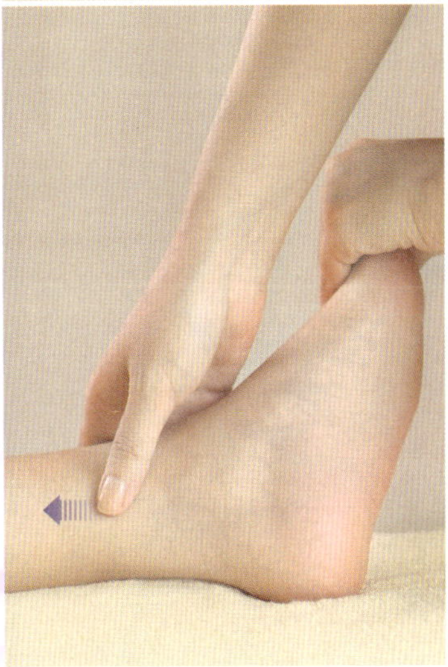

5 拇指游走至直肠、肛门反射区，从下往上均匀地推按。

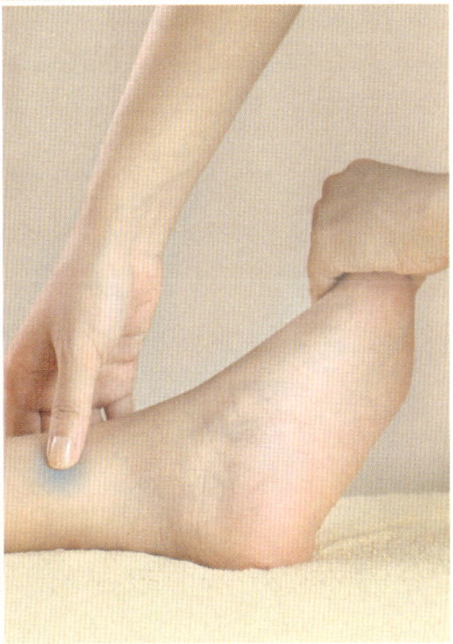

6 对腹股沟反射区进行更彻底的按摩。长期坚持点按此处，可消除腹股沟斜疝、直疝和妇科疾病等健康隐患。

位置分布示意图

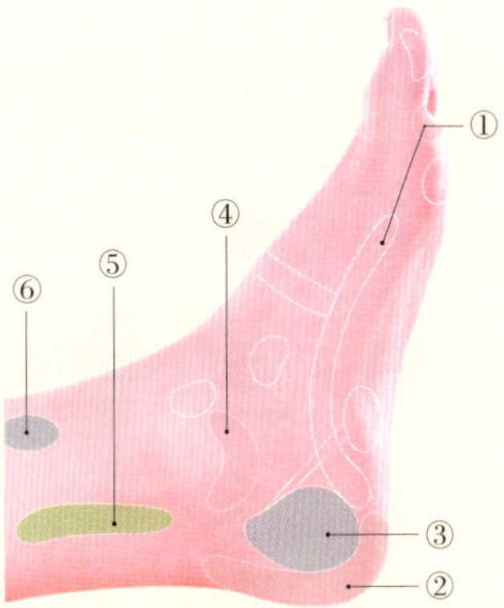

脊柱反射区①，包括颈椎、胸椎、腰椎、骶骨、尾骨，分别位于大脚趾下方外侧及足内侧的脚弓处。脚跟至脚掌的内侧缘处为内侧坐骨神经反射区②。处于脊柱反射区和内侧坐骨神经反射区之间的三角区域，为子宫或前列腺反射区③。内髋关节反射区④、直肠肛门反射区⑤、腹股沟反射区⑥环绕于脚踝周围。其中，内髋关节反射区位于足踝内侧下缘，直肠、肛门反射区（腿部）位于踝骨关节后上方，腹股沟反射区位于足内踝上三横指、胫骨外一横指凹陷处。

小贴士

子宫、前列腺反射区位于双足足跟内侧。每天入睡前，做双足足跟互相摩擦的动作，对子宫、前列腺可起到保健的作用。

STEP 7

左足外侧反射区按摩

足外侧反射区与身体许多关节、四肢及生殖器官相对应。按摩此反射区时，操作顺序依次是外侧坐骨神经、生殖腺、膝关节、肘关节、肩关节、肩胛骨、外髋关节、下腹部反射区。经常对足外侧反射区施加按摩，不仅会减弱相关关节疼痛，还会不断增强骨质、强化关节。

按摩功效

外侧坐骨神经反射区：可减轻坐骨神经痛，对尾骨损伤后遗症有一定的恢复作用。

生殖腺反射区：生殖腺包括男性睾丸和女性卵巢，加强对此反射区的刺激，可缓解男女性功能障碍、生殖系统疾病、发育障碍等症。

膝关节反射区：可预防、调理膝关节病变。

肘关节反射区：可缓解肘关节损伤、网球肘、手臂酸痛等病痛。

肩关节反射区：对肩周炎、肩酸痛、手臂无力、手麻等症的舒缓作用明显。

肩胛骨反射区：能有效调理肩周炎、肩部酸痛、手麻无力等症。

外髋关节反射区：可减轻髋关节病变、髋关节软组织损伤、股骨头坏死症、坐骨神经痛、肩周病变等症的病痛。

下腹部反射区：常用于调治月经不调、痛经及其他下腹部疾患。

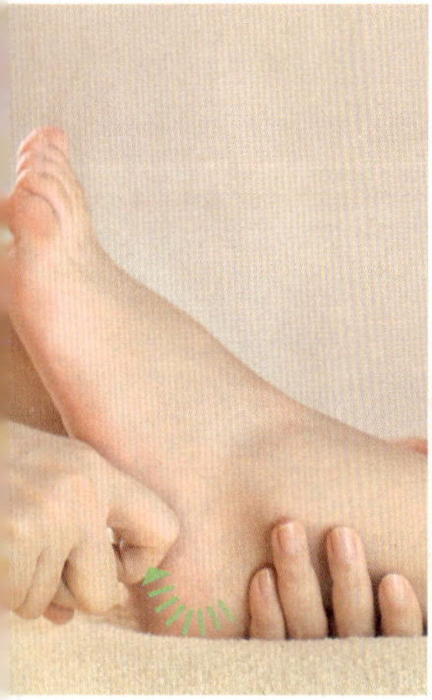

1 一手端住足部，一手食指指关节刮按整个外侧坐骨神经反射区。

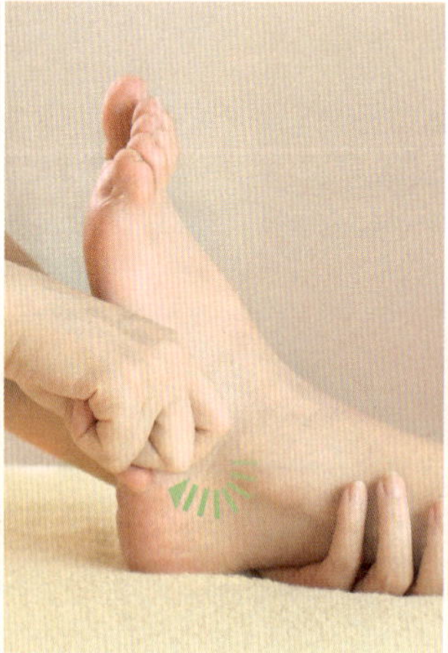

2 移至生殖腺反射区，沿图示方向用力刮按。

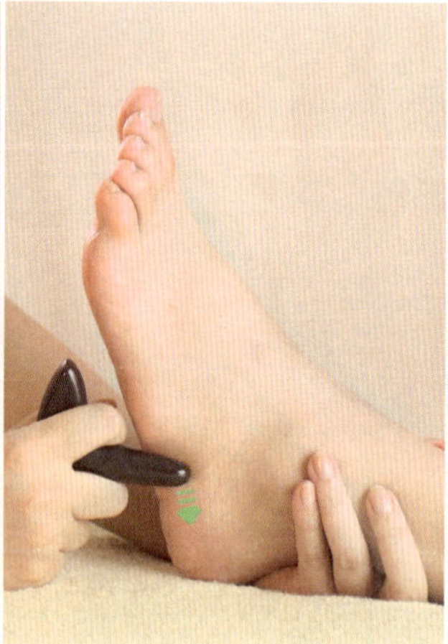

3 手握砭石，用力刮按膝关节反射区。对该反射区的全方位刺激，可推开瘀阻，强化膝关节机能。

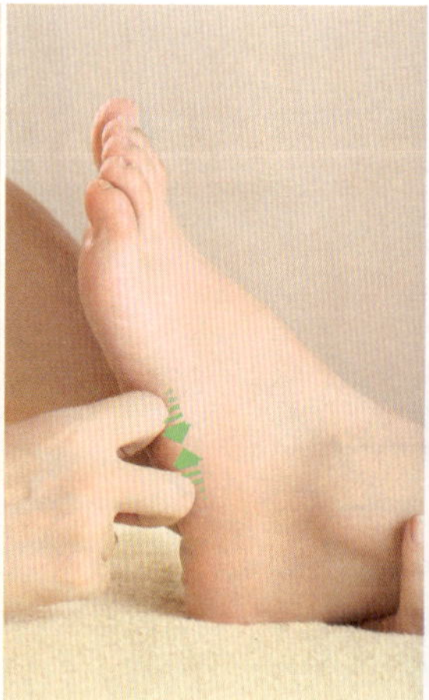

4 用食指、中指刮按肘关节反射区。

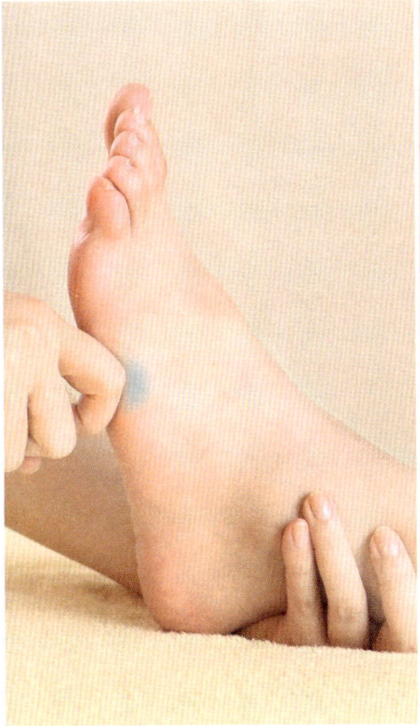

5 食指移至肩关节反射区处，用食指指关节点按。

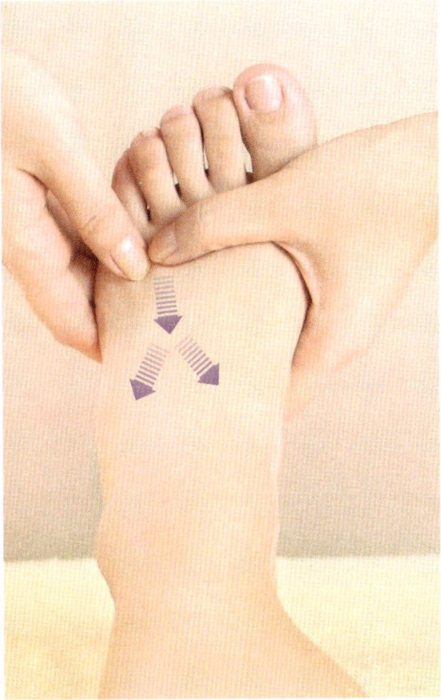

6 变换手位，双手拇指从后向前同时均匀用力推按肩胛骨反射区。

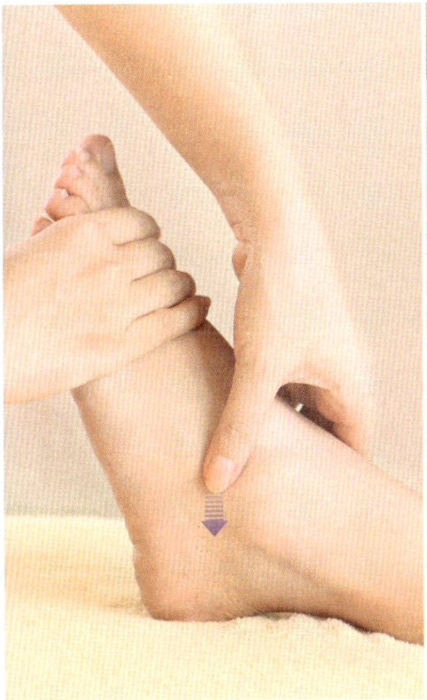

7 扶稳脚掌前侧，向内微倾，用拇指由内向外沿脚踝骨外沿轻缓推按外髋关节反射区。

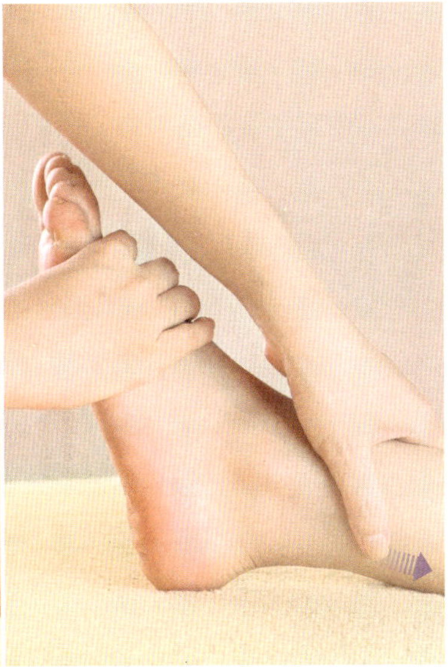

8 继续顺势从下往上匀力推按下腹部反射区。

位置分布示意图

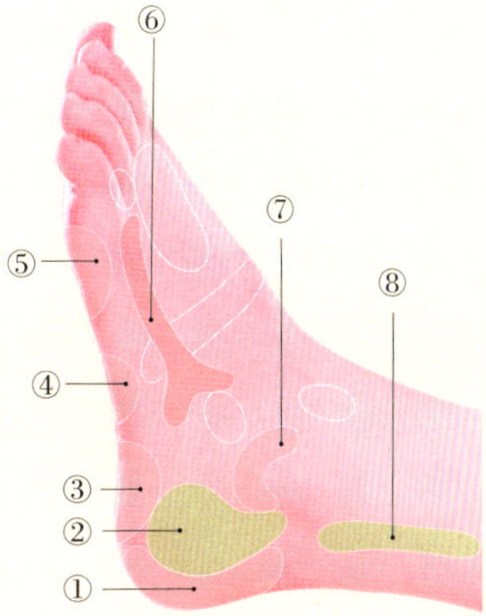

外侧坐骨神经反射区①将位于脚下方与跟腱前方的三角形区域的生殖腺反射区②包围，其上方就是位于跟骨前缘的膝关节反射区③。肘关节反射区④、肩关节反射区⑤分别处于足面第四、第五跖骨与骰骨之间的肩胛骨反射区⑥下侧，其中肘关节反射区位于脚外侧第五跖骨粗隆的前后两侧，肩关节反射区位于脚外侧第五跖趾关节处的凹陷处。外髋关节反射区⑦与下腹部反射区⑧分别位于踝关节的下沿及后上方。

小贴士

对于单纯性的关节炎，如膝关节炎，可以不调理基本反射区，而直接调理症状反射区（按摩方式详见 P110）。

STEP 8

左足足背反射区按摩

左足足背分布着人体上颌及下颌、扁桃腺、气管、食道、咽喉、胸淋巴、内耳迷路、胸部乳房等11个反射区。对此区域进行按摩时，按摩顺序依次是上、下颌，扁桃腺，气管、食道、咽喉、胸淋巴，内耳迷路，胸部乳房，膈，肋骨，上、下身淋巴反射区。按摩相应的反射区能强化身体各器官机能。

按摩功效

上、下颌反射区：可缓解口腔溃疡、牙痛、牙周痛、流涕、打鼾等症状。

扁桃腺反射区：可有效预防和调理扁桃体发炎、肿胀、化脓，扁桃体肥大，咽喉痛等症。

气管、食道、咽喉、胸淋巴反射区：长期按摩，能有效调理咳嗽、气喘、气管炎、感冒、食道炎、咽喉炎、急性乳腺炎、乳腺增生等病。

内耳迷路反射区：是调理头晕、晕车、高血压、低血压、美尼尔综合征等症的有效反射区。

胸部乳房反射区：可有效预防和缓解胸痛、胸闷等不适，可减轻乳腺炎、乳腺增生等症的症状。

膈反射区：经常按摩此反射区，对打嗝、恶心、呕吐、胸闷、腹痛等不适调理效果明显。

肋骨反射区：可缓解胸闷、岔气、肋膜炎、肋软骨炎、肋间神经痛、肩背酸痛等病痛。

上、下身淋巴反射区：对于下腹部各种炎症、发烧、囊肿、肌瘤、蜂窝组织炎、免疫力低下都有一定的调理效果。

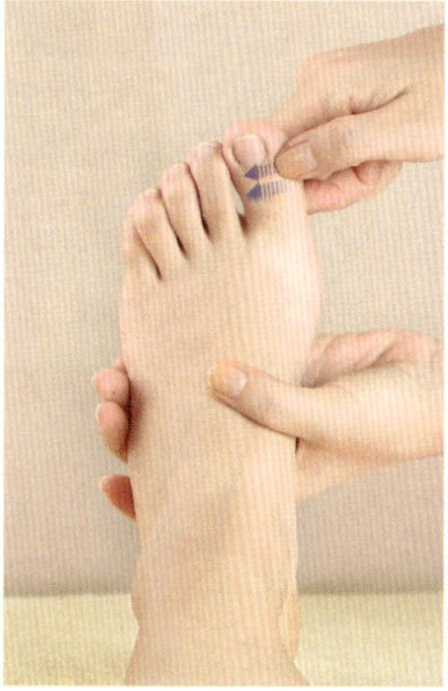

1 一手扶握脚掌，一手拇指指腹由内往外依次匀力推按上、下颌反射区，可预防口腔疾病。

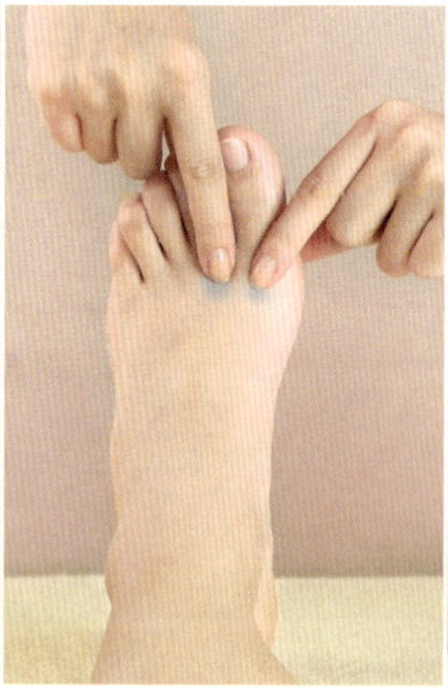

2 两手食指同时点按大脚趾根部的扁桃腺反射区。

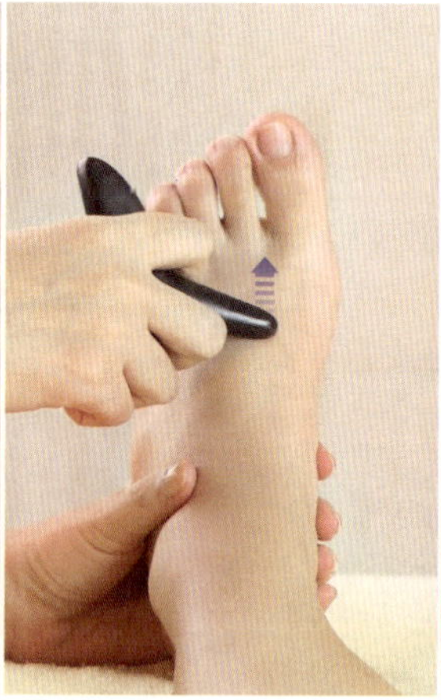

3 翻转手腕握住脚掌，全面推按气管、食道、咽喉、胸淋巴反射区。

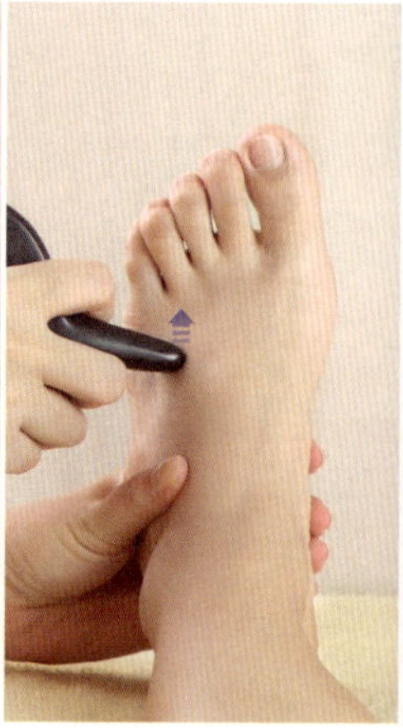

4 用同样手法继续沿着脚掌到脚趾方向，稳步推按内耳迷路反射区。

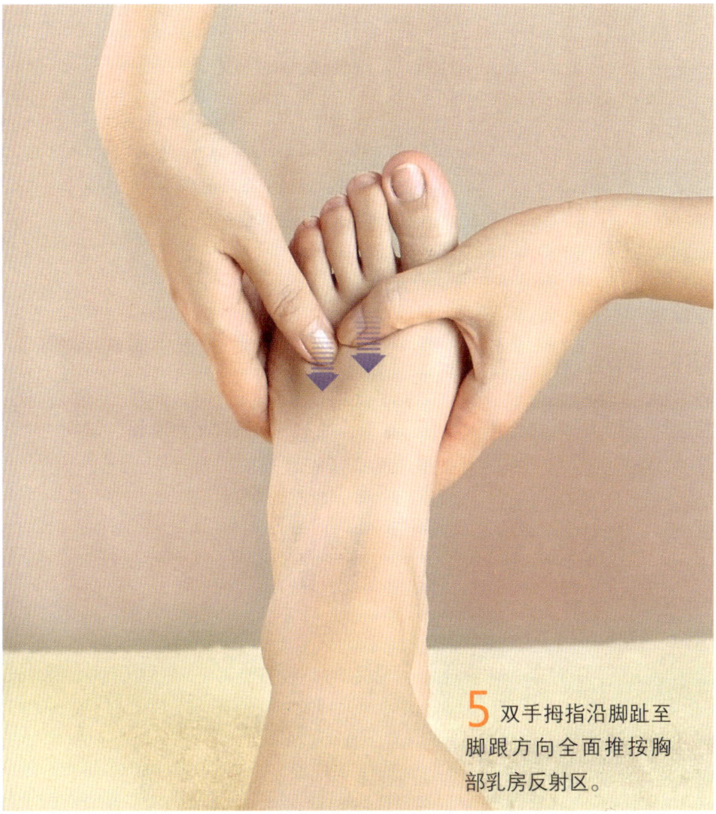

5 双手拇指沿脚趾至脚跟方向全面推按胸部乳房反射区。

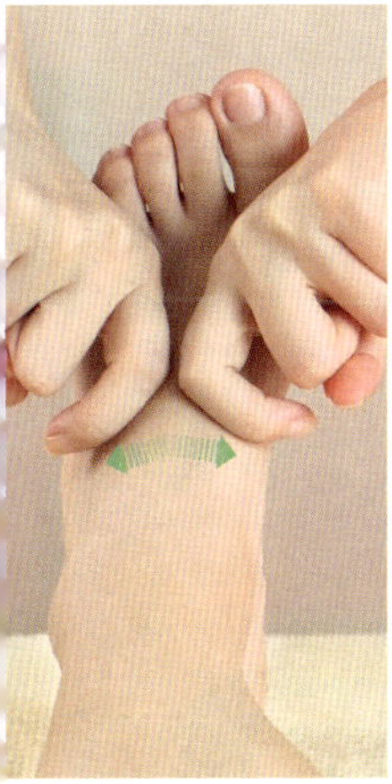

6 双手顺移至膈反射区，食指弯曲，用指关节同时向两侧刮按。

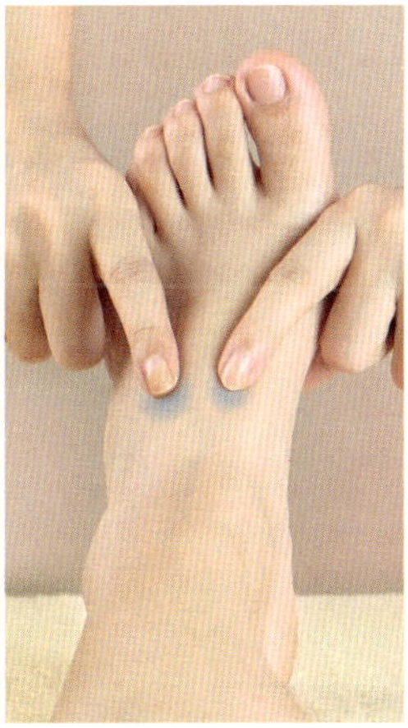

7 保持手位不动，双手食指伸直，用指腹点按肋骨反射区。

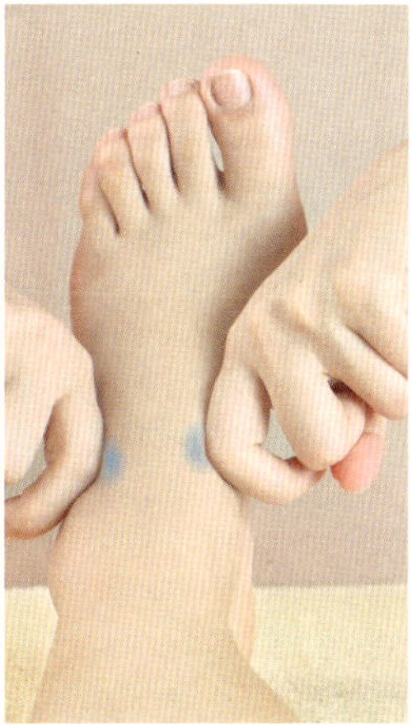

8 结束时，用双手食指指关节匀力点按上、下身淋巴反射区。

位置分布示意图

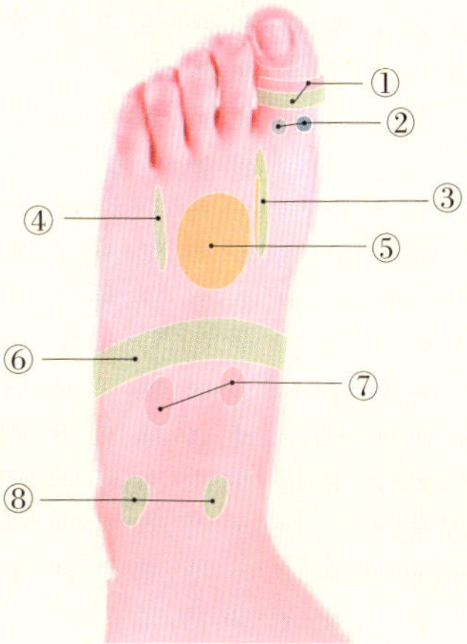

上、下颌反射区①在双脚大脚趾关节上、下端，大脚趾根部拇肌腱两侧为扁桃腺反射区②。气管、食道、咽喉、胸淋巴反射区③，内耳迷路反射区④将胸部乳房反射区⑤包围，其中气管、食道、咽喉、胸淋巴反射区位于双脚背第一、第二跖骨缝隙，并可延伸到第一、第二趾骨根部的区域，内耳迷路反射区位于脚背第四、第五跖骨缝隙处。膈反射区⑥横跨脚背并形成了一条宽宽的带状区域。再往上，肋骨反射区⑦位于双脚背第一跖骨小头内侧与第五跖骨小头外侧，上、下身淋巴反射区⑧分别位于双脚外踝骨前下方、内踝骨前下方的凹陷处。

小贴士

上、下身淋巴分界：上身淋巴即上腹部淋巴，包含肚脐以上、胸部以下的区域；下身淋巴即下腹部淋巴，包含肚脐以下的盆腔区域。

STEP 9

右足足底后半部反射区按摩

两只脚上的反射区，并不都呈左右脚对称分布，如肝、胆、盲肠阑尾、回盲瓣、大肠反射区中的升结肠和部分横结肠反射区就只分布在右脚脚底。右足足底后半部反射区对应消化、吸收、排泄及生殖器官。按摩此反射区时，操作按摩顺序依次是肝、胆、胃、胰、十二指肠、小肠，盲肠阑尾，回盲瓣，升结肠、横结肠，生殖腺反射区（其中与左足足底后半部相同的反射区，按摩方法参见 P48 ~ P49）。

按摩功效
肝、胆反射区：经常点按肝、胆反射区，可达到调理肝炎、黄疸、肝腹水、肝硬化、肝脓肿等肝部病症，以及胆囊炎、胆囊病、胆结石、黄疸病及其他胆部疾患的目的。
盲肠阑尾反射区：点按此反射区，可用于防治阑尾炎。
回盲瓣反射区：点按此处，可促进肠胃蠕动，减轻便秘、腹泻症状。
升结肠、横结肠反射区：有助于便秘、腹泻、腹痛、肠炎等疾患的康复。

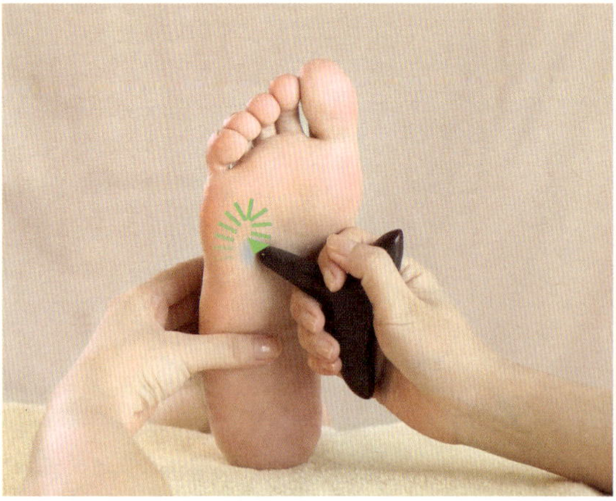

1 一手扶住脚掌部分稳定足部，一手握砭石自下至上刮按肝反射区。刮按至胆反射区时，做点按刺激。

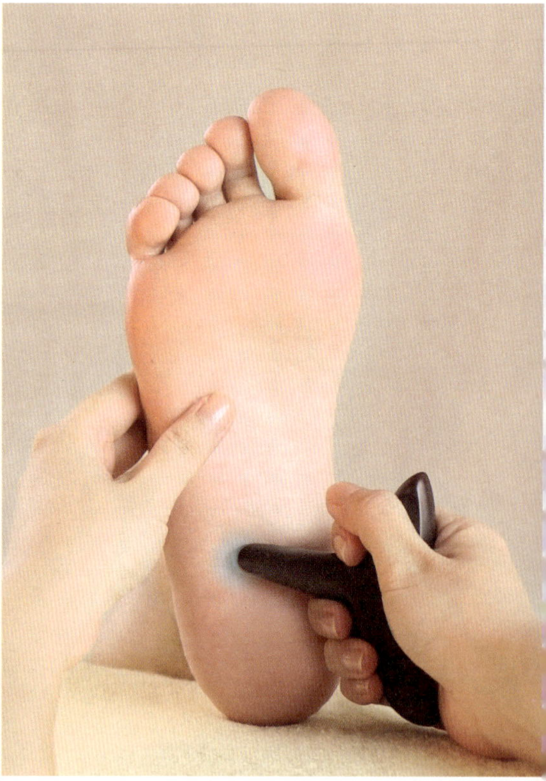

2 手位不变，将砭石移至脚掌跟骨前缘外侧盲肠阑尾反射区，做点按刺激，可调理阑尾炎、下腹胀气、盲肠炎，还可强化盲肠功能。

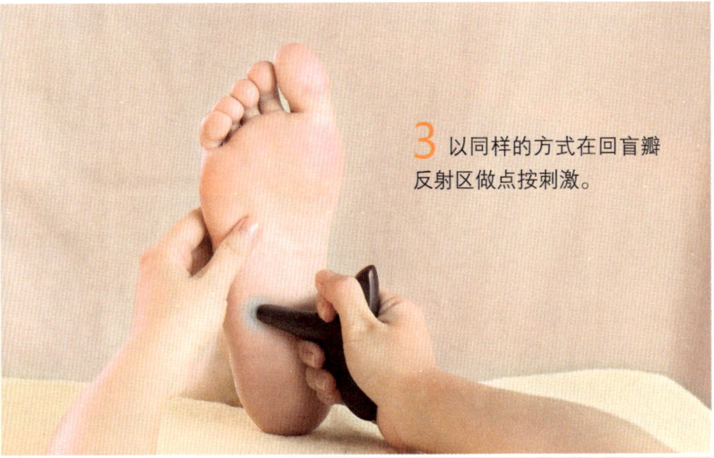

3 以同样的方式在回盲瓣反射区做点按刺激。

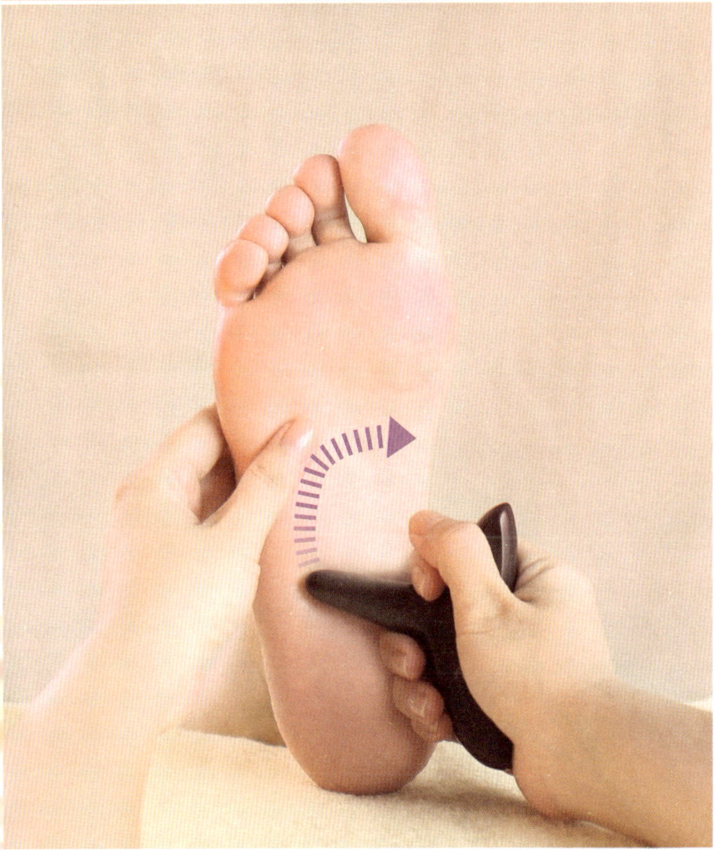

4 结束时，对升结肠、横结肠反射区进行彻底的刺激：按照顺时针方向，依次从下往上推按升结肠反射区，从左往右推按横结肠反射区。

位置分布示意图

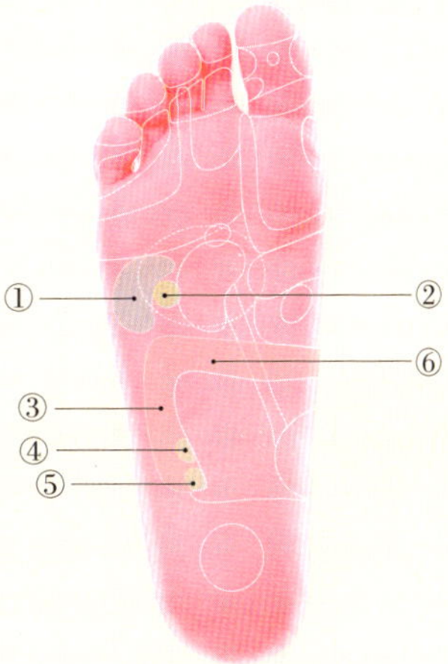

肝反射区①位于右脚掌第四、第五跖骨之间，与位于右脚掌第三、第四跖骨之间的胆反射区②相邻。

脚外缘侧面积较大的升结肠反射区③包含着回盲瓣反射区④与盲肠阑尾反射区⑤，与横结肠反射区⑥相连。

小贴士

完成全足按摩后，一定要重视整理。

整理时，首先要把小腿的前后左右都做一下捏揉疏理。然后用拇指点按足三里、三阴交、悬钟穴。活动脚踝，空拳砸击小腿，以便放松。

此外，由于按摩后血液循环加快，建议饮用 300 ~ 500 毫升白开水，可有效补充血液循环所需要的水分。不宜抽烟和吃东西，否则会对呼吸系统、消化系统造成新的伤害。

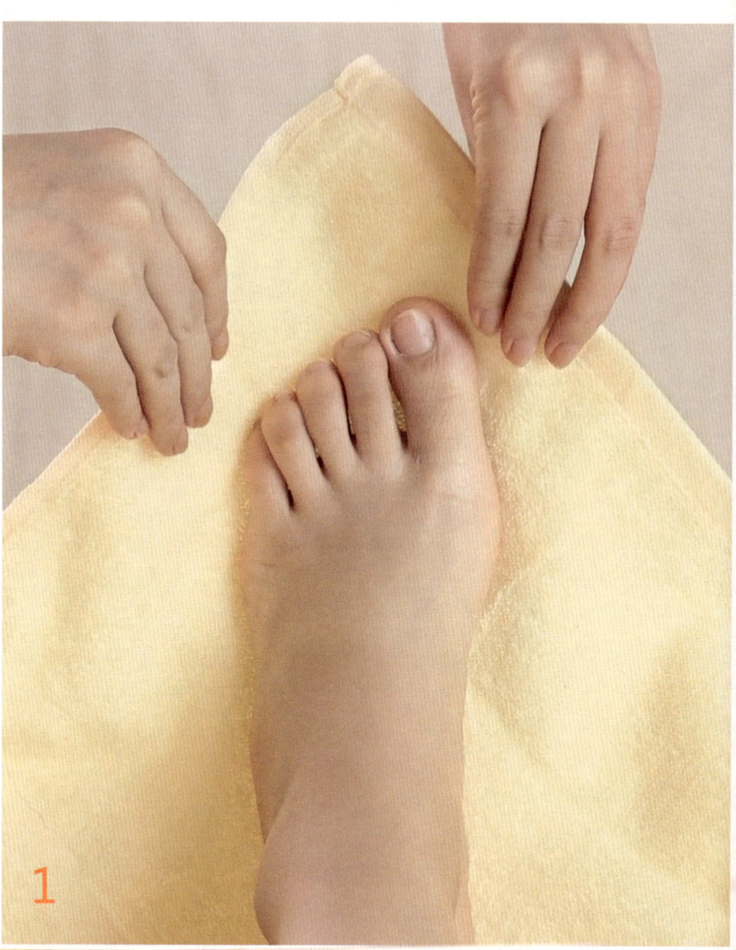

小贴士

做足部按摩时，可将暂时不做的脚用热毛巾包裹，为脚部保暖，同时促进足部血液循环，消除紧绷及僵硬感，让足部得到放松与舒缓。包裹时，使用干净且个人专属的毛巾比较好，即使是家人也最好不要共用。具体的包裹方式请参照图示。

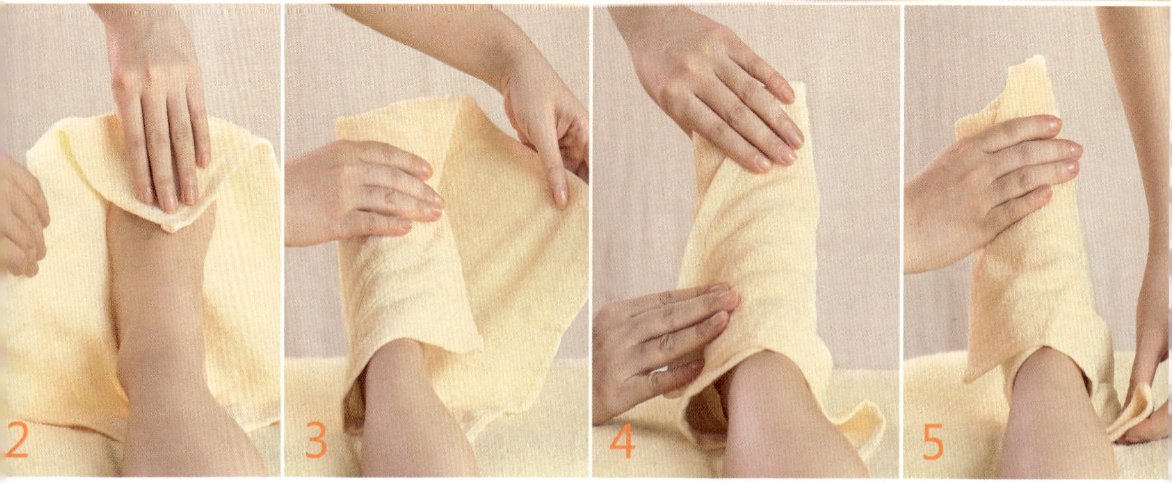

常见病、亚健康调理按摩

我经常和身边人讲这样一句话：有事儿没事儿，要多和自己找找“别扭”！这话的意思是指我们每个人都应该经常点按、推刮足部反射区，及时通过按摩缓解身体不适，由此建立一种与自己身体“对话”的机制。这种找“别扭”的方法看似不起眼，却非常有助于帮您摆脱亚健康症状，把病灶消除在萌芽状态。

3

CHAPTER

注意 NOTICE

1. 无论是点按、点揉、推按，都不用遵循确切的时间规定与力度限制，视患者可接受程度适可而止。

2. 基本反射区按摩参考 P40 ~ P41。

3. 对每一种病症的调理都应按照基本反射区、症状反射区、关联反射区和基本反射区的顺序进行操作。

4. 人体各器官足底所对应的反射区在双足并不都是对称分布的。按摩对称分布的同一反射区，需双足一并进行。

5. 调理任何不适前都需刮按脑垂体反射区，可调理人体九大系统机能。

DISEASE 1

感冒

感冒通常分为风寒感冒、风热感冒和病毒性感冒，一般表现为鼻塞、打喷嚏、流鼻涕、咽喉干痒、咽喉肿痛、发烧及头痛等症状。风热感冒病初起时，患者自觉有咽喉疼痛感。

反射区列表
症状反射区：前额、大脑、脑垂体、气管。
关联反射区：鼻、支气管、肺。

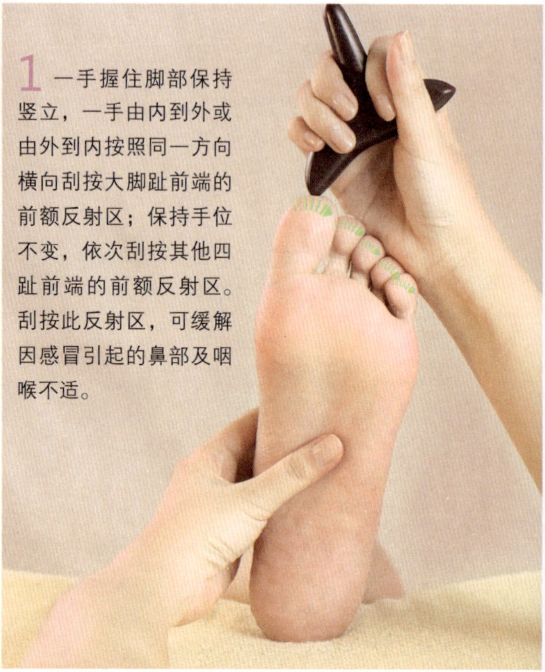

1 一手握住脚部保持竖立，一手由内到外或由外到内按照同一方向横向刮按大脚趾前端的前额反射区；保持手位不变，依次刮按其他四趾前端的前额反射区。刮按此反射区，可缓解因感冒引起的鼻部及咽喉不适。

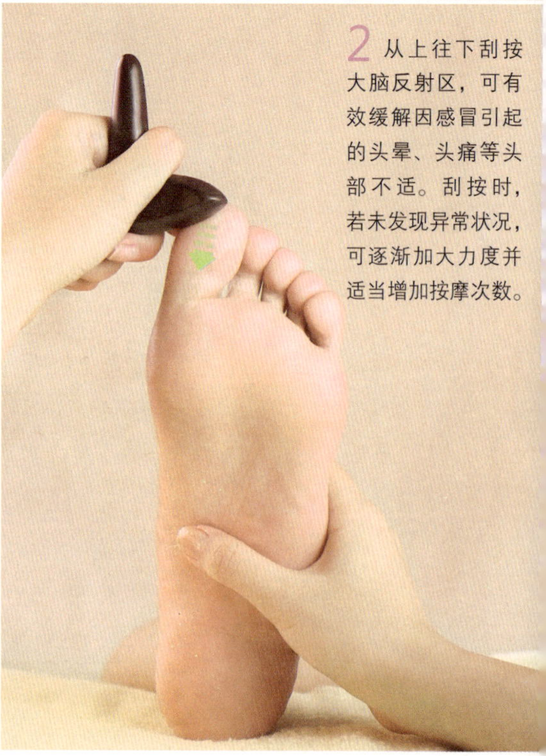

2 从上往下刮按大脑反射区，可有效缓解因感冒引起的头晕、头痛等头部不适。刮按时，若未发现异常状况，可逐渐加大力度并适当增加按摩次数。

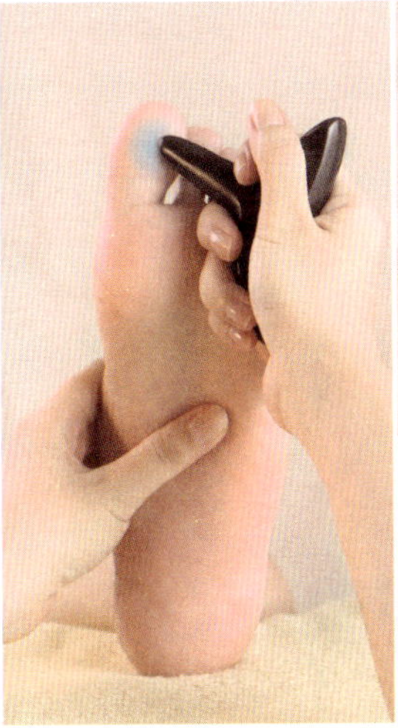

3 点按大脚趾趾腹中央的脑垂体反射区，可加强疏泄，增强身体免疫力。

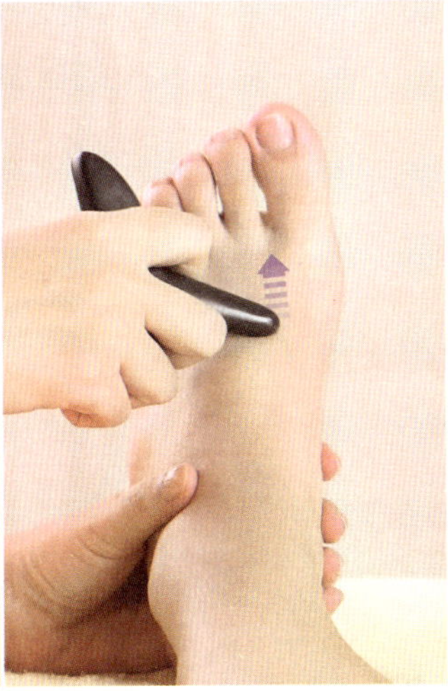

4 按照从脚跟至脚趾方向匀力推按气管反射区，减轻咳嗽症状。

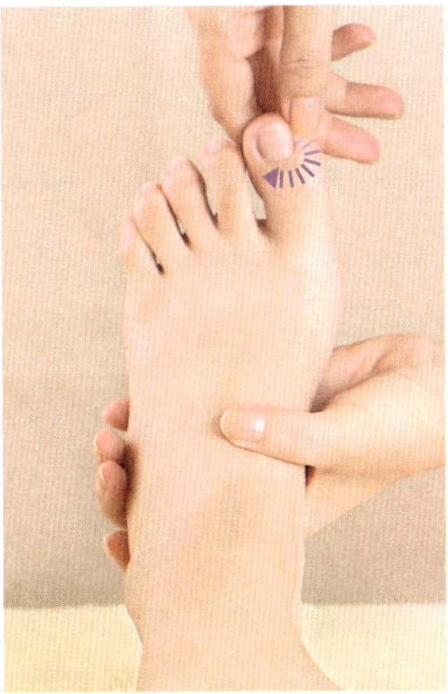

5 沿大脚趾趾甲内沿和底沿处用拇指推按鼻反射区，缓解因感冒引起的鼻塞、流鼻涕等鼻部不适。

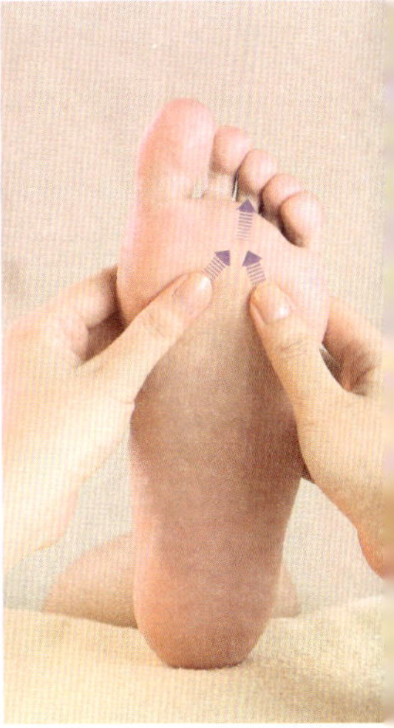

6 双手拇指按住肺反射区的起点与终点，向上推按至第三足趾下方的支气管反射区。

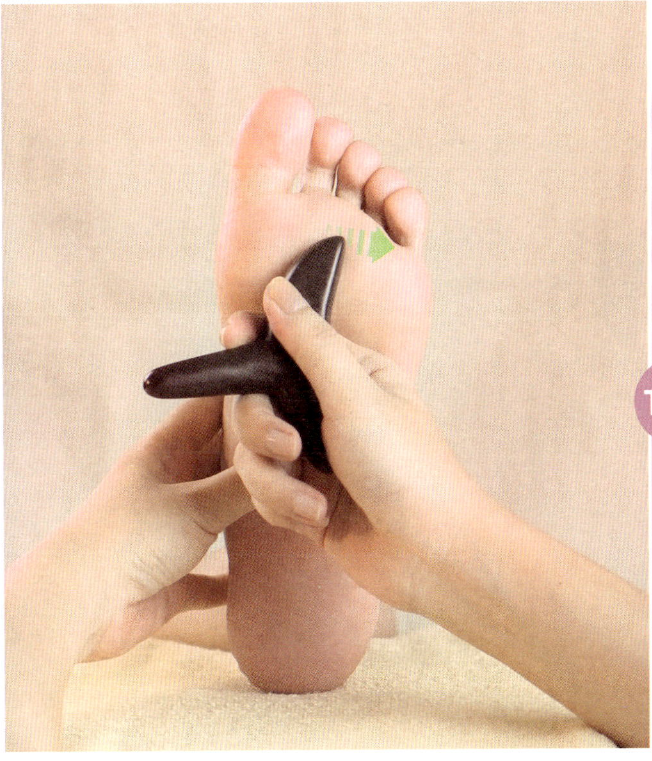

7 由内往外全面刮按肺反射区。如果肺部有不适，刮按时可觉察到皮下有沙砾样瘀阻。

除了按摩前额、大脑、脑垂体以及气管等症状反射区外，还可以辅助刺激心脏（按摩方法详见P47）、脾、大肠反射区等关联反射区（按摩方法详见P48、P49），以促进血液循环，增强肠胃消化吸收能力，提高机体免疫力，能有效预防感冒并促进康复。

TIPS

1. 脑垂体和脾反射区较为敏感，在按摩这两处时，要视患者可接受程度，及时调整按摩力度。

2. 按摩大肠反射区之前，最好先点按回盲瓣反射区（按摩方法详见P57），有利于把没有消化的食物从小肠释放到结肠。

DISEASE 2

发烧

发烧，又称发热，可分为生理性发热、病理性发热两种。生理性发热多在剧烈运动后以及妇女孕期、月经期出现，病理性发热则多由疾病引起。一般体温介于37 ~ 38℃为低烧，超过38℃为高烧。发烧时会伴有头痛、头昏及全身关节疼痛等症状。

反射区列表
症状反射区：肾上腺、脾、肺。
关联反射区：大肠。

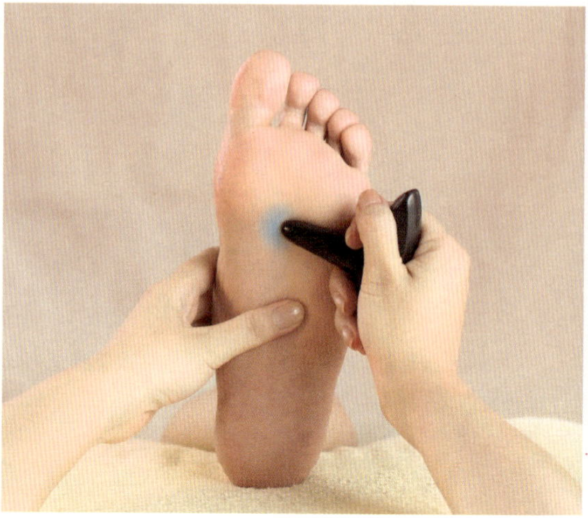

1 点按肾上腺反射区，有助于消炎退烧。

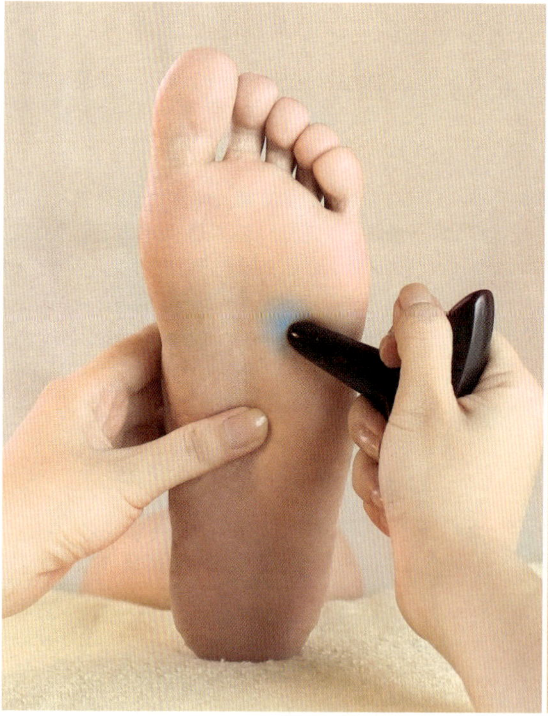

2 点揉脾反射区（左足底），增强身体对食物的消化、吸收和运输能力，可提高发烧期间身体的抵抗力，加快复原。

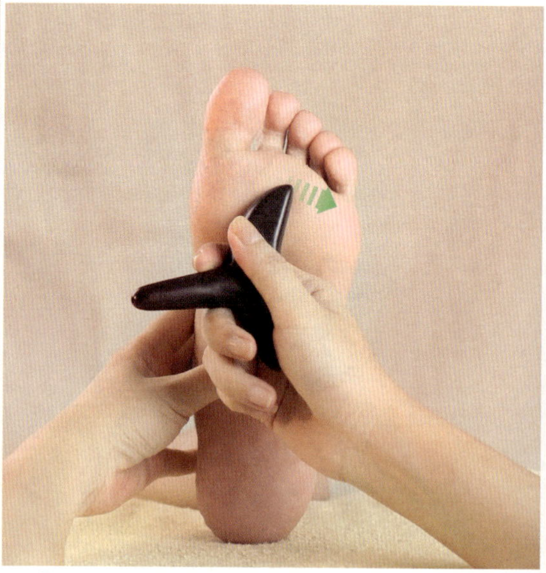

3 由内往外全面刮按肺反射区，加强呼吸系统功能，减少体温升高对呼吸系统的侵害。

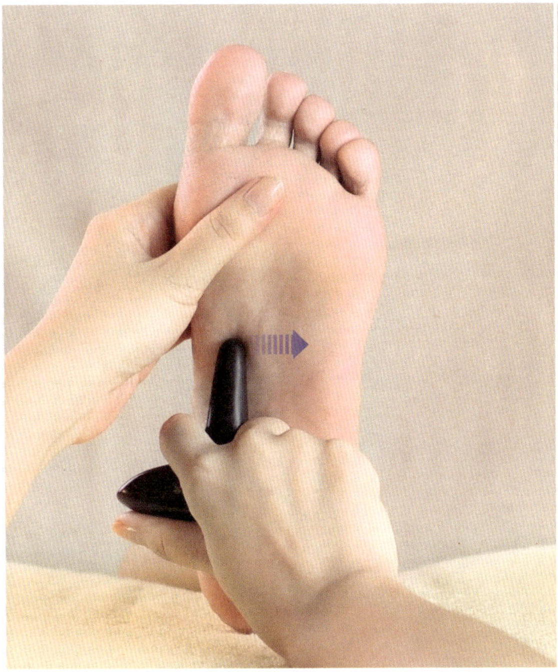

4 推按左足底的横结肠反射区，可促进肠胃蠕动，加速身体排毒。

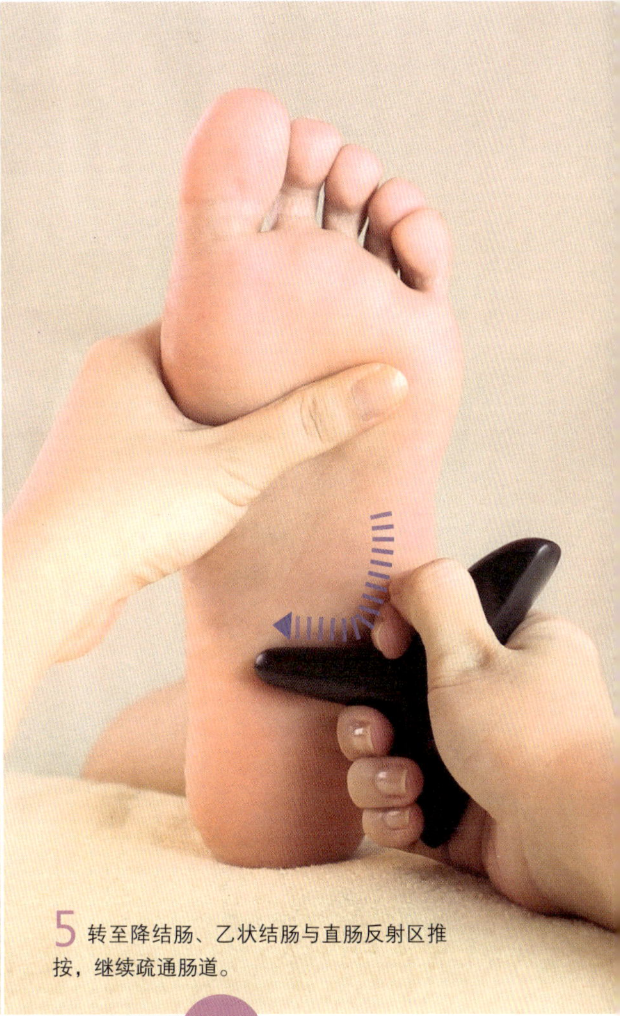

5 转至降结肠、乙状结肠与直肠反射区推按，继续疏通肠道。

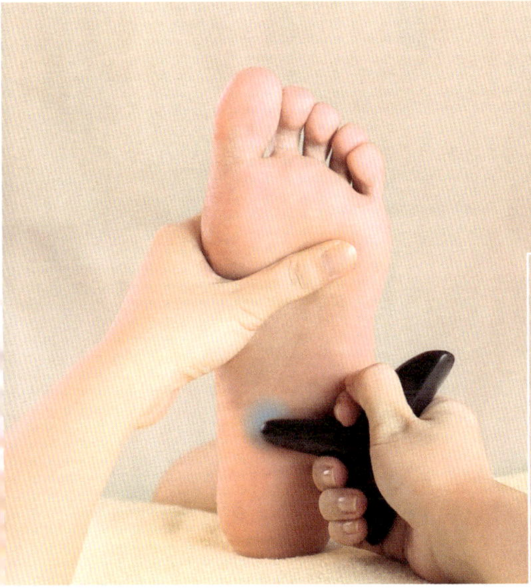

6 点按肛门反射区，以排毒去火。完成左脚的大肠反射区按摩后，继续按摩右脚的大肠反射区（按摩方法详见 P57）。

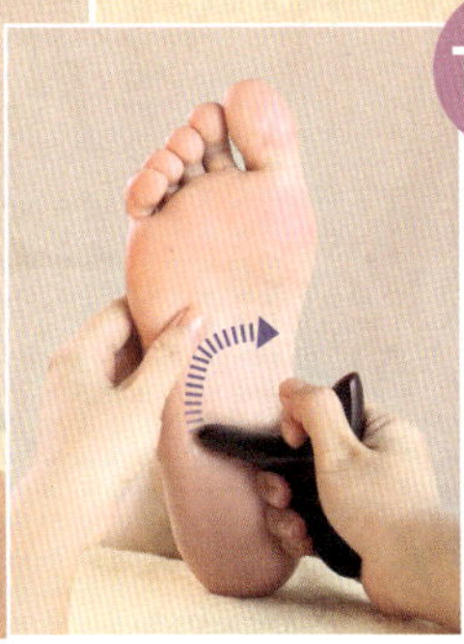

TIPS

高血压患者点按肾上腺反射区时，要注意适可而止，不可用力过度、用时过久。

DISEASE 3

头晕、昏眩

头晕、昏眩，可由多种原因引起，常见于发热性疾病、高血压病、脑动脉硬化、神经症、贫血等。一般表现症状为头脑昏沉、头胀、头重脚轻、眼花等。

反射区列表
症状反射区：前额、脑垂体、大脑、内耳迷路。
关联反射区：耳、眼、胃、胰、十二指肠、小肠、脾、肝、胆、大肠。

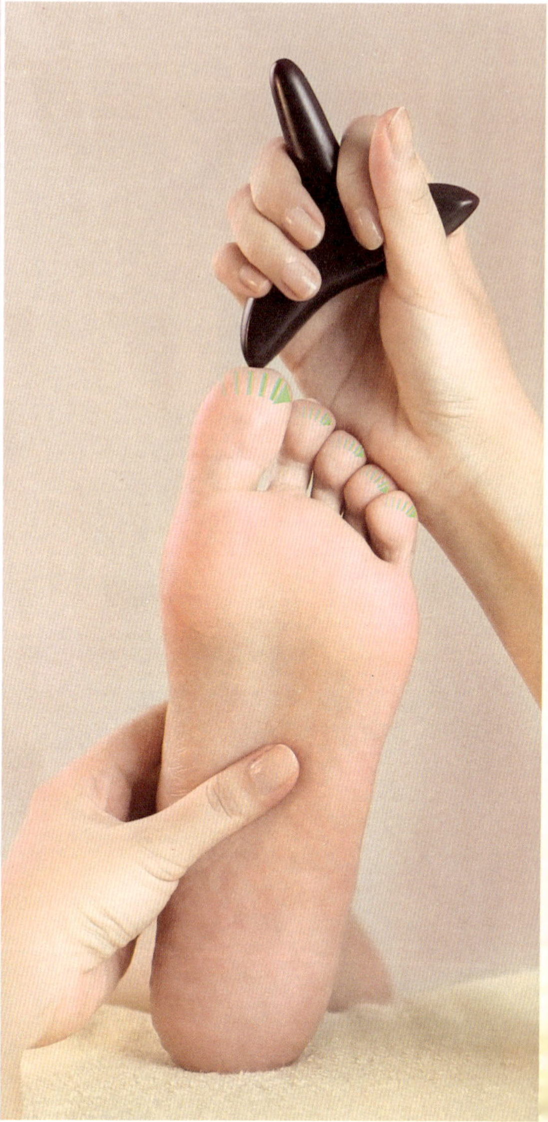

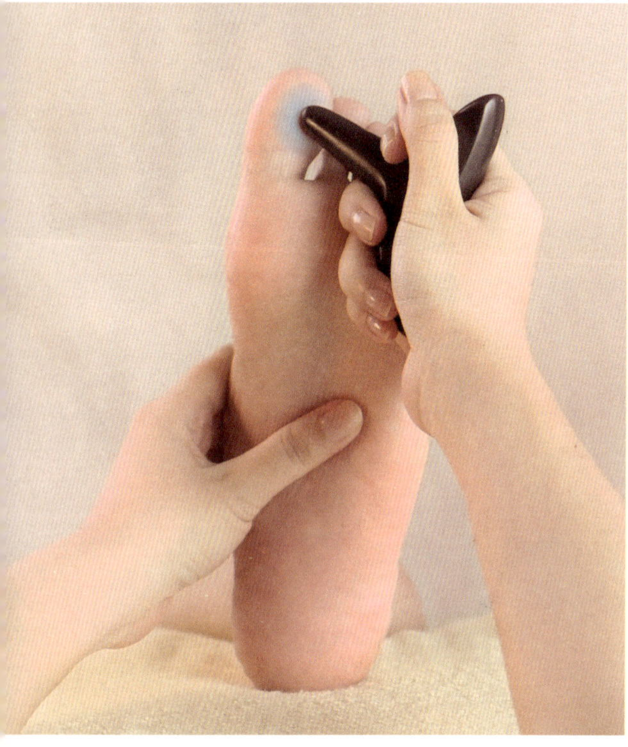

1 一手握住脚部保持竖立，一手拿住砭石，用砭石一角由内往外或由外往内按照同一方向横向刮按大脚趾前端的前额反射区；保持手位不变，继续刮按其他四趾前端的前额反射区。

2 点按大脚趾趾腹中央的脑垂体反射区。

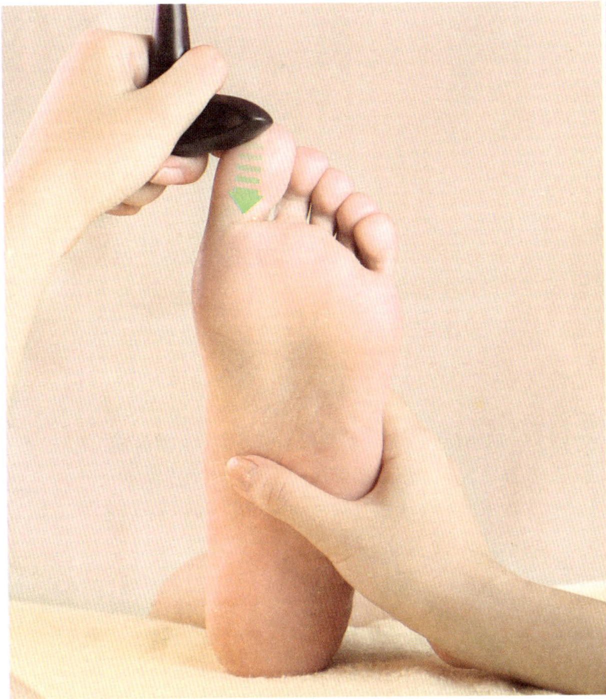

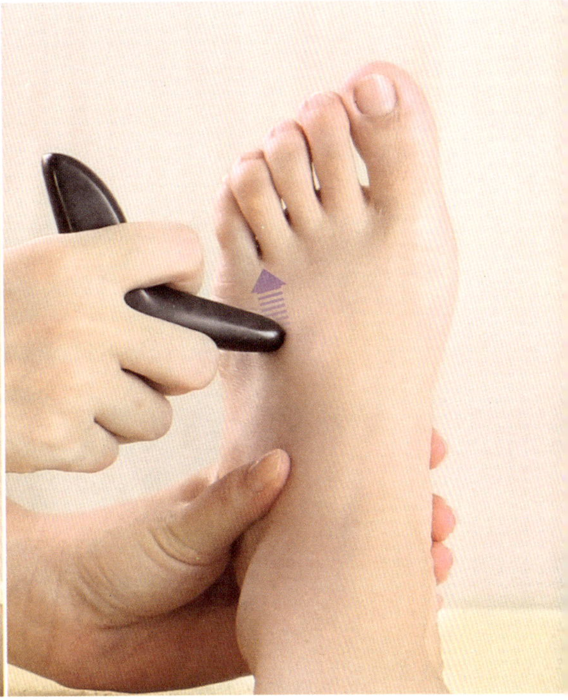

3 交换双手位置，一手扶握脚掌，一手用砭石从上往下刮按大脑反射区。刮按时，可稍微用力。

4 用砭石沿着脚掌到脚趾方向，稳步推按内耳迷路反射区，有助于高效调理头晕、晕车晕船、美尼尔综合征等。

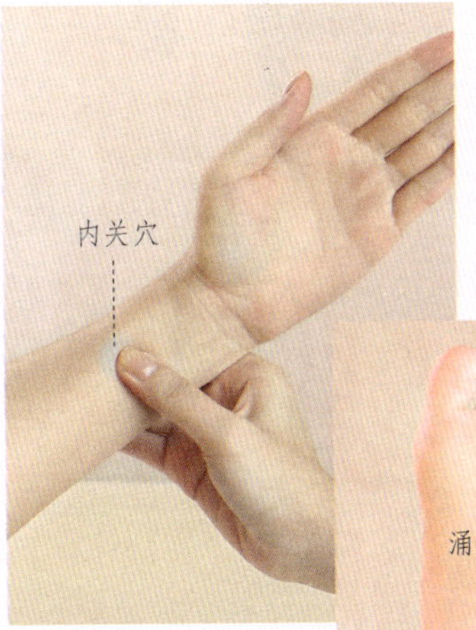

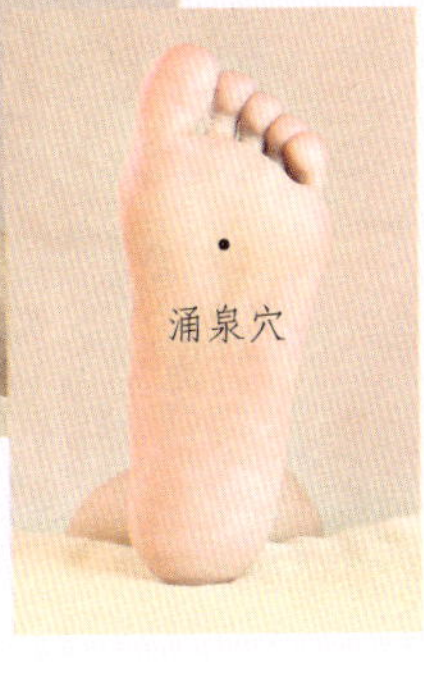

除了按摩前额、脑垂体、大脑、内耳迷路等症状反射区外，还可以辅助刺激耳、眼、胃、胰、十二指肠、小肠、脾、肝、胆、大肠等关联反射区（按摩方法参见书中相关页），利于明目醒脑，加强身体的疏泄与运化功能。

按摩方法

耳（P45）、眼（P45）、胃（P48）、胰（P48）、十二指肠（P48）、小肠（P48）、脾（P48）、肝（P56）、胆（P56）、大肠（左脚 P49、右脚 P57）。

TIPS

1. 点按手部心包经上的内关穴（见左图），可有效缓解晕车、呕吐。

2. 取吴茱萸适量，将其碾成碎末，用适量米醋与吴茱萸粉末调为膏糊状，外敷在双足涌泉穴（见左图），一日一次，连续 10 天左右，可有效缓解烦躁多梦、眩晕耳鸣。

DISEASE 4

神经性头痛

神经性头痛，多由神经衰弱、疲劳、内分泌失调等引起，一般表现为头部闷痛，患者自觉头部有压迫感、沉重感。

反射区列表
症状反射区：前额、脑垂体、大脑、小脑脑干。
关联反射区：肺、肾、肝、胆。

1 前额反射区是缓解头、面部不适的必要区域。按摩时，一手握住脚部保持竖立，一手按照同一方向横向刮按大脚趾前端的前额反射区，接着横向刮按其他四趾前端的前额反射区。

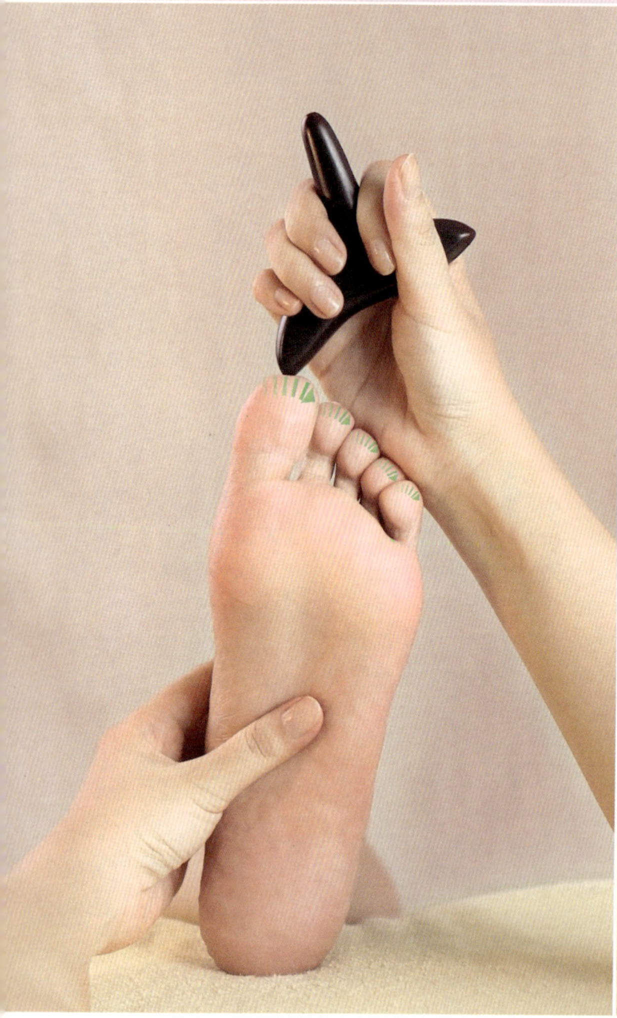

2 点按大脚趾趾腹中央的脑垂体反射区，可有效改善睡眠质量。

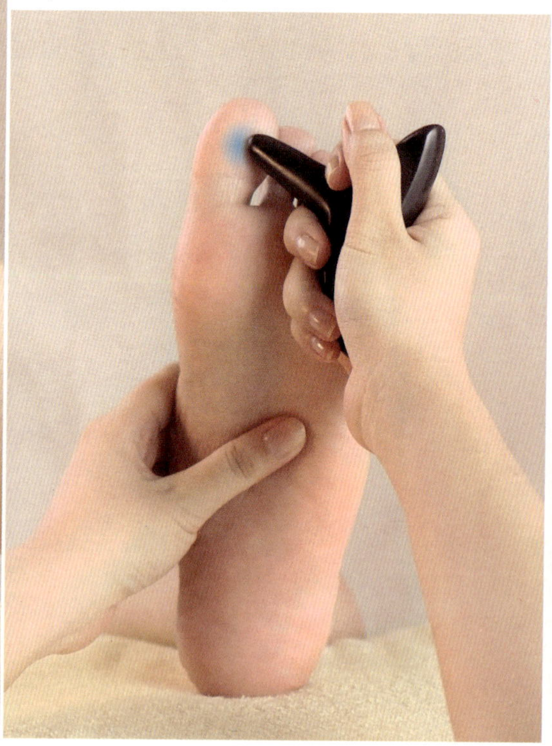

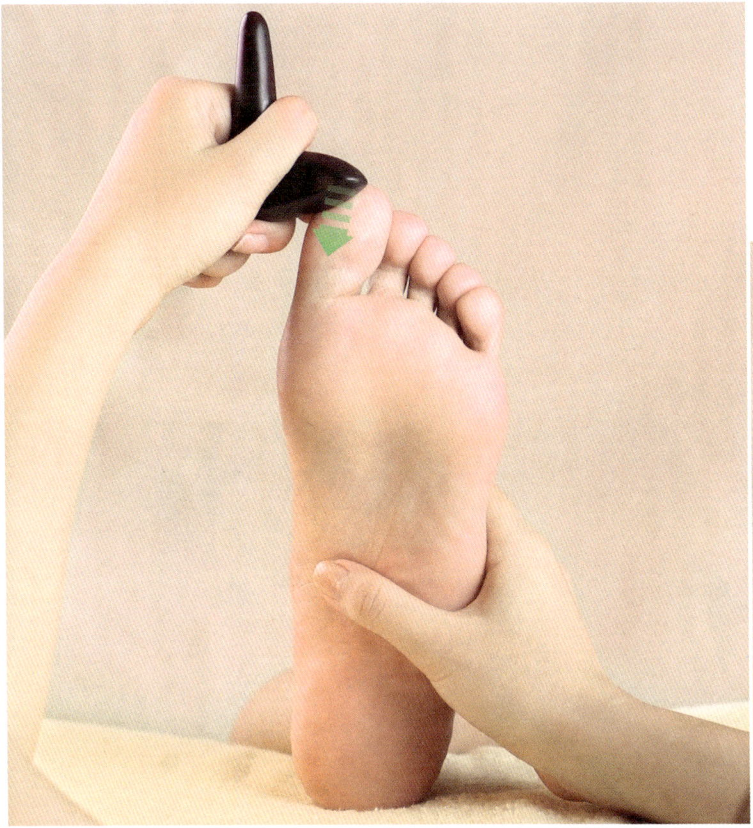

3 从上至下刮按大脑反射区。刮按时，可稍微用力。重复数次，可有效改善头部不适。

4 按照同一方向刮压或点按大脚趾趾腹外侧的小脑脑干反射区，可增强脑部供血。

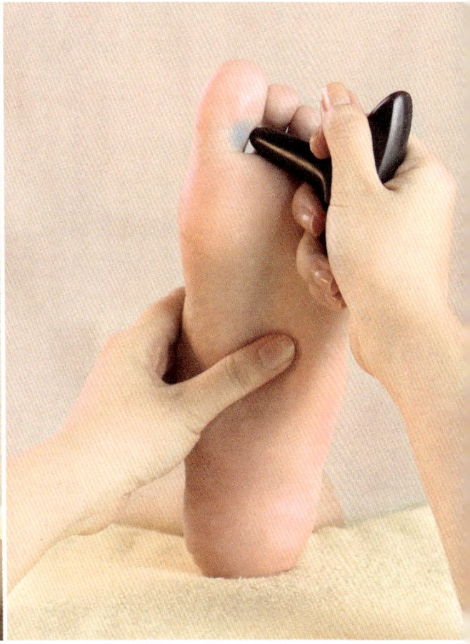

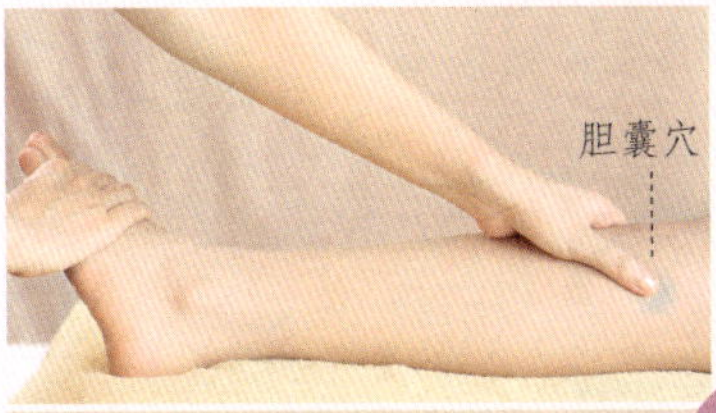

除了按摩前额、脑垂体、大脑、小脑脑干等症状反射区外，还可以辅助刺激肺、肾、肝、胆等关联反射区（按摩方法参见书中相关页），有利于消除头部疼痛。

按摩方法

肺（P47）、肾（P40）、肝（P56）、胆（P56）。

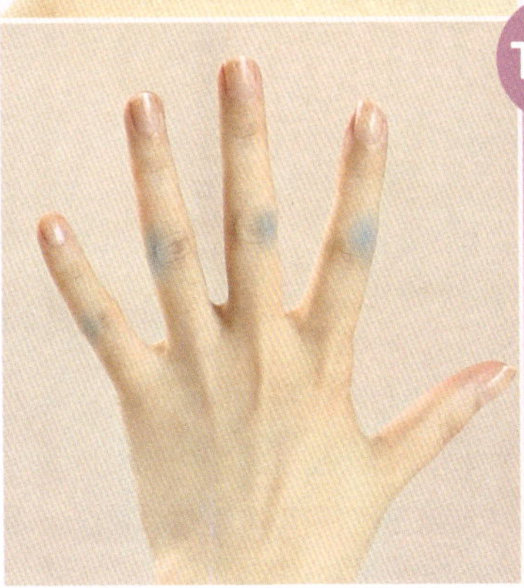

TIPS

1. 如头痛发作急，也可通过点按手部头疼反射区缓解（见左图）。如感觉前额痛，点按食指近掌指指关节桡侧；若头顶痛，点按中指近侧指间关节桡侧；若偏头痛，点按无名指近侧指间关节尺侧；若后头痛，点按小指近侧指间关节尺侧。调理具体病症时依据左病右治的原则。若无法判定头痛的具体位置，也可用点按四指指间关节的方法来调理。

2. 偏头痛患者，可对阳陵泉穴下一寸的胆囊穴进行点按（见左上图）。注意，寸为等身寸，即食指弯曲时指关节的长度。

DISEASE 5

眼部不适

眼部不适，多由用眼过度、保养不够引起，一般表现为眼睛酸涩、疲劳、发红等。

反射区列表

症状反射区：眼、前额、脑垂体、大脑。

关联反射区：肝、胆。

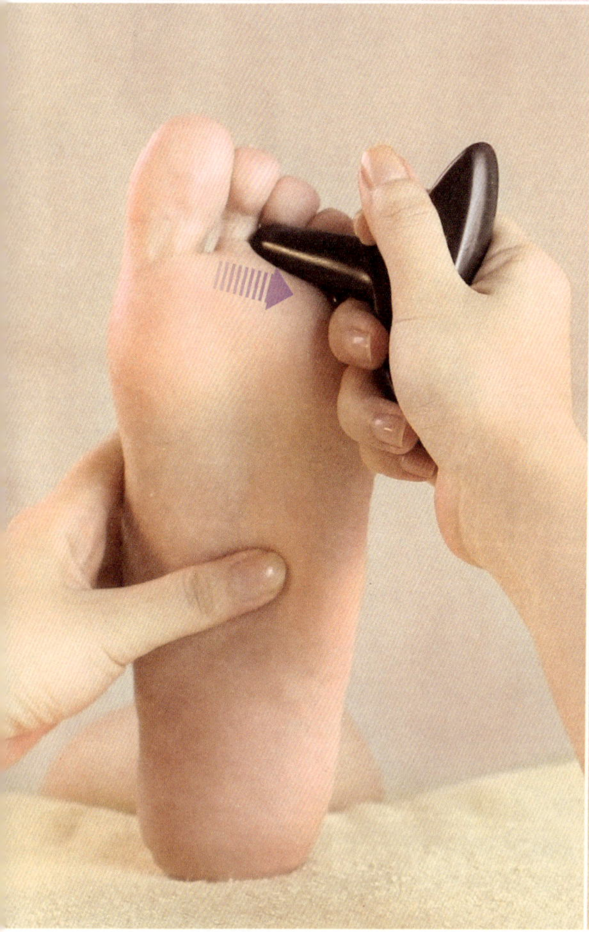

1 由内向外推按位于二、三趾根部的眼反射区。眼部有出血症状时，不宜刺激眼反射区，以免加重出血症状。

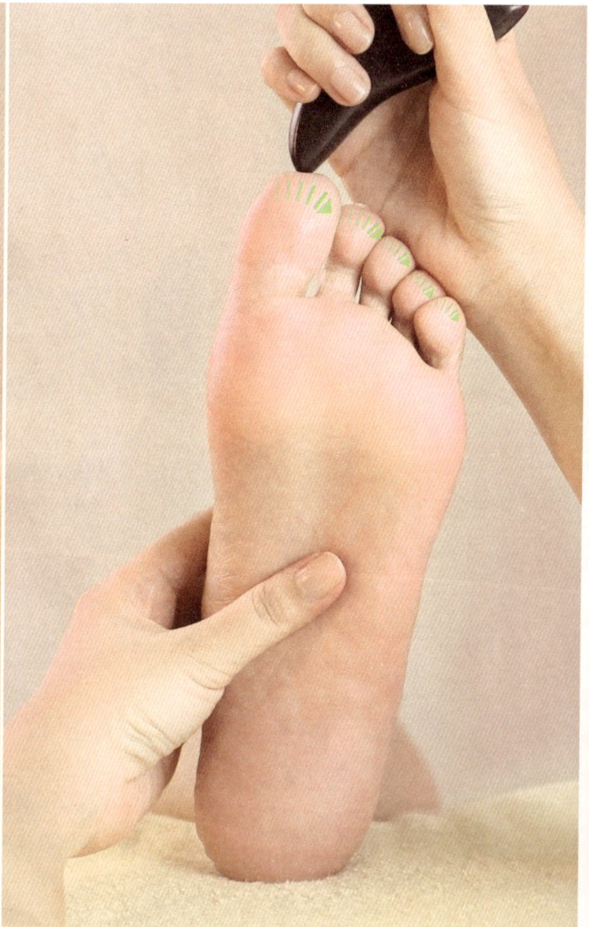

2 横向刮按大脚趾上端的前额反射区，再继续同向刮按位于其他四趾顶端的前额反射区。

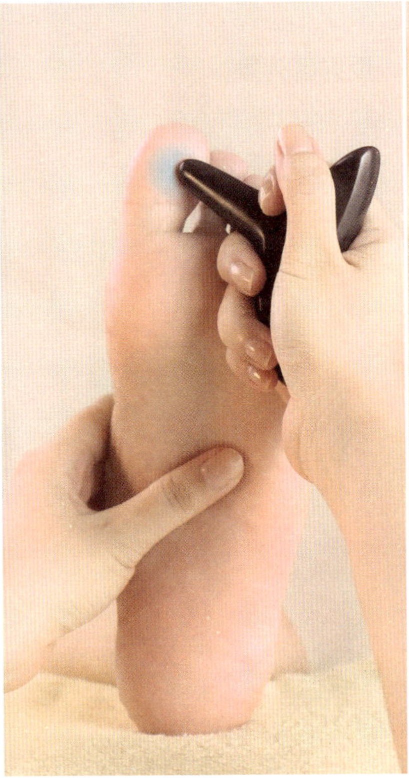

3 用力点按脑垂体反射区。操作时可能会感觉疼痛，此为正常现象，请尽量忍受。

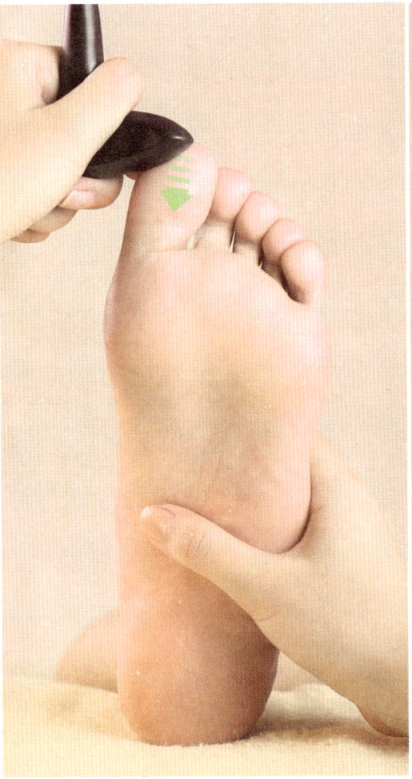

4 按图示方向刮按大脑反射区。刮按时，力度可略微加大。

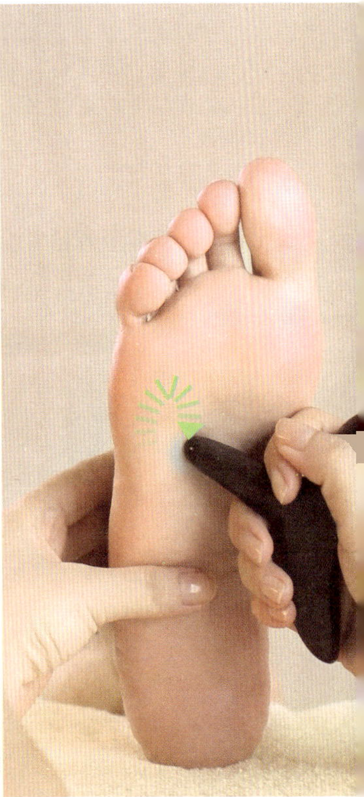

5 肝胆反射区位于右足足底。按摩时，按照从下至上的顺序，先呈半圆形刮按肝反射区，然后匀力点按胆反射区。

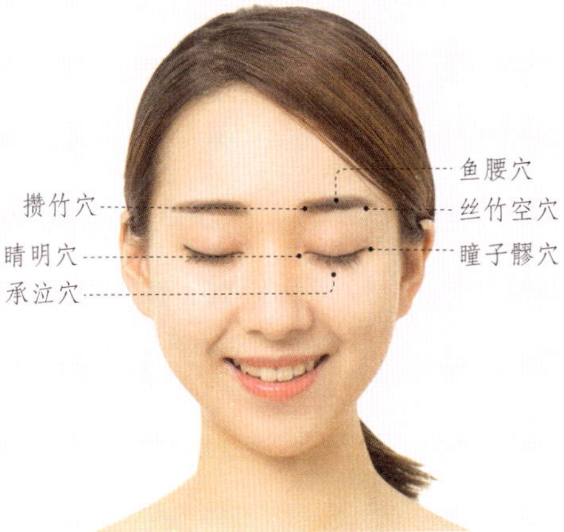

TIPS

眼部不适者，可经常点揉眼周的攒竹穴、鱼腰穴、丝竹空穴、睛明穴、瞳子髎穴、承泣穴（见左图）。如担心找不准穴位，可做一做我们都熟悉的眼保健操，效果也很明显。

DISEASE 6

鼻炎

鼻炎患者通常会出现流鼻涕的症状，一般症状则为鼻内干燥、灼热或发痒、鼻塞、喷嚏频繁、嗅觉减退，可伴倦怠、发热、头痛等。

反射区列表
症状反射区：鼻、肺、气管、支气管。
关联反射区：肾上腺、脾、上颌及下颌、扁桃体、上身淋巴反射区。

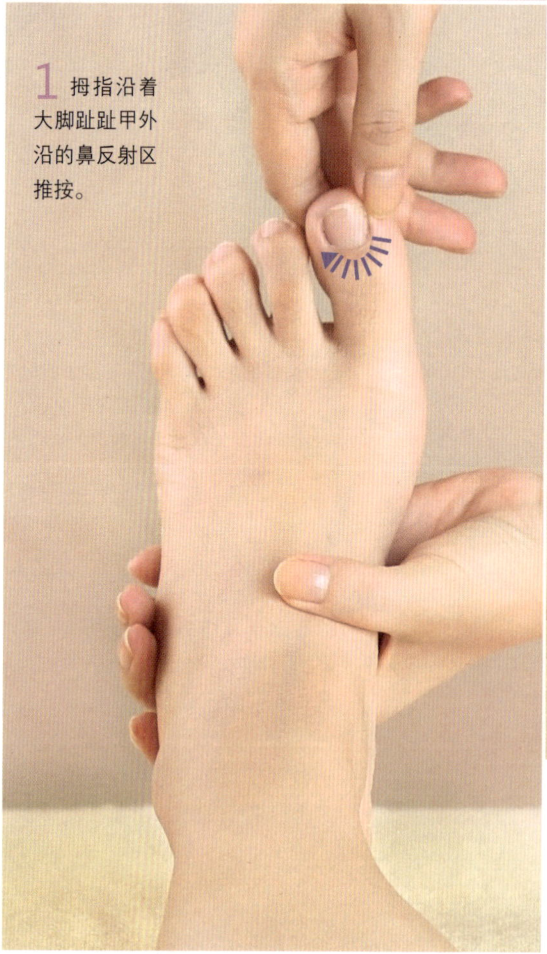

1 拇指沿着大脚趾趾甲外沿的鼻反射区推按。

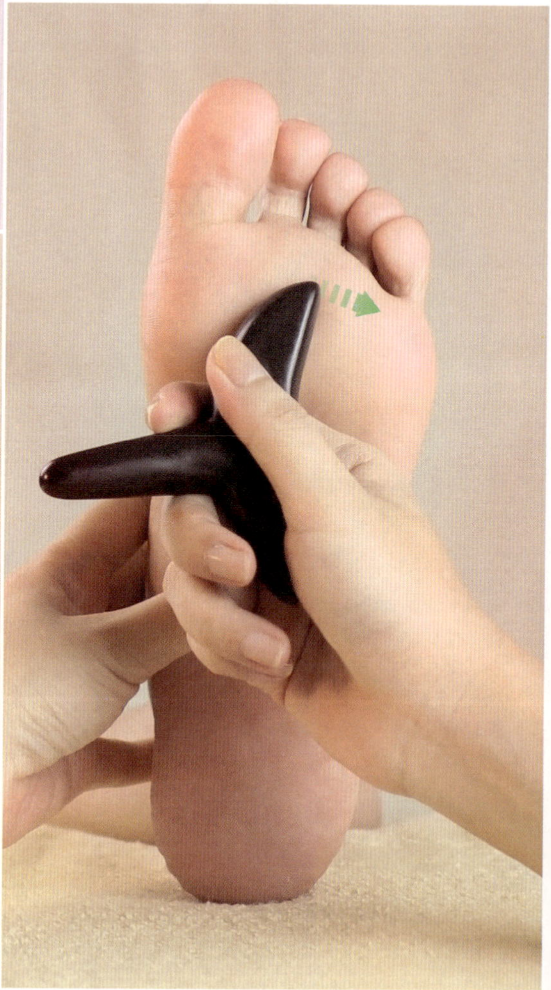

2 全面刮按肺反射区，可起到理气、通调水道的作用。

3 一手握住足掌，一手沿脚掌至脚趾方向全面推按气管反射区，可宽胸理气。

4 双手拇指分别按住肺反射区的起点与终点，同时相对推按至第三足趾下方，再向上推按支气管反射区。经常刺激此反射区，有助于强化肺部功能。

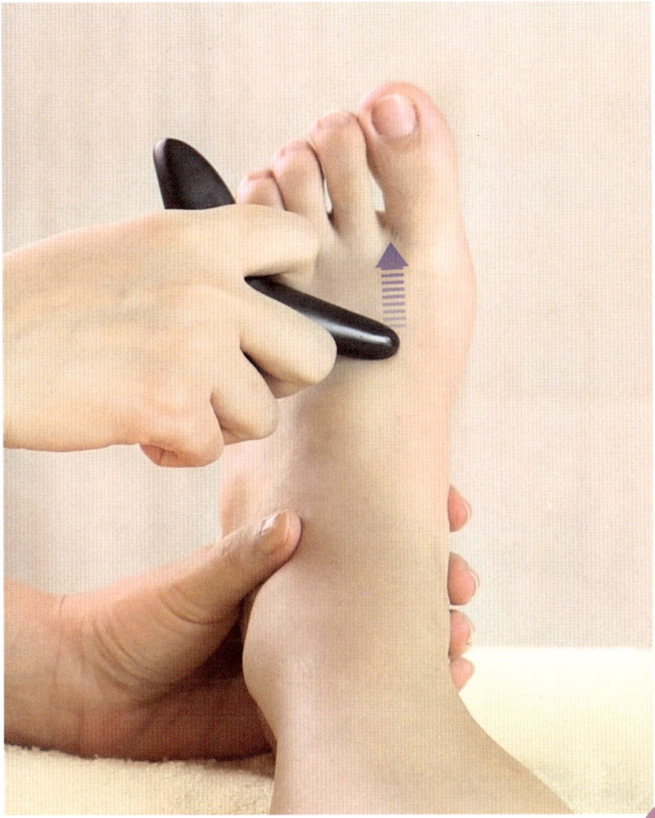

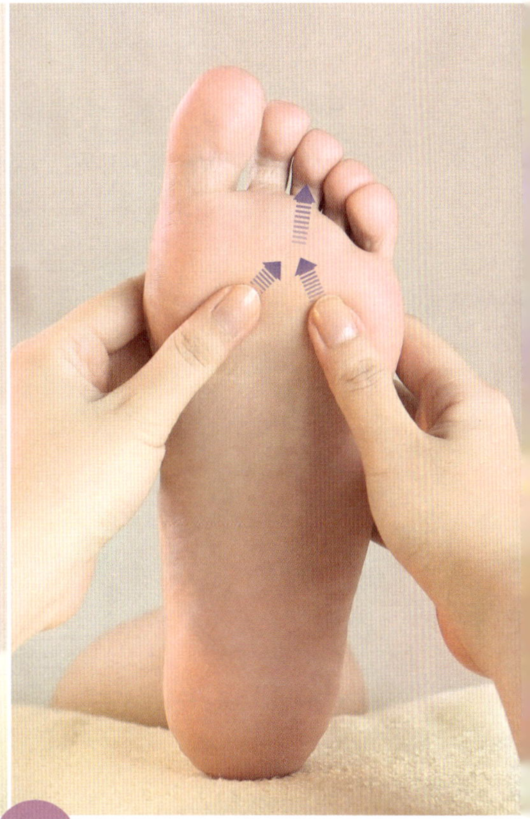

除了按摩鼻、肺、气管、支气管等症状反射区外，还可以辅助刺激肾上腺、脾、上颌及下颌、扁桃体、上身淋巴反射区等关联反射区（按摩方法参见书中相关页），可起到消炎止痛、增强消化系统机能以及增强身体免疫力的作用。

按摩方法

肾上腺（P40）、脾（P48）、上颌及下颌（P54）、扁桃腺（P54）、上身淋巴（P55）。

TIPS

手上的鼻反射区，位于拇指指尖。对左右手鼻反射区分别捏按十几下，可有效缓解鼻塞、流涕等症状（见下图）。

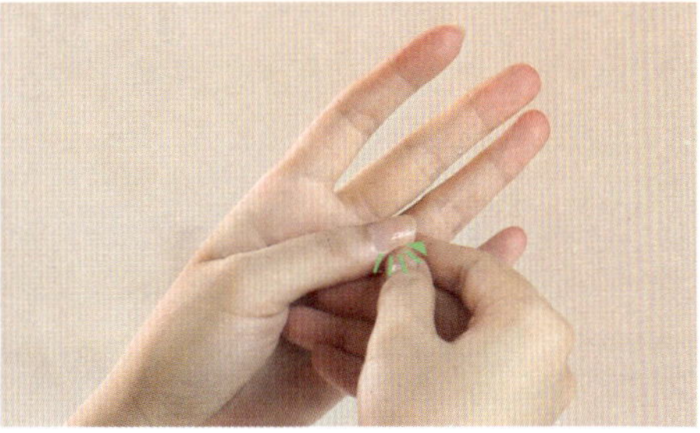

DISEASE 7

耳鸣

耳鸣，多由肾虚引起，是指在没有受到任何外界刺激的情况下耳内产生异常声音感觉，一般表现为耳内出现各种声响、噪声，给正常生活带来诸多不便。

反射区列表
症状反射区：耳、脑垂体、前额、大脑。
关联反射区：肾、肾上腺、脾。

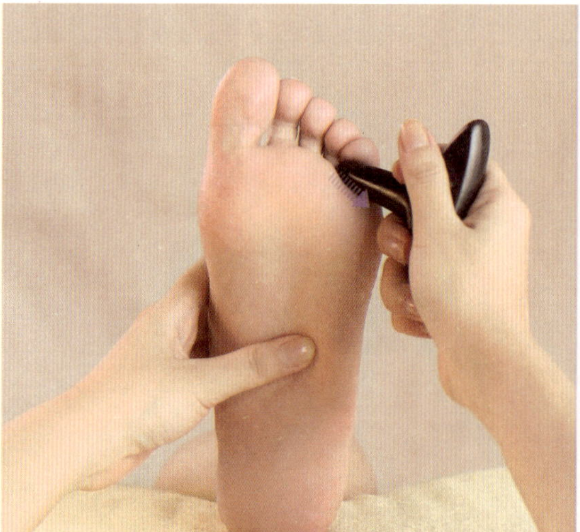

1 依次推按四趾、五趾根部的耳反射区，可强化耳部神经。

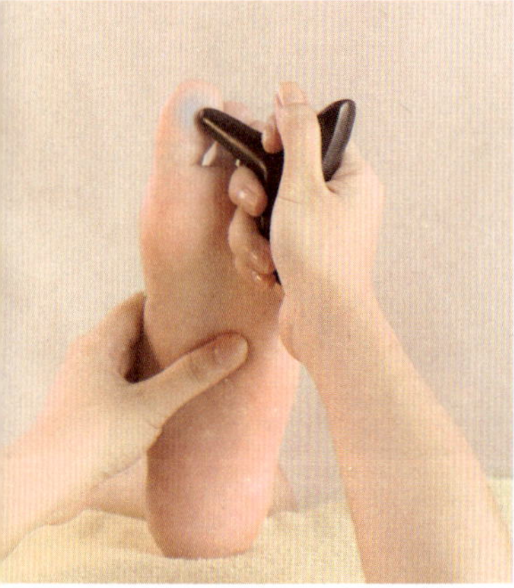

2 点按大脚趾趾腹正中央的脑垂体反射区，可调理人体内分泌失调。

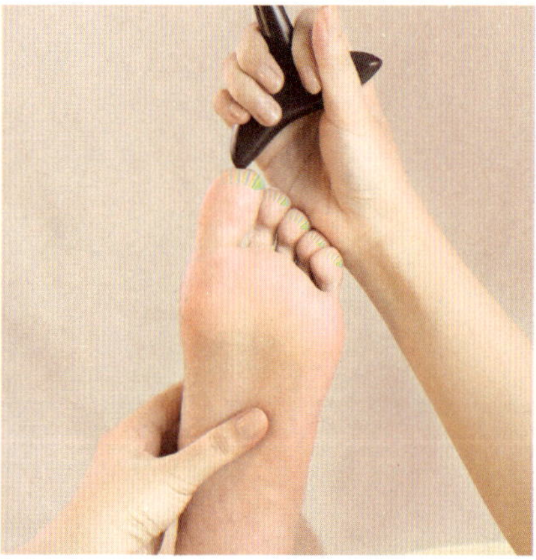

3 刮按前额反射区，可缓解五官科疾病。操作时，依次横向刮按位于五趾顶端的前额反射区。

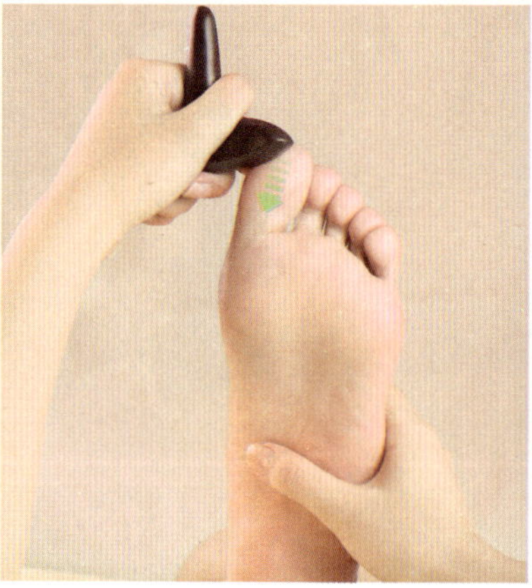

4 一手扶握脚掌，一手从上往下刮按大脑反射区，可有效缓解头部不适。

除了按摩耳、脑垂体、前额、大脑等症状反射区外，还可以辅助刺激肾、肾上腺、脾等关联反射区（按摩方法参见书中相关页），以加速病愈。

按摩方法

肾（P40）、肾上腺（P40）、脾（P48）。

TIPS

1. 鸣天鼓手法。具体做法是：把双手劳宫穴所对应的区域覆于双耳上，用食指轻轻弹击头后部，敲 20 ~ 40 下，敲击时力度不可过大。经常性的轻轻敲打能防治头痛、头晕、颈椎病、耳聋、耳鸣等。注意，有中耳炎或鼓膜穿孔者不适合此法调理。

2. 多食用枸杞、芝麻、山药、核桃、栗子、海参、鲈鱼、猪肾等具有补肾功效的食物。

DISEASE 8

牙痛

牙痛大都是因为蛀牙、牙龈细菌感染发炎而引起红肿热痛。另外，牙周炎、智齿冠周炎、牙本质过敏等因素也可诱发牙痛。中医认为，牙痛有虚实之分，实痛多因胃火引起，虚痛则多由肾虚所致。

反射区列表
症状反射区：三叉神经。
关联反射区：肾上腺、脾。

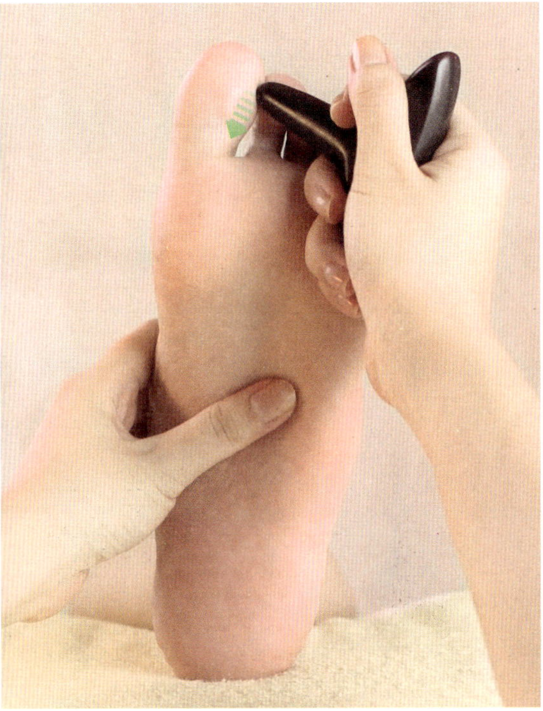

1 刮按大脚趾趾腹外侧的三叉神经反射区。

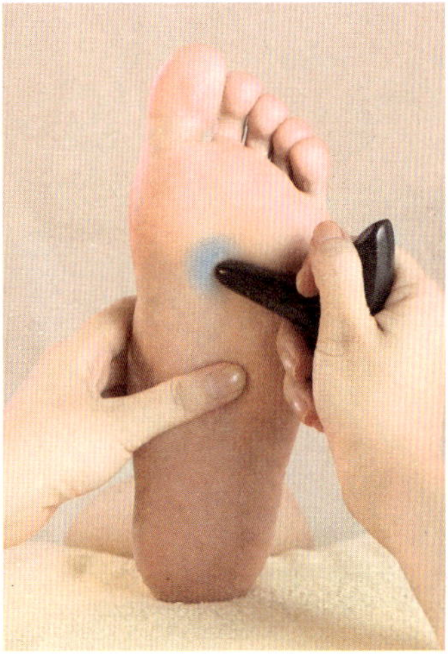

2 点按肾上腺反射区，以助于消炎止痛。

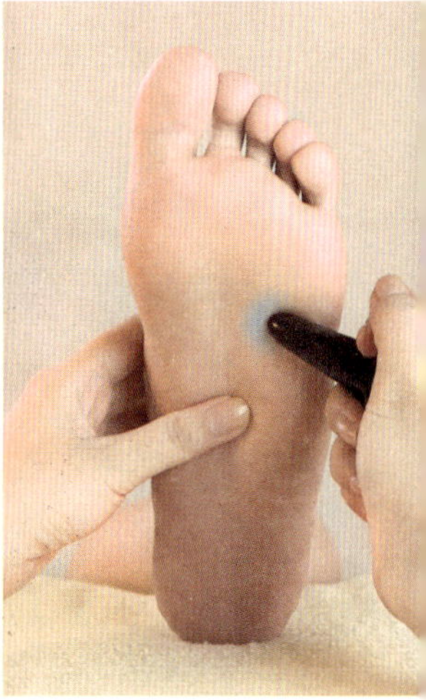

3 按揉脾反射区（左足底），以增强免疫力。

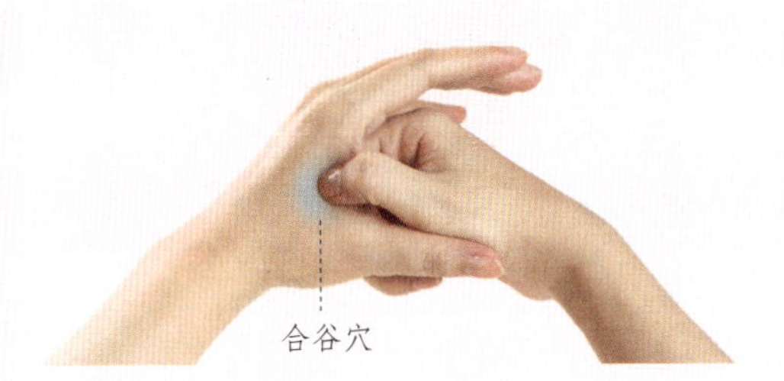

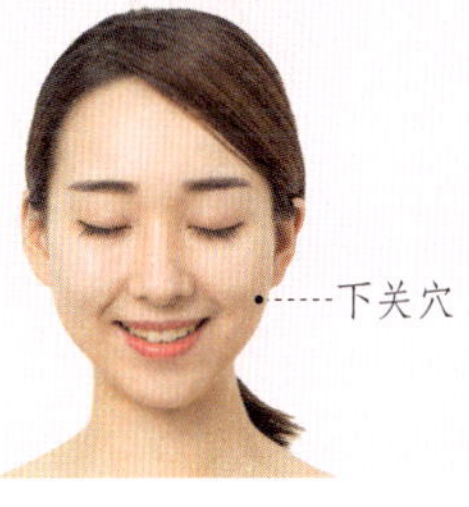

TIPS

点按合谷穴 9 下（见左图），或者在下关穴（见左图）顺揉 36 下、逆揉 24 下，可快速缓解牙痛。

DISEASE 9

口臭

口臭多由脾虚所致。患者口中经常散发出难闻的气味，常伴有口水增多、口舌溃疡等症。

反射区列表
症状反射区：肺、脾、胃。
关联反射区：大肠、肛门。

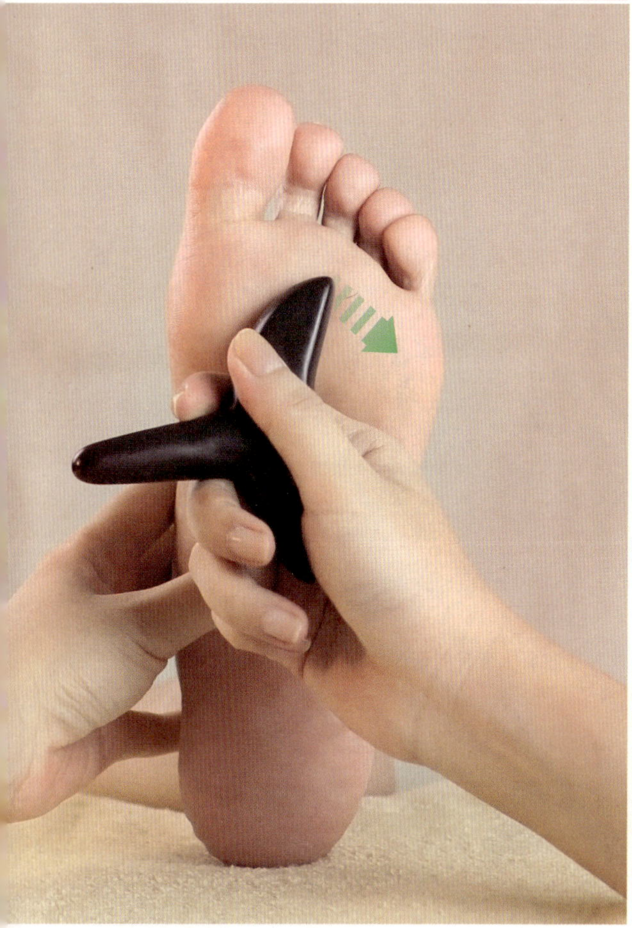

1 一手扶握脚掌，一手由内往外全面刮按肺反射区。可促进呼吸畅通，避免浊气滞留体内。

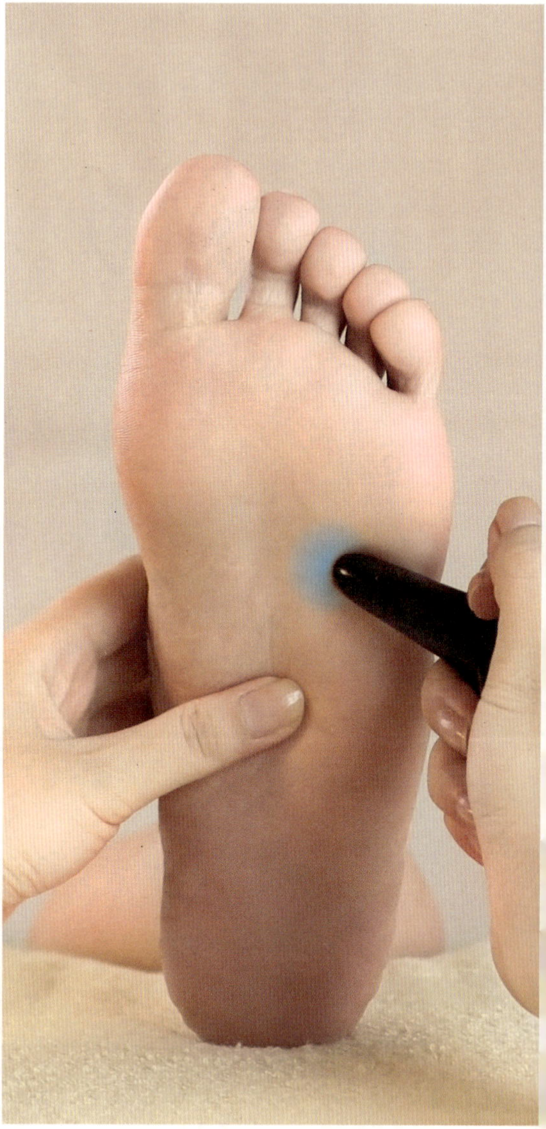

2 点揉脾反射区（左足底），促进食物的消化吸收。

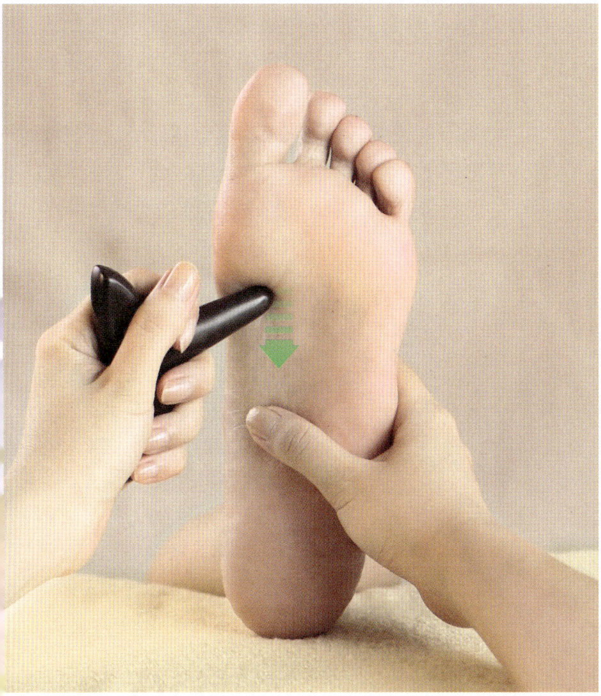

3 从上至下刮按双足足掌第一跖骨中段的胃反射区，可促使消化功能恢复正常。

4 按照顺时针方向，依次推按位于左脚的横结肠、降结肠、乙状结肠、直肠反射区和右脚的升结肠、横结肠反射区。整个过程可促进大肠蠕动，疏通肠道。

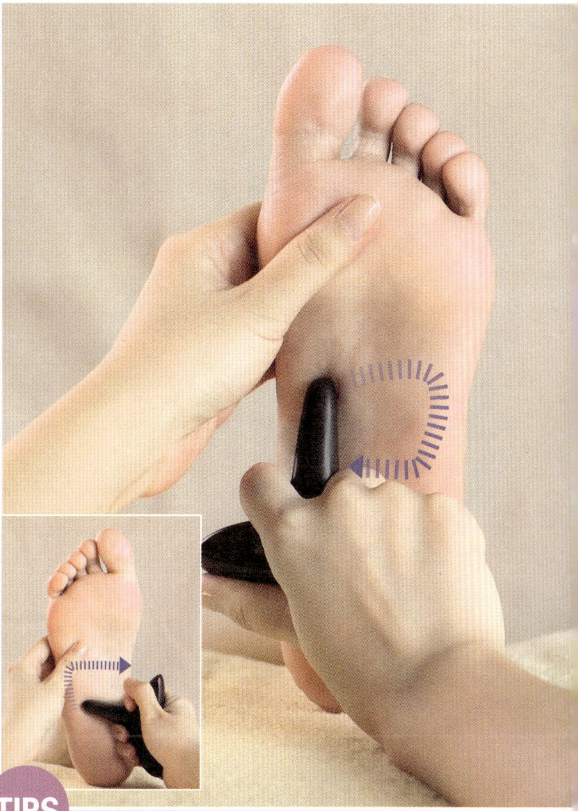

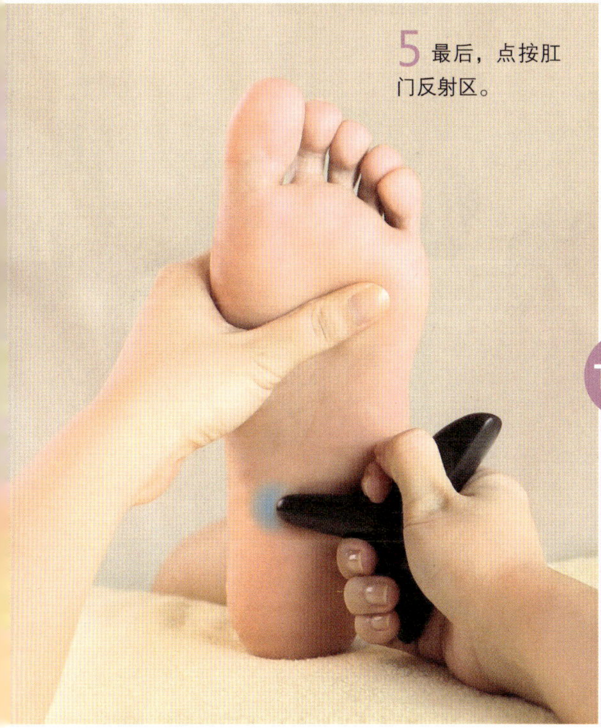

5 最后，点按肛门反射区。

TIPS

1. 出现牙龈问题时，或患有其他口腔疾病时，不适合使用此法。

2. 防治口臭时，先要做全足按摩，然后重点按摩症状反射区。

3. 取生石膏10克沏水，反复冲服，连喝3天。

4. 每日晨起，喝一杯柠檬水。

DISEASE 10

面瘫、三叉神经痛

面瘫，又名面部神经麻痹，一般症状是口眼㖞斜，患者无法正常完成抬眉、闭眼、鼓嘴等动作。它的发病不受年龄限制。三叉神经痛，是指在面部三叉神经一支或几支的分布区内突发电击感或针刺、刀割、撕裂、灼伤感剧痛。

反射区列表
症状反射区：三叉神经、眼、耳。
关联反射区：前额、脑垂体、大脑、小脑脑干、降压感应点 / 线。

TIPS

1. 面部三叉神经部位长有粉刺时，不要用手挤。

2. 足部三叉神经反射区出现塌陷，被按摩者多患有面瘫或者三叉神经痛之症。若在塌陷处触摸到硬阳性物，则表示病症较为严重。

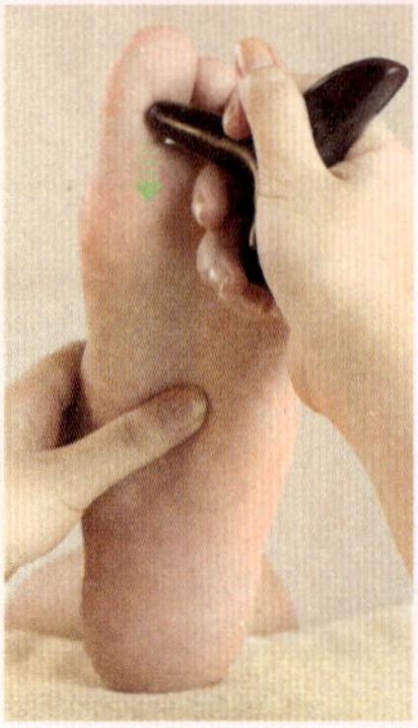

除了按摩三叉神经、眼、耳这些症状反射区外，还可以辅助刺激前额、脑垂体、大脑、小脑脑干等关联反射区（按摩方法参见书中相关页），以加强调理作用。若患者同时患有高血压，还应辅助从上向下刮按与双足大脚趾根部第二条横纹垂直交叉的降压感应点 / 线（见左图）。低血压者不宜刮压降压区。

按摩方法

前额及脑垂体（P42）、大脑（P44）、小脑脑干（P43）。

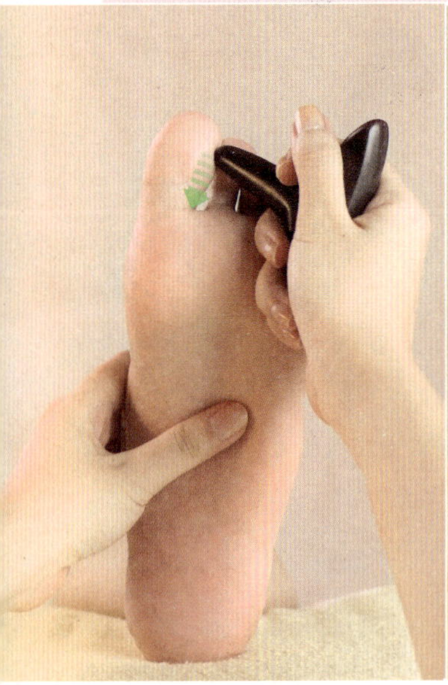

1 从上往下刮按三叉神经反射区，缓解面部神经问题。

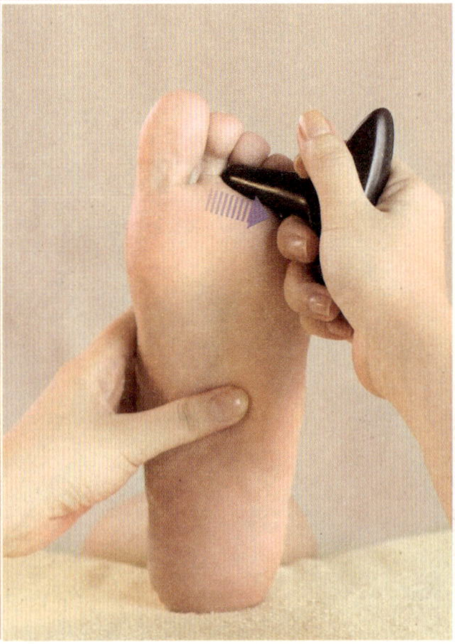

2 由内向外推按第二、三趾根部的眼反射区。

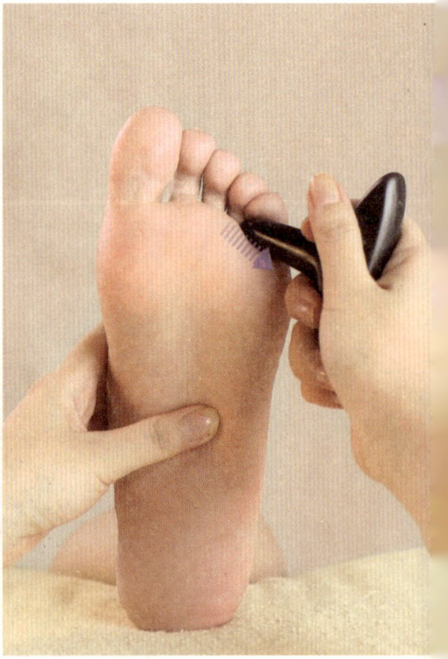

3 推按第四、五趾根部的耳反射区。

DISEASE 11

打嗝

打嗝属功能性消化不良表现，缓解这一症状应从根本入手，调理消化不良。

反射区列表
症状反射区：膈、胃、脾。
关联反射区：肝、十二指肠、小肠、大肠。

除按摩膈、胃、脾等症状反射区外，还可辅助刺激肝、十二指肠、小肠、大肠等关联反射区（按摩方法参见书中相关页），可有效调理消化不良及胃部不适。

按摩方法

肝（P56）、十二指肠（P48）、小肠（P48）、大肠（左脚 P49、右脚 P57）。

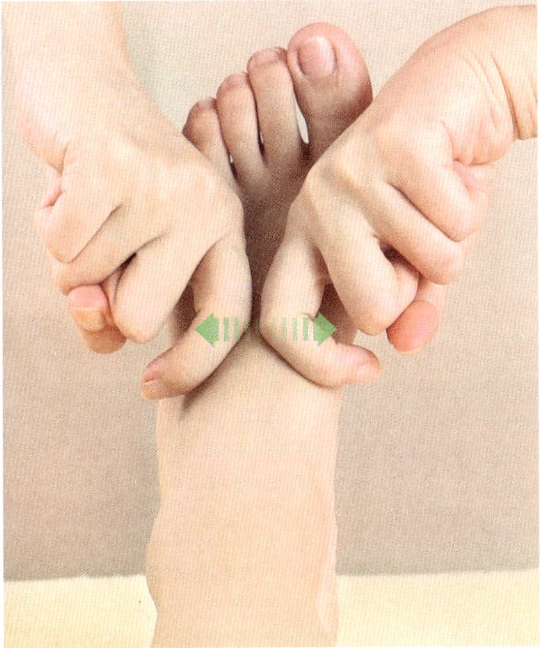

1 双手食指的指关节置于膈反射区的中心位置，同时顺着反射区位置向两侧刮按。

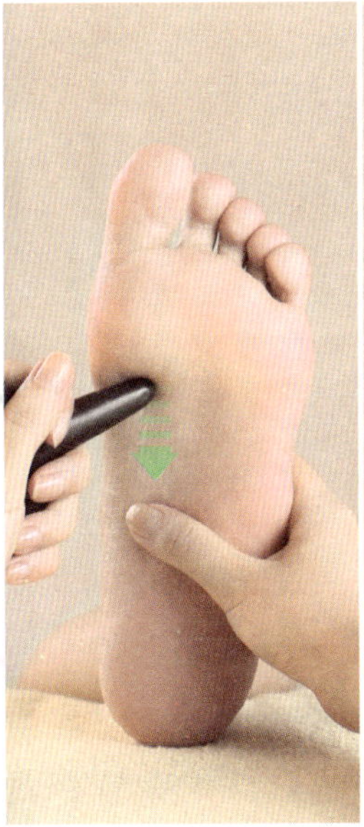

2 从上至下刮按胃反射区。

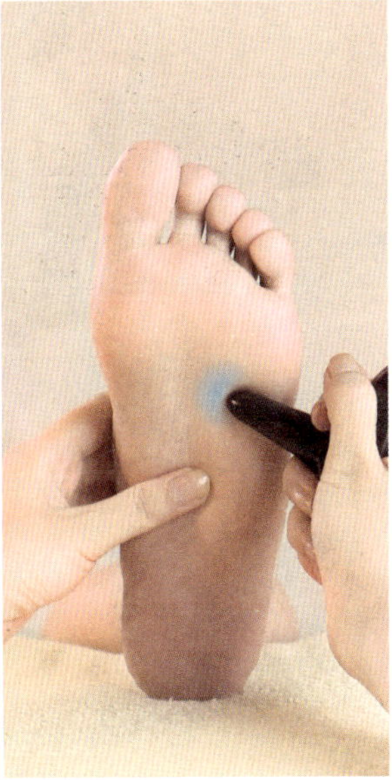

3 点按脾反射区（左足底），可促进消化，调理消化系统不适。

TIPS

点揉颈部的第四颈椎，点按天突穴、耳后翳风穴（见下图）均可快速止嗝。

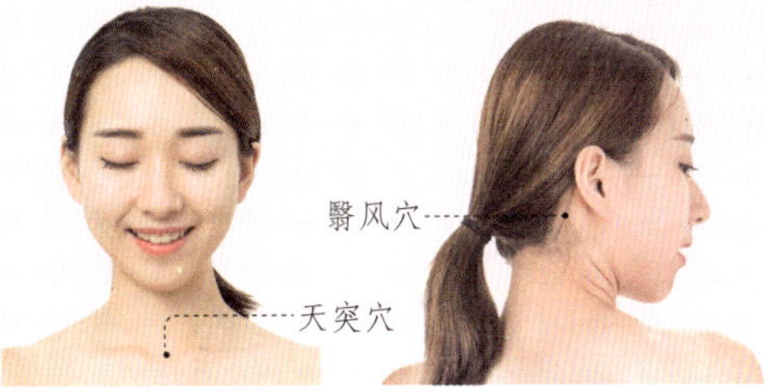

DISEASE 12

咳嗽、哮喘

咳嗽与哮喘同属呼吸系统病症。咳嗽是呼吸系统疾病的主要症状，长期咳嗽易引发其他病症；哮喘一般表现为气急、胸闷、呼气延长、反复喘息。

反射区列表
症状反射区：气管、食道、咽喉、胸淋巴、肺及支气管。
关联反射区：肾上腺、脾、上下身淋巴。

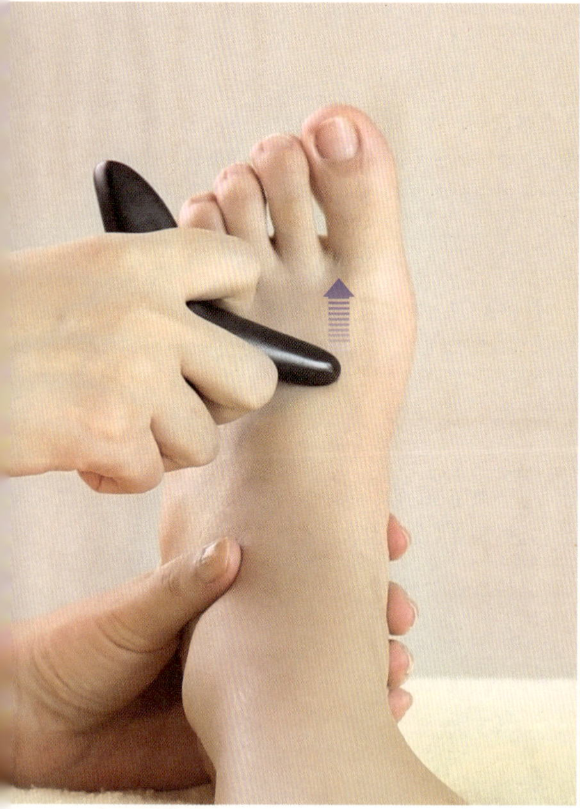

1 气管、食道、咽喉、胸淋巴反射区紧密相连成一块较大的反射区域，按摩时，沿脚掌面至趾缝方向全面推按这四个反射区。

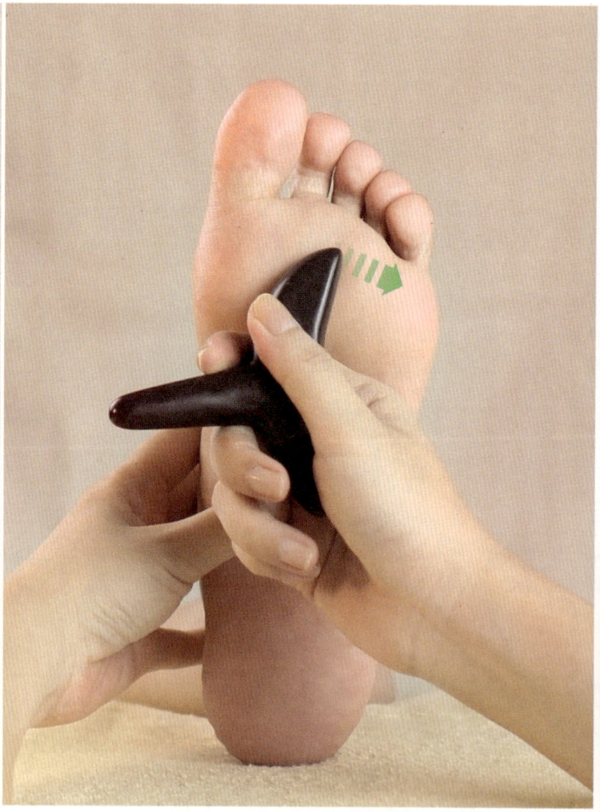

2 由内往外全面刮按肺反射区。经常刺激肺反射区，可预防咳嗽、气喘、肺炎等呼吸道疾病。

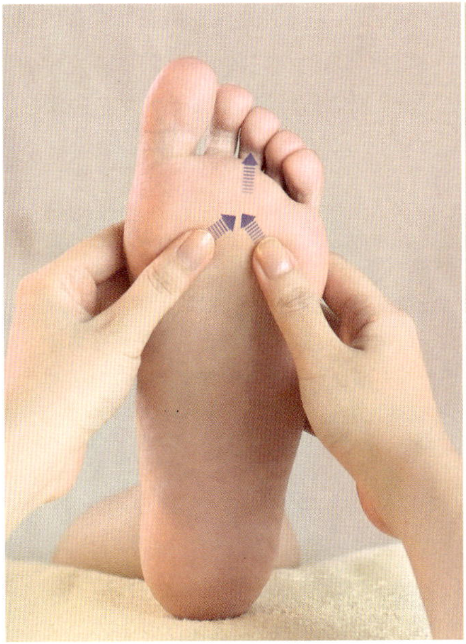

3 双手拇指由肺反射区推按至支气管反射区。刺激肺反射区的同时配合刺激支气管反射区，可强化肺部功能。

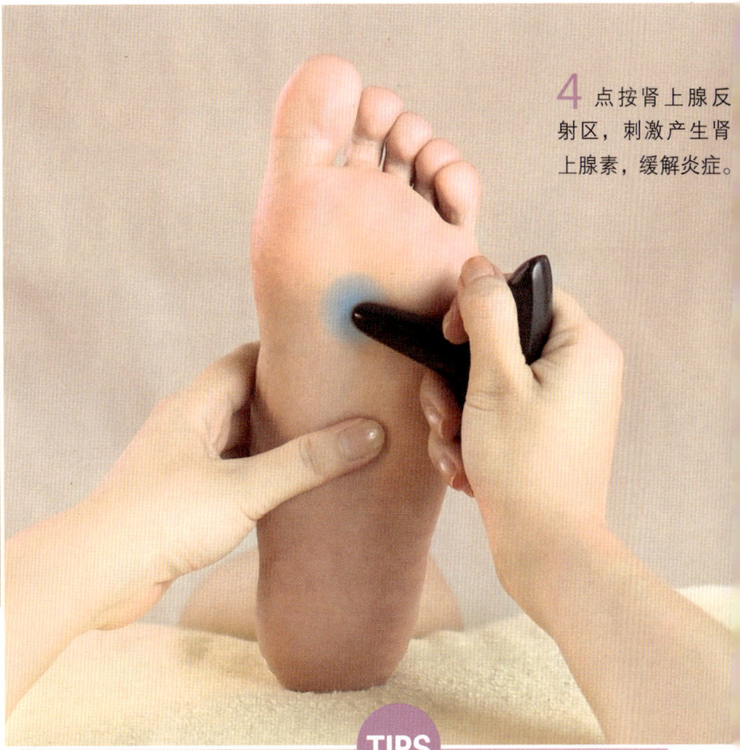

4 点按肾上腺反射区，刺激产生肾上腺素，缓解炎症。

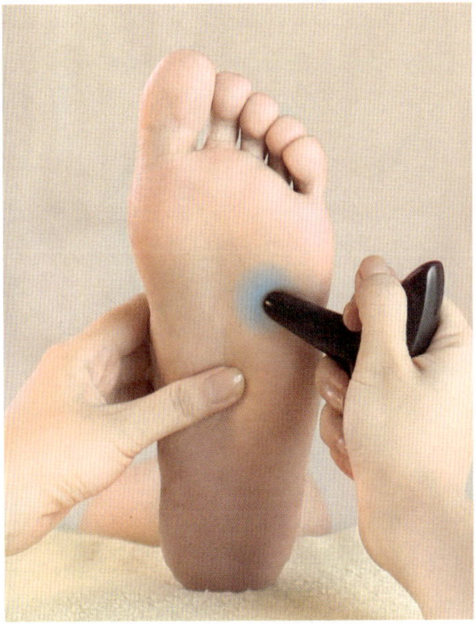

5 点按脾反射区（左足底），可增强身体免疫力。

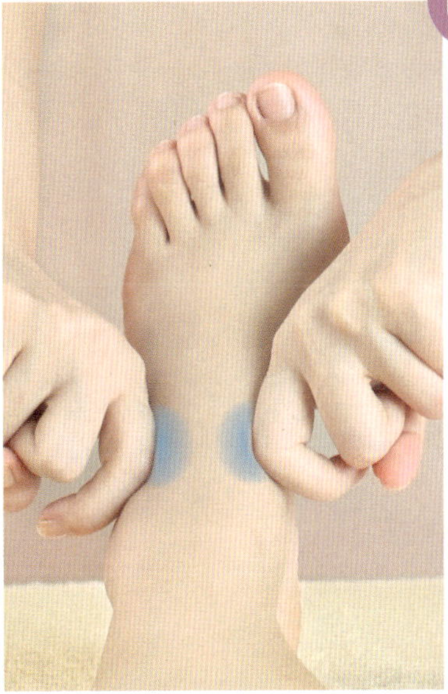

6 上、下身淋巴反射区分别处于双脚外踝骨、内踝骨前下方的凹陷处，按摩时，用双手指关节匀力点按即可。

TIPS

1. 经常按摩小腿与足背交界处横纹的中央凹陷位置的解溪穴（见下图），对于止咳、定喘有一定的辅助功效。

2. 如果咳嗽较为严重，可用手蘸水拍打肺经。

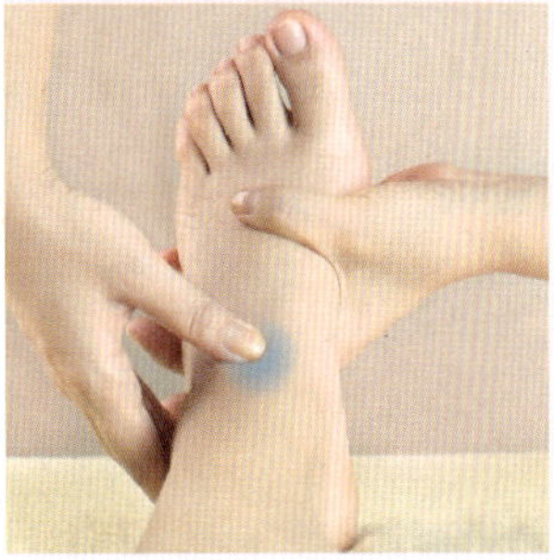

DISEASE 13

咽喉炎

咽喉炎有急、慢性之分，多因上呼吸道感染所致，春秋季节为咽喉炎的高发期。常表现为咽部干燥、灼热、疼痛、有异物感、声音嘶哑等，可伴有全身不适、关节酸痛、头痛、发热、食欲不振等症状。

反射区列表

症状反射区： 气管、食道、咽喉、胸淋巴、肺、肾上腺、脾。

关联反射区： 前额、脑垂体、大脑、小脑脑干、降压感应点 / 线。

TIPS

将乌梅用潮湿毛巾包裹 24 小时，待肉核脱离时，将乌梅肉用蜂蜜浸泡，7 天后，每天含一粒，也可不定时含服。

除了按摩气管、食道、咽喉、胸淋巴、肺、肾上腺、脾等症状反射区外，还可以辅助刺激前额、脑垂体、大脑、小脑脑干、降压感应点 / 线（只在血压高的情况下）等关联反射区（按摩方法参见书中相关页），以加强调理效果。

按摩方法

前额（P42）、脑垂体（P42）、大脑（P46）、小脑脑干（P43）、降压感应点 / 线（P76）。

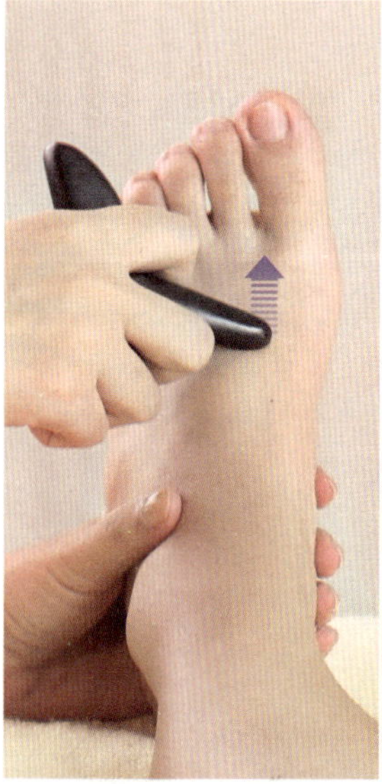

1 沿脚掌面至趾缝方向推按气管、食道、咽喉、胸淋巴反射区。

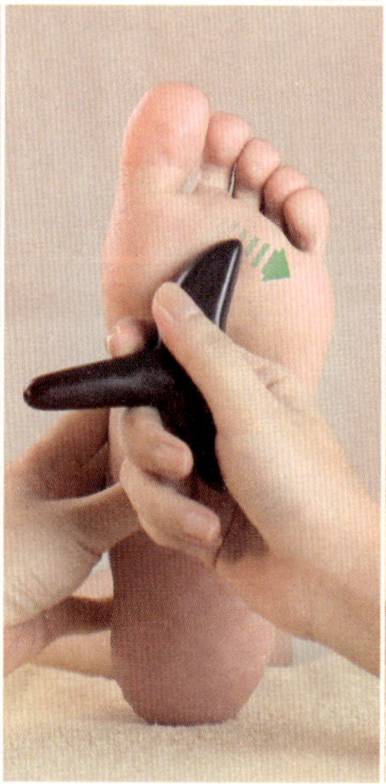

2 由内往外全面刮按肺反射区。如果肺部有不适，刮按时会有沙砾感。

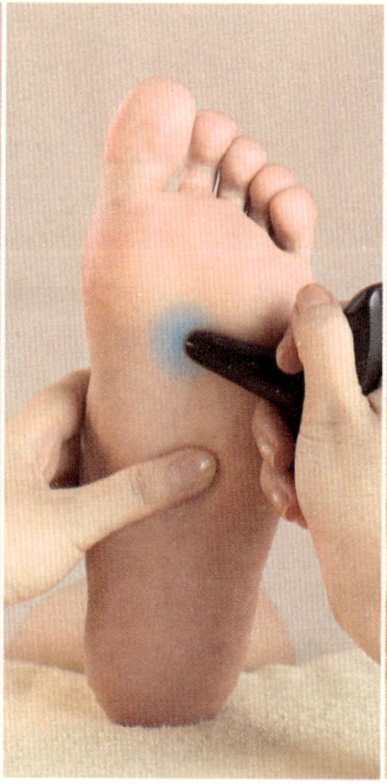

3 点按肾上腺反射区，可增强新陈代谢速率，消炎润燥。

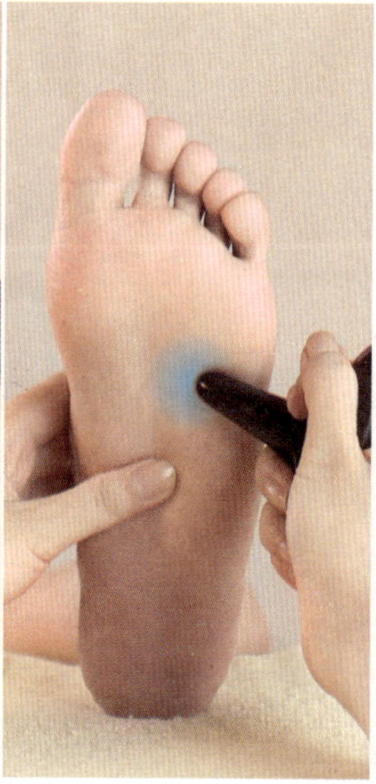

4 点按脾反射区（左足底）。长期按摩脾反射区还可提高人体免疫力。

DISEASE 14

打鼾

人体上下颌肌肉失去弹性，随着呼吸发生颤动的现象就是我们常说的打鼾。一般来说，肥胖是引起打鼾的重要原因。除此之外，鼻炎、鼻息肉、鼻窦炎患者睡觉时也会出现打鼾的情况。

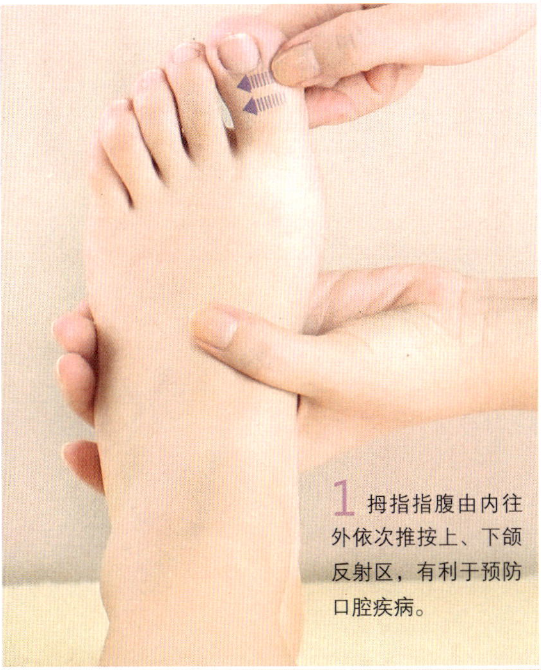

1 拇指指腹由内往外依次推按上、下颌反射区，有利于预防口腔疾病。

反射区列表	
症状反射区：	上颌及下颌。
关联反射区：	肺、支气管、鼻。

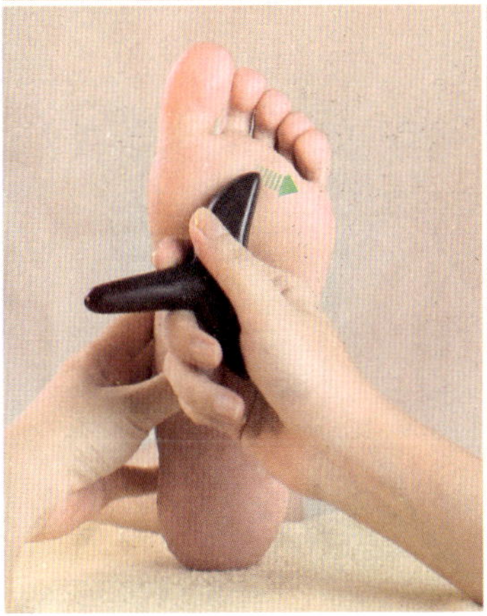

2 从内往外刮按肺反射区，可缓解呼吸系统不适。

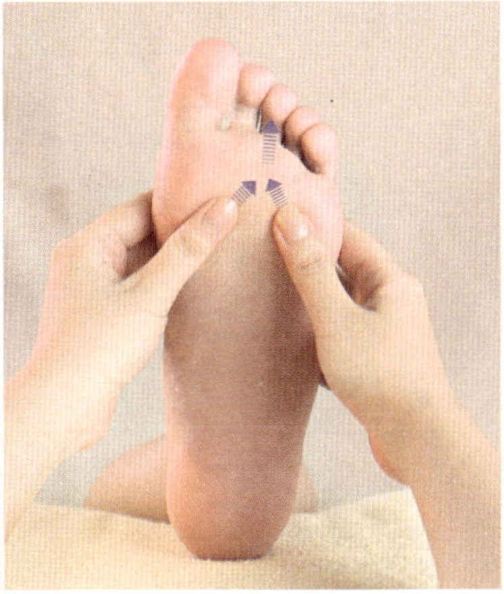

3 顺势向上推按支气管反射区。

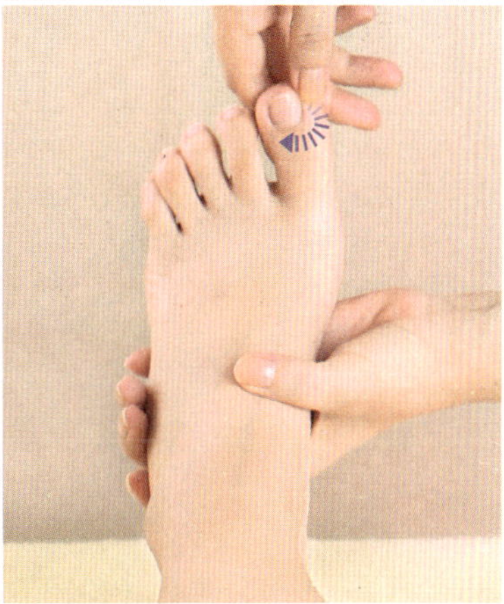

4 拇指由内向外或由外向内推按鼻反射区。鼻区按摩遵照左病右治的原则。

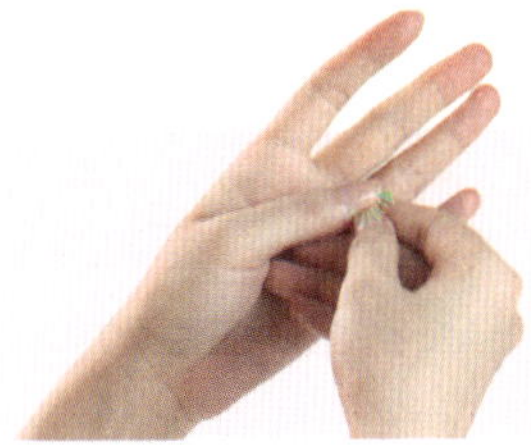

TIPS

手上的鼻反射区位于拇指指尖。由内往外捏按左右手的鼻区十几下（见左图），不但可缓解打鼾症状，还可有效缓解鼻塞、流涕等。

DISEASE 15

反酸

食道不适、打嗝、涌出酸液等为反酸的主要症状。多因平日饮食不规律、喜食辛辣刺激性食物、长期酗酒、大量吸烟、服用对胃有刺激性的药物所致。

反射区列表
症状反射区：食道、贲门、胃、脾。
关联反射区：肝、十二指肠、小肠、大肠。

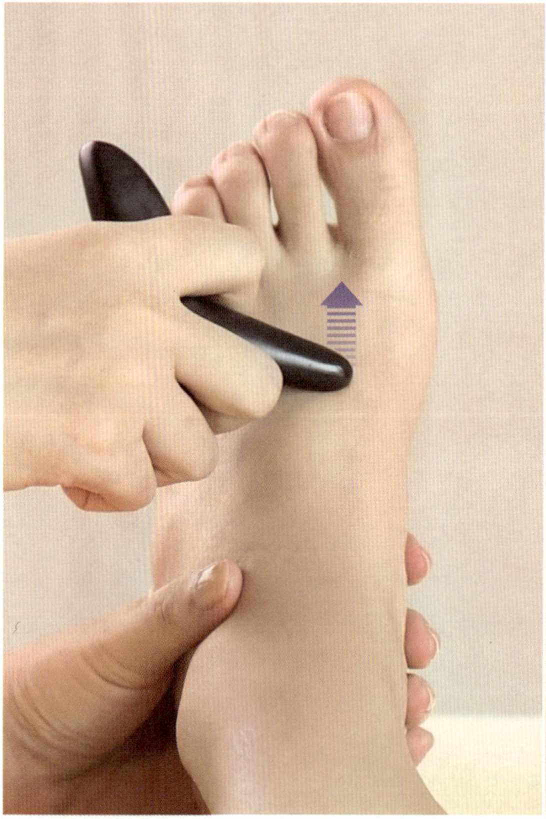

1 沿脚掌面至脚趾方向推按食道反射区。

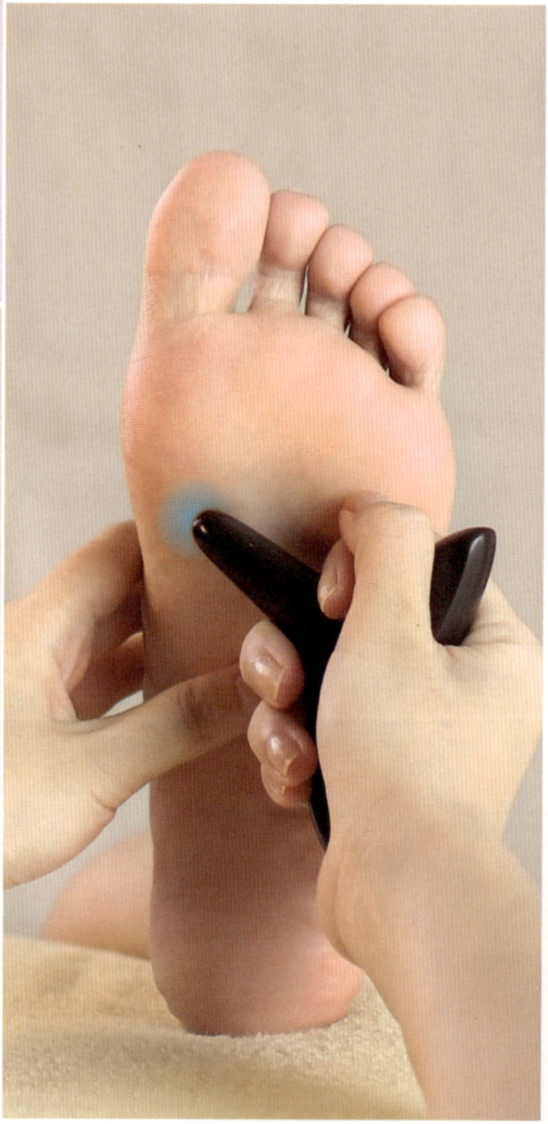

2 均匀用力点按位于左足胃反射区左上方的贲门反射区，以有效防止胃中食物及胃液反流。

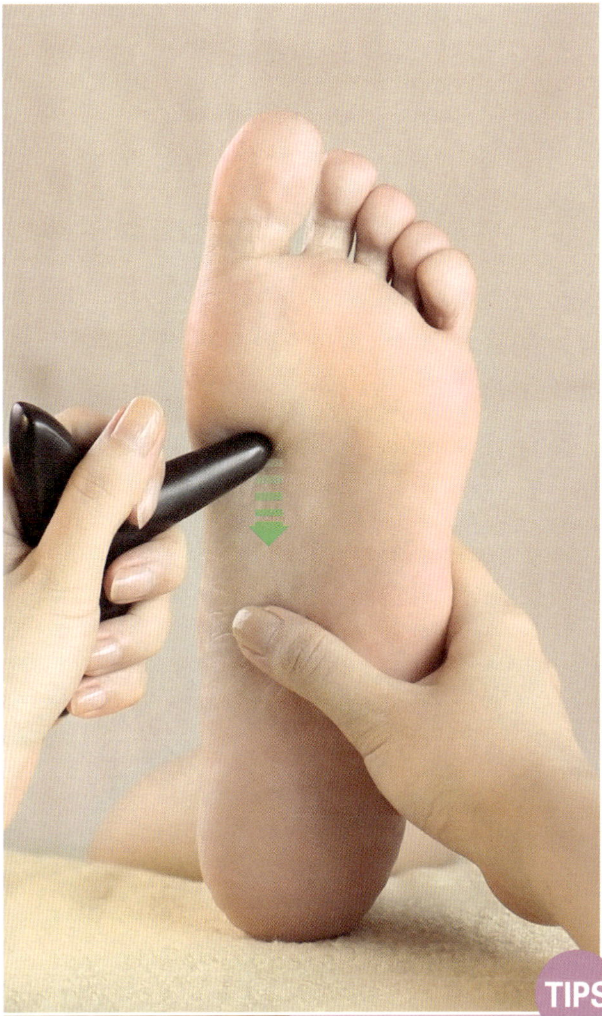

3 顺次刮按胃、胰、十二指肠反射区，全面调理消化系统。

4 点按脾反射区（左足底），消除炎症，增强消化功能。

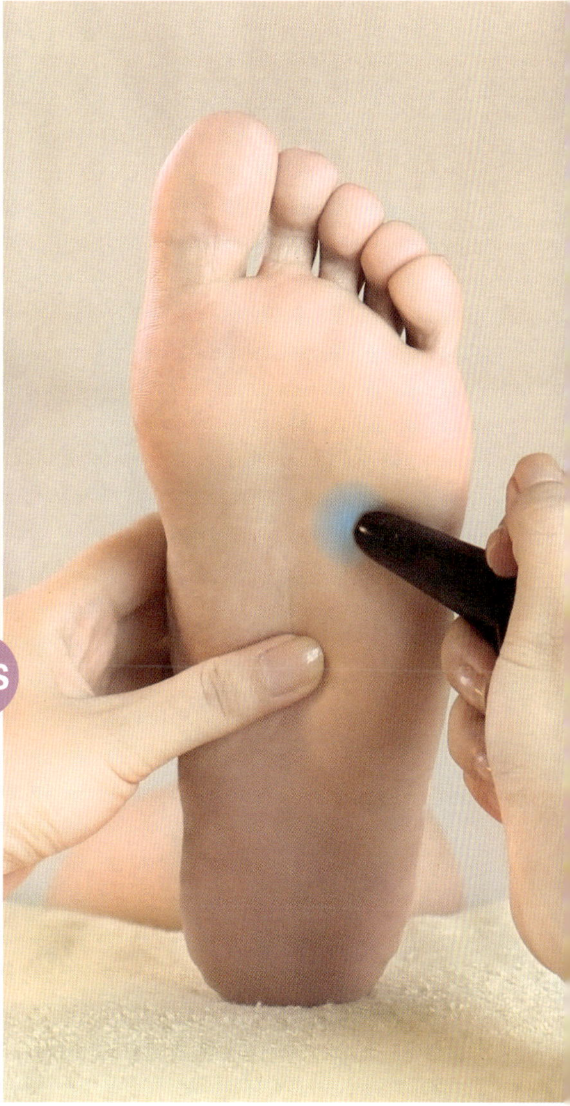

TIPS

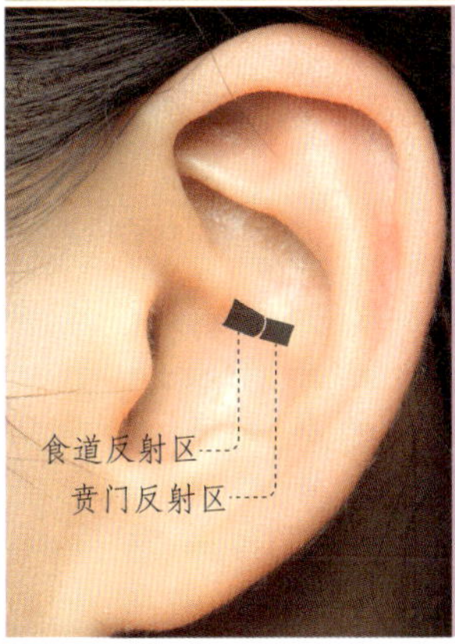

反酸时，在耳部的食道、贲门反射区（见左图）处贴耳豆（中药王不留行籽或者白芥子），并每天对这两个反射区进行至少3次的点按，每次点按20～30下。

DISEASE 16

落枕

一般表现为颈部疼痛、颈项僵硬、转侧不便。

反射区列表
症状反射区：颈椎、颈项、斜方肌。
关联反射区：肾、脊柱（胸椎、腰椎、尾骨、骶骨）、肩关节。

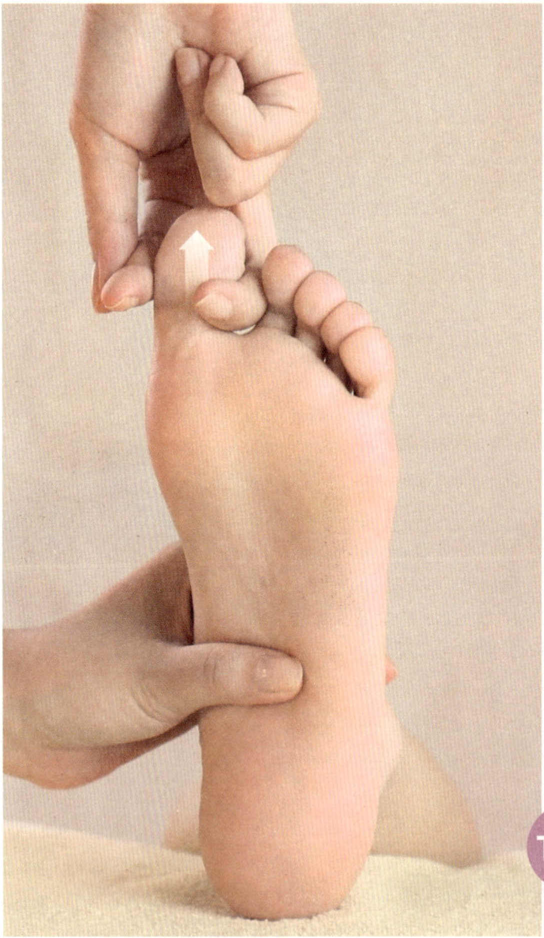

1 刺激颈项与颈椎反射区可有效缓解颈肩不适。按摩时，用食指和中指夹住大脚趾根部，向大脚趾内侧旋转，旋转至大脚趾内侧时，点按并抻拉脚趾。

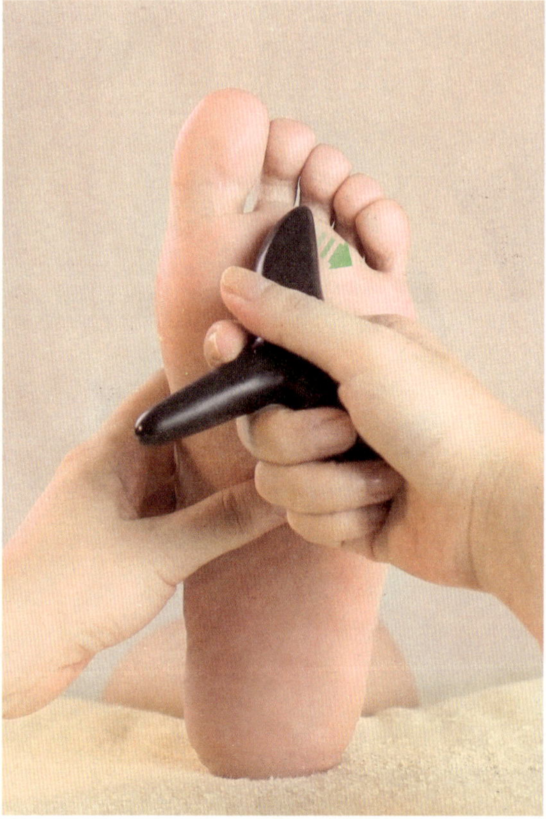

2 一、二、三、四趾趾缝下 1 厘米处的区域即为斜方肌反射区，按摩时，由内往外刮按即可。

TIPS

按揉头背部颈肩肌肉，可有效缓解颈部酸痛。按摩过程中若触觉被按摩者颈部肌肉僵硬有疙瘩，应持续按揉，直到揉开为止。

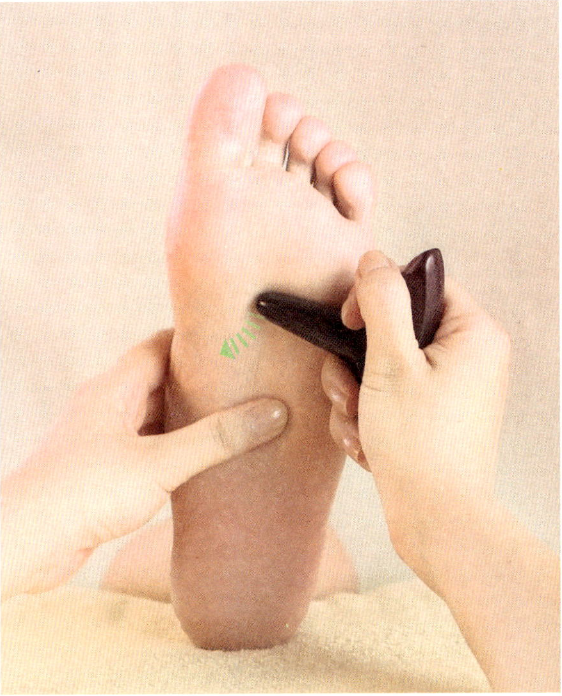

3 肾反射区位于足底第三跖骨中下部，并可延伸到第二、三跖骨中缝处，按摩时，沿反射区呈半圆形刮按即可。

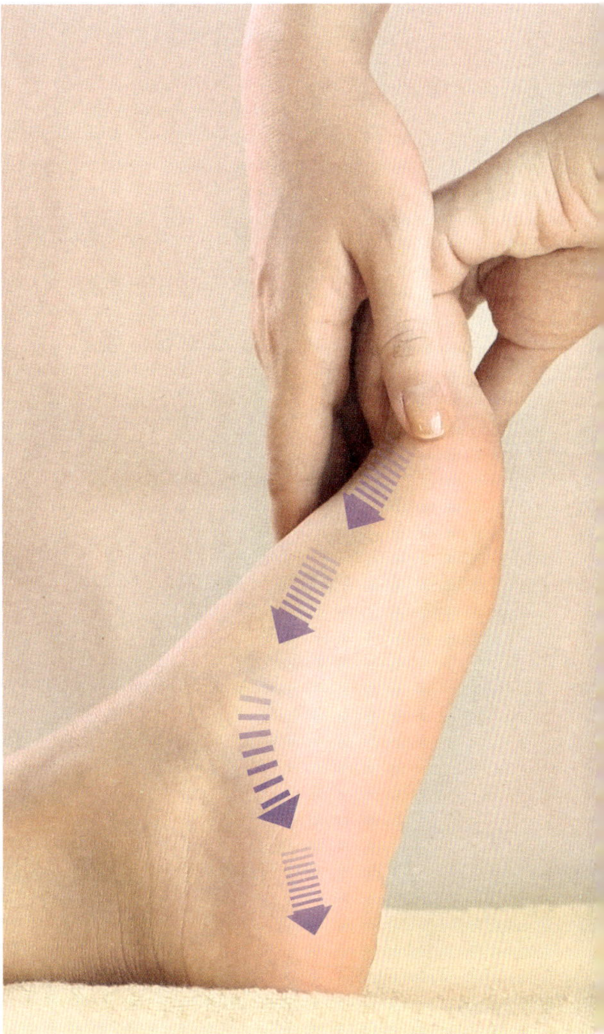

4 一手扶握住足趾部分保持不动，一手拇指沿足趾至足跟方向，从前往后推按包括胸椎、腰椎、骶骨、尾骨在内的脊柱反射区。按摩此位，对颈椎病、腰椎间盘突出以及由脊柱受损引起的头晕、手麻等相关并发症的调理效果明显。

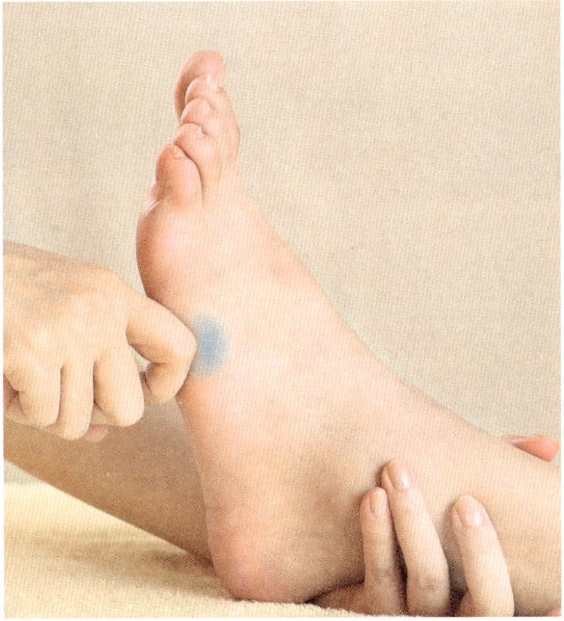

5 右手食指弯曲，用指关节点按肩关节反射区。

DISEASE 17

肩周炎

反射区列表
症状反射区：肩关节、肩胛骨。
关联反射区：颈椎、斜方肌。

肩部疼痛为主要症状，可为阵发性或持续性，夜间加重，疼痛时汗出难耐，不得安睡；肩关节活动受限且日益加重。

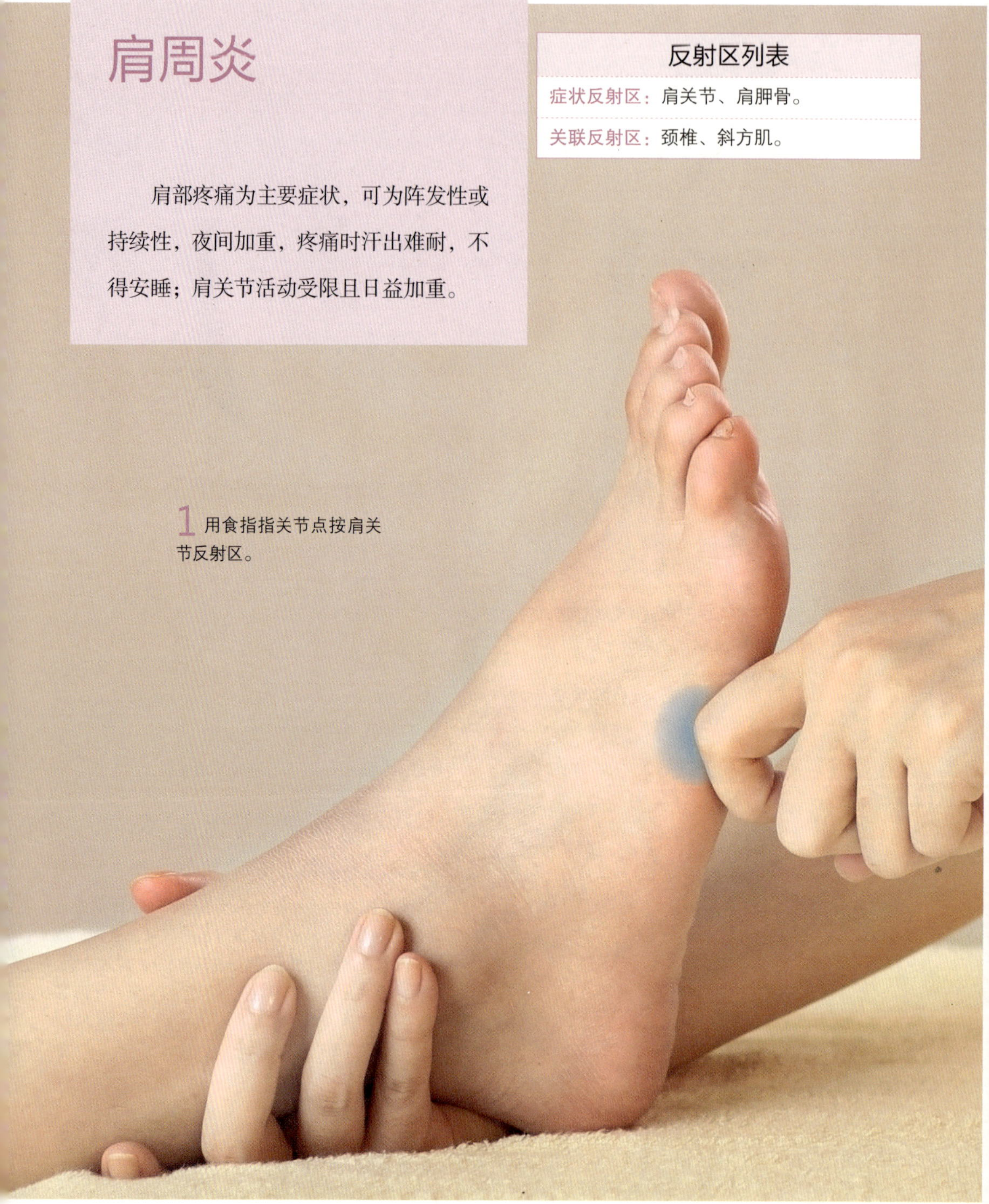

1 用食指指关节点按肩关节反射区。

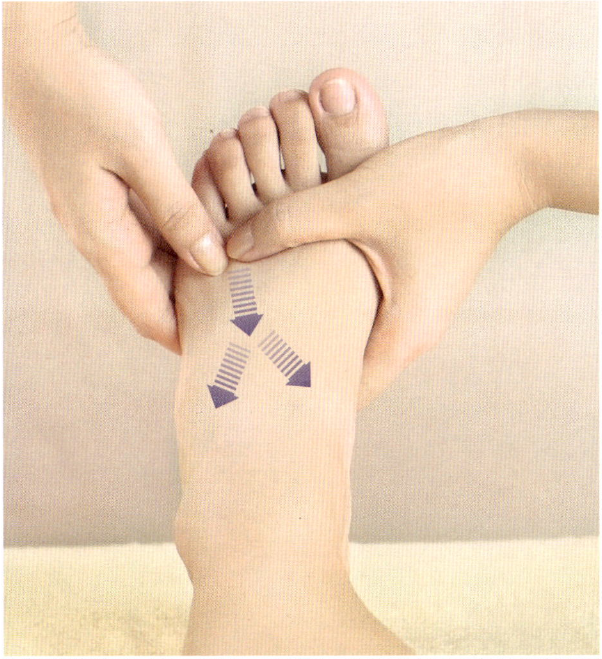

2 用双手拇指同时按住肩胛骨反射区的两个起点，从前往后均匀用力推按。

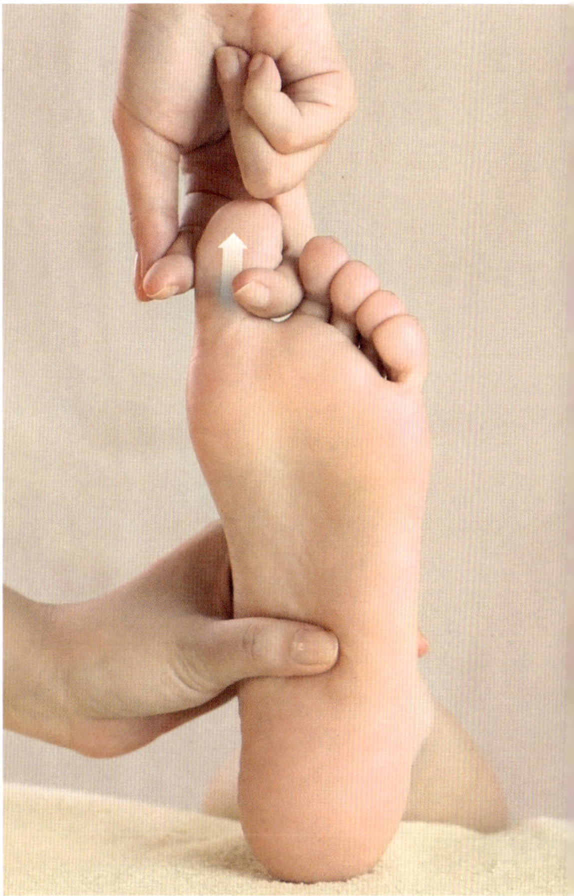

3 颈椎反射区位于大脚趾内侧。按摩时，一手握住脚心位置固定脚，一手的食指和中指夹住脚趾根部，向大脚趾内侧旋转，旋转到脚趾内侧时，点按并抻拉脚趾。

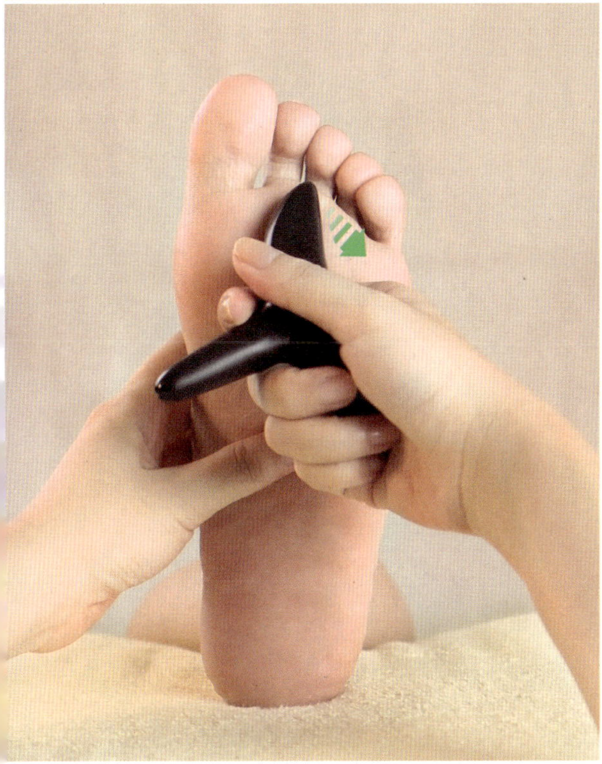

4 刺激斜方肌反射区，可有效调理颈肩不适。按摩时，由内往外全面刮按即可。

DISEASE 18

心悸

心悸一般表现为心动过速、窦性心律不齐、心慌等。患者自觉心中悸动，惊惕不安。多在运动或情绪激动的情况下出现。

反射区列表
症状反射区：心脏。
关联反射区：前额、大脑、脑垂体、脚底降压线、甲状腺。

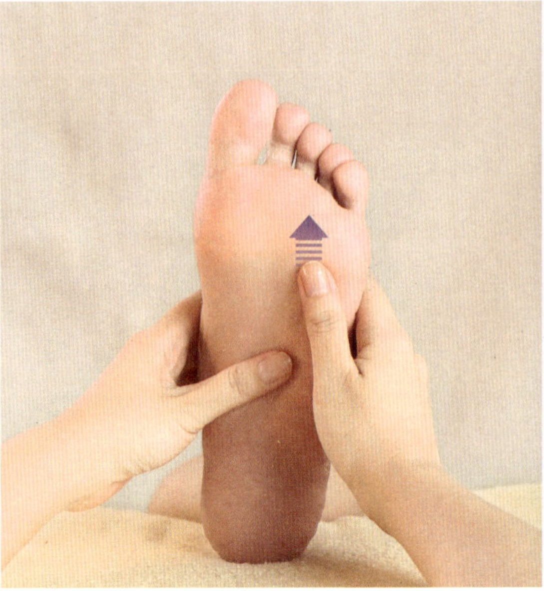

1 由下至上推按心脏反射区（左足底）。推按时，力度应由轻到重，逐渐加强。

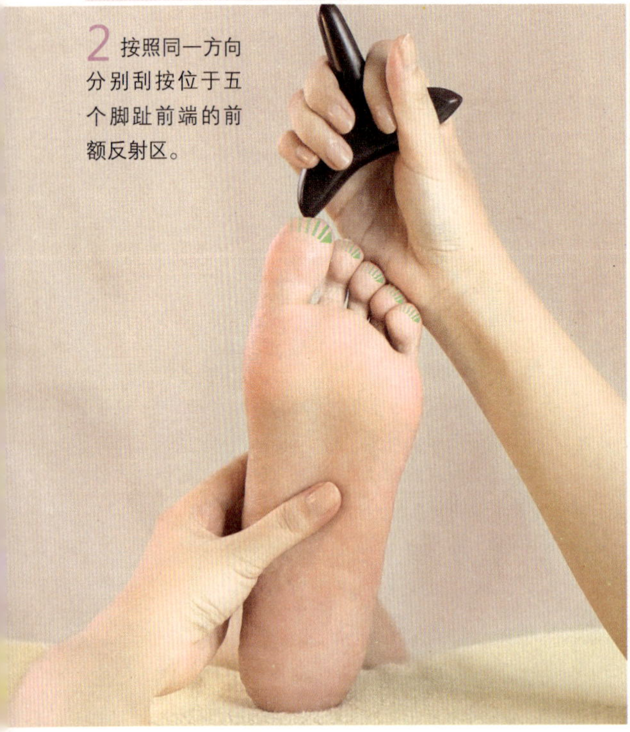

2 按照同一方向分别刮按位于五个脚趾前端的前额反射区。

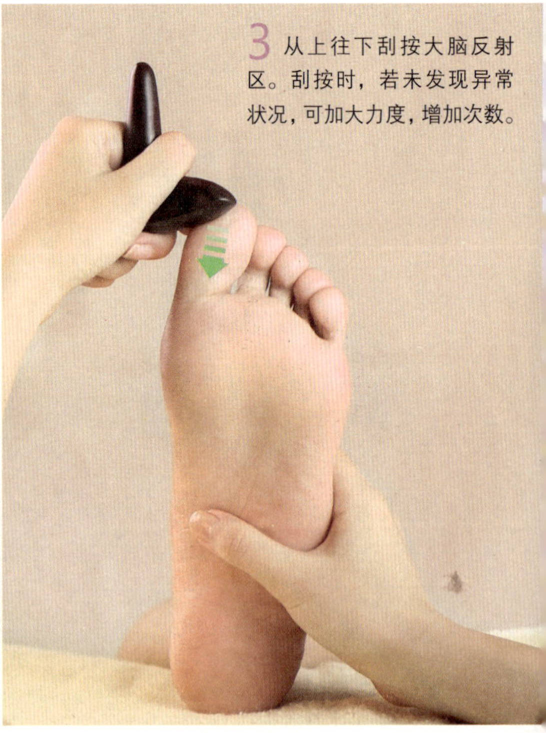

3 从上往下刮按大脑反射区。刮按时，若未发现异常状况，可加大力度，增加次数。

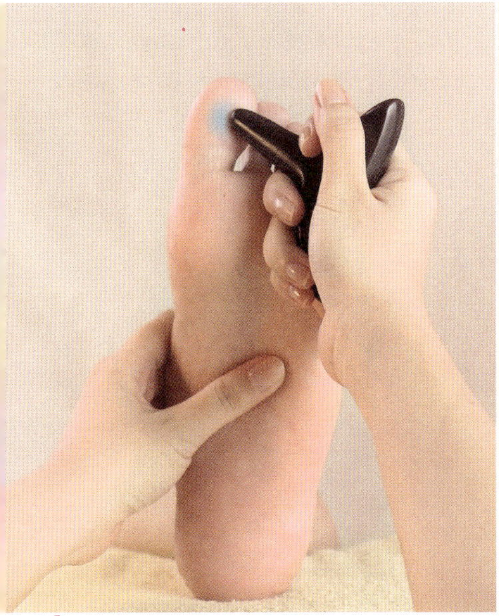

4 脑垂体是人体九大系统的司令官，经常刺激这一反射区，对睡眠、饮食、消化等九大系统功能的调理很有功效。按摩时，找准大脚趾趾腹中央的位置进行点按。

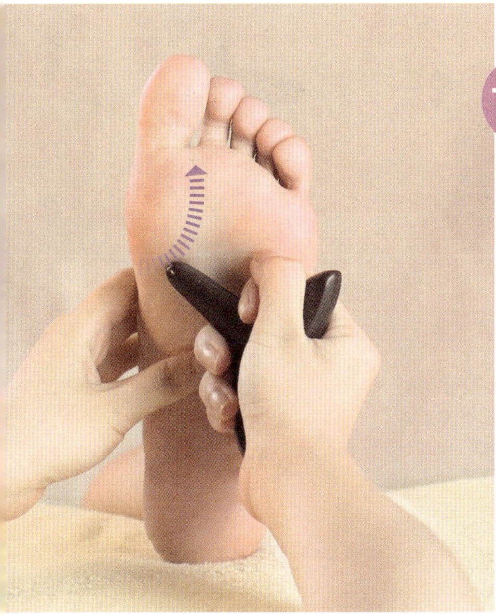

6 推按甲状腺反射区，可预防并调理由于内分泌失调所引起的头疼头晕、心慌失眠等病症。

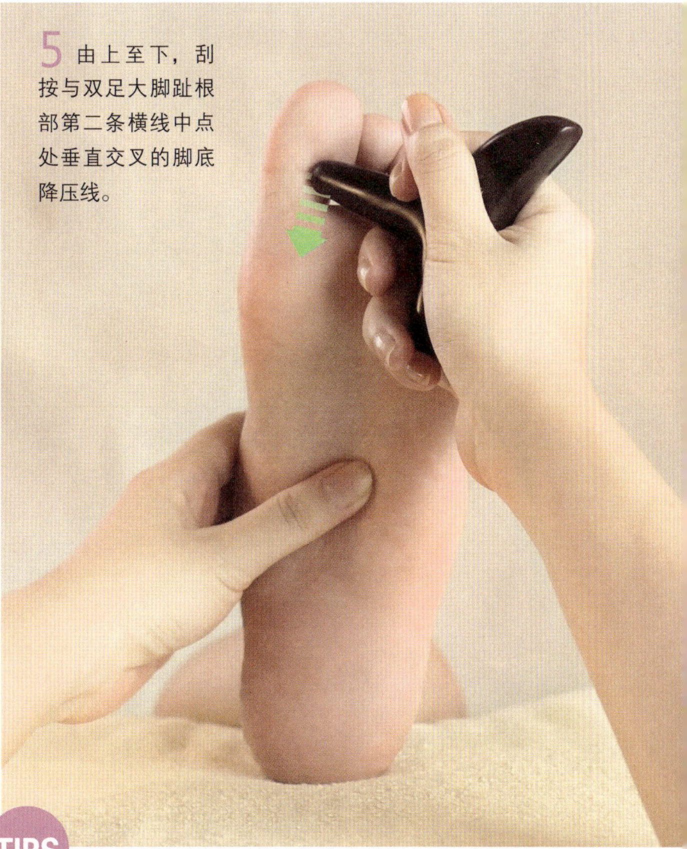

5 由上至下，刮按与双足大脚趾根部第二条横线中点处垂直交叉的脚底降压线。

TIPS

1. 对左手大鱼际进行强刺激（见右图），即用指尖对左手第一掌骨骨缝处用力回叩 9 下。刺激的过程中注意被按摩者的手与心脏同高。

2. 耳郭背面，由上方斜向下方游走至耳郭与头部相交处的点状凹陷处，即为降压沟，按摩这一区域也有很好的降压效果。

3. 取吴茱萸 30 克与生姜 3 克，研末，用酒炒热包于患者脚心处，每日一次，可辅助调理心悸。

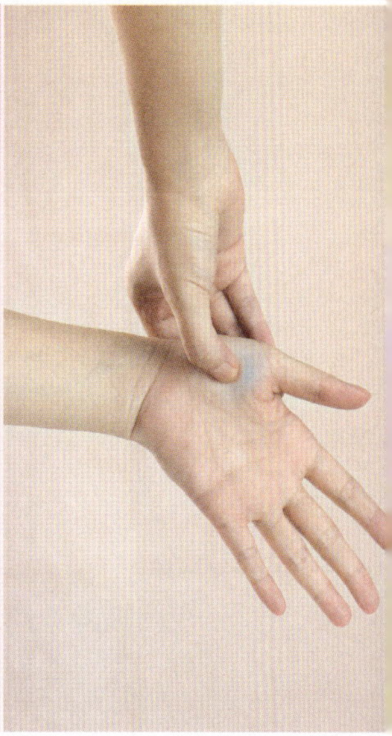

DISEASE 19

胸肋胀痛

胸肋胀痛多由情绪波动、喝酒过多、外伤等引起，可严重影响患者呼吸以及睡眠状况。

反射区列表
症状反射区：肋骨。
关联反射区：膈、肝、肺。

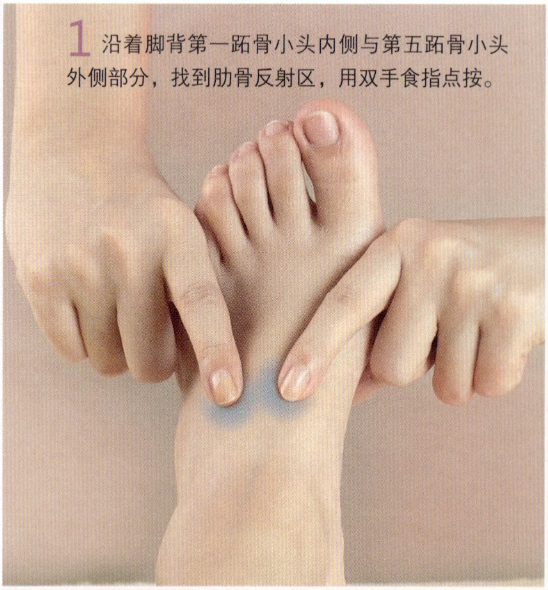

1 沿着脚背第一跖骨小头内侧与第五跖骨小头外侧部分，找到肋骨反射区，用双手食指点按。

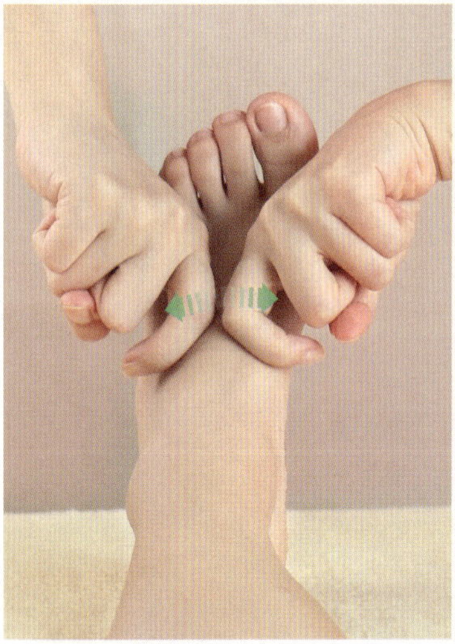

2 用双手食指的指关节同时刮按膈反射区，可有效缓解胸闷、腹胀等不适。

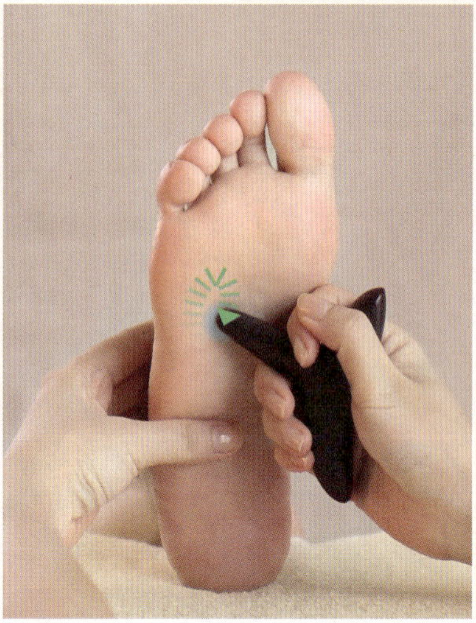

3 按从下至上的方向先刮按肝反射区（右足底），然后点按胆反射区（右足底）。

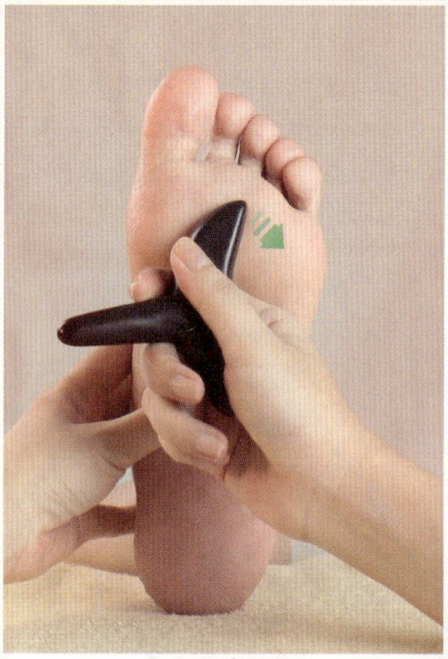

4 由内往外刮按肺反射区。经常刺激肺反射区，还可有效预防咳嗽、气喘、肺炎等疾患。

TIPS

1. 肋软骨炎患者，平时饮食中要注意增加钙的摄入量，可食用些钙片或者鱼肝油补充营养。
2. 多吃一些具有疏肝理气功效的中药，如舒肝调气丸。

DISEASE 20

胃部不适

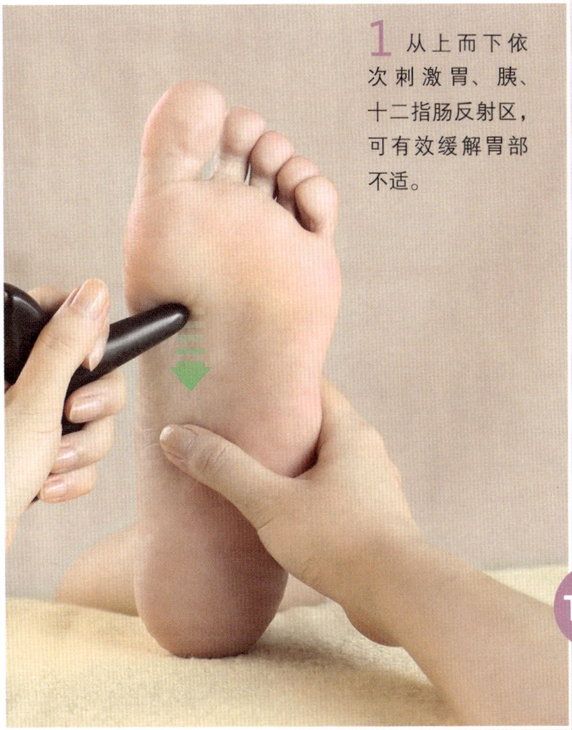

1 从上而下依次刺激胃、胰、十二指肠反射区，可有效缓解胃部不适。

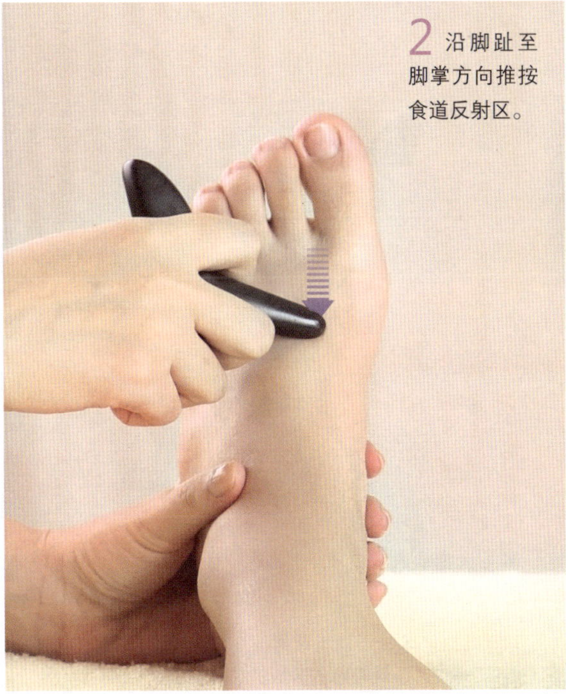

2 沿脚趾至脚掌方向推按食道反射区。

胃胀、胃痛、胃炎、胃酸过多均属胃部不适，多因不良饮食习惯引起，患者平日应注意饮食卫生。

反射区列表
症状反射区：胃、胰、十二指肠、食道。
关联反射区：肝、胆、脾、小肠、大肠（升结肠、横结肠、降结肠、乙状结肠、直肠）。

TIPS

1. 可对耳部胃反射区（见下图）进行点按自测，点按时自觉疼痛且推捻到异物时，应重视胃部保养。

2. 取两三勺醪糟，用小火煮开后，放入蛋液打散，每天早上7:00—9:00喝一碗。

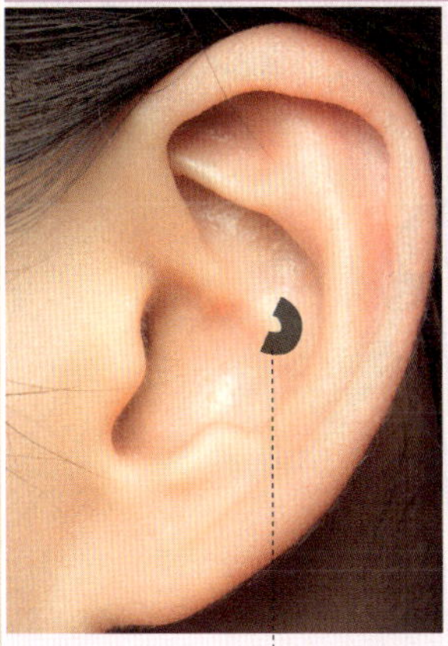

胃反射区

除按摩胃、胰、十二指肠、食道症状反射区外，还可辅助刺激肝（右足底）、胆（右足底）、脾（左足底）、小肠、大肠等关联反射区（按摩方法参见书中相关页），可有效增强胃动力。

按摩方法

肝（P56）、胆（P56）、脾（P48）、小肠（P48）、大肠（左脚P49、右脚P57）。

DISEASE 21

气闷、胸闷、呼吸不畅

气闷、胸闷、呼吸不畅是主观感觉，因空气不流通、心脏或者肺功能失调引起，是人体器官的功能性表现，也是人体器官发生病变的早期症状之一。

反射区列表

症状反射区：心脏、肺、气管、支气管。

关联反射区：肝、大肠（升结肠、横结肠、降结肠、乙状结肠、直肠）。

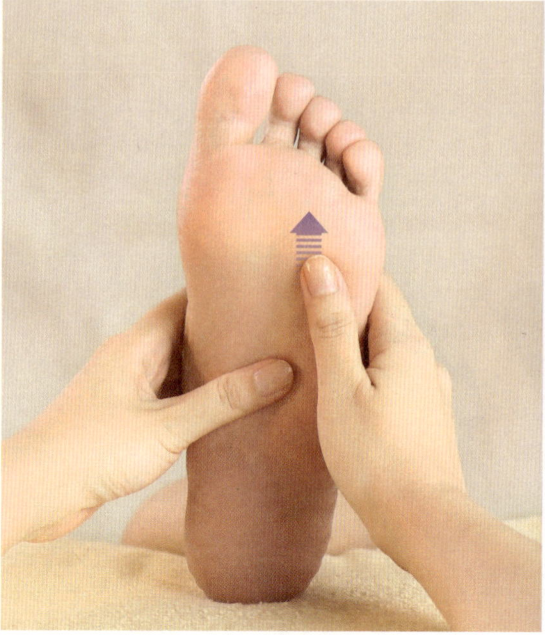

1 心脏反射区位于左足前半部，推按时，由下至上缓缓进行。

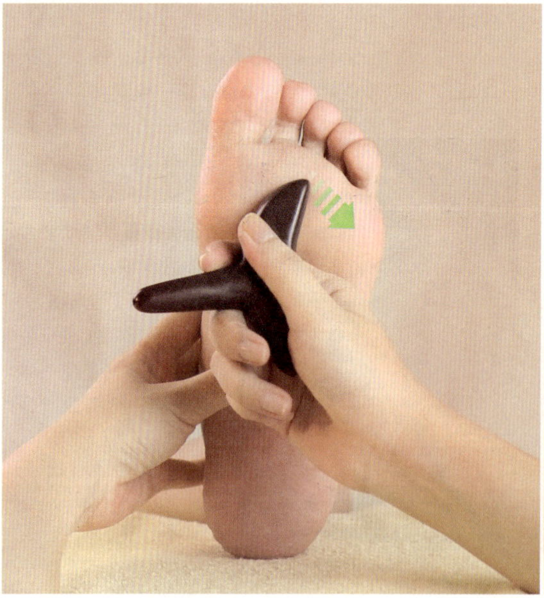

2 由内往外缓缓刮按肺反射区。经常刺激肺反射区，可调理气喘、咳嗽、肺部及呼吸道不适。

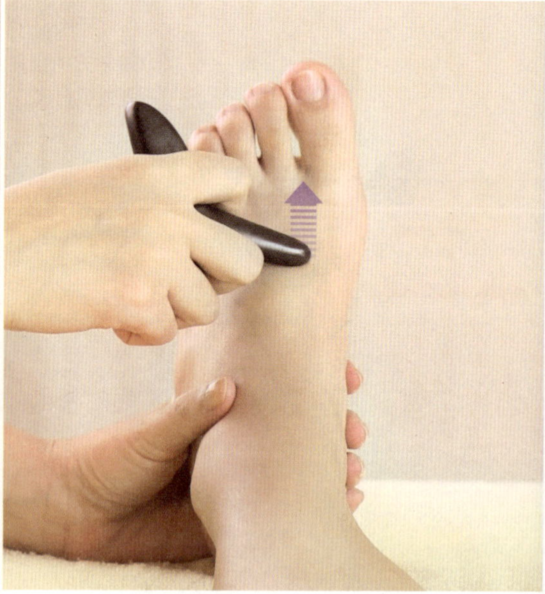

3 气管反射区位于双脚背第一、二跖骨缝隙，并可延伸到第一、二趾骨根部的区域。按摩时，可沿脚面至脚趾方向推按。

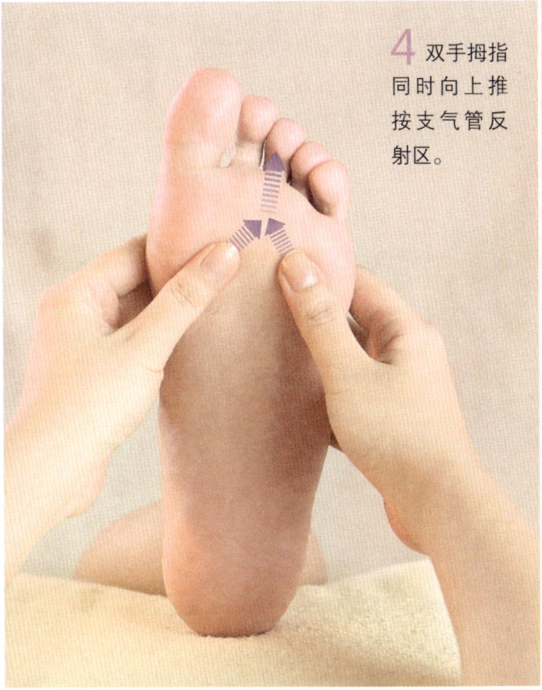

4 双手拇指同时向上推按支气管反射区。

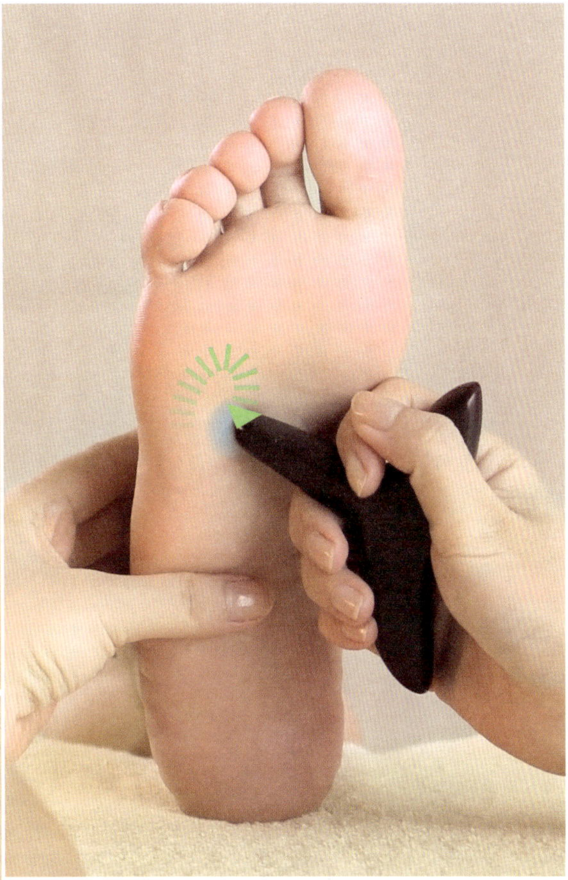

5 按摩时，位于右足足底的肝、胆反射区需一并调理。先由下至上刮按肝反射区，然后点按胆反射区。

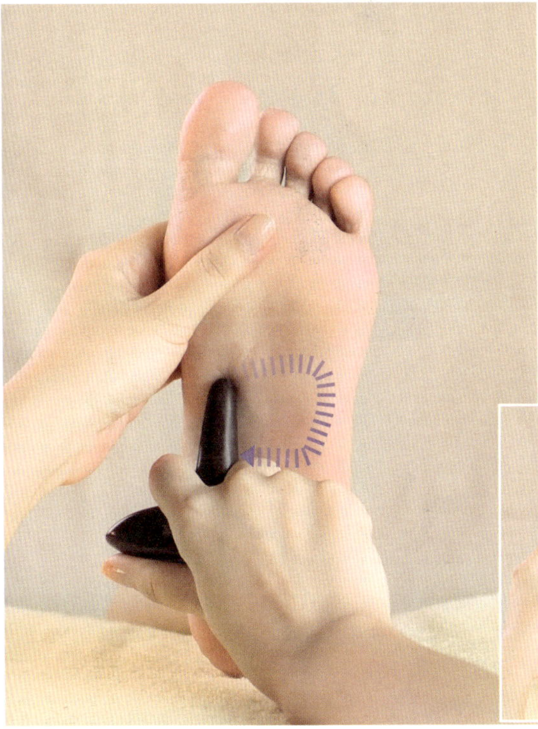

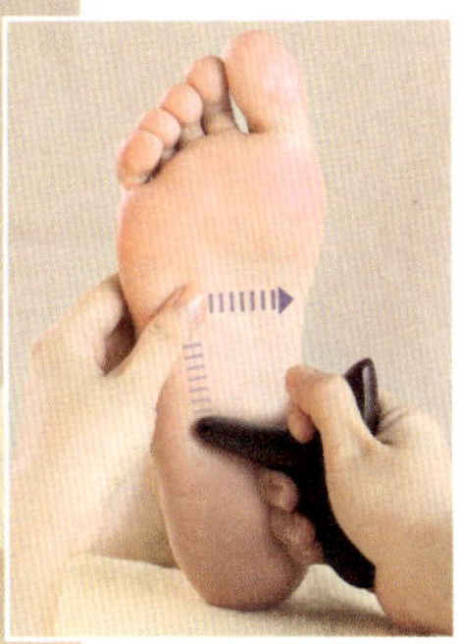

6 按照顺时针方向，先推按位于左足底的横结肠、降结肠、乙状结肠和直肠反射区，再推按右足底的升结肠、横结肠反射区。

DISEASE 22

肠鸣

肠蠕动亢进，辘辘有声，多伴有腹胀、肠功能紊乱、腹痛、便秘、食欲低下等症状。

反射区列表
症状反射区：小肠、大肠。
关联反射区：胃、胰、十二指肠、腹腔神经丛。

1 小肠反射区位于第一、二楔骨和少部分骰骨至跟骨间的凹陷处，按摩时，用四指指关节从上而下刮压即可。

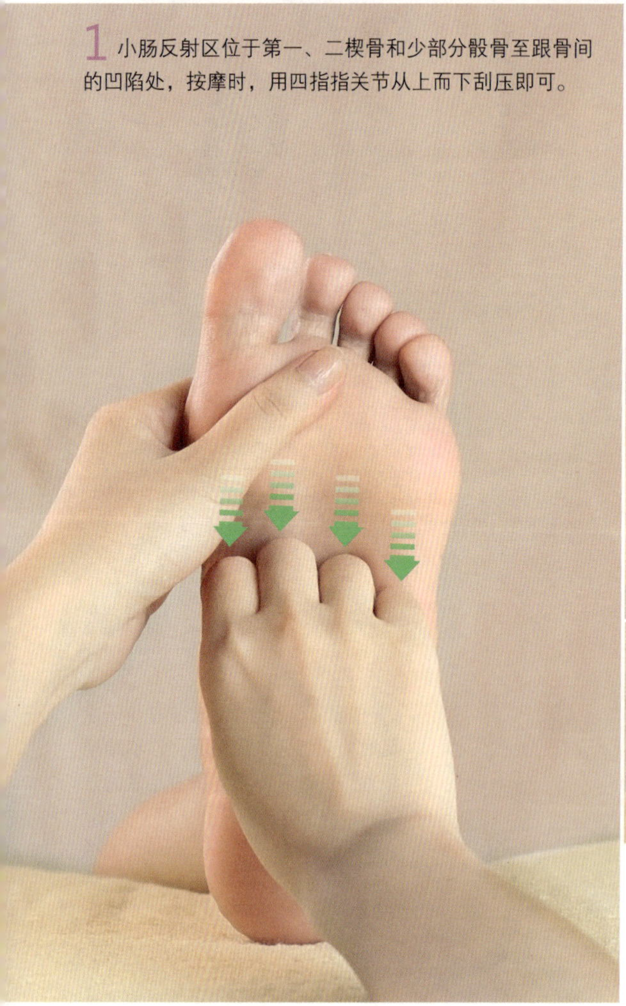

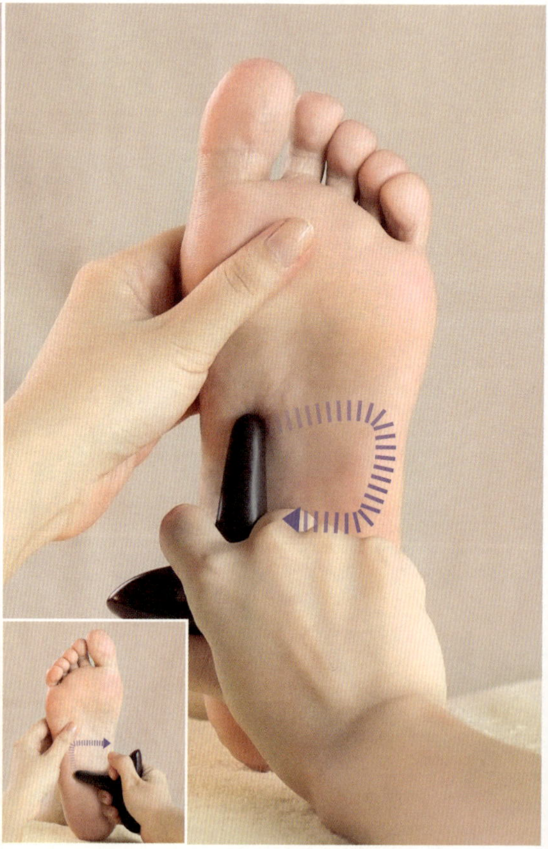

2 刺激大肠反射区，对于缓解肠胃不适有一定的效果。按摩时，先依次推按左足底的横结肠、降结肠、乙状结肠与直肠反射区，再依次推按右足底的升结肠、横结肠反射区。

3 胃、胰、十二指肠三个反射区从上而下依次相连，按摩时从上而下依次刮按即可。

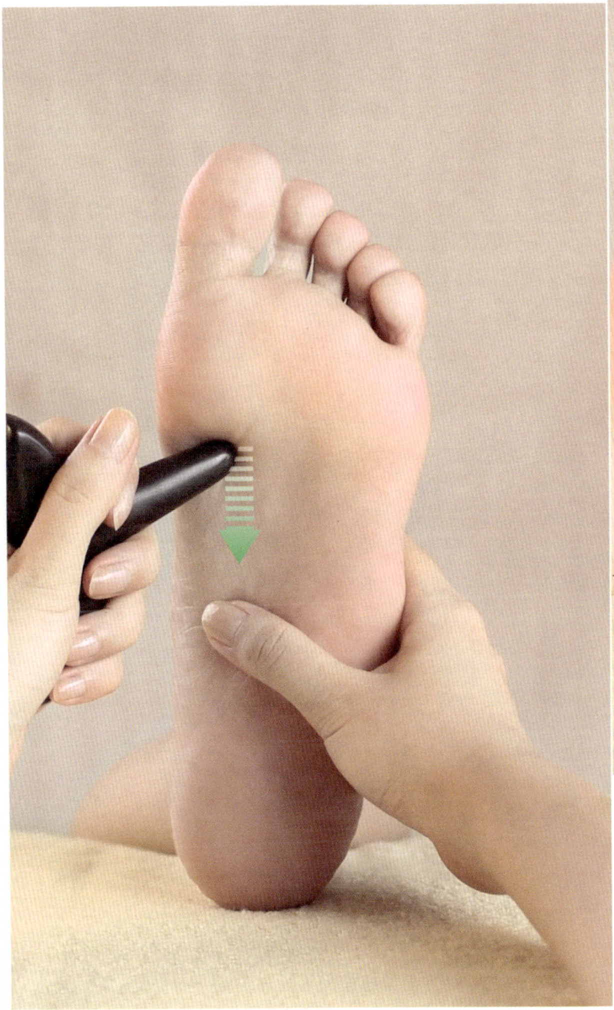

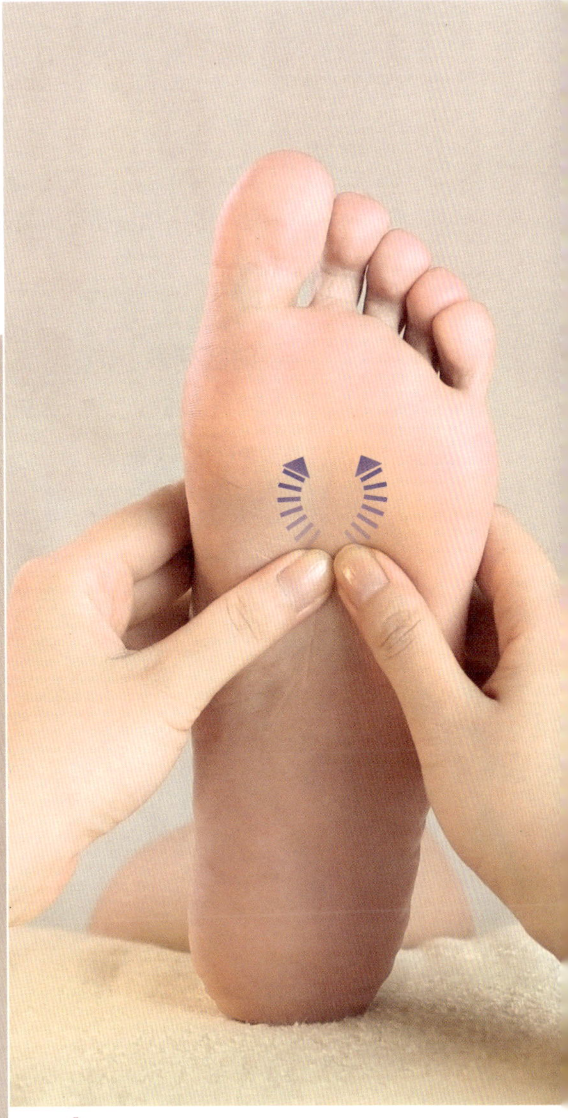

4 双手拇指同时放置于腹腔神经丛反射区下沿处，按图示方向由下至上推按。若症状严重，可适当增加按摩次数。

DISEASE 23

腹胀、腹痛、腹泻

夏秋两季多见，多由细菌感染或胃肠功能障碍所致。

反射区列表
症状反射区：胃、胰、十二指肠、小肠、大肠。
关联反射区：腹腔神经丛、下腹部。

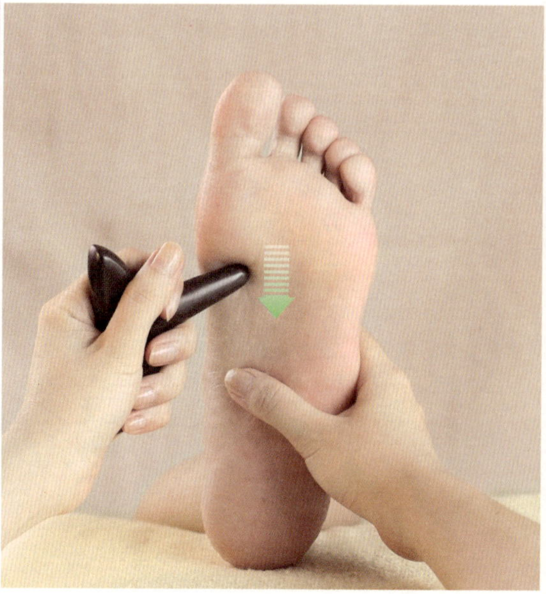

1 胃、胰、十二指肠三个反射区分别位于甲状腺下第一横指区域、第二横指区域、第三横指区域，按摩时，由上至下依次刮按即可。

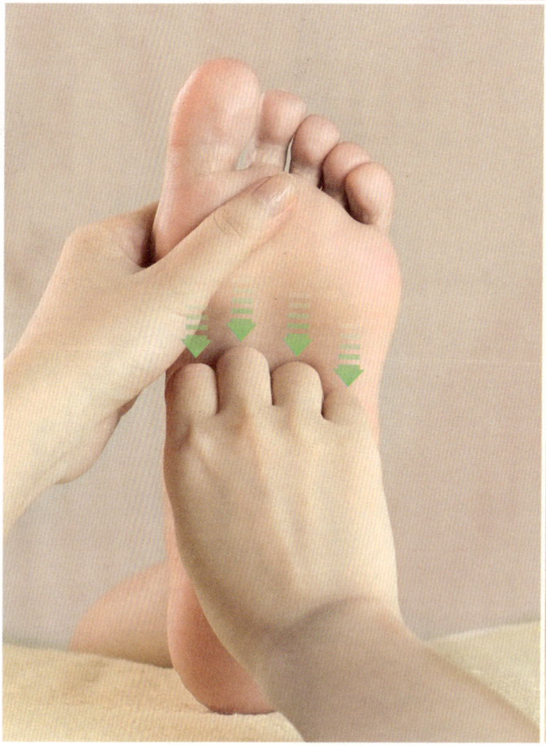

2 四指指关节由上至下刮压小肠反射区，刮压时要注意力度的均匀。

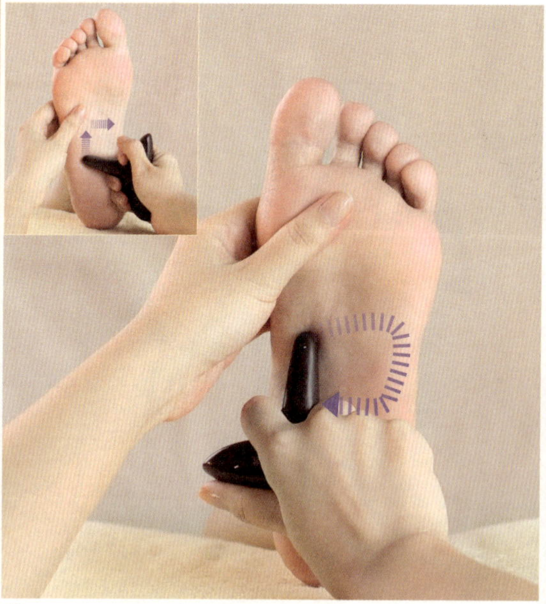

3 刺激大肠反射区，可有效缓解腹痛、腹泻。按摩时，按照顺时针方向推按该反射区。

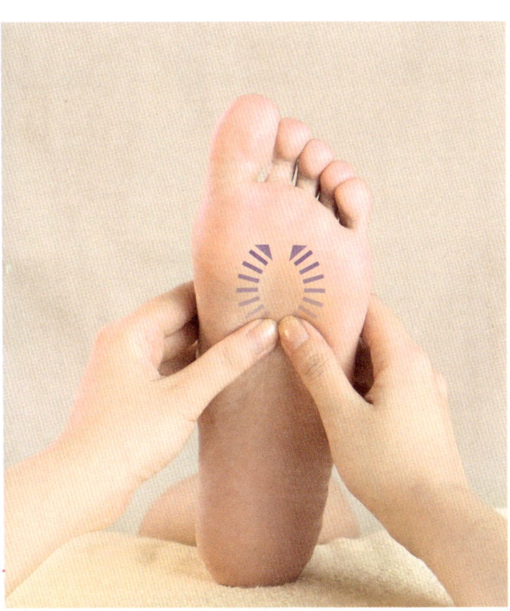

4 双手拇指置于腹腔神经丛起点处，按图示方向按摩 3 ~ 5 下。若病症严重，可适当增加按摩次数。

TIPS

1. 注意排除患肠粘连、肠套叠的可能性。若长期腹痛、腹胀，应及时去医院做相应检查。

2. 腹泻，可用筷子敲足跟腱偏内的疼痛敏感点（位于足跟部 1/2 处稍偏足内侧位置），一般敲击 18 下左右即可有效止泻。

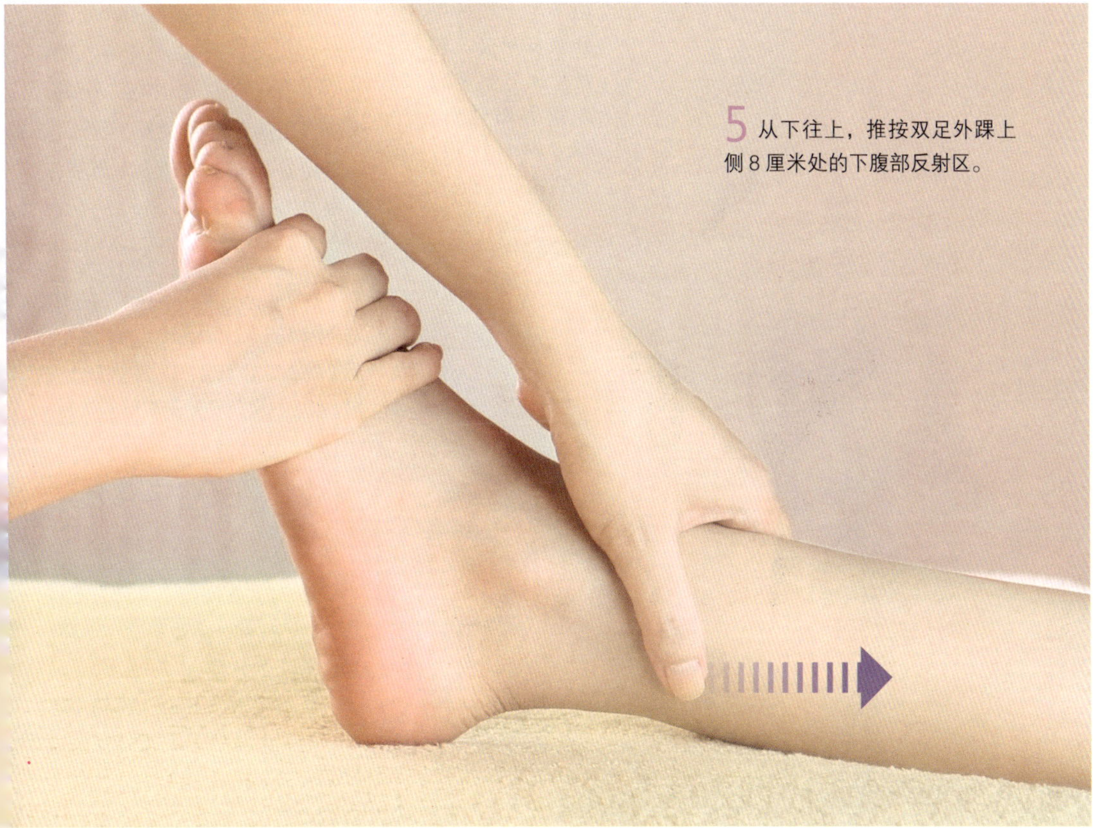

5 从下往上，推按双足外踝上侧 8 厘米处的下腹部反射区。

DISEASE 24

啤酒肚

体内脂肪增加并聚集于腹部就是人们常说的“啤酒肚”。饮食过量、大量进食油腻食物、缺乏运动均可导致腹部肥胖。

反射区列表
症状反射区：甲状腺。
关联反射区：胃、胰、十二指肠、脾、肝、胆、小肠、大肠、下腹部。

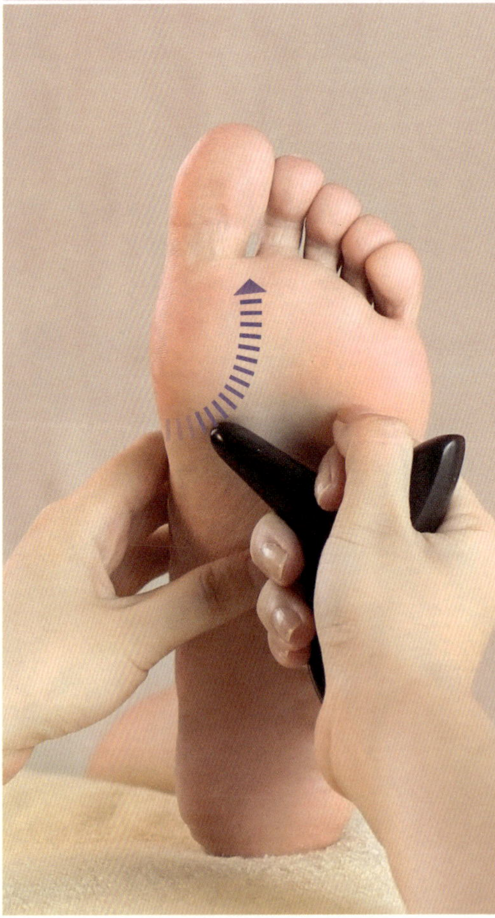

由下至上推按甲状腺反射区。若推按时觉察有肉疙瘩等阳性物，则要坚持按揉，直到揉开为止。

除了按摩甲状腺症状反射区外，还可以辅助刺激胃、胰、十二指肠、脾、肝、胆、小肠、大肠、下腹部等关联反射区（按摩方法参见书中相关页）来增强肠胃消化吸收能力。

按摩方法

胃（P48）、胰（P48）、十二指肠（P48）、脾（P48）、肝（P56）、胆（P56）、小肠（P48）、大肠（左脚 P49、右脚 P57）、下腹部（P53）。

TIPS

1. 对上腹部赘肉进行左右揉搓，对下腹部赘肉进行顺 100 下、逆 100 下的按揉。

2. 用适量的荷叶、桂圆煮水喝，可有效减脂。

DISEASE 25

脂肪肝、酒精肝、药物肝

脂肪肝、酒精肝、药物肝的症状均表现为易疲乏，并伴有肝部不适。进食过多油脂易导致脂肪肝，饮酒过多易导致酒精肝，服用药物不慎引起肝细胞损伤则会导致药物肝。

反射区列表
症状反射区：肝、胆。
关联反射区：肾上腺、脾、胃、胰、十二指肠、小肠、大肠、上身淋巴。

除了按摩肝、胆等症状反射区外，还可以辅助刺激肾上腺、脾、胃、胰、十二指肠、小肠、大肠、上身淋巴等关联反射区（按摩方法参见书中相关页）来促进身体对食物的消化吸收，减少肝脏负担。

按摩方法

肾上腺（P40）、脾（P48）、胃（P48）、胰（P48）、十二指肠（P48）、小肠（P48）、大肠（左脚P49、右脚P57）、上身淋巴（P55）。

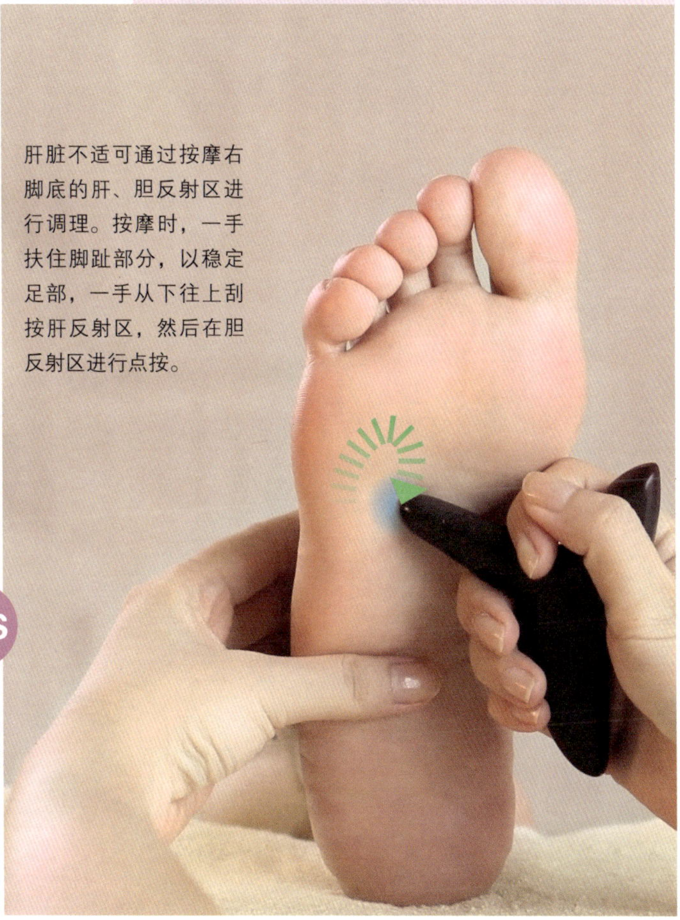

肝脏不适可通过按摩右脚底的肝、胆反射区进行调理。按摩时，一手扶住脚趾部分，以稳定足部，一手从下往上刮按肝反射区，然后在胆反射区进行点按。

TIPS

平日做好养肝、护肝工作。喝酒要适量，尽量少喝酒。少吃或不吃垃圾食品，身体不适时，尽量少吃药，以减少药物伤害。

DISEASE 26

腰背痛、腰肌劳损

腰背部疼痛、酸涩，反复发作，患者腰部活动受限，病痛多在劳累后加重。

反射区列表
症状反射区：脊柱（胸椎、腰椎、骶骨、尾骨）。
关联反射区：肾、肝、脾、小腿部的后背反射区。

1 拇指沿足趾至足跟方向，从前往后推按包括胸椎、腰椎、骶骨、尾骨在内的脊柱反射区。

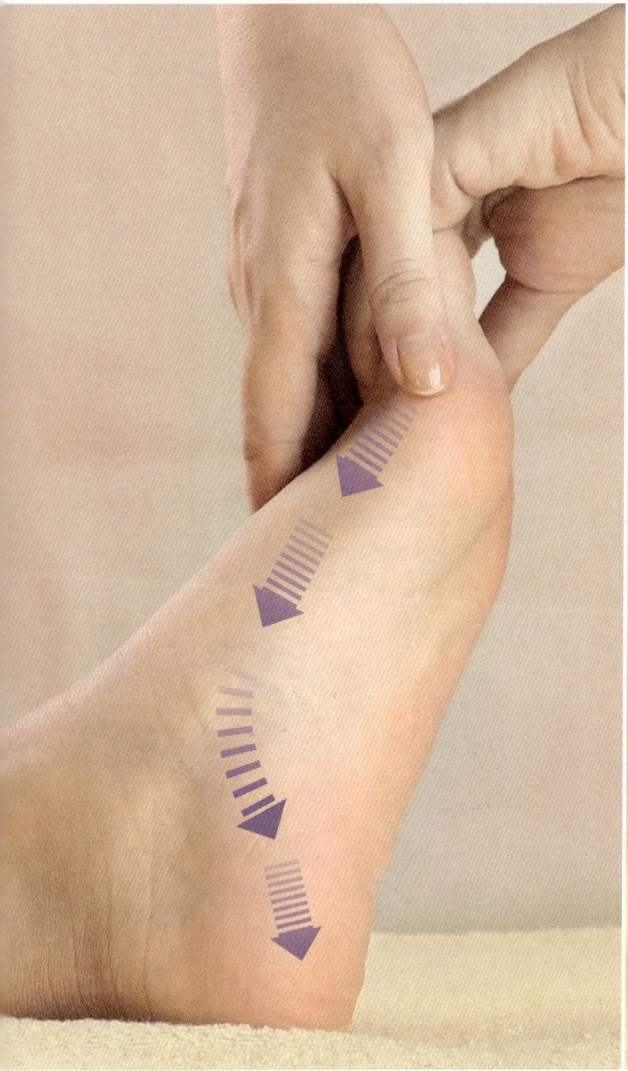

2 肾反射区位于足底第三跖骨中下部，并可延伸到第二、三跖骨中缝处，呈半圆形。按摩时，从上往下刮按即可。

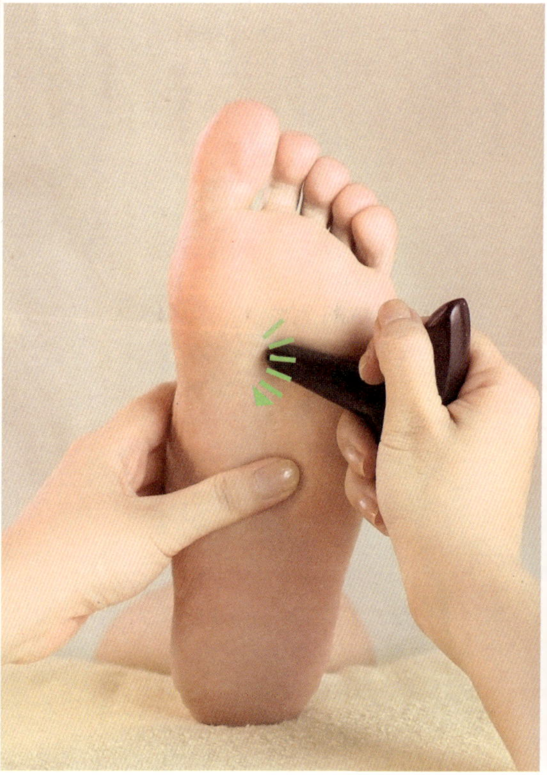

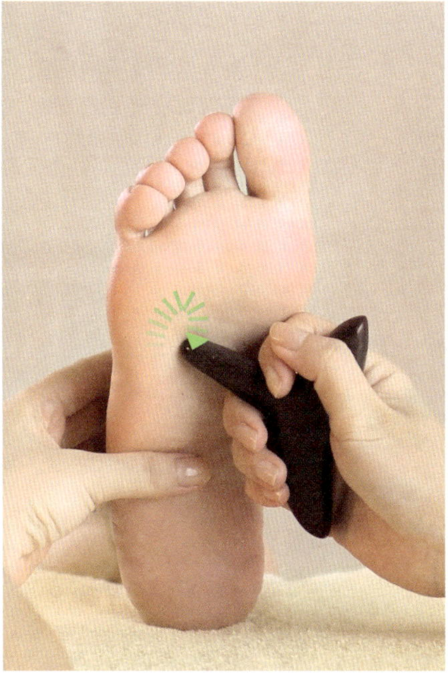

3 肝反射区位于右脚掌第四、五跖骨之间，按摩时，从下往上刮按即可。

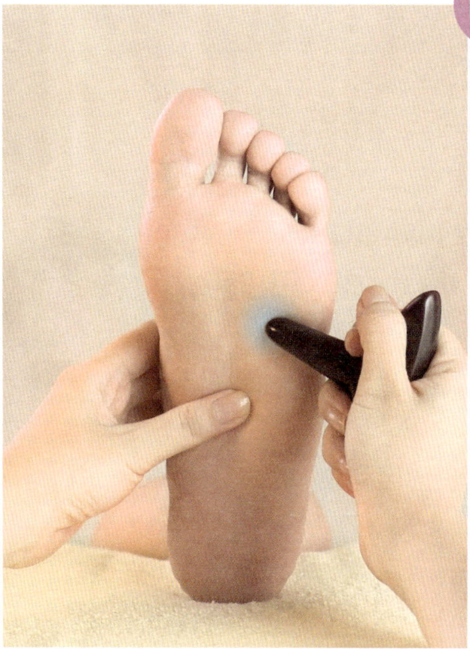

4 一手扶握脚掌做支撑，一手点按脾反射区。

TIPS

推按两手的第二掌骨（见下图）也可缓解腰背痛、腰肌劳损。按摩第二掌骨时，沿着手背的食指根部轻轻往下推至靠近腕部，就能清晰地摸到一根完整的骨头，这就是第二掌骨。按摩时如果有疙疙瘩瘩的感觉，要逐步揉开。

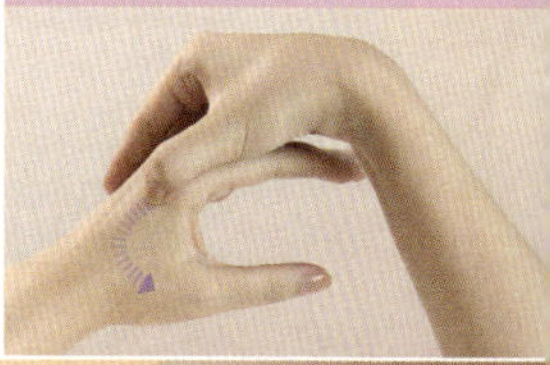

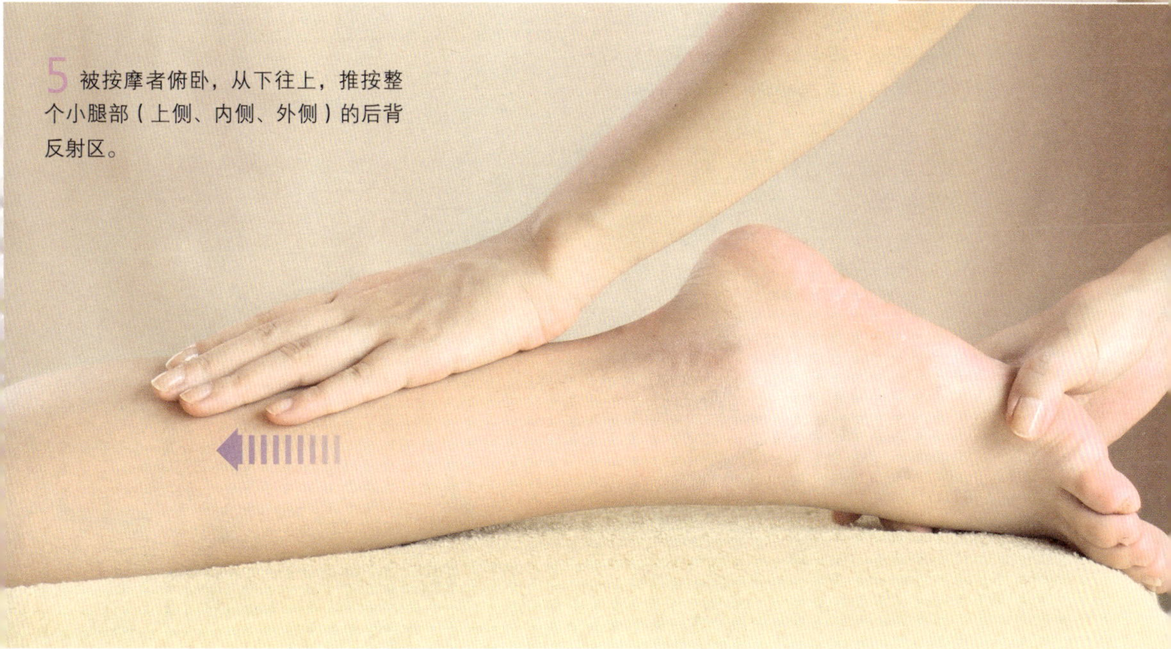

5 被按摩者俯卧，从下往上，推按整个小腿部（上侧、内侧、外侧）的后背反射区。

DISEASE 27

网球肘

网球肘在中医学中属伤筋、肘痛范畴。主要症状为肘关节的尖嘴痛、胳膊前臂肌肉痉挛且在前臂上可摸到明显硬块。手不能用力握物，且疼痛在运动后加重。

反射区列表	
症状反射区：	肘关节。
关联反射区：	肩关节。

TIPS

1. 可采用生克补泻法治疗网球肘，即在小臂（见下图）、背部肌肉硬结处，选疼点为中间点，以这个点为中心，分设上下左右 4 点，先在这 4 个点用大拇指按揉，顺时针转 9 圈，逆时针转 6 圈，达到局部平衡，再在最疼点做顺 36 逆 24，最后拍打几下，让紧张的肌肉尽量放松。

2. 不要让上肢肌肉过分劳损，中老年人更不可长时间提挎重物。

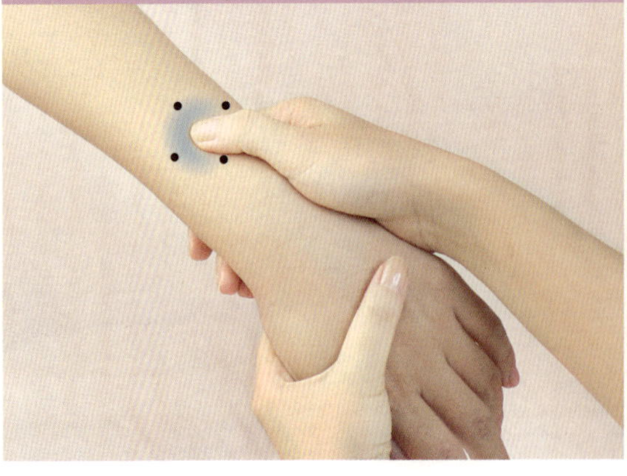

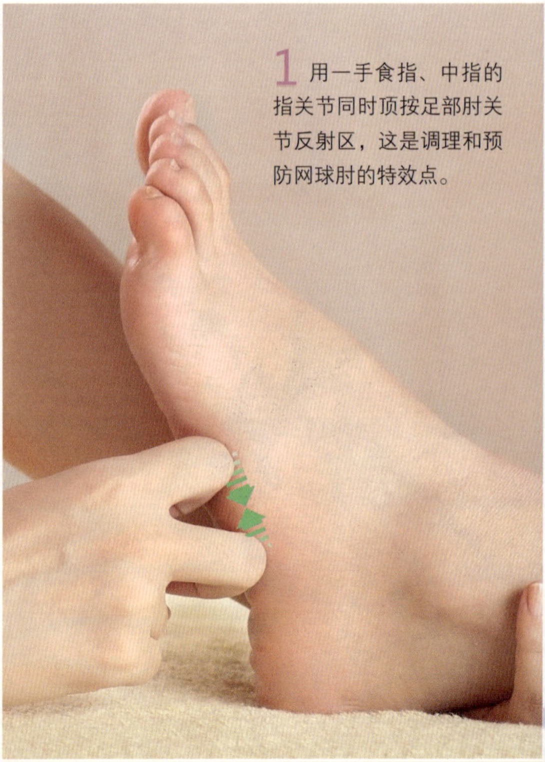

1 用一手食指、中指的指关节同时顶按足部肘关节反射区，这是调理和预防网球肘的特效点。

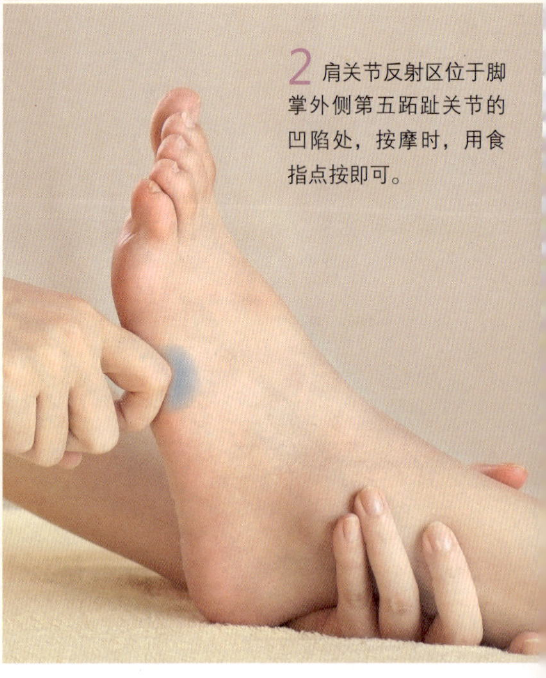

2 肩关节反射区位于脚掌外侧第五跖趾关节的凹陷处，按摩时，用食指点按即可。

DISEASE 28

坐骨神经痛

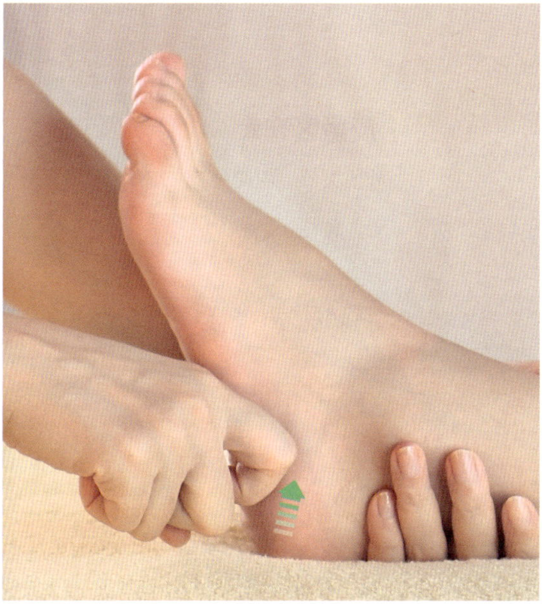

坐骨神经痛是指坐骨神经病变，发病部位多位于臀部及大腿后侧、足外侧、小腿后外侧。

反射区列表
症状反射区：坐骨神经。
关联反射区：肾。

1 食指指关节从上往下刮按整个外侧坐骨神经反射区。刮按这里，可有效调理坐骨神经痛及尾骨损伤后遗症。

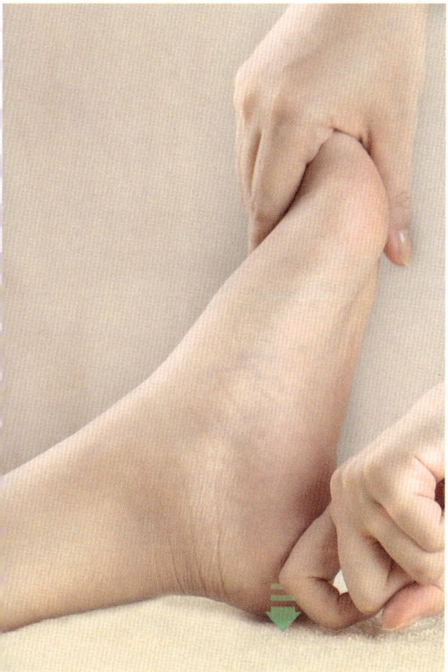

2 从下往上，刮按内侧坐骨神经反射区。

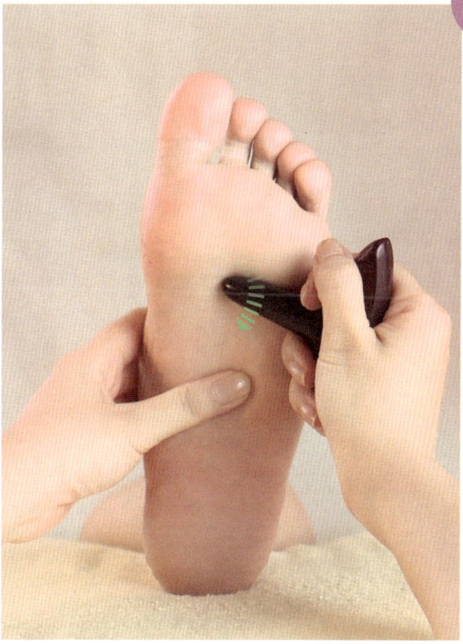

3 从上往下呈半圆形刮按肾反射区，此法可以强化肾及其他器官的功能。

TIPS

用指甲点按耳部的坐骨神经反射区（见下图），可快速缓解坐骨神经疼痛。

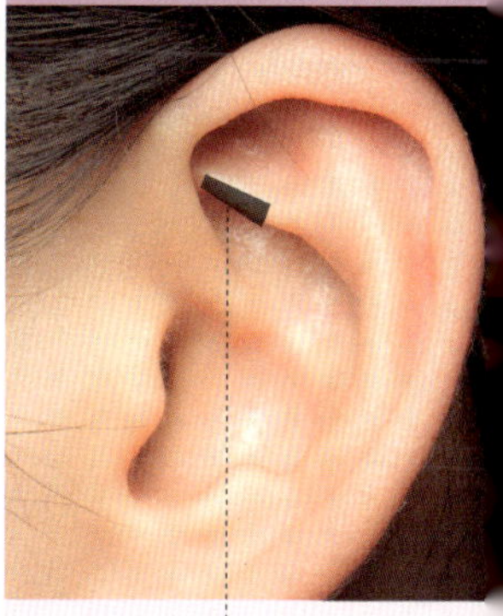

坐骨神经反射区

DISEASE 29

髋关节疼痛

髋关节俗称胯关节，位于双腿与身体的连接处，是人体最重要的关节，受到外伤和患病的概率较高。引起髋关节疼痛最常见的疾病有髋关节病变、股骨关节炎症、股骨头坏死。

反射区列表
症状反射区：外髋关节、内髋关节。
关联反射区：肾、脊柱。

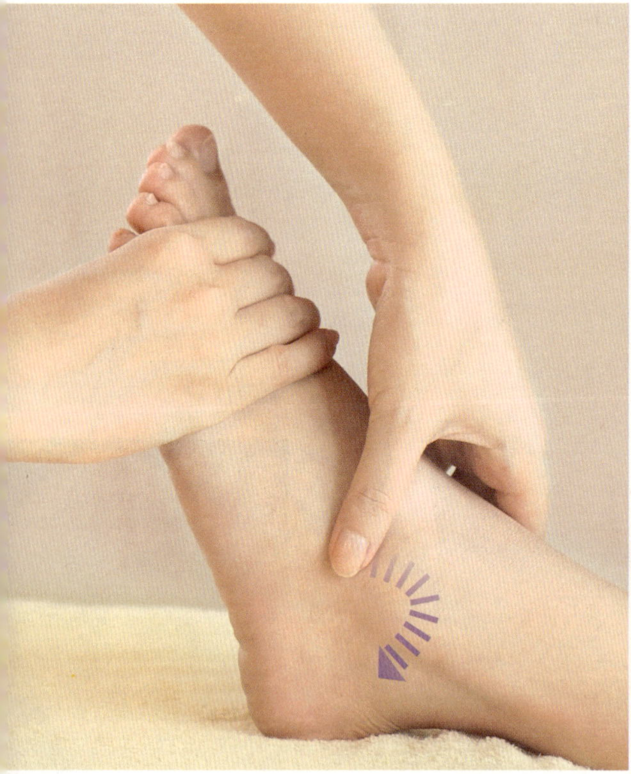

1 拇指沿着脚外侧踝骨上沿，轻缓推按外髋关节反射区。长期刺激外髋关节反射区，能有效缓解腰背痛、坐骨神经痛、髋关节痛等。

2 拇指按箭头方向推按脚内侧踝骨下沿半月形的内髋关节反射区。

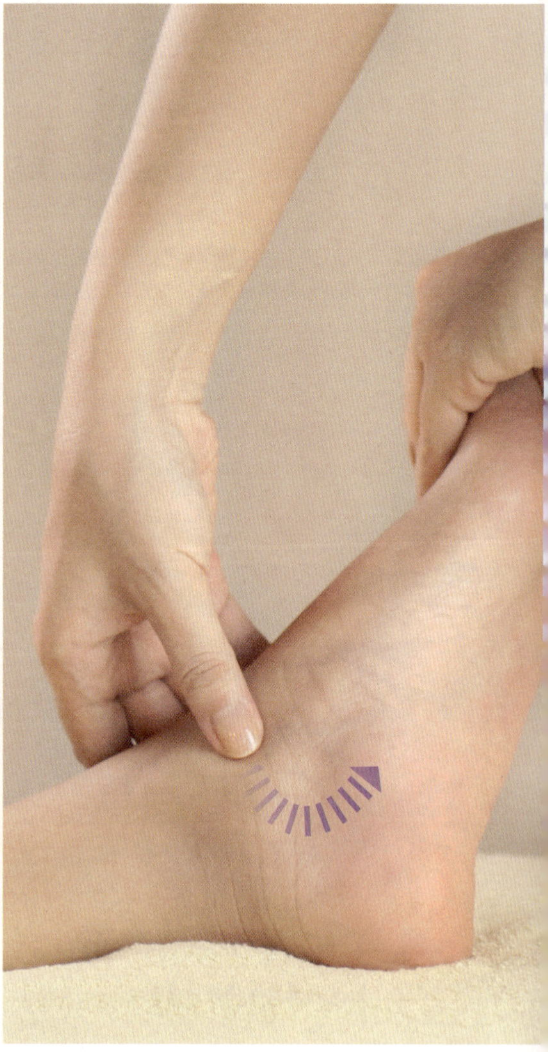

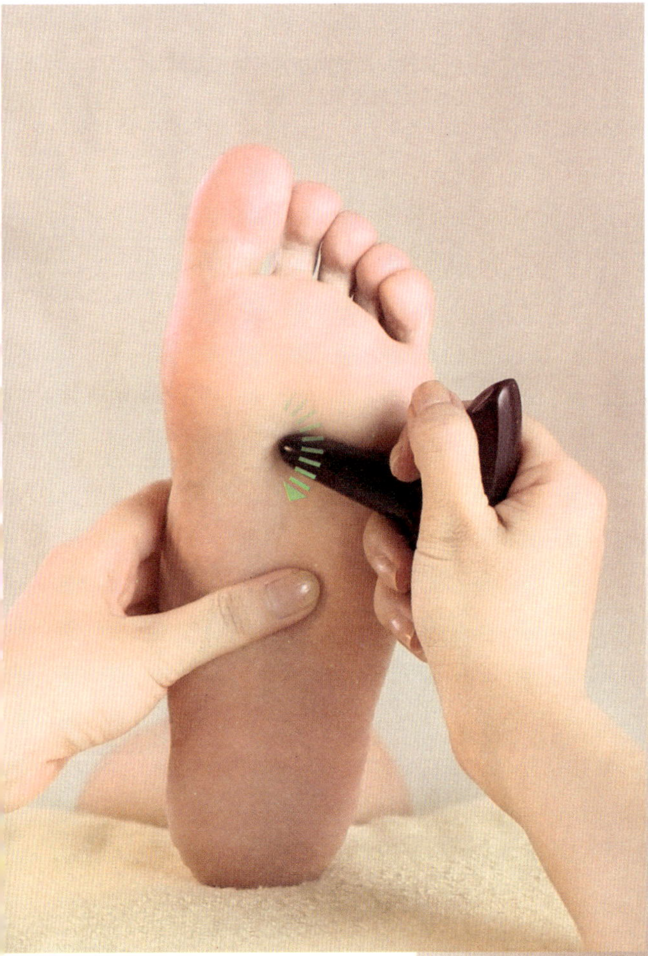

3 按摩肾反射区时，从上至下呈半月形刮按即可。

4 拇指沿足部内侧脊柱反射区，从前往后连续推按包括胸椎、腰椎、骶骨、尾骨在内的脊柱反射区。按摩此位，对腰椎间盘突出、颈椎病，以及由脊柱受损引起的头晕、手麻等相关并发症的调理效果明显。

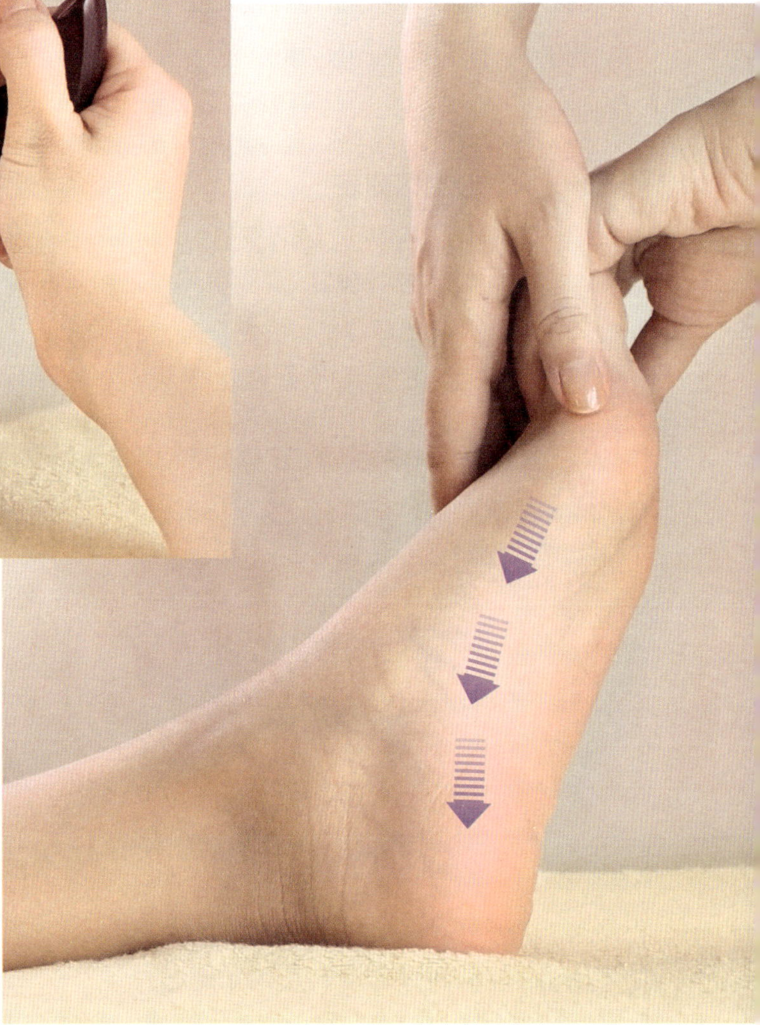

TIPS

当因身体不适而服用激素类药物时，会导致骨质疏松，这时候应多加按摩髋关节反射区。

DISEASE 30

痔疮

内痔多表现为无痛性便血、间歇性便血，血色鲜红，或附于大便表面，或手纸染血，也可呈点滴状或喷射状出血；外痔常表现为肛门坠胀不适，肛门有异物感，局部瘙痒，当肛门出现血栓、水肿时会疼痛加剧。

反射区列表
症状反射区：肛门、直肠肛门（足内侧）。
关联反射区：肺、小肠、大肠。

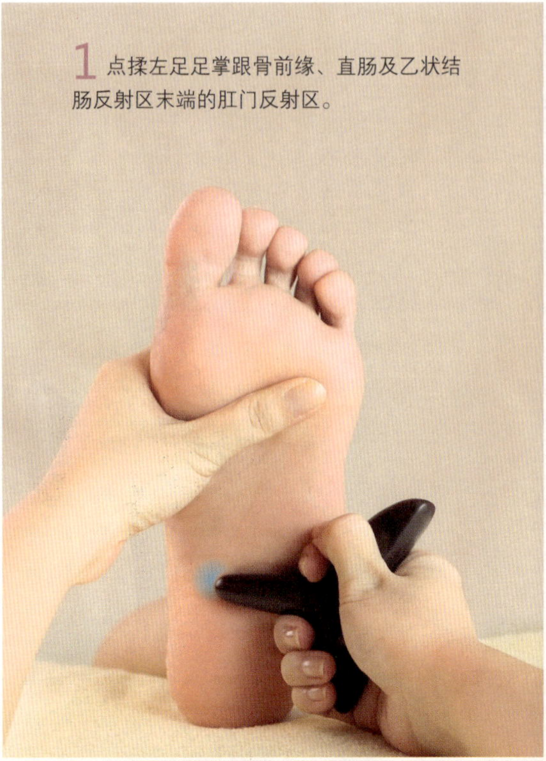

1 点揉左足足掌跟骨前缘、直肠及乙状结肠反射区末端的肛门反射区。

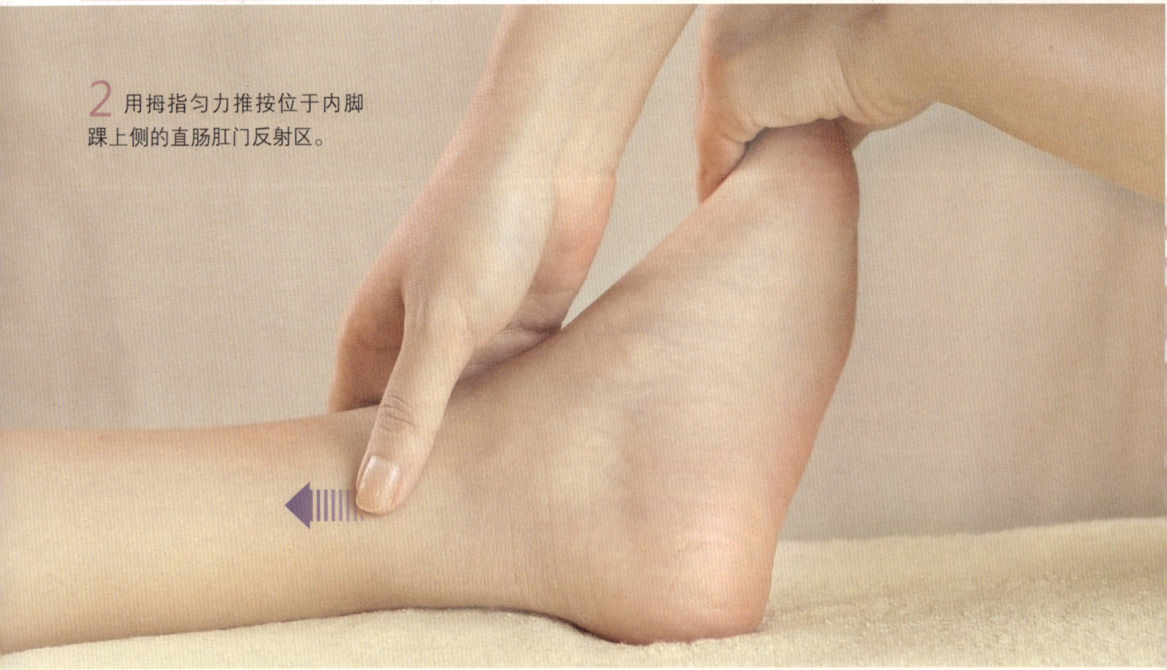

2 用拇指匀力推按位于内脚踝上侧的直肠肛门反射区。

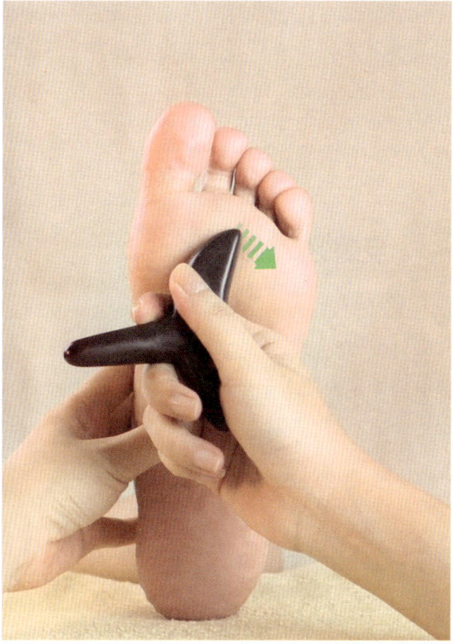

3 由内往外全面刮按肺反射区。经常刺激此反射区，还可预防呼吸道疾病。

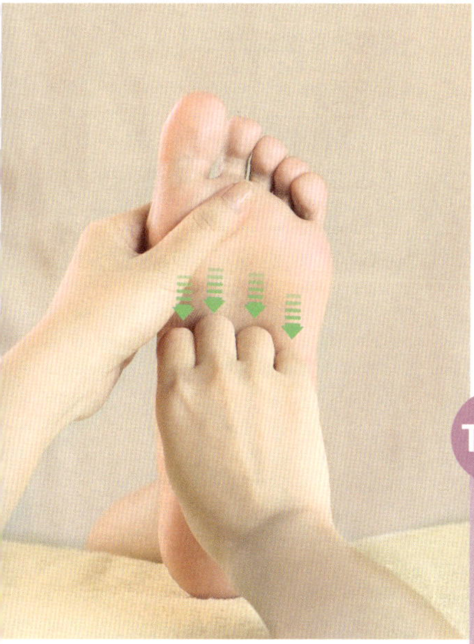

4 四指指关节从上而下刮压小肠反射区。此法还可用于调理慢性肠炎、营养不良所致的疾病。

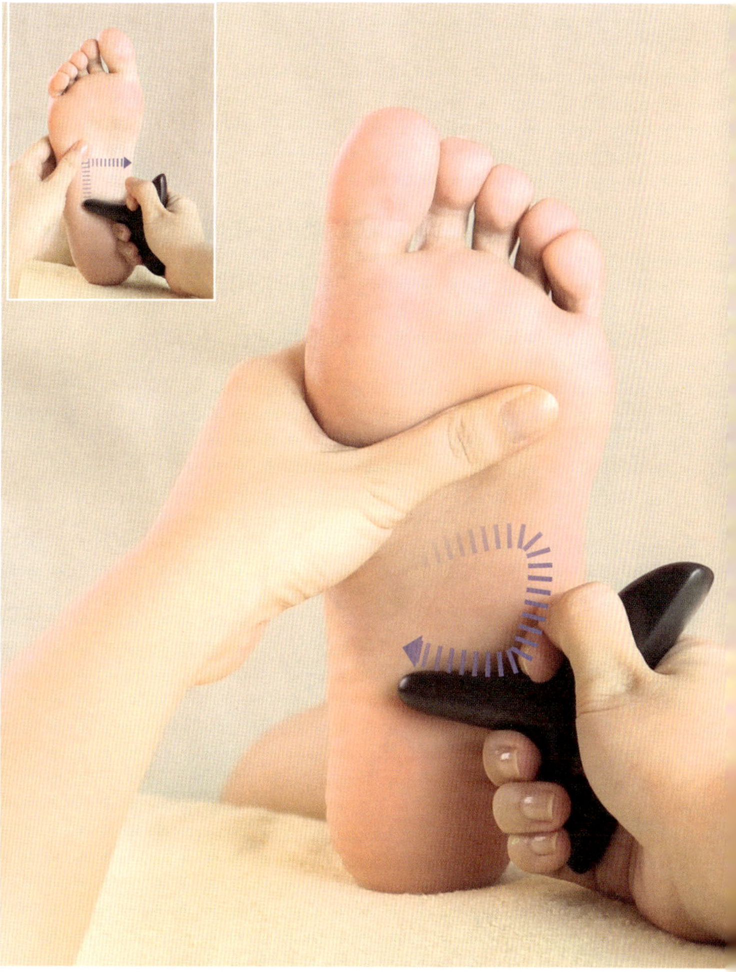

5 依次从内向外推按左脚横结肠反射区，从上至下推按降结肠反射区，从外向内推按乙状结肠与直肠反射区，最后点按肛门反射区。接着，推按同样位于右脚的升结肠、横结肠反射区。

TIPS

1. 找一个中间有孔的塑料凳，凳子下摆放一个大小适宜的桶，将硬纸壳固定在塑料桶底座后将塑料桶略微垫起，使塑料桶边缘与凳子无缝隙，然后将 1 寸长的艾绒棒点燃后插在纸壳上。患者坐在凳子上，用烟熏其肛门，对调理内外痔均有效。

2. 每天用 3~4 片无花果的叶子煮水，热熏或水洗肛门。

DISEASE 31

便秘

便秘表现为排便次数减少、粪便量减少、粪便干结等。超过 24 小时不排便的，就可认为是便秘。若长期不排便，则为习惯性便秘。

反射区列表
症状反射区：大肠。
关联反射区：肺、胃、胰、十二指肠、小肠、肛门、直肠肛门（足内侧）、下腹部（足内侧）、腹腔神经丛。

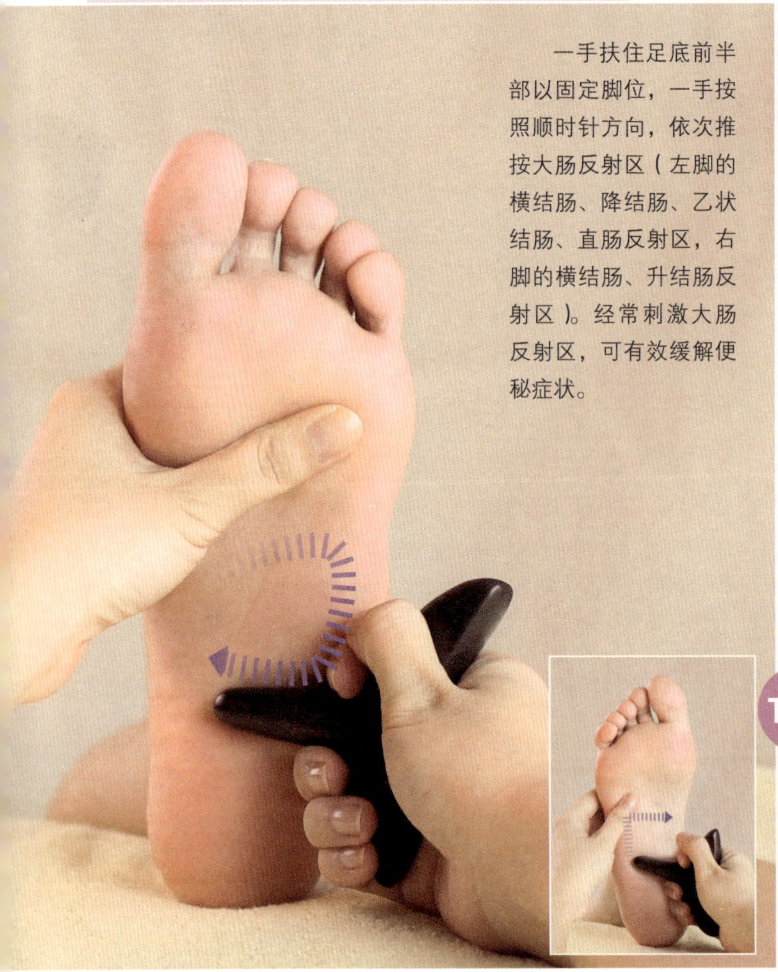

一手扶住足底前半部以固定脚位，一手按照顺时针方向，依次推按大肠反射区（左脚的横结肠、降结肠、乙状结肠、直肠反射区，右脚的横结肠、升结肠反射区）。经常刺激大肠反射区，可有效缓解便秘症状。

除按摩大肠这个症状反射区外，还可辅助刺激肺、胃、胰、十二指肠、小肠、肛门、直肠肛门（足内侧）、下腹部（足外侧）、腹腔神经丛等关联反射区（按摩方法参见书中相关页），以促进肠胃蠕动、改善便秘。

按摩方法

肺（P47）、胃（P48）、胰（P48）、十二指肠（P48）、小肠（P48）、肛门（P49）、足内侧直肠肛门（P51）、足外侧下腹部（P53）、腹腔神经丛（P40）。

TIPS

在肚子上垫一层布，中指搁在神阙穴处，做点按刺激。神阙穴即肚脐，又名脐中，是人体任脉上的要穴。

DISEASE 32

尿频、尿急、尿痛、尿潴留（膀胱综合征）

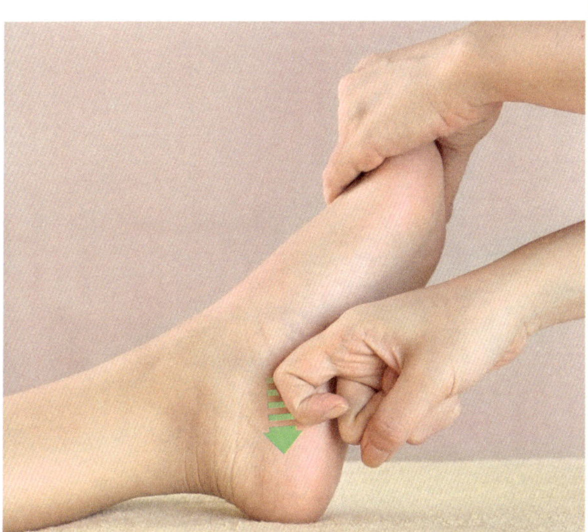

1 用食指的指关节从上往下刮按膀胱反射区。刮按此反射区时，最好徒手进行。

TIPS

1. 经常做提肛运动，收紧并锻炼括约肌。

2. 用热水熏会阴部或坐浴，时间视患者可接受程度而定。

尿频，小便次数过多；尿急，或大小便失禁，常伴有尿痛；尿痛，排尿时有痛感，甚至全身发冷、尿量少；尿潴留，排尿不出或排尿点滴不畅，严重时需要人工导尿。

反射区列表	
症状反射区：	膀胱、尿道、阴道。
关联反射区：	肾上腺、腹腔神经丛。

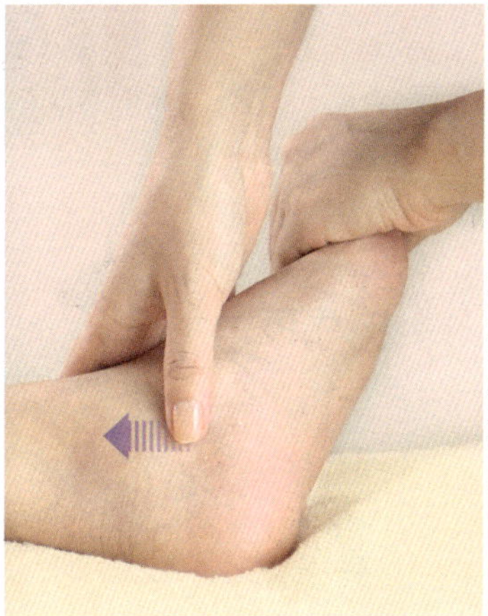

2 沿足内侧膀胱至髋关节反射区的斜上方向推按尿道、阴道反射区。按摩时，若被按摩者该反射区有明显凸起，其可能患有肾虚。

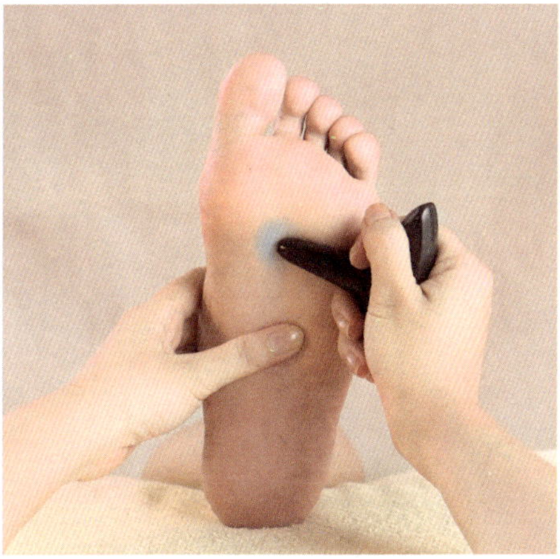

3 变换手位，点按肾上腺反射区。

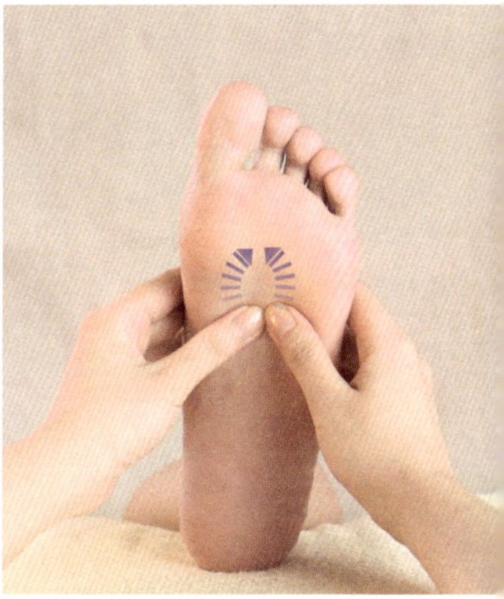

4 双手拇指同时放在腹腔神经丛反射区下沿处，按图示方向自下向上按摩 3 ~ 5 下。若病症严重，可适当增加按摩次数。

DISEASE 33

膝关节炎

膝关节炎主要表现为膝关节红肿热痛、膝关节功能障碍。青少年时期，多为不肿只痛，这是一种成长痛，不是病症的表现；到老年会产生退行性病变，如滑囊炎、骨质增生、关节肿大，患者行动受拘。

反射区列表	
症状反射区：	膝关节。
关联反射区：	肾、髋关节、脊柱。

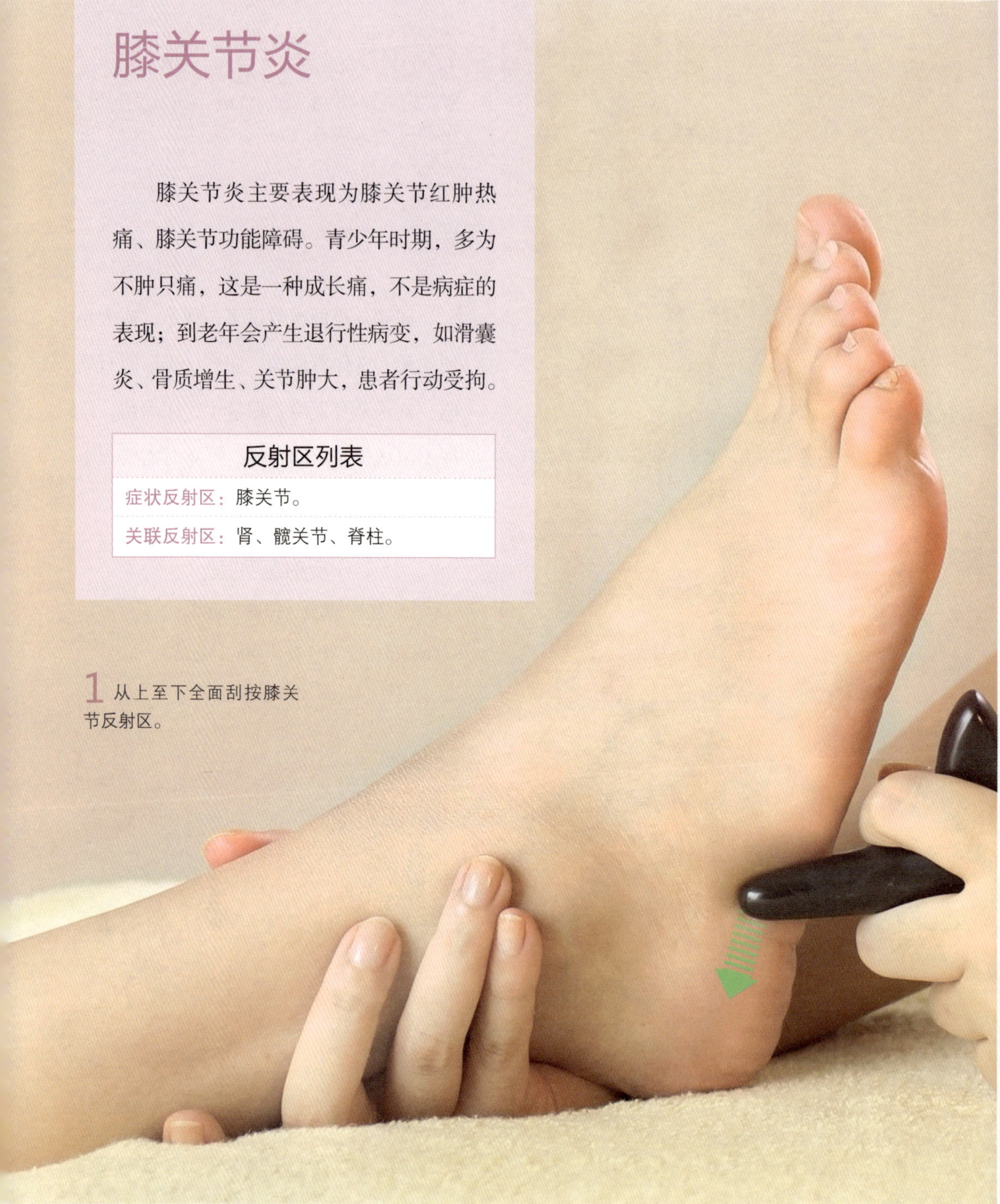

1 从上至下全面刮按膝关节反射区。

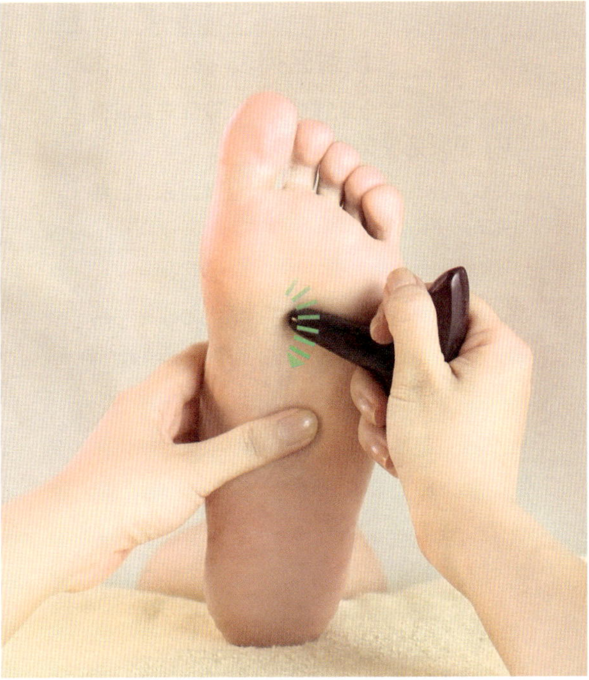

2 刮按位于脚掌“人”字形交叉下凹陷处的肾反射区。

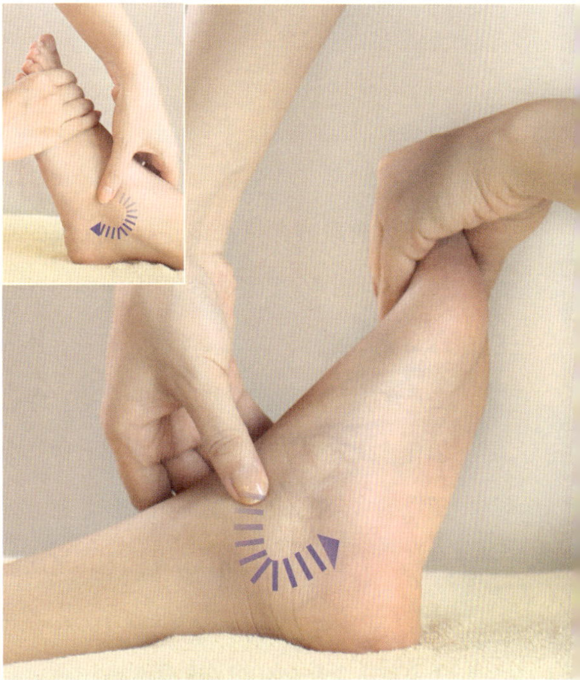

3 一手稍微放松地扶住足趾，一手拇指从前往后推按半月形的内髋关节反射区。接着，拇指按图示方向缓缓推按外髋关节反射区。

TIPS

1. 在按摩膝关节反射区时，若被按摩者反射区前边痛，则提示其关节内侧有炎症；若被按摩者反射区中间疼痛，则提示其关节正面有炎症；若反射区后边痛，则提示其关节外侧有炎症。膝关节出现水肿，不建议使用抽水疗法，要多以足部按摩等自然疗法为主，消除水肿。

2. 双脚并拢下蹲，将双手轻轻放置在膝盖上，以膝盖为轴，向左旋转 12 次，然后向右旋转 12 次。绕膝时，臀部要保持不动。经常做绕膝运动，可活动膝关节，打开瘀阻，预防和消除关节炎、滑膜炎。

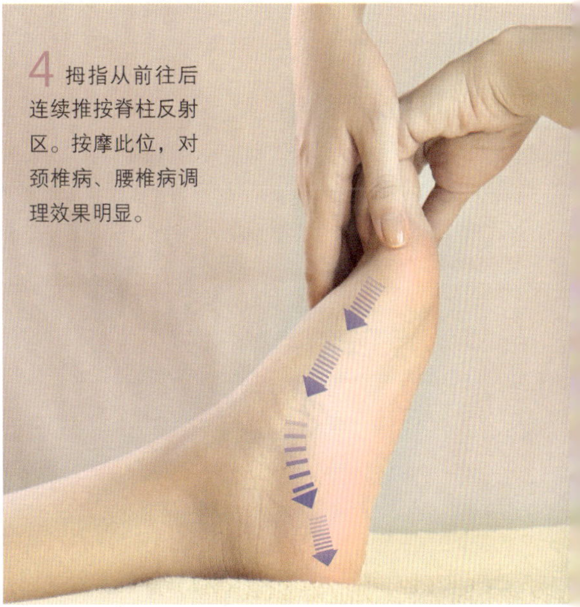

4 拇指从前往后连续推按脊柱反射区。按摩此位，对颈椎病、腰椎病调理效果明显。

DISEASE 34

痛风

体内尿酸含量过高是导致痛风的直接原因。尿酸主要来自食物中的嘌呤代谢，经常食用海鲜、火锅、动物肝脏者，体内会产生大量嘌呤。这些高嘌呤食物，经过消化作用最终会形成尿酸。超出人体排泄范围的多余尿酸会滞留体内，随着血液循环而附着在小关节部位及肾脏上，进而形成尿酸沉淀。这些尿酸沉淀会在一定诱因下造成关节疼痛，也就是痛风。

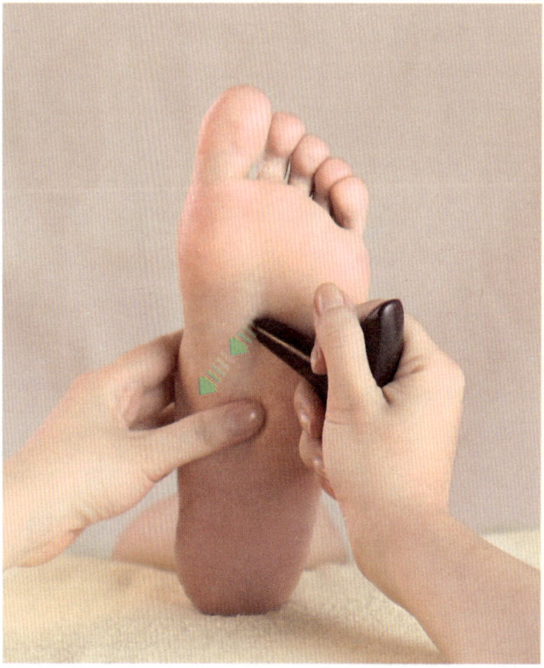

反射区列表

症状反射区：全足都要调理，以促进血液循环，病灶区要着重调理。

关联反射区：肾、输尿管、膀胱、尿道、膝关节。

1 刮按全足反射区（按摩方法详见 P38 ～ P57）后，先刮按肾反射区，可促进新陈代谢的尾产物及时排出体外。

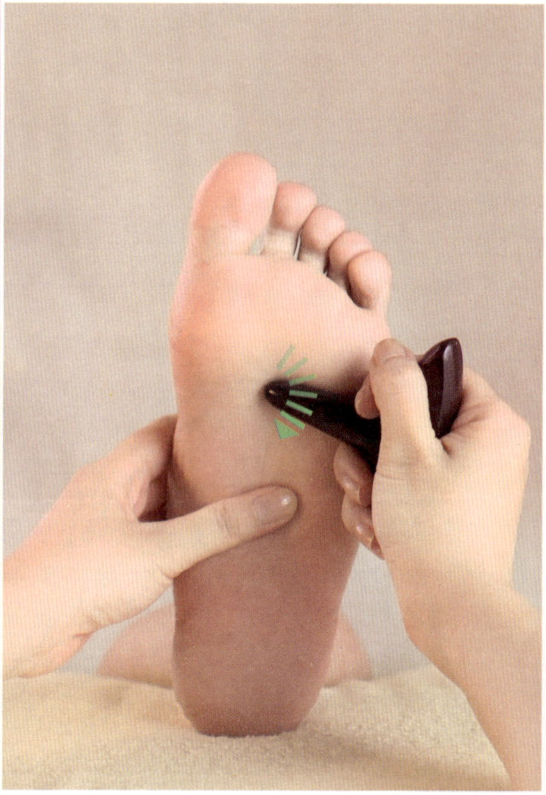

2 从上至下刮按输尿管反射区。经常刮按此处，可通畅输尿管道，促进排泄。刮按时在反射区近 1/2 处发现一皮下硬物属正常现象。

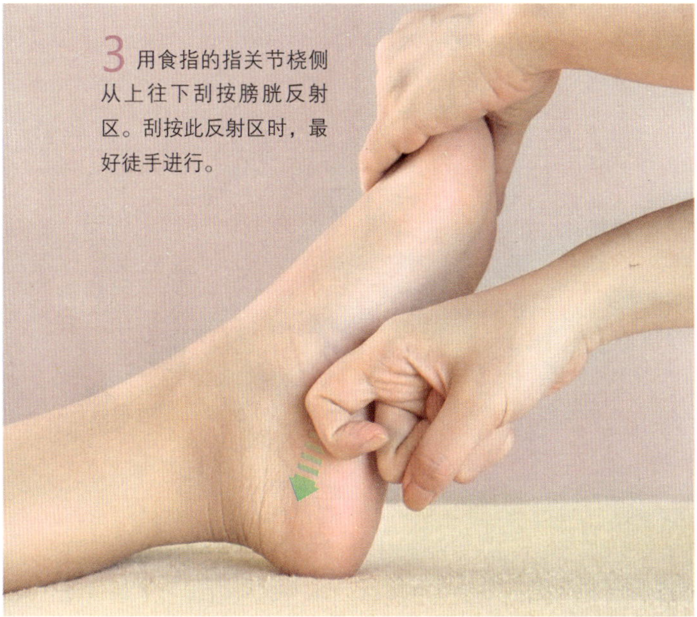

3 用食指的指关节桡侧从上往下刮按膀胱反射区。刮按此反射区时，最好徒手进行。

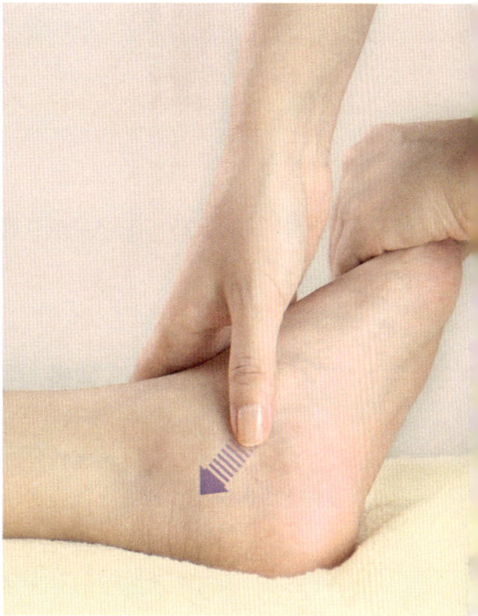

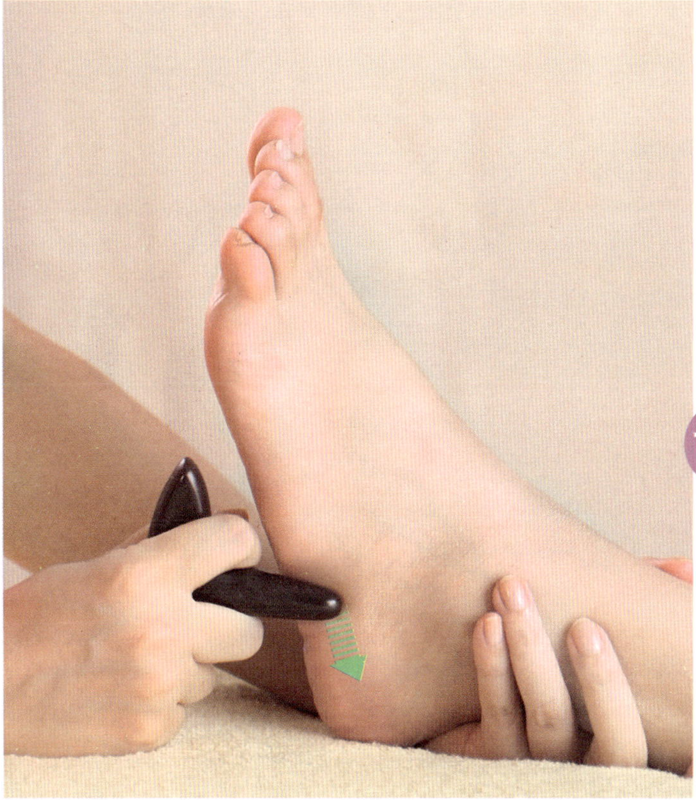

4 拇指在尿道反射区自下向斜后方推按。有膀胱综合征和前列腺炎症者，按摩此反射区会有较强的疼痛感，按摩应缓缓进行。

5 膝关节反射区位于跟骨前缘，按摩时，从前往后全面刮按即可，可全面强化膝关节。

TIPS

1. 用车前草泡水，代茶饮，浓度可根据个人情况酌量；或者用50克车前草，先浸泡20～30分钟，煮开放温后泡足，一服药可用3～5天。

2. 如果痛风较重，可将车前子碾碎成末后与适量米醋混合，调匀敷于脚心处。

DISEASE 35

腿痛

长期不运动、运动过激、风湿侵袭都会造成腿痛。

反射区列表
症状反射区：膝关节、上下肢反射区（右足底升结肠与左足底降结肠反射区外约 1 厘米处由上至下依次是上肢反射区、下肢反射区）。
关联反射区：肾、肝、胆、脾、外侧坐骨神经。

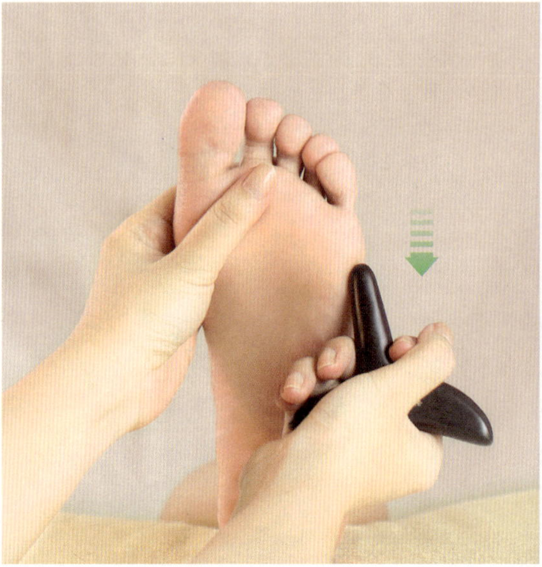

2 在双足底从上往下，分别刮压距离升（降）结肠反射区外约 1 厘米处的上下肢反射区。

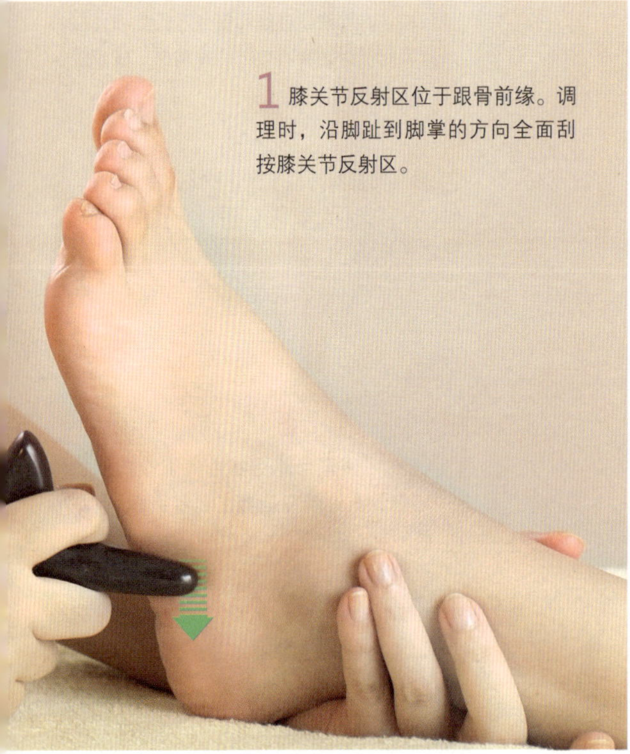

1 膝关节反射区位于跟骨前缘。调理时，沿脚趾到脚掌的方向全面刮按膝关节反射区。

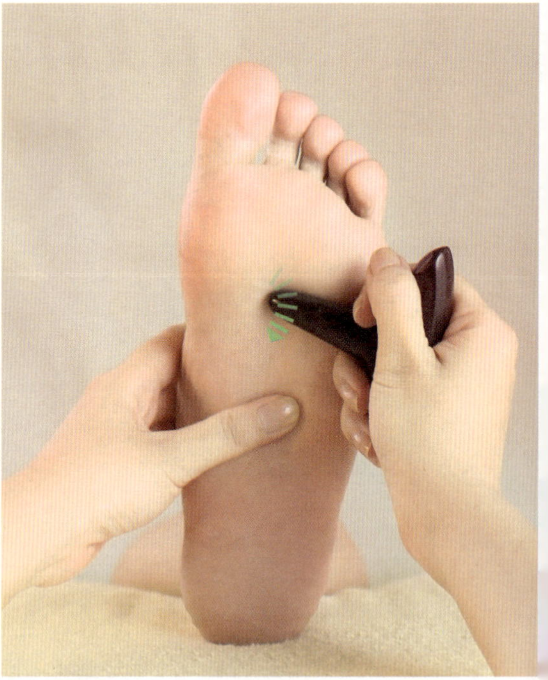

3 从上至下呈半圆形刮按肾反射区。经常刺激肾反射区可以增强肾功能，预防肾脏疾病，强化骨骼。

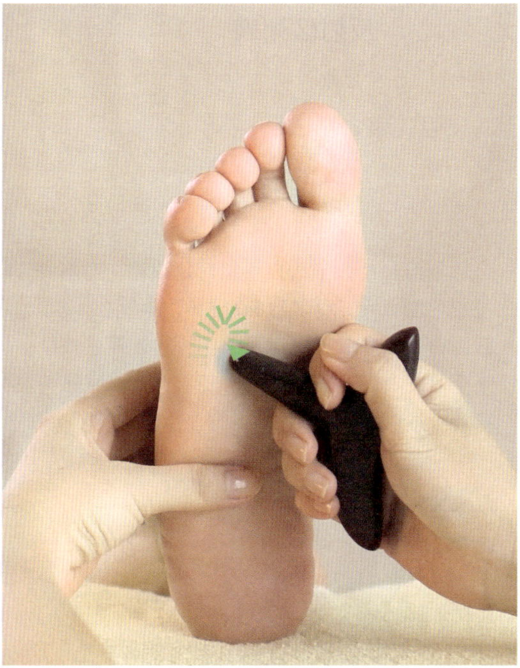

4 胆反射区邻近肝反射区。按摩时先自下至上刮按肝反射区（右足底），刮按至胆反射区（右足底）时，做点按刺激。

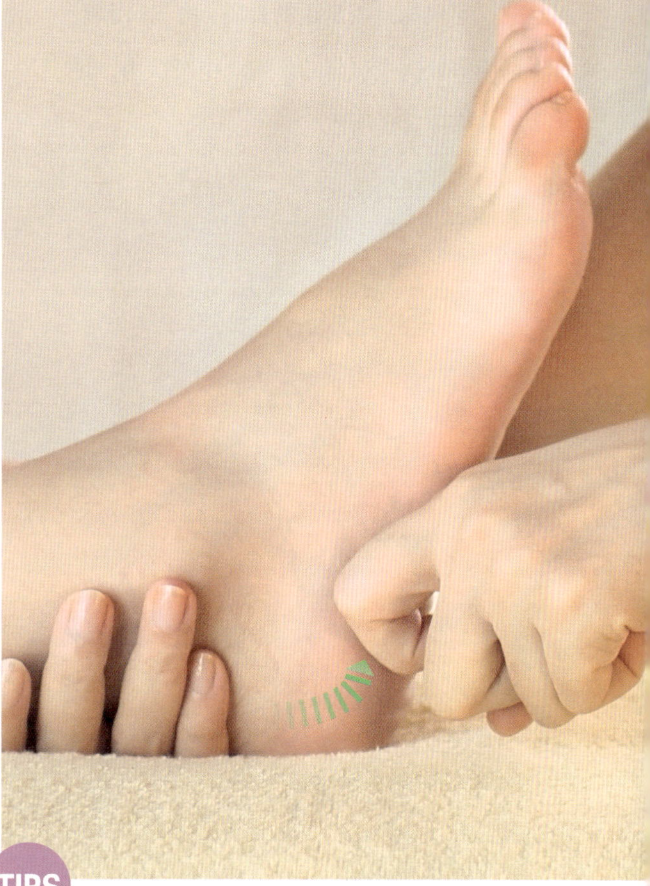

6 按摩外侧坐骨神经反射区，可调理坐骨神经痛、尾骨损伤后遗症。调理时，用食指指关节沿足跟至足趾方向刮按整个反射区。

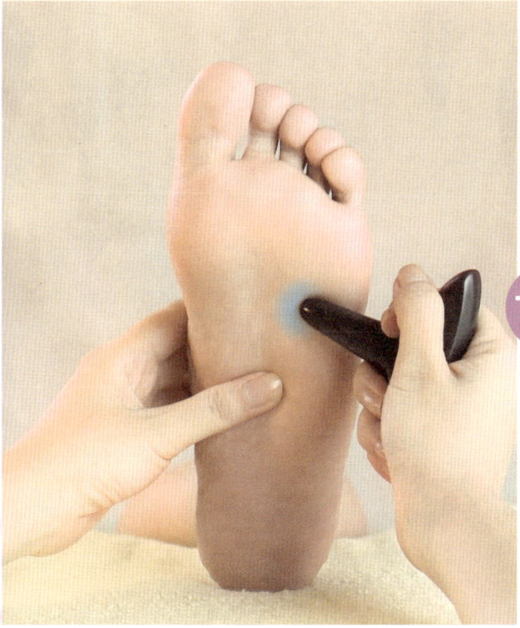

TIPS

1. 加强运动，但要适当，不能过激。

2. 下楼梯对关节有伤害。关节不好的人，应尽量少走楼梯。

5 点按脾反射区。经常按摩脾反射区，对肌无力调理效果明显。

DISEASE 36

足跟痛

足跟痛是因足跟的骨质、关节、滑囊、筋膜等处病变引起的疾病。中医认为，足跟痛多因肾虚所致。

反射区列表	
症状反射区：	全足跟。
关联反射区：	肾、肾上腺。

TIPS

用温热的醋泡脚，可缓解足跟痛。泡脚时每次用醋 5 斤，每次约 20 分钟，早晚各 1 次。若刚得足跟痛，连续泡两天即可；若痛感持续半个月左右，则需连续泡十几次；若痛感已持续 3 个月以上，则需连续泡脚 1 个月。

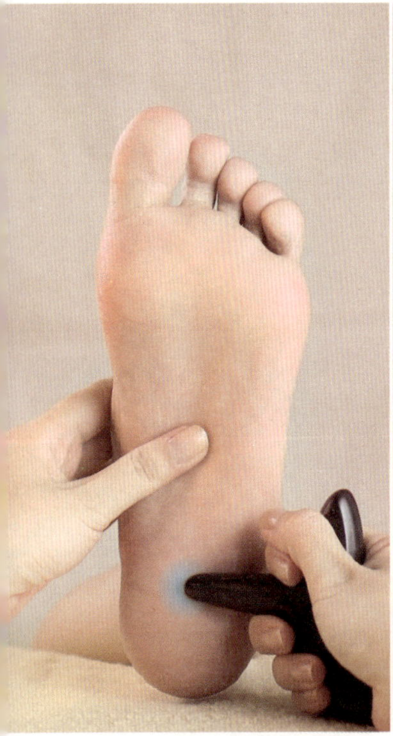

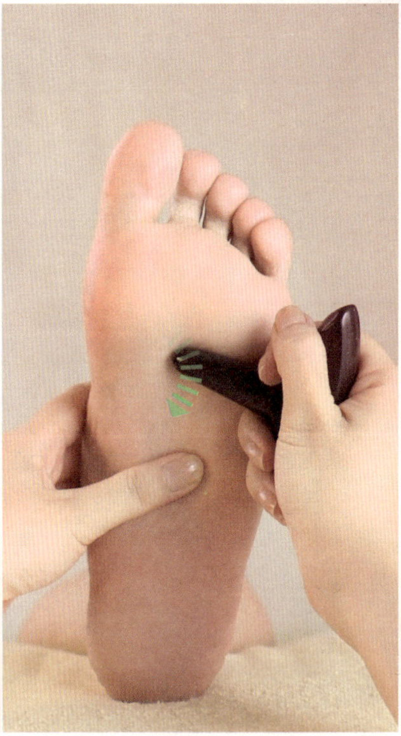

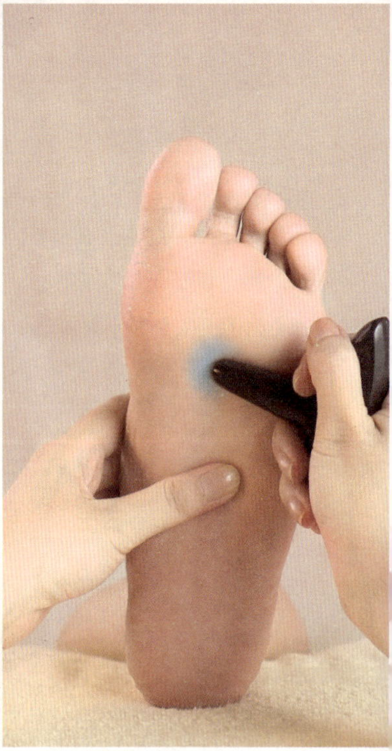

1 在足跟找到最痛点，先在痛点周围上、下、左、右四个点分别按揉，把病灶周围的环境给理顺，达到一个五行的平衡，最后在中间最痛的点重力按压。

2 从上往下呈半圆形刮按位于脚掌“人”字形交叉下凹陷处的肾反射区。

3 点按肾上腺反射区。一般可用于消炎、止痛。

DISEASE 37

脚气（足癣）、汗脚

脚气，是由真菌感染所引起的一种常见皮肤病，大多因脾湿造成。患者脚部浸渍发白或起小水疱、瘙痒、易发生皲裂，反复发作。感染脚气者易并发灰指甲或鹅掌风。脚很容易出汗则为汗脚。

反射区列表
症状反射区：脾。
关联反射区：肺、肾。

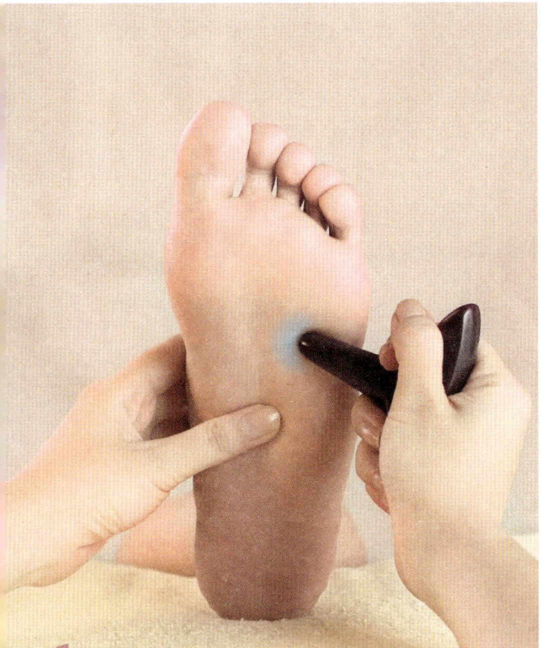

1 点按位于左足底心脏反射区下 1 厘米处的脾反射区，可健脾除湿。

TIPS

1. 汗脚泡脚方：白萝卜500克，洗净、切片，水煎取汁，进行足浴，每日2～3次，每次10～30分钟。

2. 足癣泡脚方：鲜韭菜300～500克，洗净、切成段状，水煎取汁后兑入热水中，进行足浴，每日2～3次，每次10～30分钟。

3. 可用小火罐拔脚心，利于引湿下行。

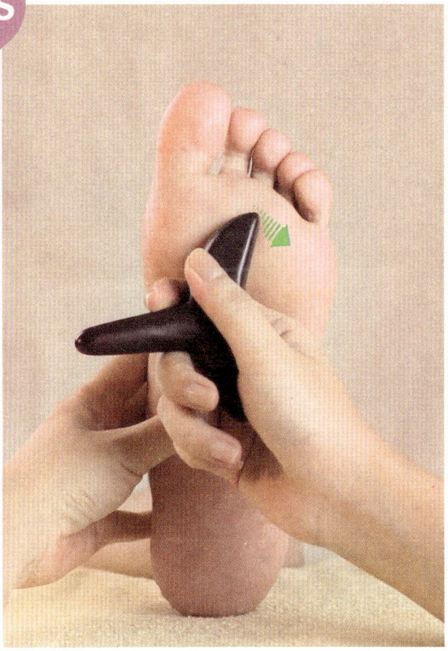

2 在足底前端肺反射区做全面刮按。

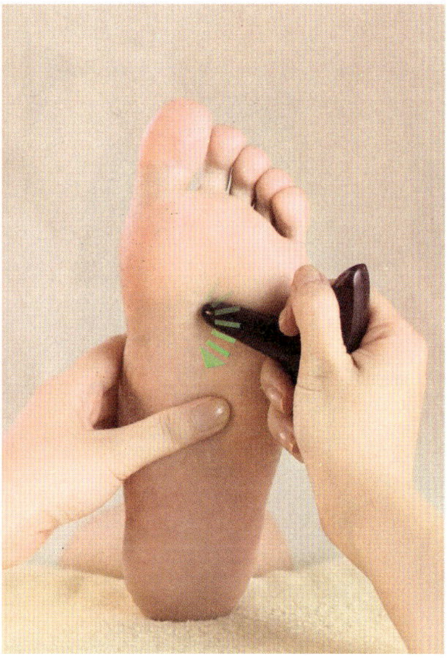

3 沿脚趾到脚掌的方向呈半圆形刮按肾反射区。按摩此区，也可调理因肾脏功能不全所引起的相关疾病。

DISEASE 38

手脚冰凉

手脚冰凉患者多肝肾阳虚，该症多由气虚、血虚造成的血液循环不畅所致。

反射区列表
症状反射区：肝、肾。
关联反射区：肺、胆、心脏。

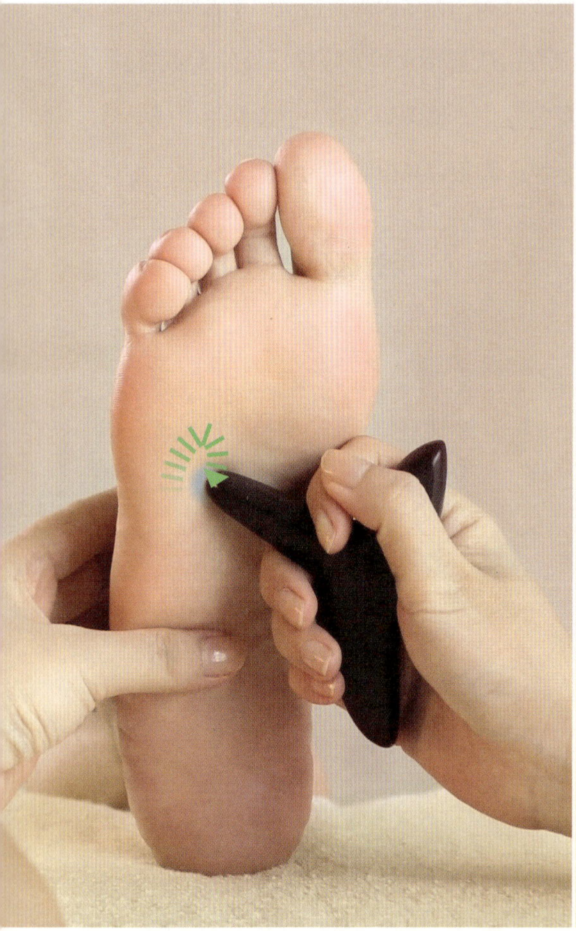

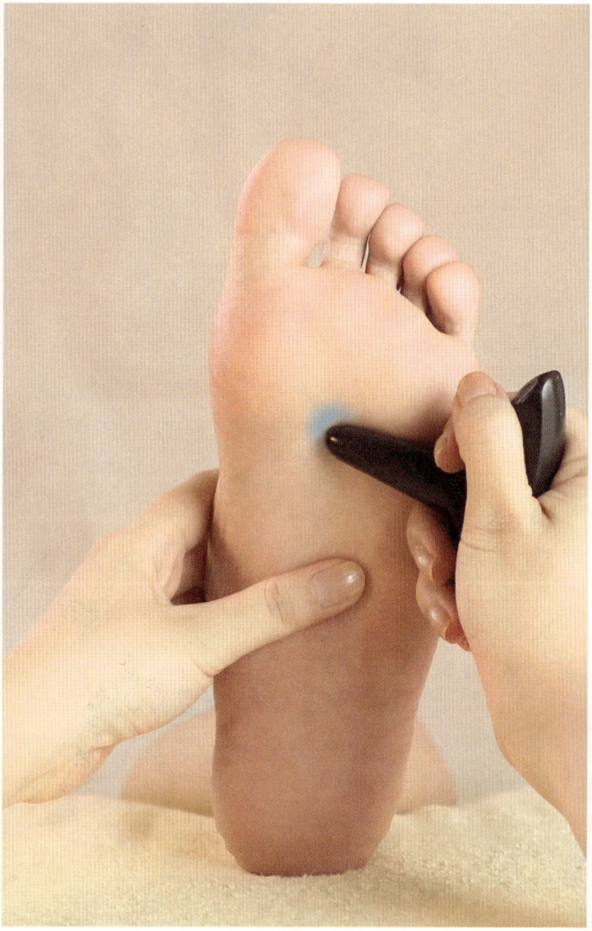

1 肝反射区位于右脚掌第四、五跖骨之间，胆反射区在右脚掌第三、四跖骨之间。按摩时，自下至上刮按肝反射区，刮按至胆反射区时，做点按刺激。

2 肾上腺反射区位于第二、三跖骨之间，偏第二跖骨的位置。调理时，点按该反射区即可。

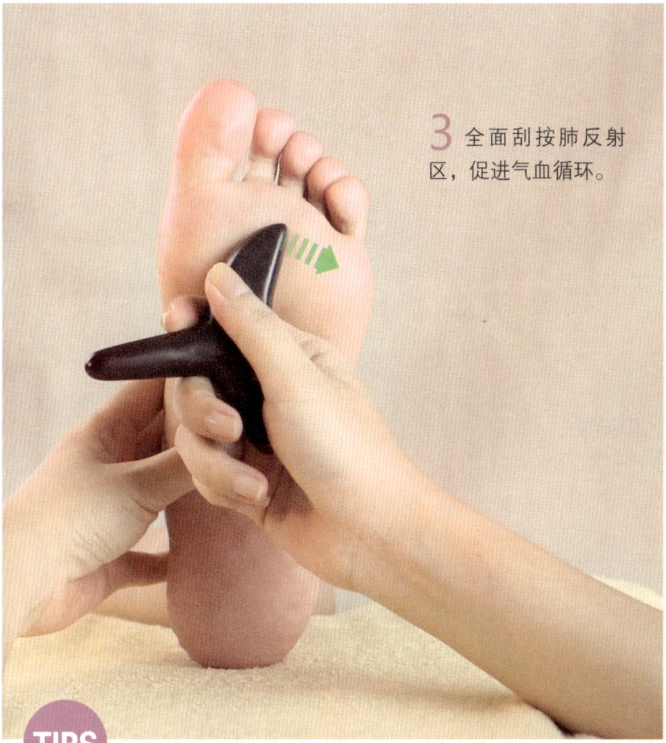

3 全面刮按肺反射区，促进气血循环。

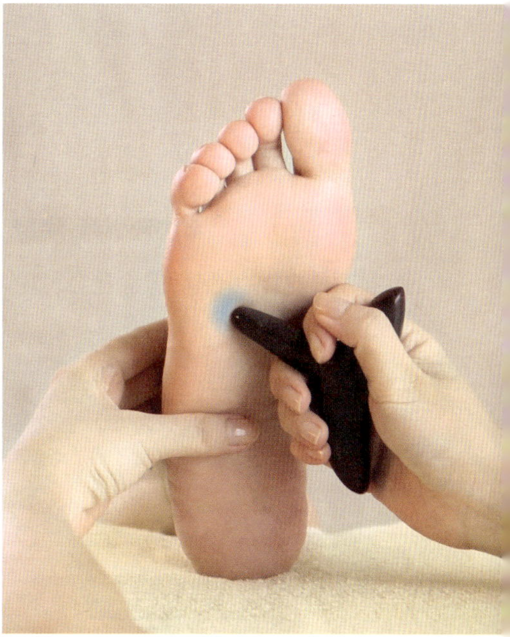

4 点按胆反射区（右足底）。

TIPS

点按特定升温穴（见下图）：

双眼瞳孔中央的垂直直线与锁骨连线的两个交会点即为特定升温穴。按摩时用力点按，力度大小以患者能忍受为宜。

按摩少顷，患者会感到前臂、手心、手指、臀部、大腿、小腿、足部逐次发热。按摩 2 ~ 5 次会有明显效果。

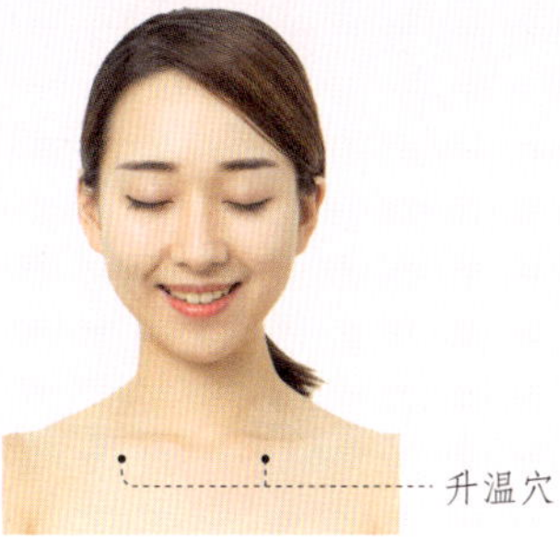

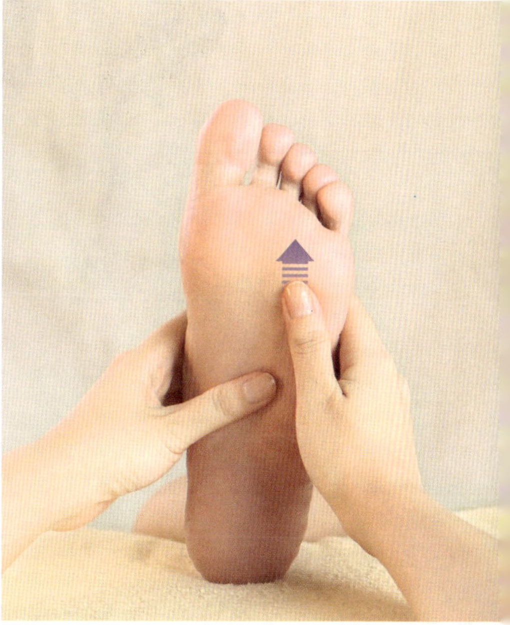

5 由下至上推按心脏反射区（左足底）时，力度应由轻到重，逐渐加强，视心脏健康状况适可而止。

DISEASE 39

手脚颤抖

多由小脑共济失调引起，患者手脚颤抖不能自控。中风后遗症也会表现为此症。

反射区列表
症状反射区：小脑脑干。
关联反射区：脑垂体、前额、大脑。

1 按照同一方向刮压或点按大脚趾趾腹外侧的小脑脑干反射区。刺激这一反射区有助于预防老年痴呆，还可增强脑部供血。

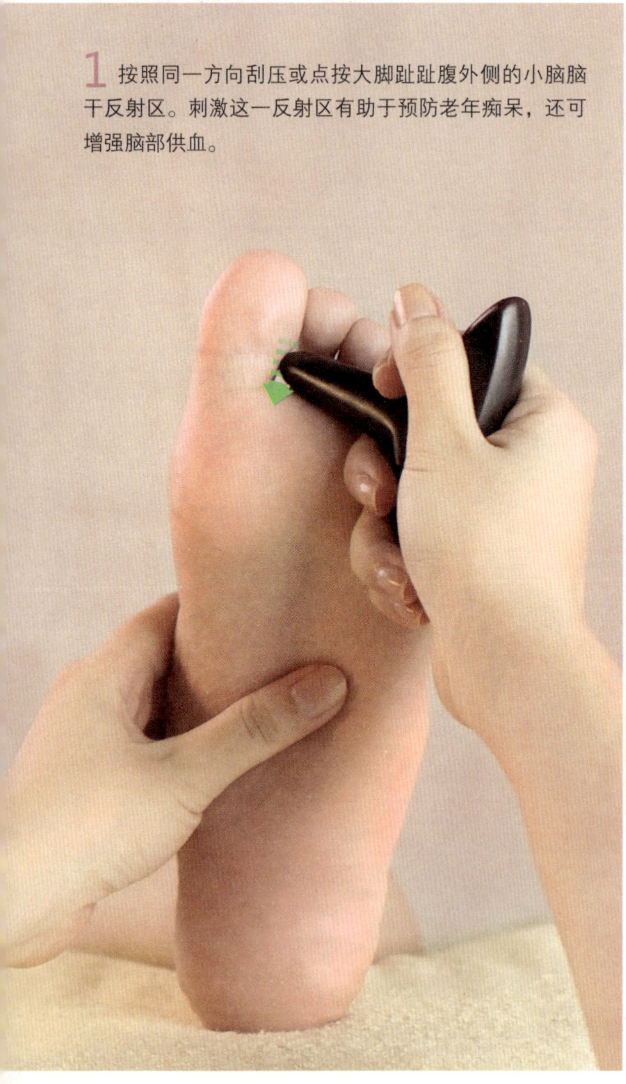

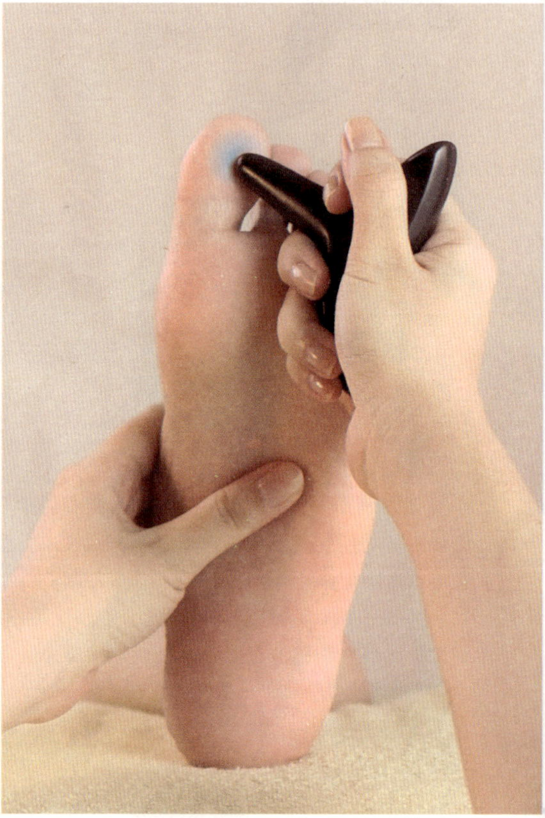

2 点按大脚趾趾腹中央的脑垂体反射区，改善人体九大系统机能。

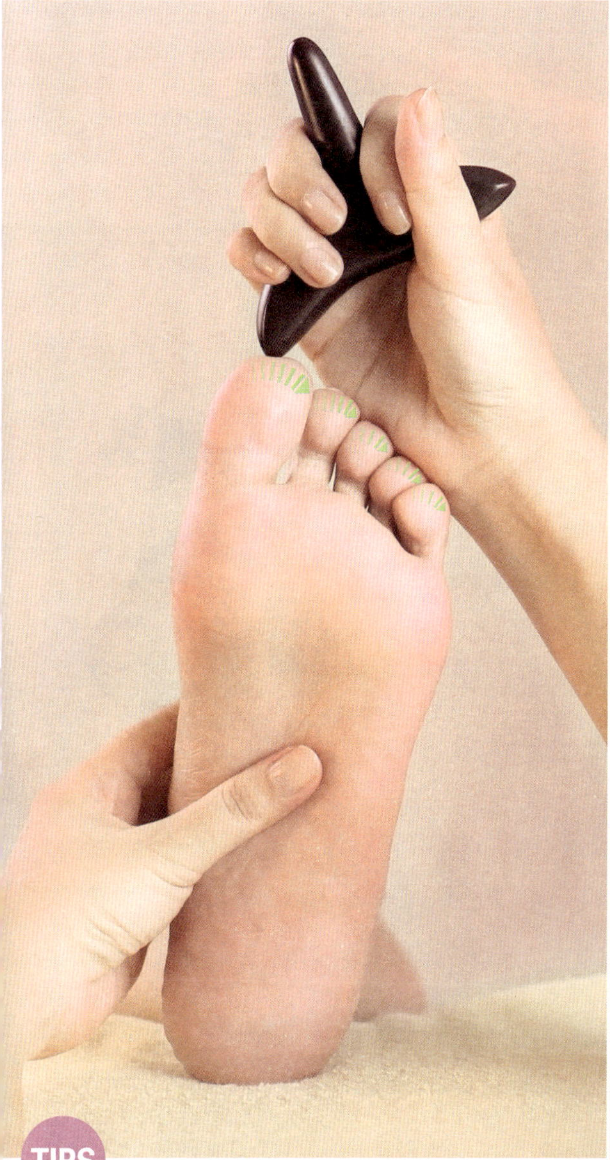

3 按照同一方向横着刮按大脚趾前端的前额反射区，再依次刮按其他四趾前端的前额反射区。

4 大脑反射区位于大脚趾趾腹，沿足趾到足心方向刮按。

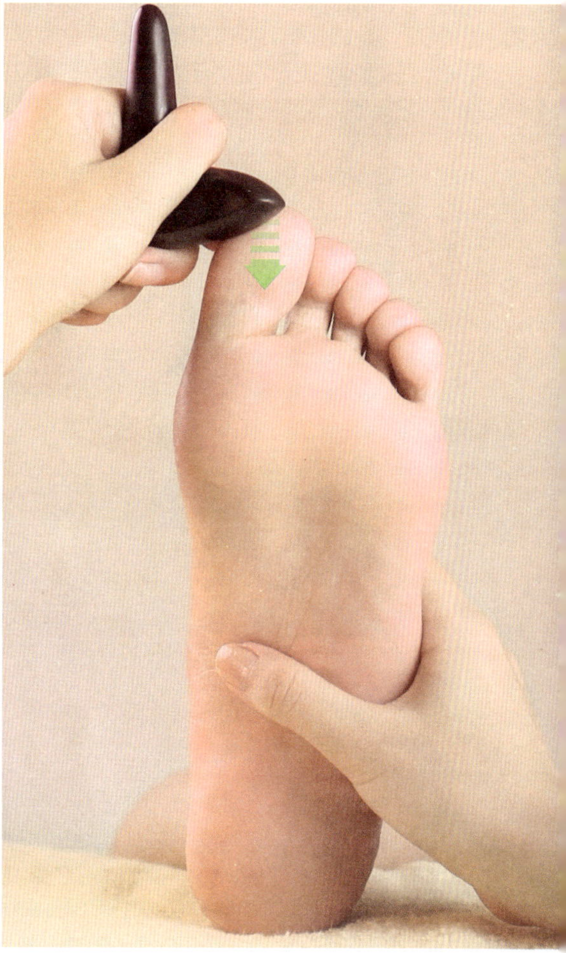

TIPS

1. 配合刮按左右足底外侧的上肢反射区（按摩方法参见 P114），能快速缓解虚脱症状。

2. 通过老年痴呆线能够及早发现小脑萎缩的迹象（按摩方法参见 P43）。

DISEASE 40

手麻

经络不通、血液循环不畅、颈肩病，都可引起上肢麻木。

反射区列表
症状反射区：颈项、颈椎、斜方肌。
关联反射区：脑垂体、肾、肝、脾、脊柱。

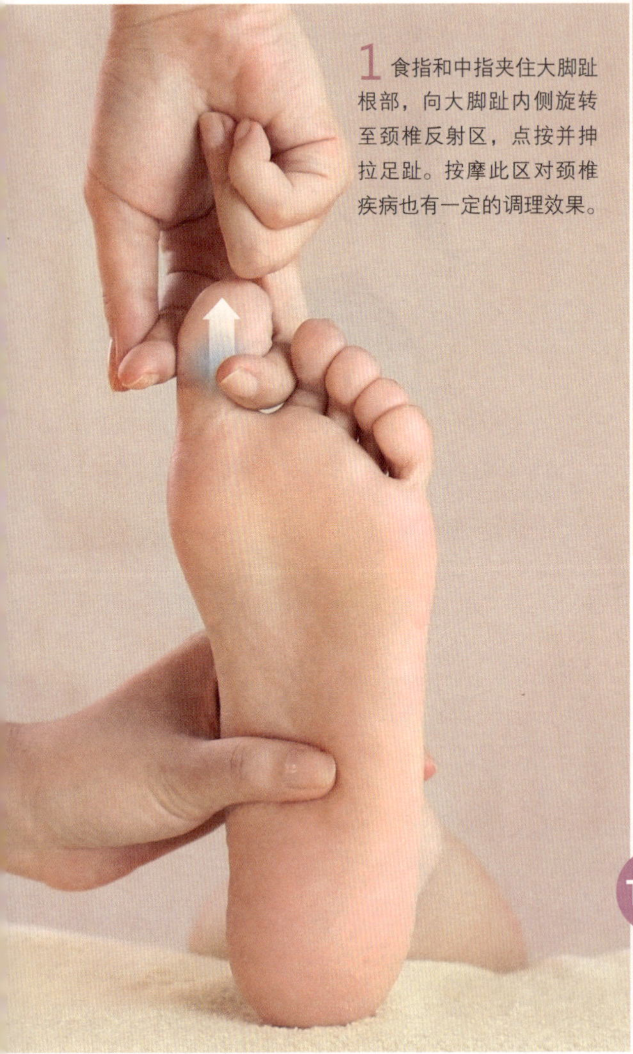

1 食指和中指夹住大脚趾根部，向大脚趾内侧旋转至颈椎反射区，点按并抻拉足趾。按摩此区对颈椎疾病也有一定的调理效果。

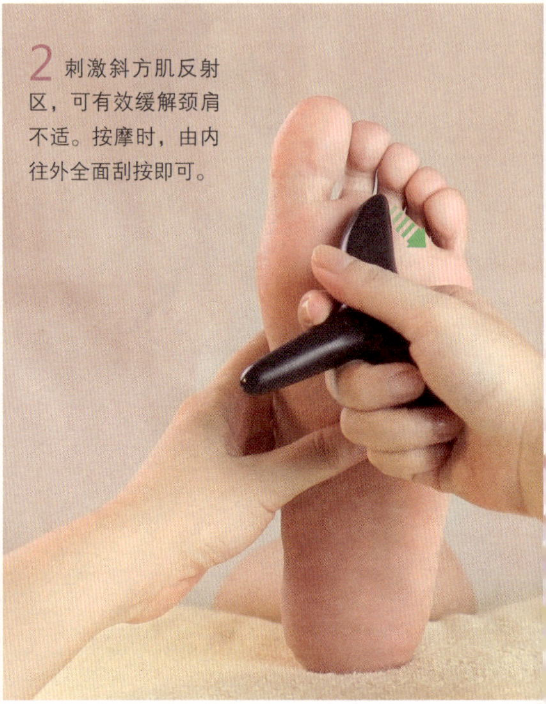

2 刺激斜方肌反射区，可有效缓解颈肩不适。按摩时，由内往外全面刮按即可。

除按摩颈项、颈椎、斜方肌等症状反射区外，还可辅助按摩脑垂体、肾、肝、脾、脊柱等关联反射区（按摩方法参见书中相关页），对预防和调理头晕、手麻有一定的辅助功效。

按摩方法

脑垂体（P42）、肾（P40）、肝（P56）、脾（P48）、脊柱（P50）。

TIPS

可用透骨草、伸筋草、红花各 3 克，花椒 15 粒一起煮水泡脚，每日 2 ~ 3 次。

DISEASE 41

脱发、脂溢性脱发

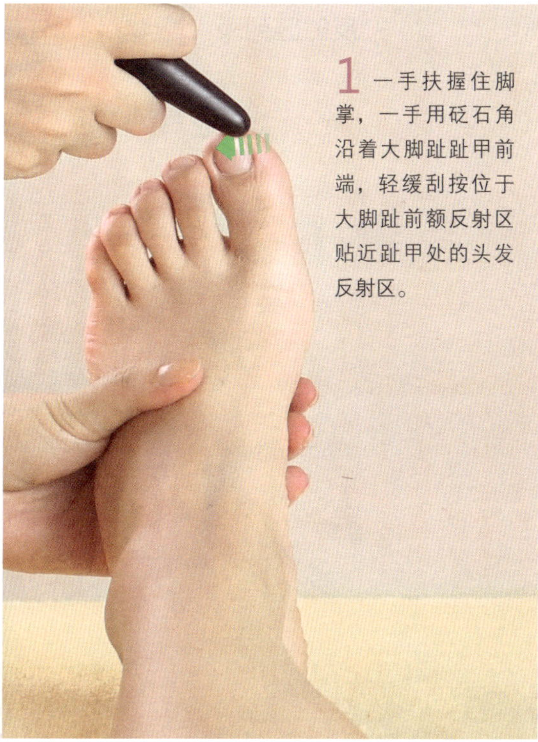

1 一手扶握住脚掌，一手用砭石角沿着大脚趾趾甲前端，轻缓刮按位于大脚趾前额反射区贴近趾甲处的头发反射区。

正常人平均每天脱发约50根，属于正常新陈代谢。若每天脱发数量超过50根，即为病理性脱发。脂溢性脱发，是在皮脂溢出过多的基础上导致的一种脱发，常伴有头屑增多、头皮油腻、痛痒明显。

反射区列表
症状反射区：头发。
关联反射区：肾、肝。

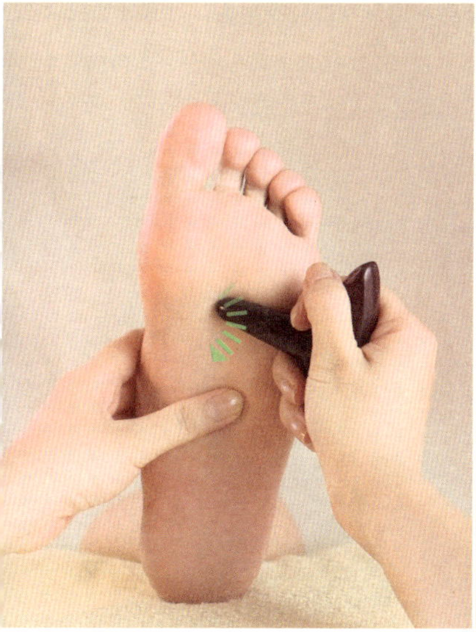

2 肾反射区位于足底第三跖骨中下部，并可延伸到第二、三跖骨中缝处，呈半圆形。按摩时，从上往下刮按即可。

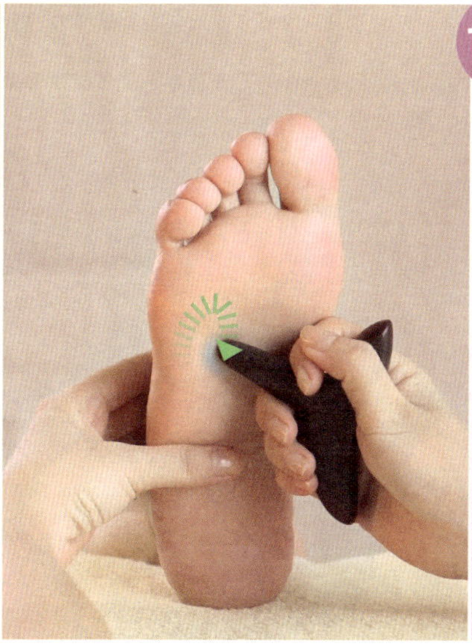

3 肝、胆反射区通常需要一起调理。操作时先自下至上刮按肝反射区（右足底），刮按至胆反射区（右足底）时，做点按刺激。

TIPS

1. 用鲜姜汁反复擦拭发根，可有效抑制脱发。

2. 每天坚持梳理头发。使用塑料梳梳理头发时会产生对头发造成伤害的静电，所以梳头发时不宜使用塑料梳，可用砭石梳、牛角梳、木梳等。

DISEASE 42

自汗、盗汗

多由肝肾阴虚引起。自汗，多指因气虚阳虚等引起的自然出汗；盗汗，多指患者入睡后汗液易出，醒后汗即止，擦拭汗液后，再次入睡即不出汗。更年期更易出现此症。

反射区列表
症状反射区：肝、肾。
关联反射区：心脏、肺、小肠、大肠。

1 一手扶住脚趾部分以稳定足部，一手由下至上刮按肝反射区（右足底）。刮按至胆反射区（右足底）时，做点按刺激。经常刺激肝、胆反射区，可促进人体新陈代谢。

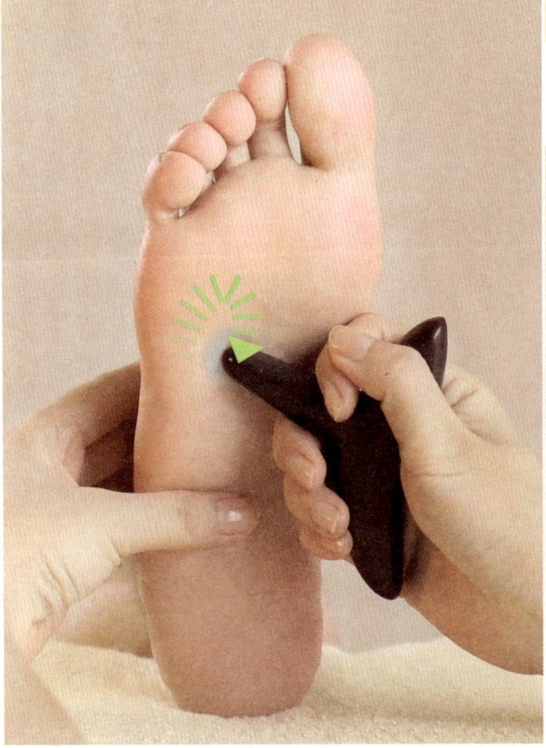

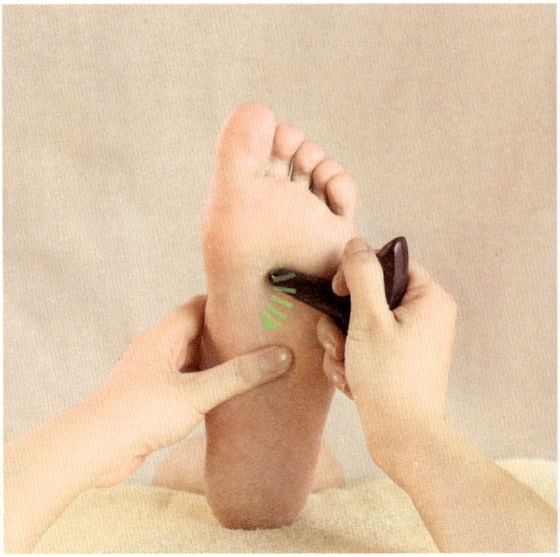

2 从上往下呈半圆形刮按肾反射区，可有效增强肾功能。

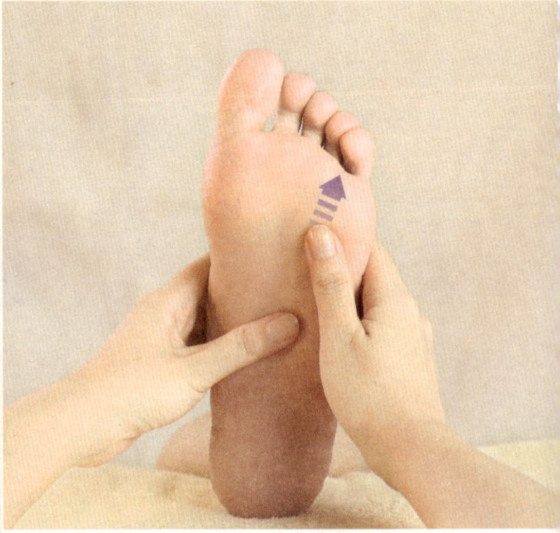

3 由下至上推按左足底的心脏反射区。推按时，力度应由轻到重，逐渐加强。

4 由内往外全面刮按肺反射区。如果肺部有不适，可以刮出沙砾感。经常对肺反射区进行刺激，可有效预防咳嗽、气喘、肺炎等。

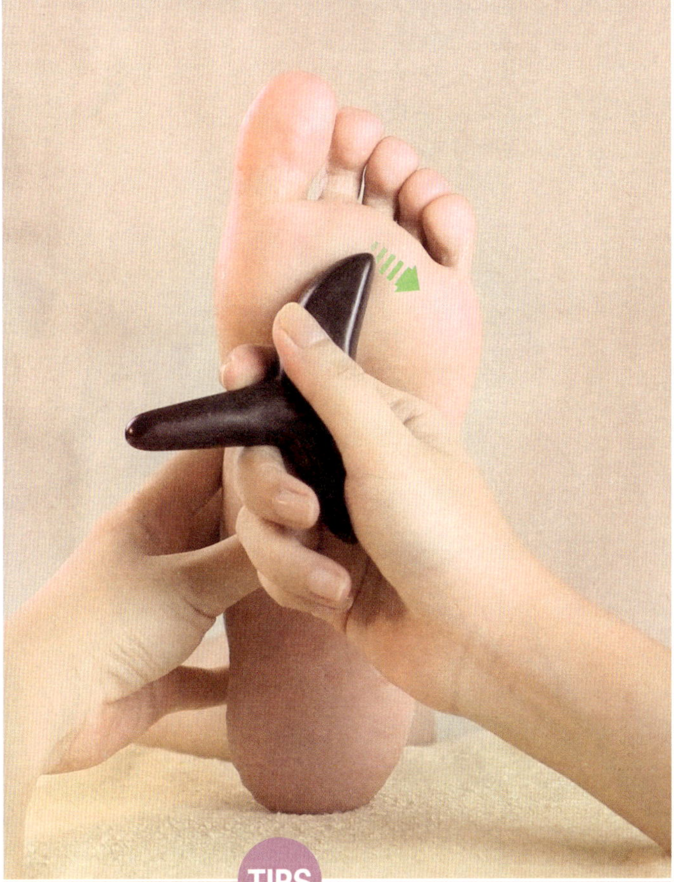

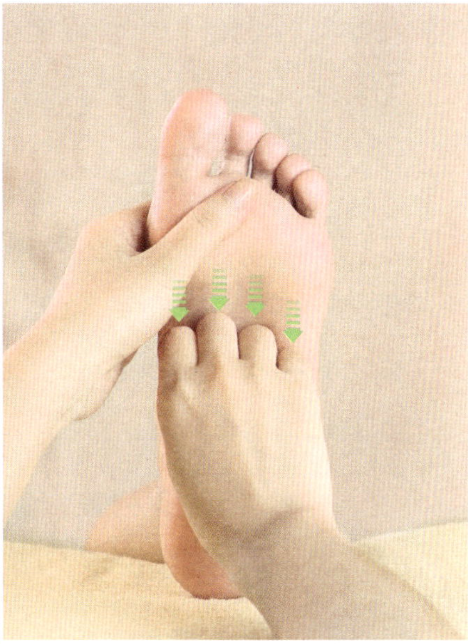

5 用四指指关节从上而下刮压小肠反射区，可起到比用工具刮压更到位的按摩效果。但在刮压中要注意力度使用的均匀。

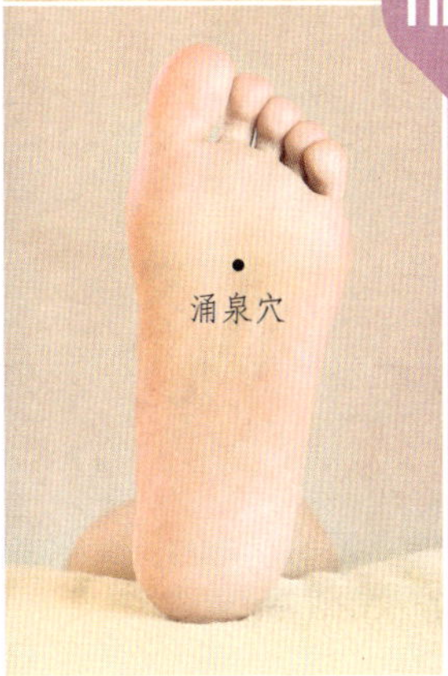

TIPS

1. 取郁金香 10 克，开水浸泡，用棉棒蘸液体涂擦两乳头各 15 分钟。

2. 将酸枣仁、五倍子各取 20 克研末后，睡前敷于足心涌泉穴（见左图），第二天除去，3~7 天可愈。

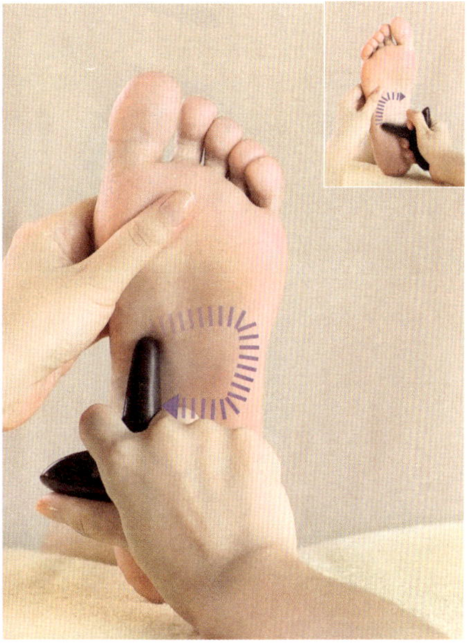

6 按照顺时针方向，依次推按左、右脚的大肠反射区。整个过程，连贯顺承，一气呵成。

DISEASE 43

失眠

患者无法入睡或无法保持睡眠状态，伴有睡眠不足、头晕目眩、心慌气短、体倦乏力等症状，是临床常见病症之一，多由肝肾阴虚引起。

反射区列表
症状反射区：失眠点、失眠腺（小趾根部）。
关联反射区：前额、脑垂体、小脑脑干、心脏、前额。

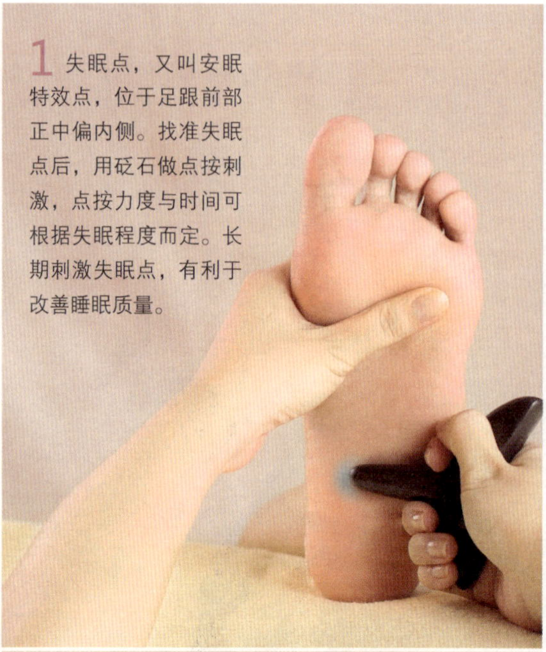

1 失眠点，又叫安眠特效点，位于足跟前部正中偏内侧。找准失眠点后，用砭石做点按刺激，点按力度与时间可根据失眠程度而定。长期刺激失眠点，有利于改善睡眠质量。

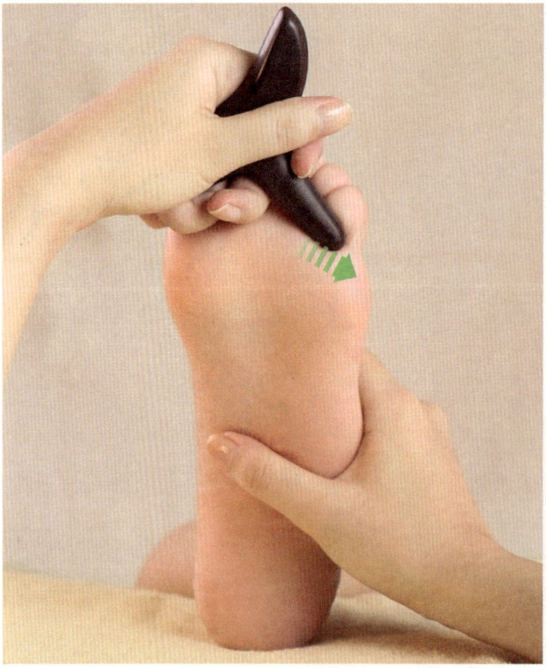

2 失眠腺是脚上的另外一个安眠特效点，它位于小脚趾根部的横纹处。按摩时，用砭石顶住脚趾根部的一端，按图示方向刮按。

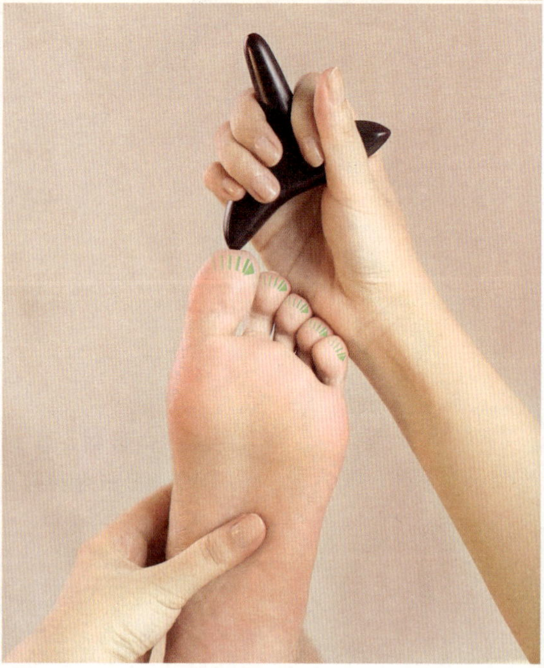

3 由左至右或由右至左依照同一方向横向刮按大脚趾前端的前额反射区，再依次刮按其他四趾前端的前额反射区。

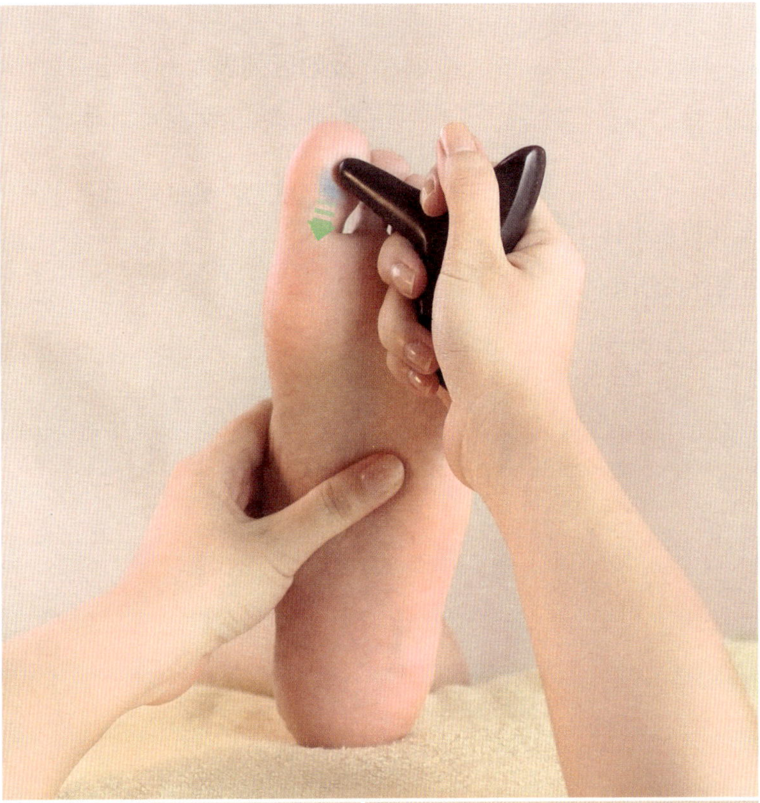

4 脑垂体反射区位于大脚趾趾腹。按摩时，先点按此反射区，然后从上往下刮按大脑反射区。

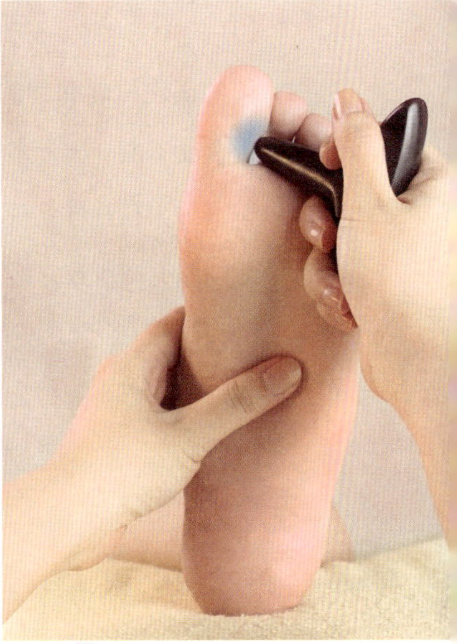

5 按同一方向刮压或点按大脚趾趾腹外侧的小脑脑干反射区，可增强脑部供血。

TIPS

1. 取吴茱萸 50 克，凉水浸泡 20 ~ 30 分钟，煮开后放温泡脚，每次泡 20 ~ 30 分钟，每剂可用 3 ~ 5 天。泡脚时，水温控制在 45℃以下，以免因水温过高，加速血液循环而引起失眠。

2. 吴茱萸研末与醋混合，敷脚心。

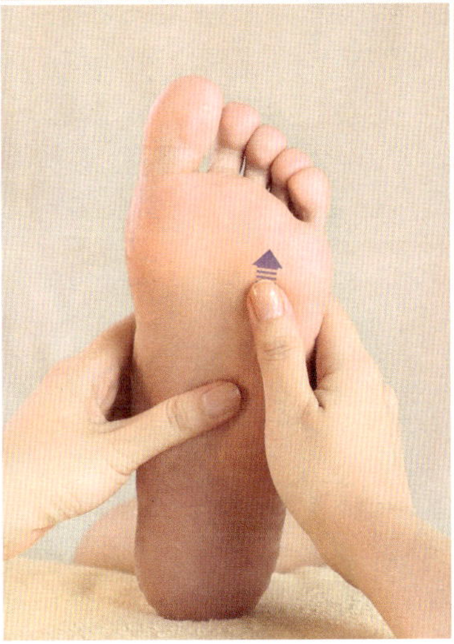

6 血液循环系统重在心脏。按摩时，从下往上推按左足底的心脏反射区。

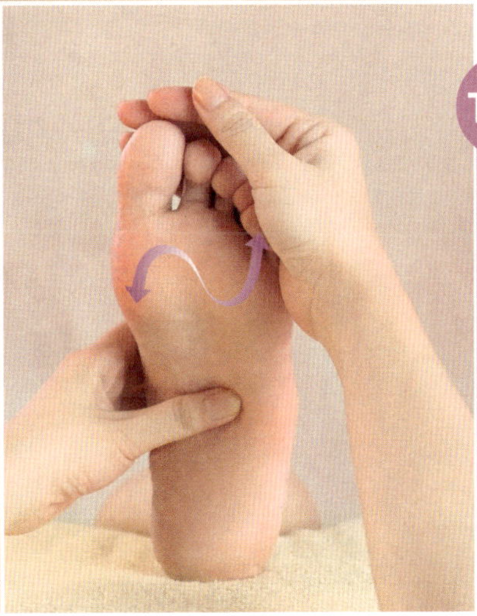

7 将五个脚趾攥在手中团揉，刺激前额反射区。

DISEASE 44

食欲不振、厌食

胃的消化机能和脾的运化机能不佳，易造成食欲不振。厌食多由两种病理因素所致，一种为精神性病理因素，另一种则因消化功能失调所致。

反射区列表
症状反射区：胃、胰、十二指肠、小肠、大肠、肝、胆。
关联反射区：心脏、肺、肾、脑垂体、脾。

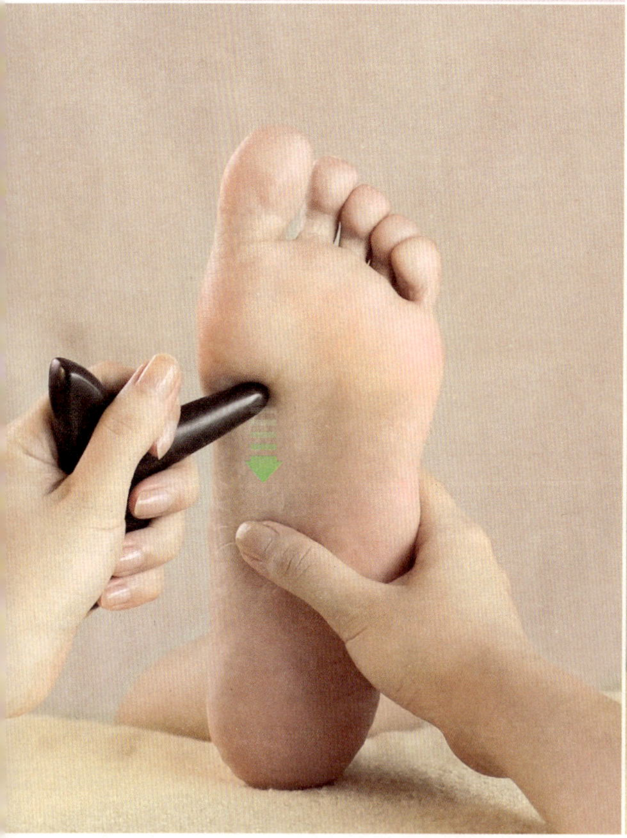

1 胃、胰、十二指肠这三个反射区，往往需要一并调理。按摩时，从上至下依次刮按。

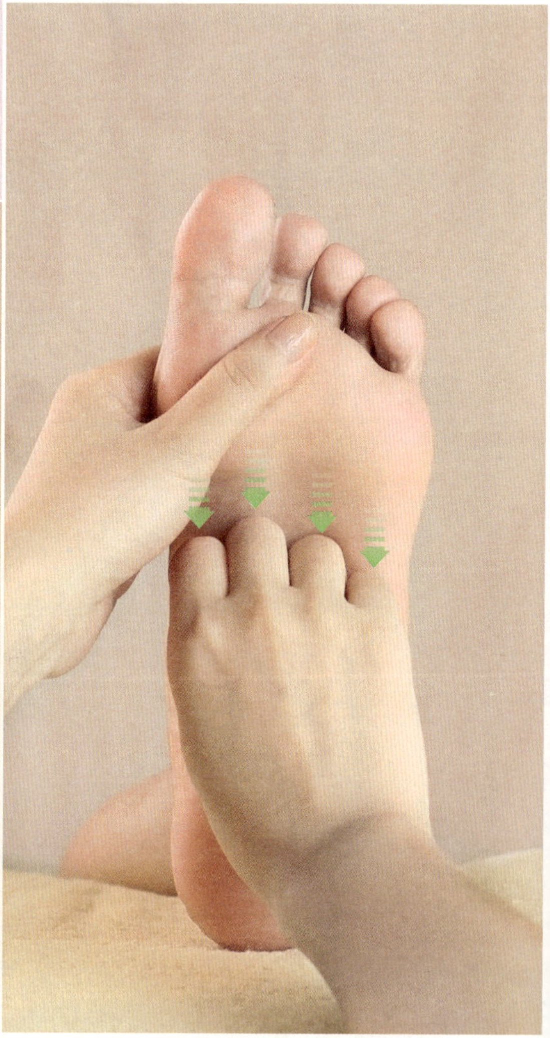

2 四指指关节从上而下刮压小肠反射区，这比用工具刮压更到位。但在刮压中要注意力度使用的均匀。

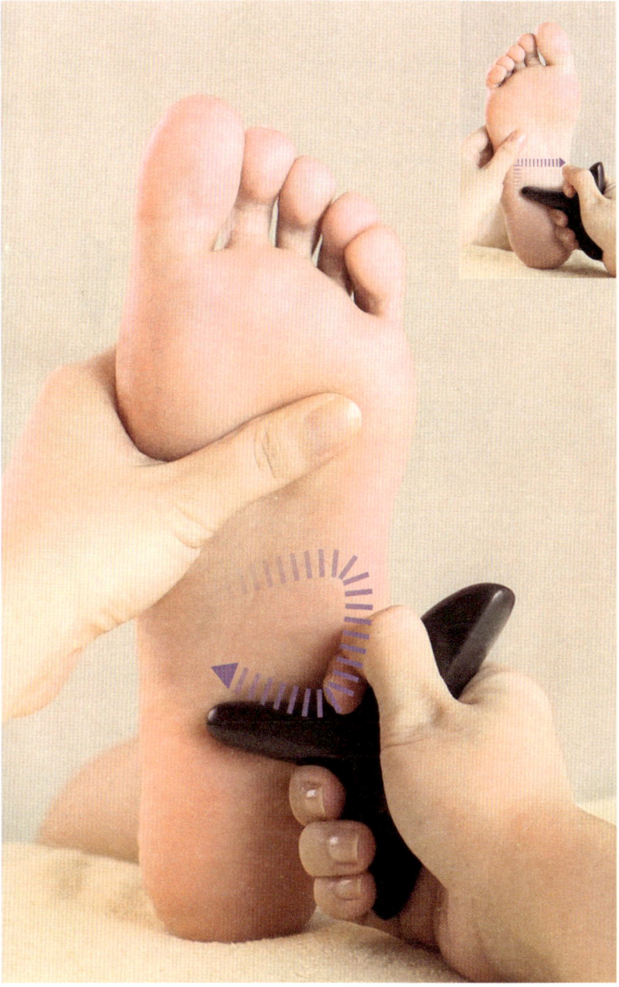

3 大肠反射区包括升结肠、横结肠、降结肠、乙状结肠、直肠、肛门。调理时，左脚依照顺时针方向，依次从内向外推按横结肠反射区，从上至下推按降结肠反射区，从外向内推按乙状结肠与直肠反射区。右脚也依顺时针方向刮按升结肠、横结肠反射区。

4 经常点按肝、胆反射区（右足底），可调理肝胆疾患。肝、胆反射区通常要一起调理。操作时，一手扶住右脚脚掌部分稳定足部，一手拿砭石，先从下至上刮按肝反射区，然后在胆反射区进行点按。

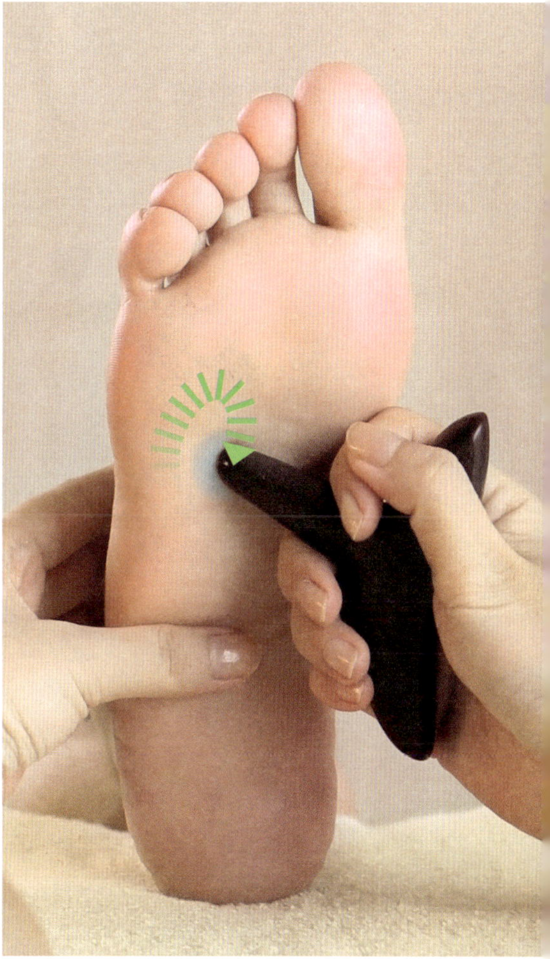

除按摩胃、胰、十二指肠、小肠、大肠、肝、胆等症状反射区外，还可辅助刺激心脏、肺、肾、脑垂体、脾等关联反射区（按摩方法参见书中相关页），增强身体的运化功能。

按摩手法

心脏（P47）、肺（P47）、肾（P40）、脑垂体（P42）、脾（P48）。

TIPS

气虚、气短者，不要服用山楂丸，可适当服用健脾丸，以增进食欲。

DISEASE 45

宿醉

醉酒后，出现疲劳、头痛、口渴、眩晕、胃痛、恶心、呕吐、失眠、嗜睡、手颤、血压升高或降低等症状。

反射区列表
症状反射区：肾上腺。
关联反射区：前额、大脑、小脑脑干、脑垂体、肝。

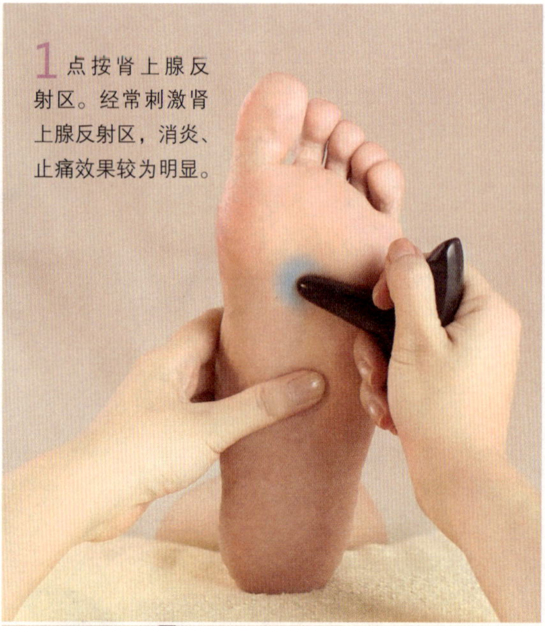

1 点按肾上腺反射区。经常刺激肾上腺反射区，消炎、止痛效果较为明显。

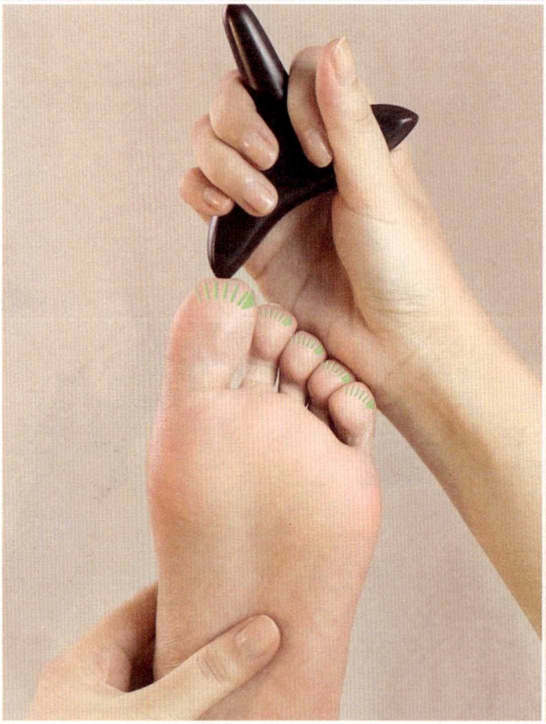

2 按照同一方向横向刮按大脚趾前端的前额反射区；接着，依次刮按其他四趾前端的前额反射区，可舒爽精神。

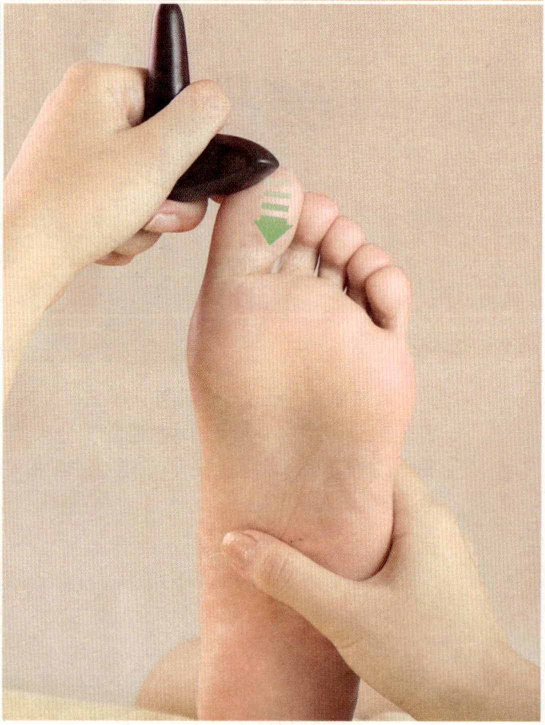

3 沿脚趾至脚心方向刮按大脑反射区，可有效缓解头晕、头痛症状。

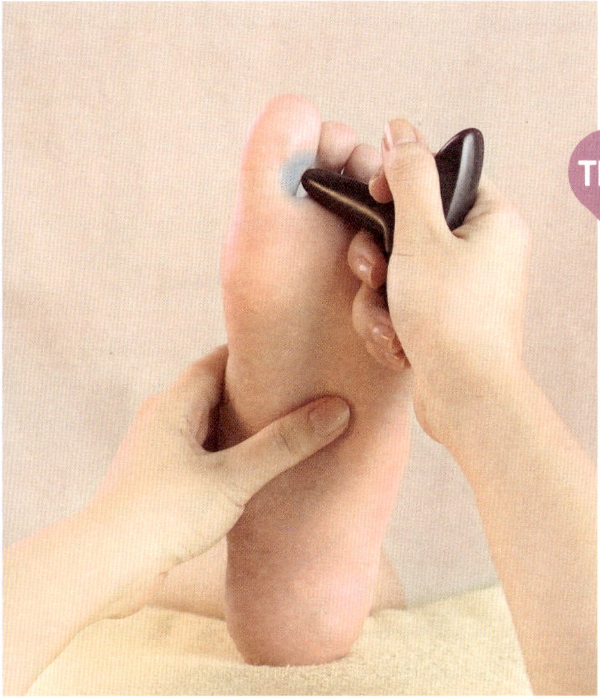

4 按照同一方向刮压或点按大脚趾趾腹外侧的小脑脑干反射区。按摩该反射区时，应注意控制力度。

TIPS

1. 强烈刺激肾上腺反射区，可使血压升高，故高血压患者不可过于强烈刺激这一反射区。

2. 点按肾上腺反射区有催吐的作用，如果为了催吐进行点按，按摩者要注意避开被按摩者的呕吐物。

3. 一般醉酒可用 40 ~ 50 毫升食醋，加入 10 ~ 20 克白糖和少量开水，一次饮服，可迅速解酒。

6 肝反射区位于右脚掌第四、五跖骨之间，胆反射区位于右脚掌第三、四跖骨之间。按摩时，肝、胆反射区需一并调理。先由下至上刮按肝反射区，然后，点按胆反射区。

5 沿着大脚趾趾腹中央点按脑垂体反射区。经常刺激此反射区，可调理内分泌失调。

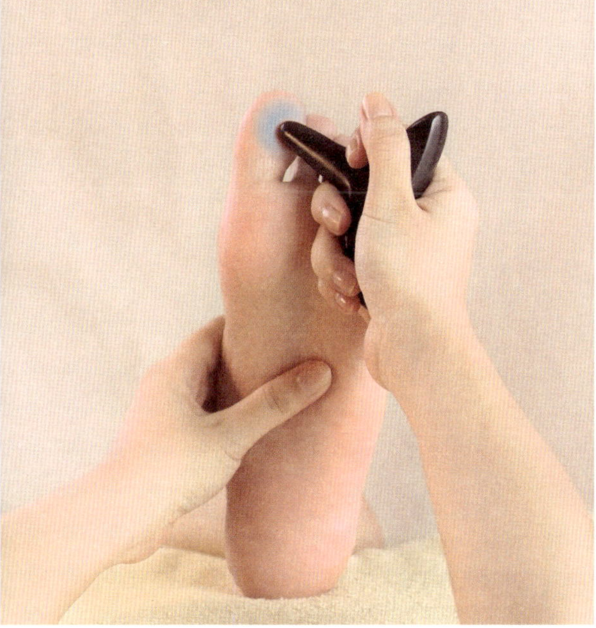

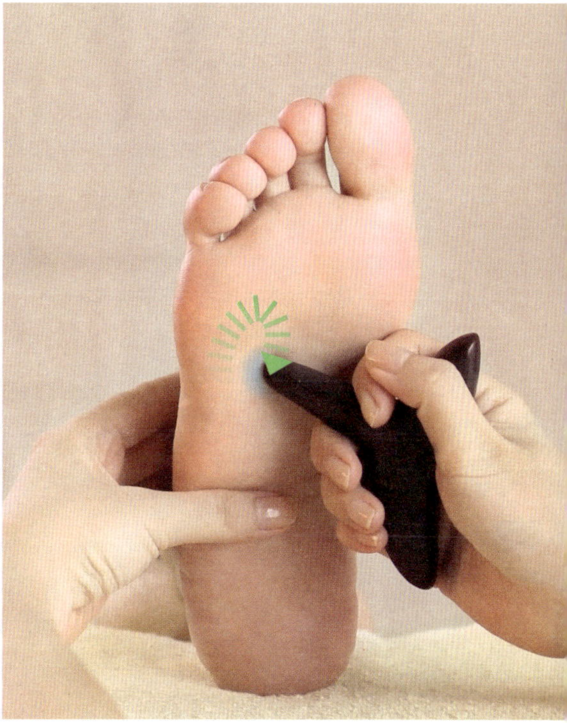

DISEASE 46

中暑

患者多表现出头痛、头晕、恶心、口渴、多汗、四肢无力、脸色苍白、注意力不集中、动作不协调等症状。

反射区列表
症状反射区：大脑、前额、脑垂体、心脏、内耳迷路。
关联反射区：脾、胃。

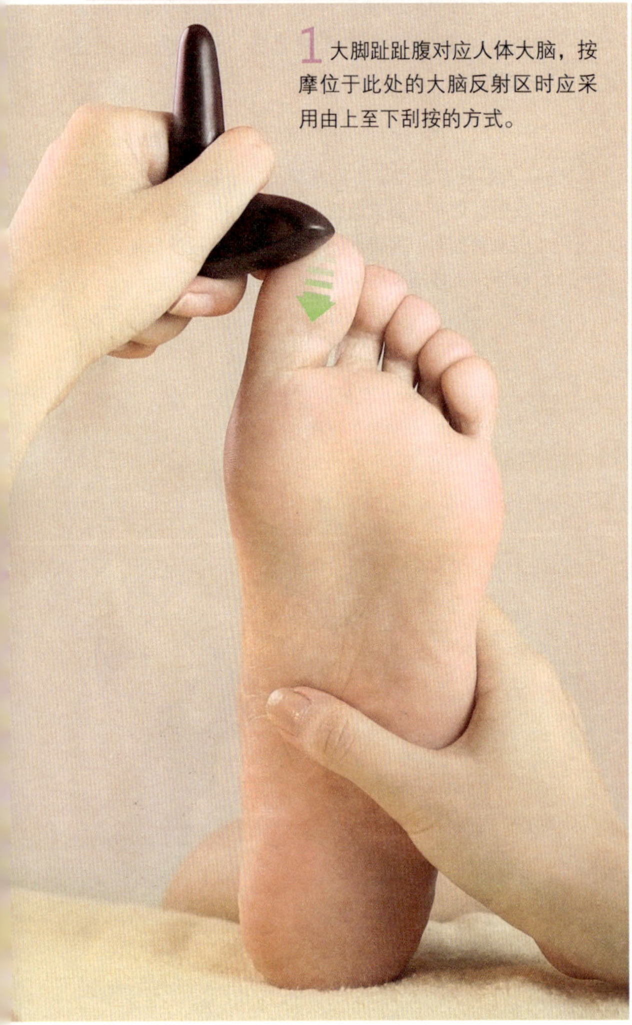

1 大脚趾趾腹对应人体大脑，按摩位于此处的大脑反射区时应采用由上至下刮按的方式。

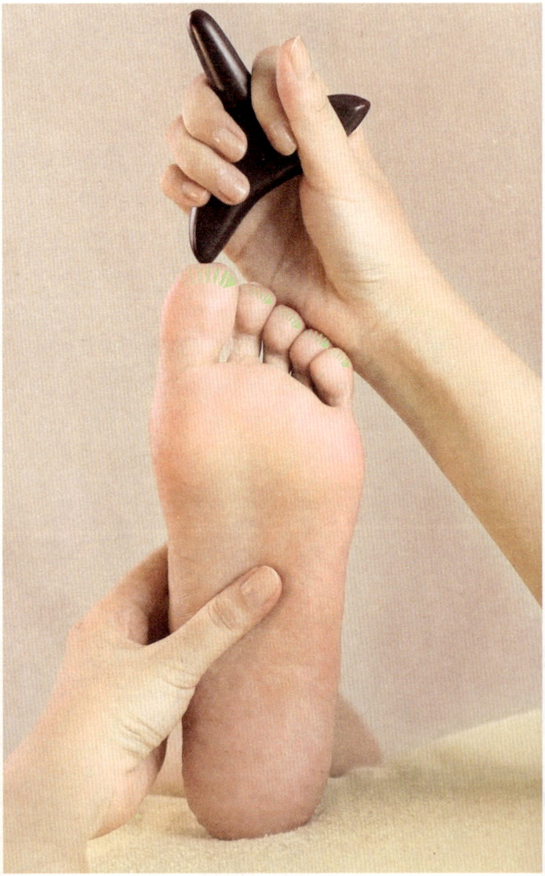

2 前额反射区对应的是人体的大脑和迷走神经部分。刮按时，由内往外或由外往内按照同一方向横着刮按大脚趾前端的前额反射区；接着，依次刮按其他四趾前端的前额反射区。

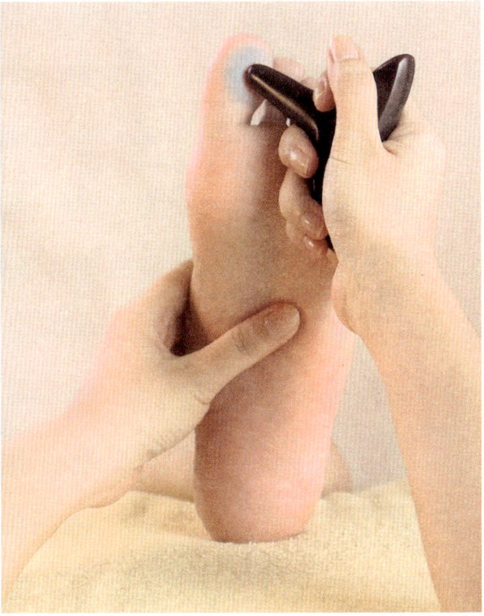

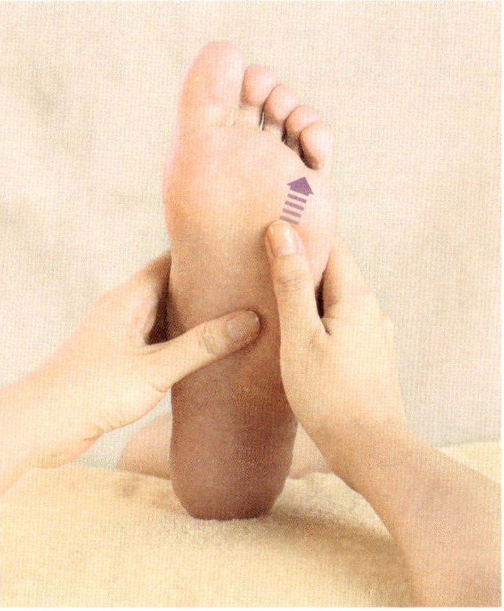

4 从下往上推按左脚的心脏反射区。经常刺激心脏反射区，可达到调理窦性心律不齐、改善心脏供血的目的。

3 脑垂体反射区靠近位于大脚趾上的前额反射区。按摩时，点按 3 ~ 5 次即可。

TIPS

1. 出现中暑状况时，要立即掐按人中穴（见下图）、涌泉穴（见下图）急救。

2. 中暑者宜饮用淡盐水，以防因大量出汗导致体内钙、磷缺失。

3. 足部反射区按摩不宜用于对中暑者的急救，应该在症状缓解之后操作。

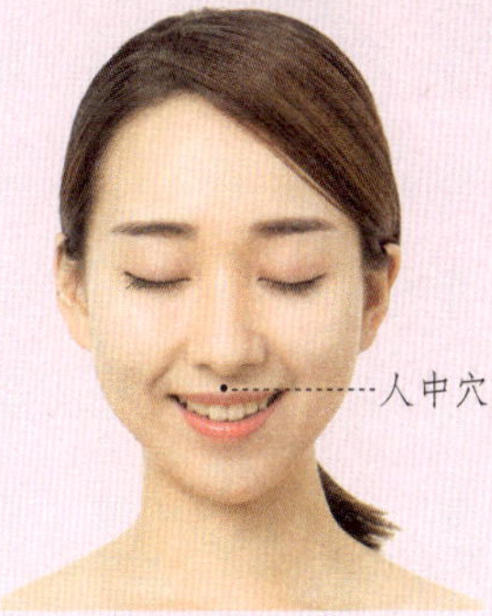

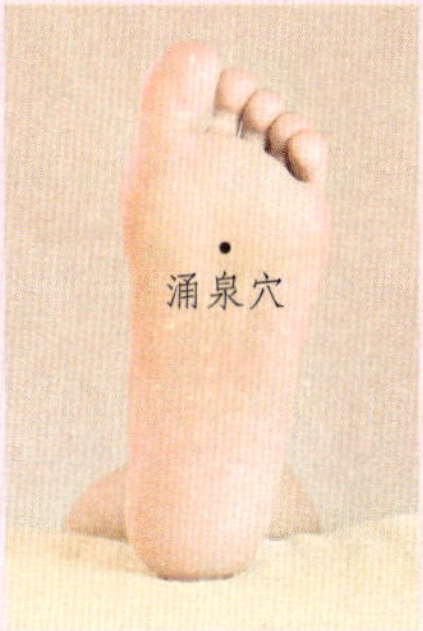

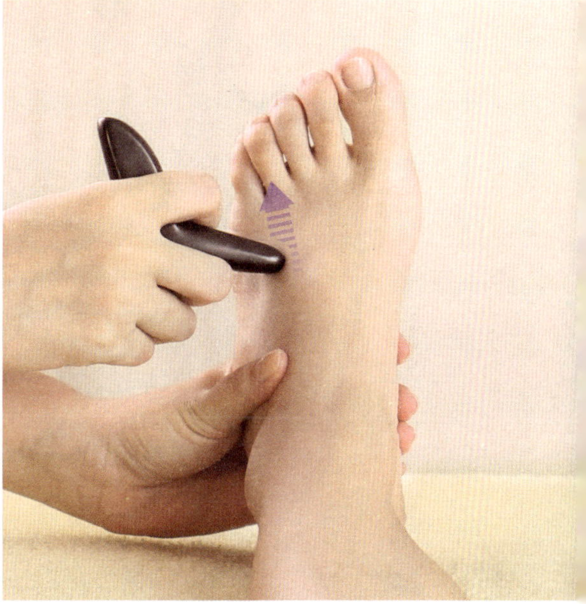

5 内耳迷路反射区掌管着全身的平衡，按摩时，用砭石沿着脚背部脚掌到脚趾方向，稳步推按，有提神醒脑的功效。

除按摩大脑、前额、脑垂体、心脏、内耳迷路这些症状反射区外，还应辅助刺激脾、胃等关联反射区（按摩方法详见 P48），以增强身体免疫力。

DISEASE 47

虚脱

虚脱是一种急症，多在脱水过多、过度疲劳、饥饿、恐惧等情况下出现。患者多表现为出汗过多、四肢无力、脸色发白、眼前发黑等。

反射区列表
症状反射区：前额、脑垂体、大脑、内耳迷路。
关联反射区：眼、耳、胃、胰、十二指肠、肝、胆、脾、小肠、大肠。

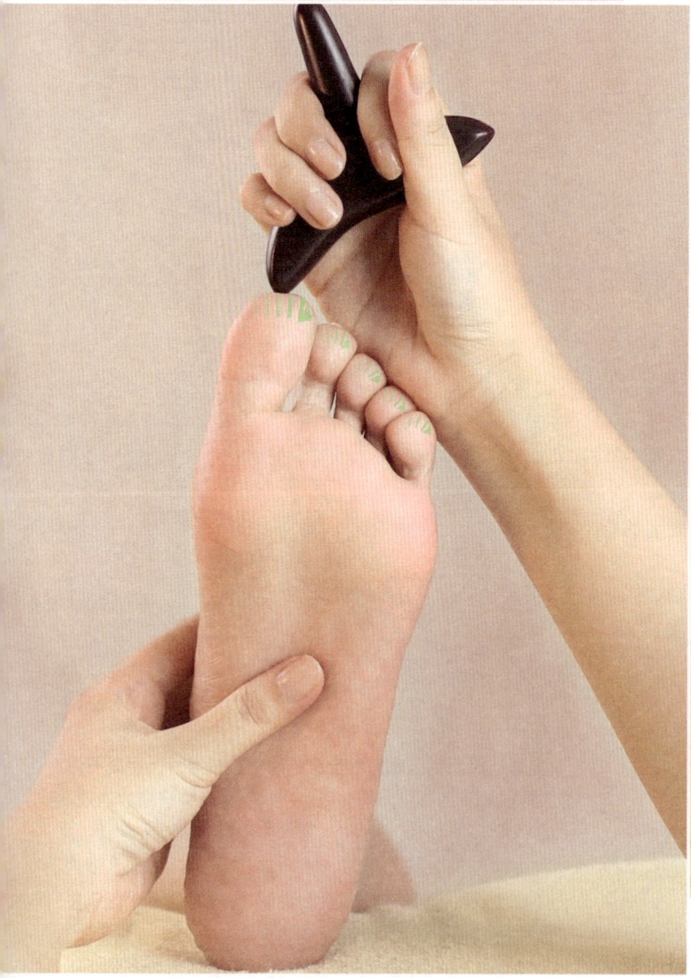

1 按照同一方向横向刮按大脚趾前端的前额反射区；然后，依次刮按其他四趾前端的前额反射区。另外，也可采用将五个脚趾攥在手中团揉的按摩方式。

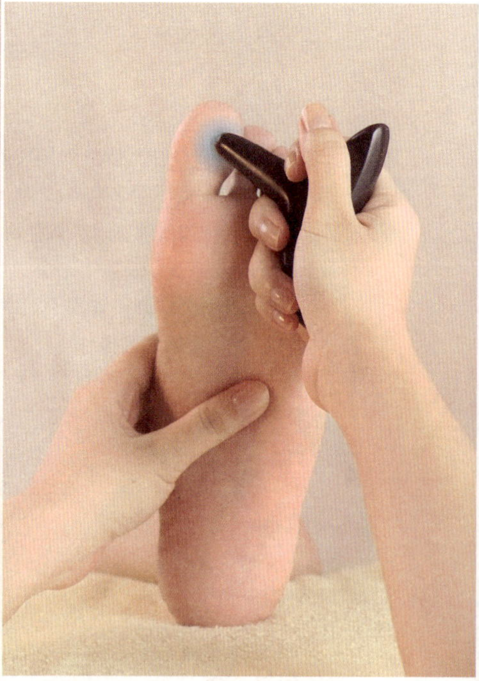

2 脑垂体反射区位于大脚趾趾腹中央，点按此反射区可有效缓解虚脱症状。

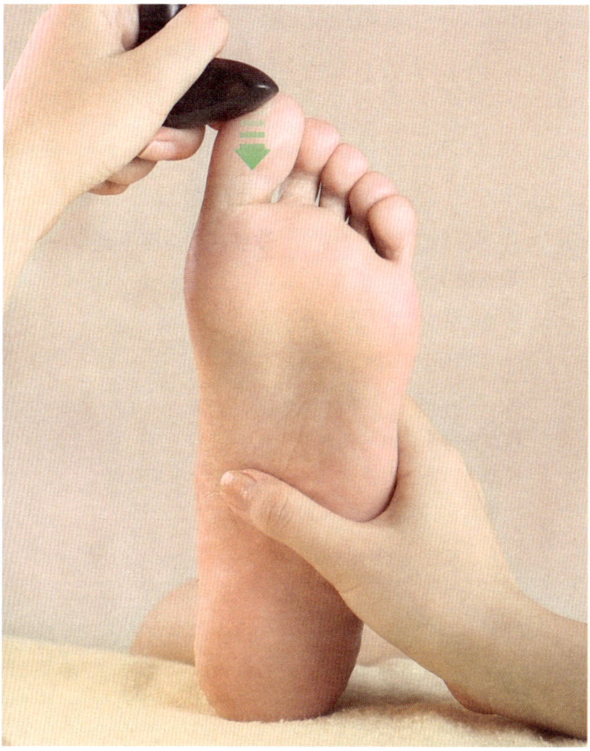

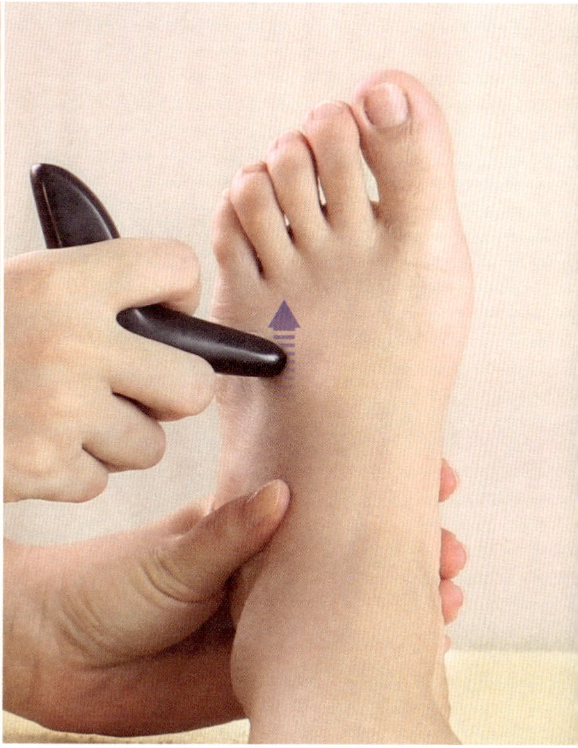

3 由上至下刮按位于大脚趾趾腹的大脑反射区。刮按时，可稍微用力，以保证调理效果的充分发挥。

4 在脚背第四、五跖骨之间，是内耳迷路反射区，按摩时，沿脚掌至脚趾方向推按。

TIPS

除按摩前额、脑垂体、大脑、内耳迷路这些症状反射区外，还可辅助按摩眼、耳、胃、胰、十二指肠、肝、胆、脾、小肠、大肠等关联反射区（按摩方法参见书中相关页）。

按摩方法

眼（P45）、耳（P45）、胃（P48）、胰（P48）、十二指肠（P48）、肝（P56）、胆（P56）、脾（P48）、小肠（P48）、大肠（左脚 P49、右脚 P57）。

出现虚脱症状时，点按或掐按人中穴、内关穴、涌泉穴（见下图）。

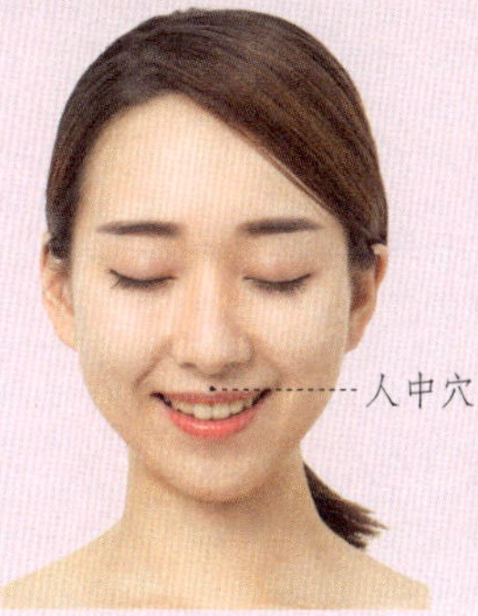

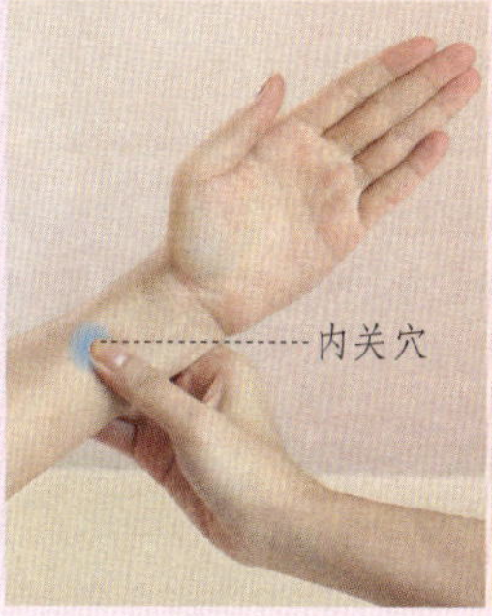

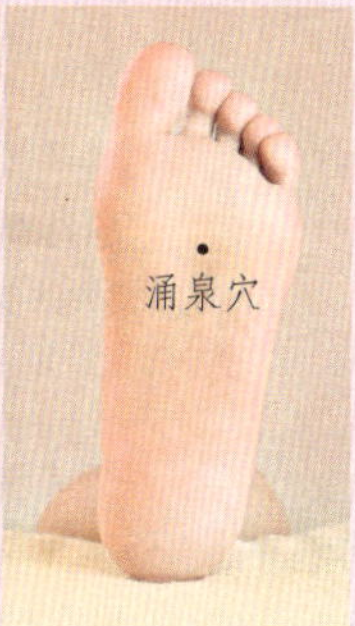

DISEASE 48

皮炎

皮炎是一种皮肤功能障碍性疾病，具有明显的皮肤损害性。红斑、水疱甚至皮肤软组织坏死等都属于皮炎的范畴。

反射区列表
症状反射区：全足按摩、皮肤病效应区（足后跟腱）。
关联反射区：肺、脾、肝、胆、胃、胰、十二指肠、小肠、大肠。

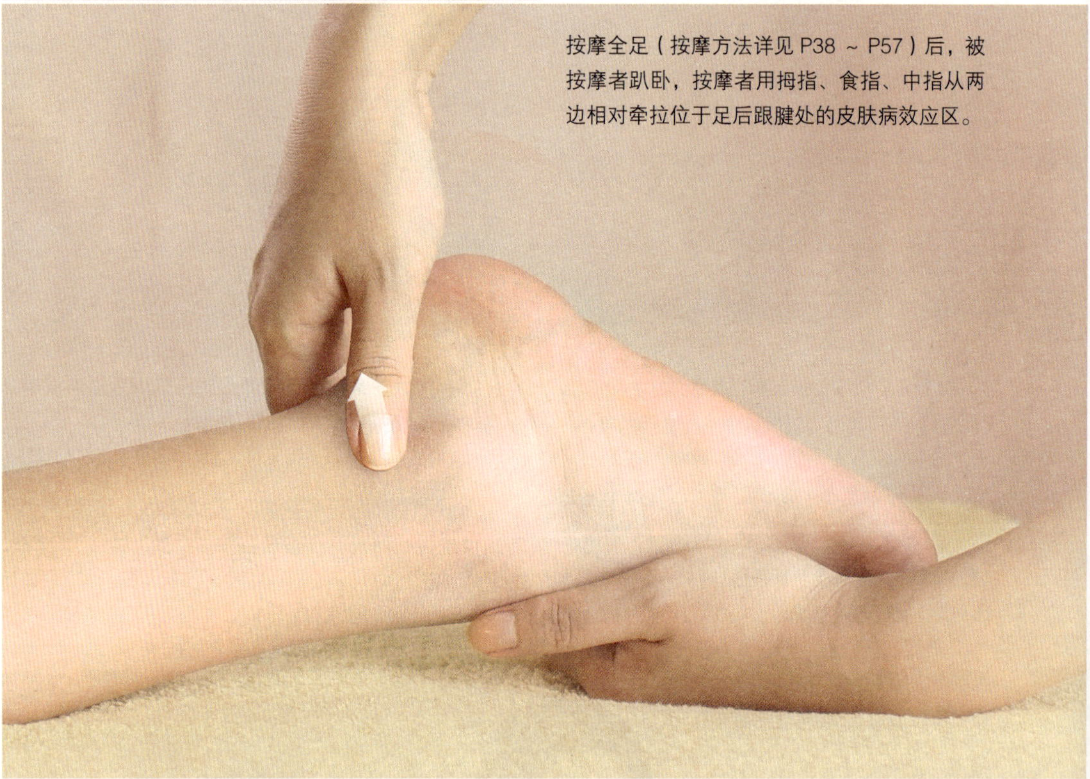

按摩全足（按摩方法详见 P38 ~ P57）后，被按摩者趴卧，按摩者用拇指、食指、中指从两边相对牵拉位于足后跟腱处的皮肤病效应区。

除按摩皮肤病效应区之外，还应辅助按摩肺、脾、肝、胆、胃、胰、十二指肠、小肠、大肠关联反射区（按摩方法参见书中相关页），以缓解皮肤炎症。

按摩方法

肺（P47）、脾（P48）、肝（P56）、胆（P56）、胃（P48）、胰（P48）、十二指肠（P48）、小肠（P48）、大肠（左脚 P49、右脚 P57）。

DISEASE 49

月经不调、痛经

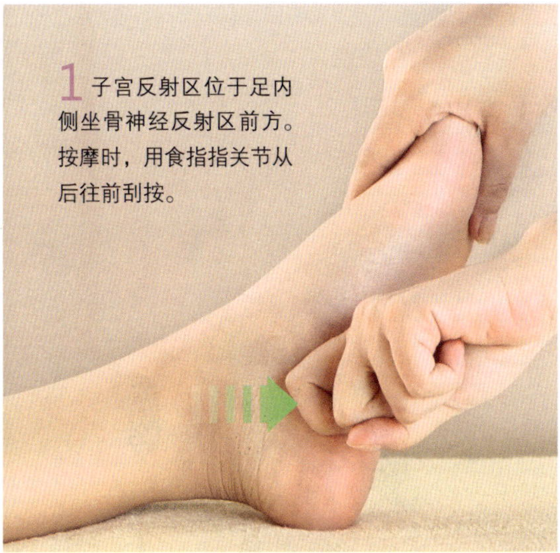

1 子宫反射区位于足内侧坐骨神经反射区前方。按摩时，用食指指关节从后往前刮按。

月经不调是一种常见的妇科病，表现为月经周期紊乱或出血量异常，或是月经前、经期时腹痛。

反射区列表

反射区列表	
症状反射区：	子宫、卵巢、输卵管、下腹部。
关联反射区：	肾上腺、脾、肝、脑垂体、甲状腺。

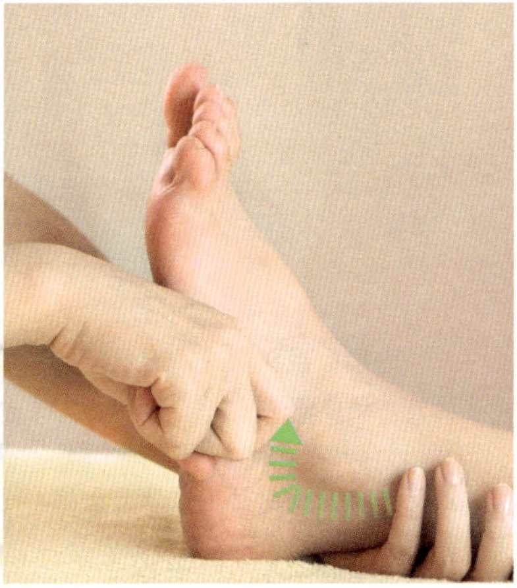

2 食指指关节由下至上刮按位于足外侧、外踝后下方、近似三角形的卵巢反射区。

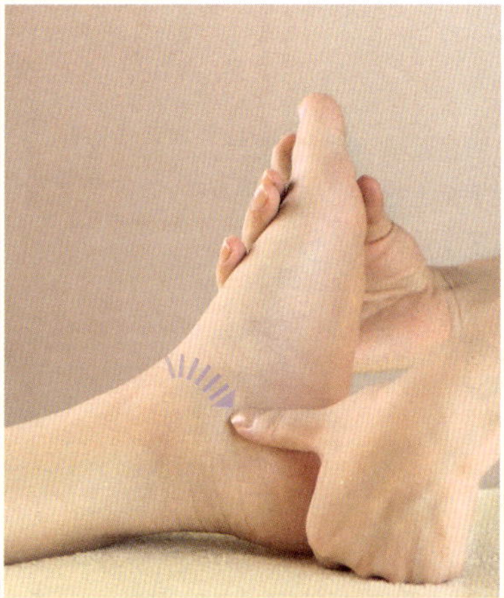

3 按摩时，拇指沿着从卵巢到子宫的连线，推按输卵管反射区。

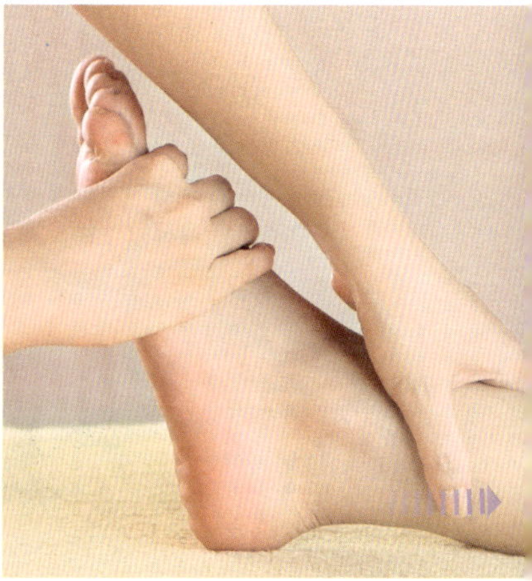

4 下腹部反射区位于小腿外侧，按摩时沿足跟至小腿方向，推按即可。

除按摩子宫、卵巢、输卵管这三个症状反射区外，还应辅助刺激肾上腺、脾、肝、脑垂体、甲状腺等关联反射区（按摩方法参见书中相关页），以缓解女性痛经等不适。

按摩方法

肾上腺（P40）、脾（P48）、肝（P56）、脑垂体（P42）、甲状腺（P46）。

TIPS

1. 子宫肌瘤伴有出血过多症状时，不宜做足部按摩。另外，行经期间也不宜做足底按摩，否则会使经血量增多。

2. 月经期间，血量少，血色发黑，在未患有子宫肌瘤的情况下，可轻做。

3. 按摩腹股沟反射区时有不同的阳性物出现，或按揉足跟生殖腺反射区有搓板状触感时，说明有妇科疾病或存在患病隐患。

4. 经血量少，血色发黑，提示子宫内壁有粘连，应在经期第二天喝浓红糖水加以调理。

DISEASE 50

肥胖症

摄入过多食物或机体代谢紊乱而导致体内脂肪积聚过多，造成体重过度增长，并引起人体病理性的改变。

反射区列表
症状反射区：甲状腺。
关联反射区：脑垂体、胃、胰、十二指肠、脾、肝、胆、小肠、大肠。

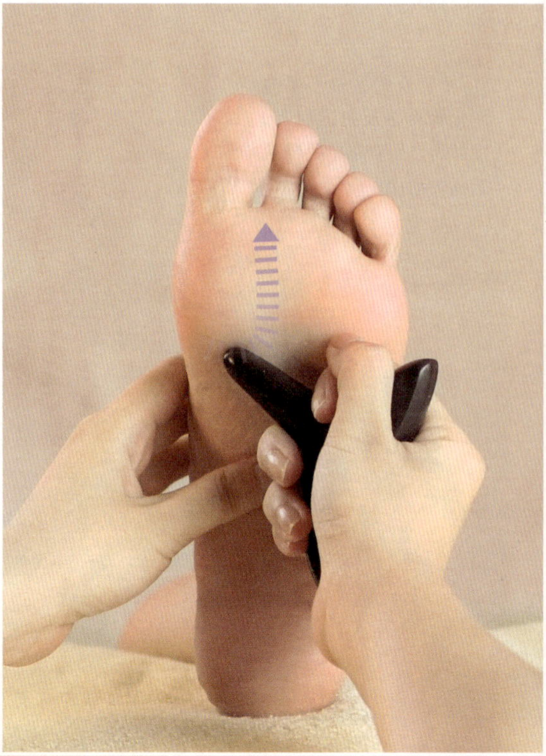

甲状腺反射区位于大脚趾和二脚趾趾缝下侧。按摩时，先从外向内，再沿足趾方向由下至上推按。若推按中觉察有肉疙瘩等阳性物，属正常现象。

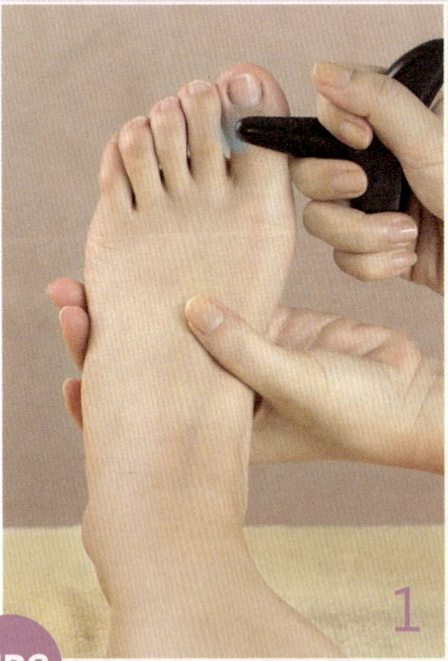

1

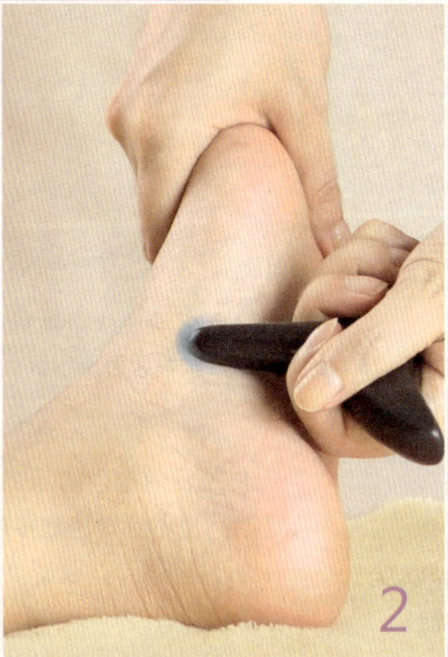

2

除按摩甲状腺这个症状反射区外，还可辅助刺激脑垂体、胃、胰、十二指肠、脾、肝、胆、小肠、大肠等关联反射区（按摩方法参见书中相关页），以改善微循环、减少体内脂肪堆积。

按摩方法

脑垂体（P42）、胃（P48）、胰（P48）、十二指肠（P48）、脾（P48）、肝（P56）、胆（P56）、小肠（P48）、大肠（左脚P49、右脚P57）。

TIPS

1. 经常点揉脚上的大敦穴（见上图1）、公孙穴（见上图2），有助于化脂消脂。
2. 多喝荷叶桂圆水。
3. 每天嚼吃30～60个枸杞子。

慢性病日常保健按摩

CHAPTER 4

反射区疗法很浅显，入门不难，但熟练掌握需要一个比较长的过程，不能一蹴而就。在一推一拿当中，您要通过大量实践，才能下手如有神，才能有针对性地去调理。这个熟能生巧的过程不仅会为您带来健康，也会修炼出您的一颗佛心。

DISEASE 1

高血压

早期无明显症状，随着病情的发展，可出现头晕、头痛、心悸、气短、胸痛等症状，最终可引起严重的心脑肾并发症，是脑卒中、冠心病的主要诱因。

反射区列表
症状反射区：心脏、前额、大脑、脑垂体。
关联反射区：肝、脾。

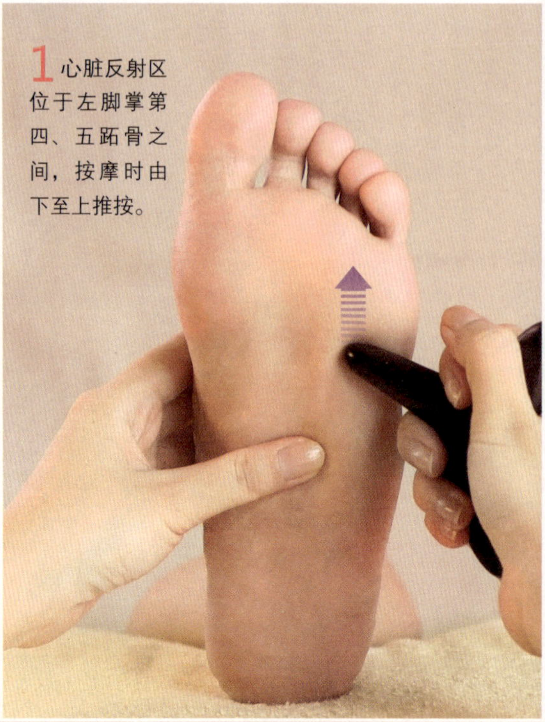

1 心脏反射区位于左脚掌第四、五跖骨之间，按摩时由下至上推按。

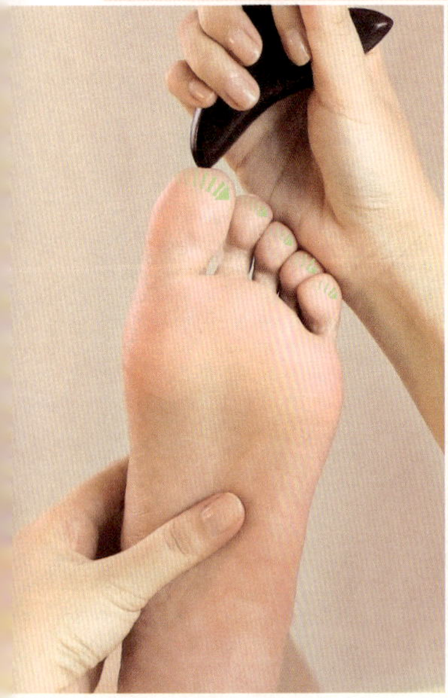

2 依次同向刮按大脚趾和其他四趾前端的前额反射区。可有效缓解高血压、高血脂症。

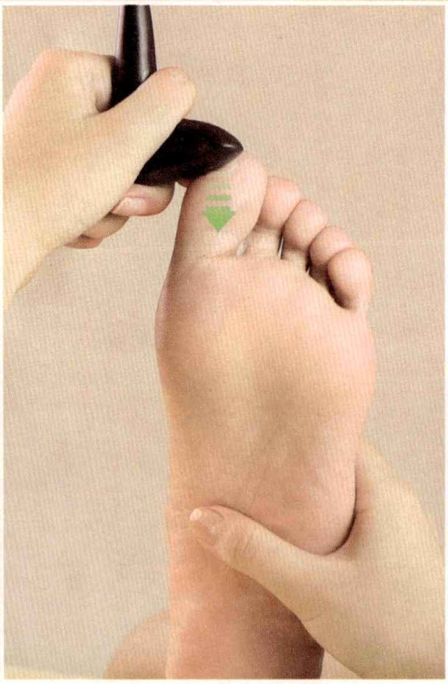

3 刺激大脑反射区亦能有效调节血压。按摩时，从上往下刮按即可。

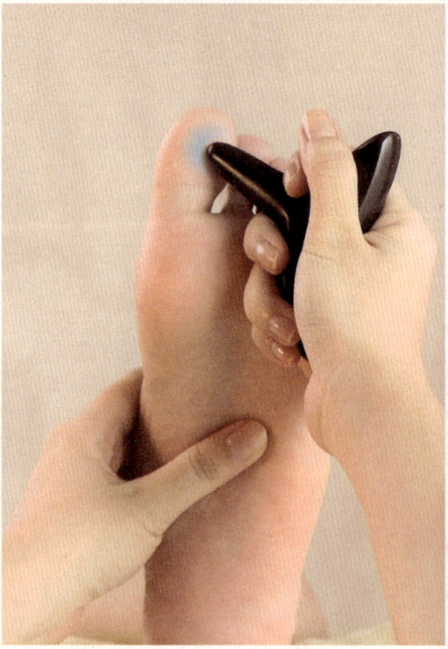

4 脑垂体反射区位于大脚趾趾腹，按摩时，点按 3 ~ 5 下即可。

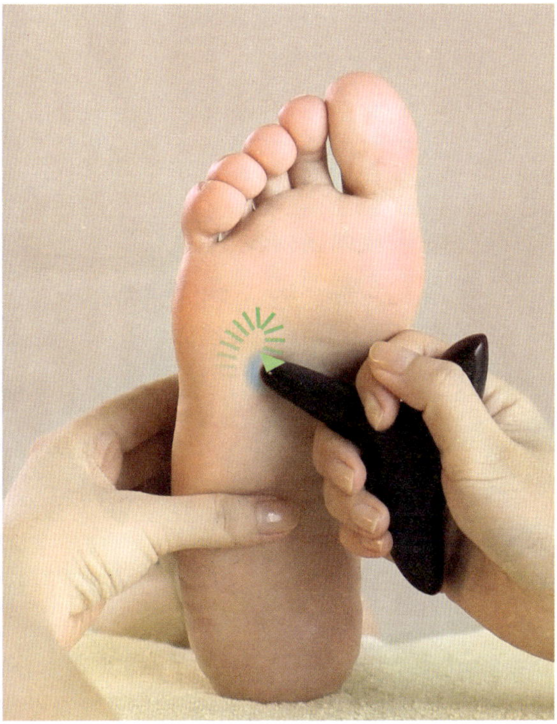

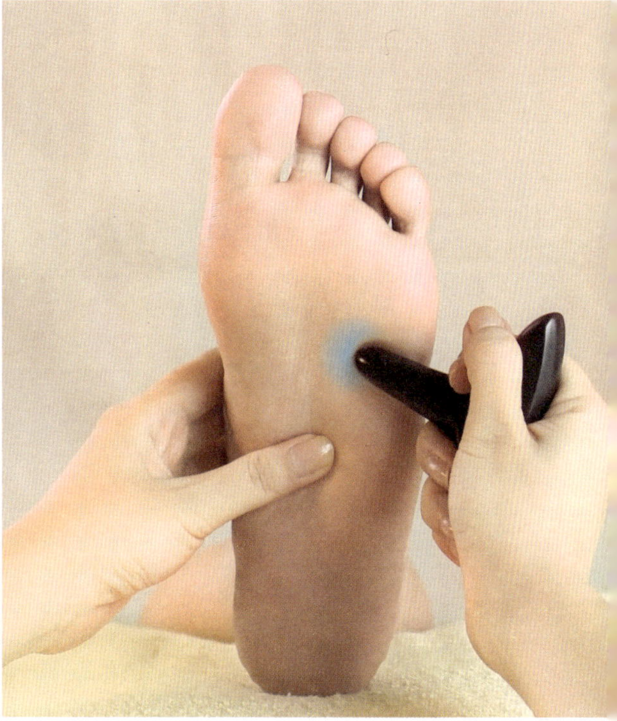

5 从下至上刮按右足底的肝反射区，然后点按胆反射区。经常刺激肝反射区，还可调理肝炎、黄疸、肝腹水、肝硬化、肝囊肿等肝部病症。

6 点按左足底的脾反射区。经常刺激脾反射区，还可增强身体免疫力。

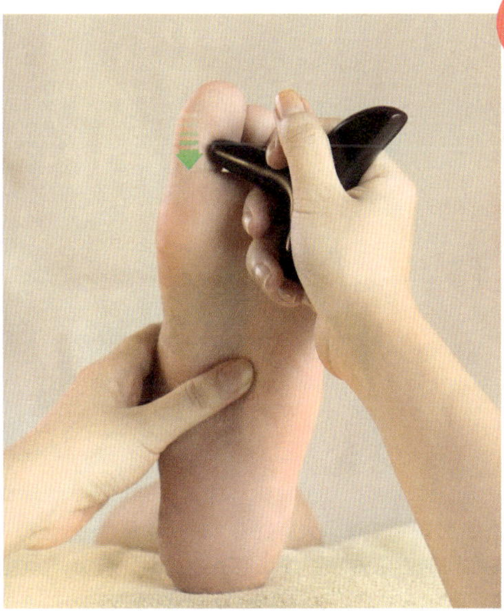

TIPS

1. 小测试：

（1）若大脚趾趾关节和趾掌关节之间有一横线，表明患有先天性高血压或低血压。

（2）测试别人时，用拇指、食指指腹捏其左手中指，当拇指、食指力度一致时，若靠近小拇指一侧痛，为低血压；靠近大拇指一侧痛，为高血压。

2. 经常刮按脚底降压线（见左图），可调理高血压。

3. 端坐，以房间内的墙壁为参照物。目视前方，慢慢抬头，使眼睛能看到斜上方的房角，然后低头，这样一抬一低共 9 次。适应后，可抬头看房顶。若无不适，可继续练习看后墙。

4. 用 50 克醋泡花生米，泡约 7 天。早、中、晚各食用 7 粒。饭前饭后食用皆可，持续吃几天，直到好转。

DISEASE 2

高血脂

症状为血管硬化、血浆或血清浑浊、血管某部位形成斑块等。

反射区列表
症状反射区：心脏、前额、大脑、脑垂体。
关联反射区：肝、胆、脾。

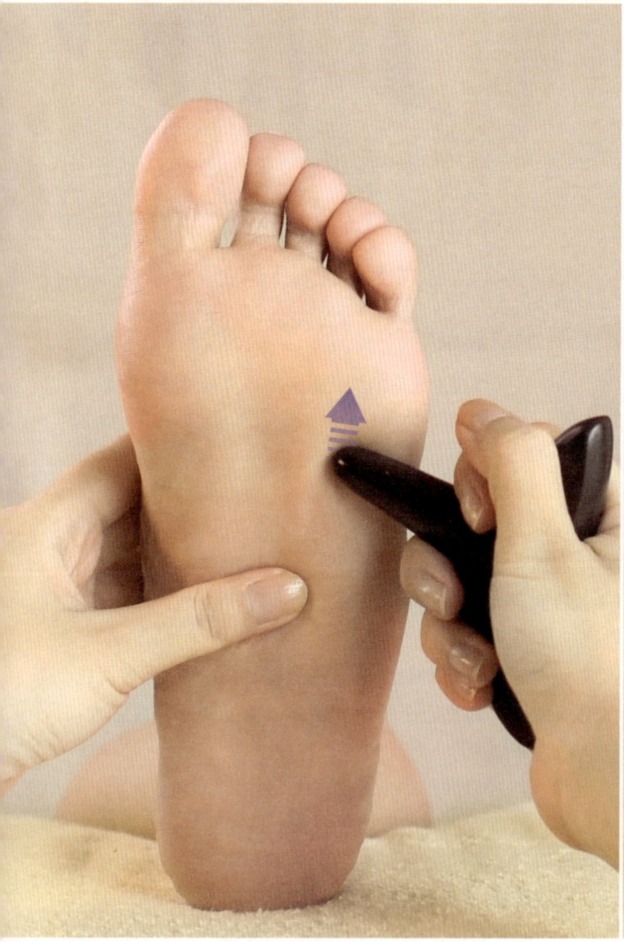

1 由下至上推按左足底的心脏反射区。刺激该反射区，还可达到调理窦性心律不齐、心脏供血不足等疾患的目的。

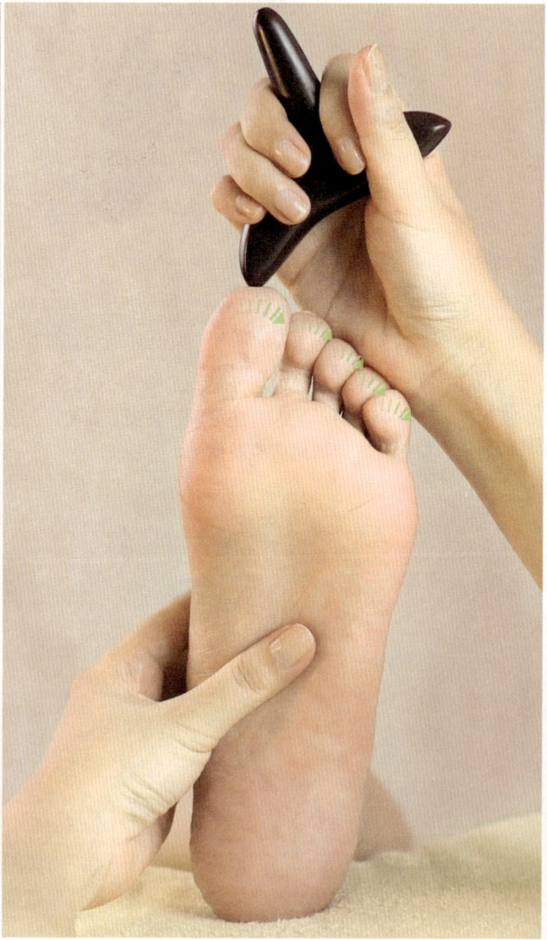

2 按照同一方向刮按位于大脚趾前端的前额反射区，再按照同一方向依次刮按其他四趾前端的前额反射区。刮按这一反射区，可有效降低血脂。

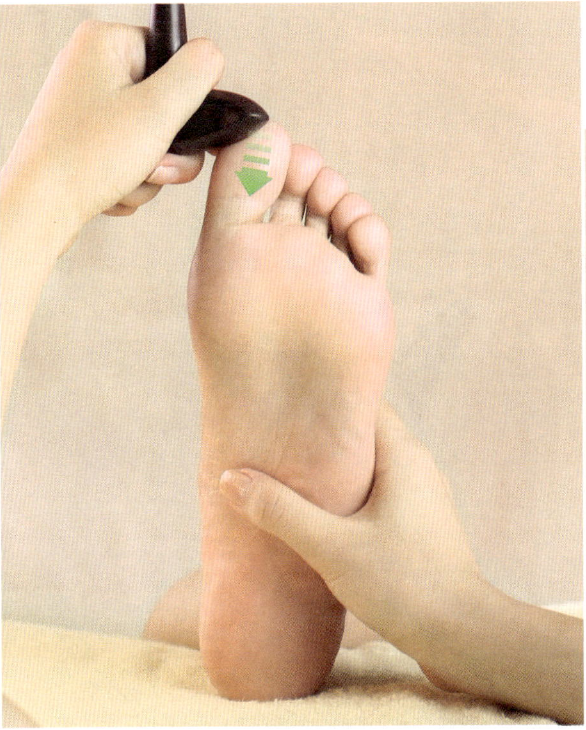

3 由上至下竖向刮按大脑反射区。刺激该反射区还能有效改善头晕、头痛等头部不适。

TIPS

1. 自测：高血脂患者，手部发红，掌心处有白色脂肪球；严重高血脂患者，则表现为满手通红，手指指端饱满，大小鱼际部位发红，指腹胀红。

2. 每天清晨空腹喝一杯“还阳水”。即头天晚上把滚开的水倒入保温杯中，盖上盖子，放置一宿，这个水就是“还阳水”。经常喝“还阳水”能很好地改善“三高”的症状。

3. 将适量洋葱洗净、切片后泡于纯葡萄酒中，每天饮用 50 ~ 100 毫升。

4. 将大黄粉装在胶囊内，每个胶囊大约装 0.5 克，每天服用 3 次，每次服用 1 粒。

5. 保持大小便顺畅。

6. 多吃一些清淡食物。

4 脑垂体反射区位于大脚趾趾腹中央，以点按手法进行刺激，可有效调理高血脂症。同时还可调理内分泌失调。

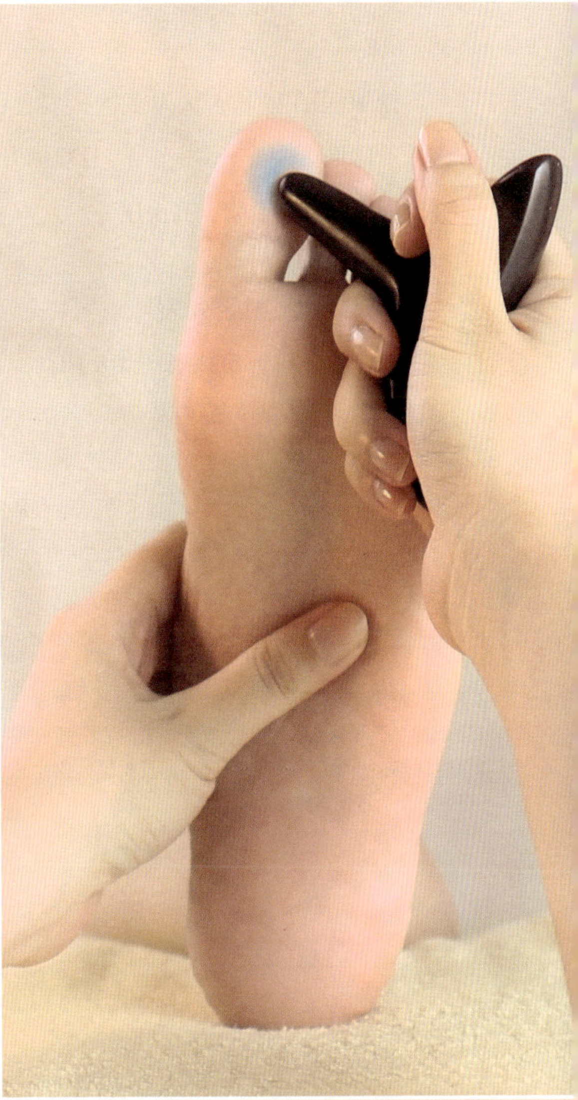

除刺激心脏、前额、大脑、脑垂体这些症状反射区外，还可辅助刺激肝、胆、脾等关联反射区（按摩方法参见书中相关页）。

按摩方法

肝（P56）、胆（P56）、脾（P48）。

DISEASE 3

糖尿病

糖尿病的基本症状为多饮、多食、多尿、体重减少（三多一少），且血糖升高，同时伴有高血脂、高血压等。

反射区列表
症状反射区：胰、小腿部的糖代谢反射区。
关联反射区：肾、脾、胃、全足。

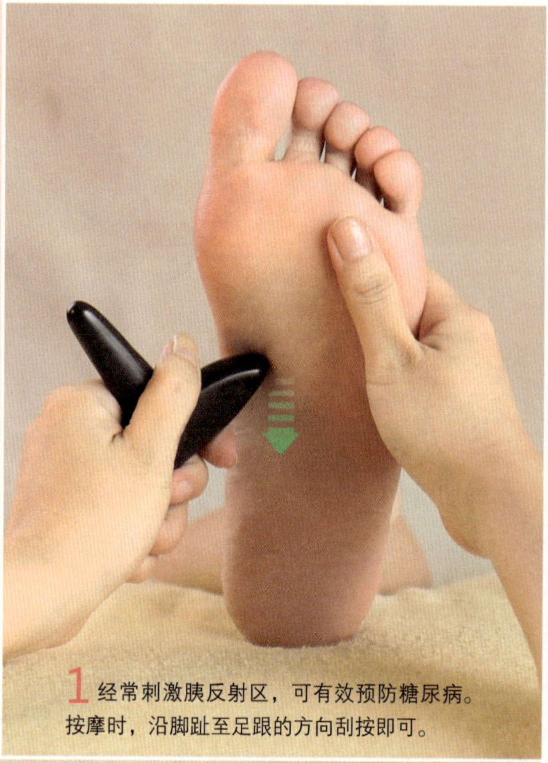

1 经常刺激胰反射区，可有效预防糖尿病。按摩时，沿脚趾至足跟的方向刮按即可。

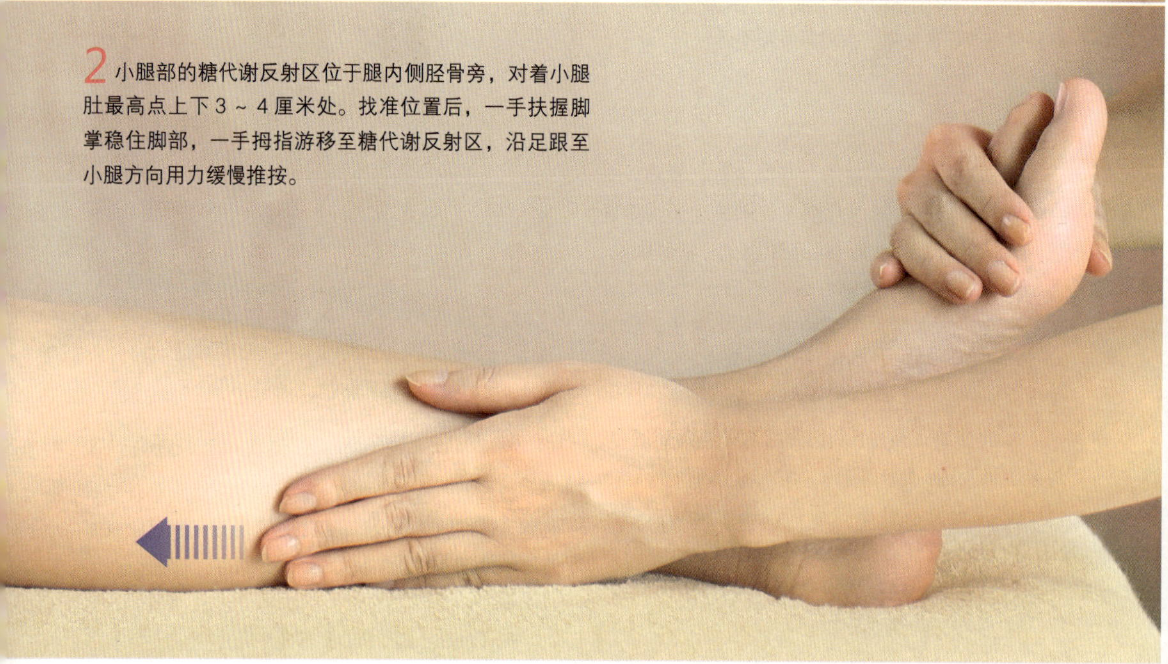

2 小腿部的糖代谢反射区位于腿内侧胫骨旁，对着小腿肚最高点上下 3 ~ 4 厘米处。找准位置后，一手扶握脚掌稳住脚部，一手拇指游移至糖代谢反射区，沿足跟至小腿方向用力缓慢推按。

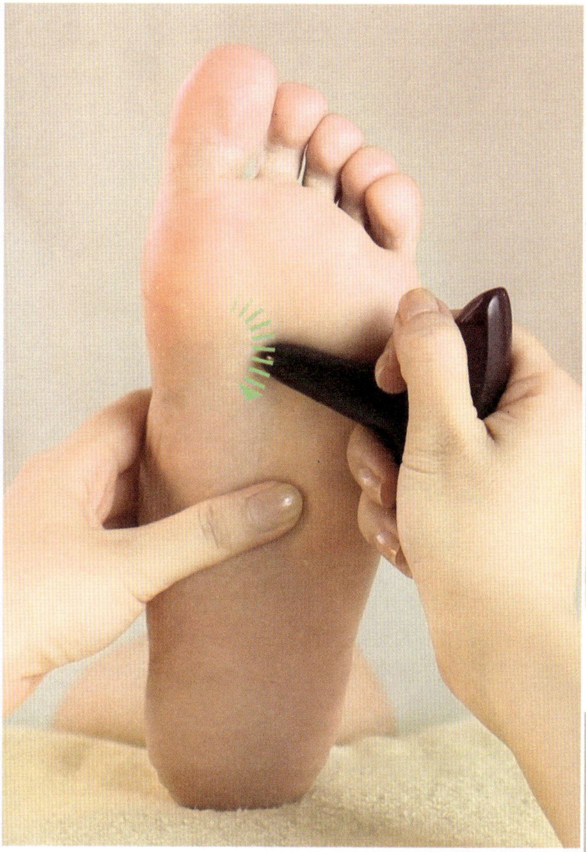

3 由上至下呈半圆形刮按肾反射区。

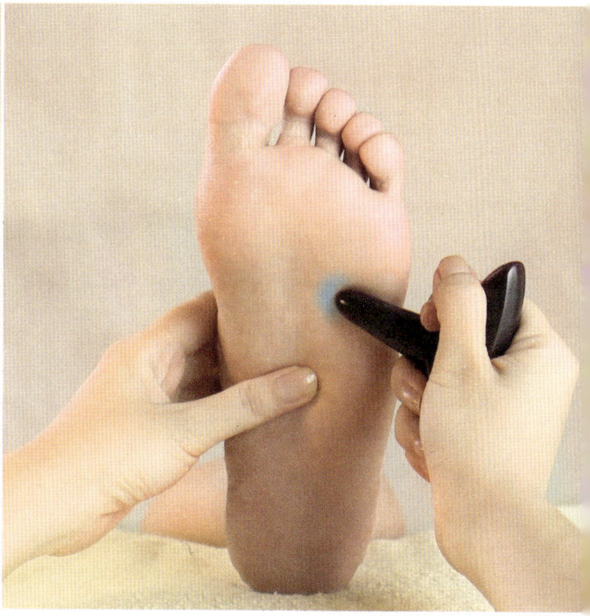

4 脾反射区位于左脚中部第四趾后方。点按该反射区可有效改善胰脏功能，减轻糖尿病症状。

TIPS

1. 自测：脚下胰反射区皮肤较硬，有明显阳性物；小腿胫骨与小腿肚相对的糖代谢反射区摸上去很疼。

2. 用茶道中的闻香杯，在小腿部的糖代谢反射区自上而下拔 3 个小罐。刚开始时，每次不宜超过 5 分钟，之后可逐渐增加时间到 10 ~ 15 分钟。

3. 每天都要做全足按摩，并重点推按糖尿病的相关反射区，坚持调理，病情会得到适当的缓解。

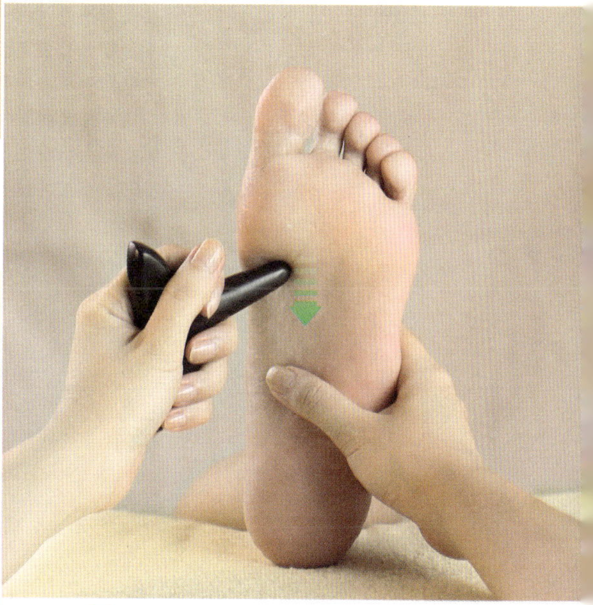

5 刺激胃反射区，可平衡体内糖代谢、预防糖尿病。按摩时，从上至下刮按即可。最后，按摩全足（按摩方法详见 P38 ~ P57），结束按摩。

DISEASE 4

颈椎病

颈肩痛，同时伴有眩晕、手脚麻木症状，重者出现双下肢痉挛、行走困难，甚至大小便失禁及瘫痪等。

反射区列表
症状反射区：颈项、颈椎、脊柱、斜方肌。
关联反射区：肾、肝、脾。

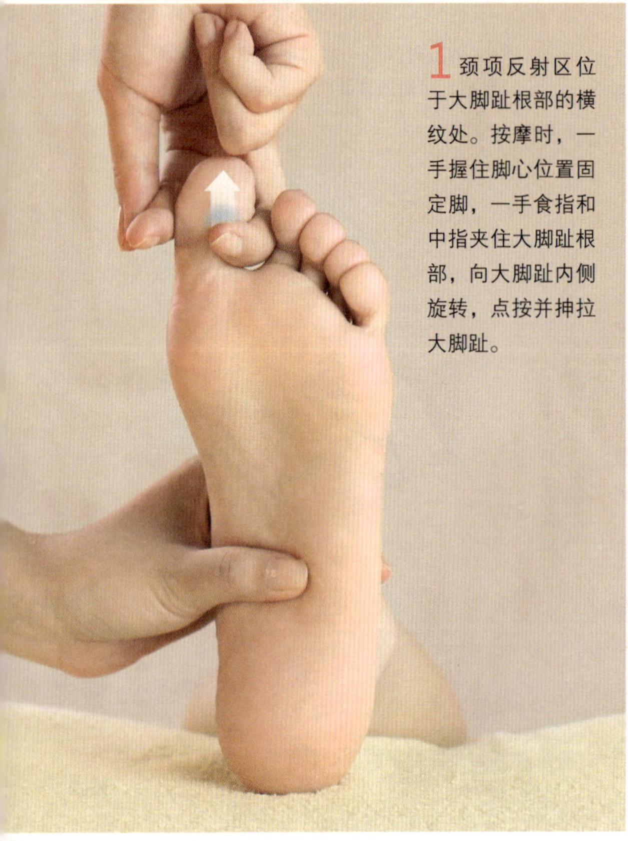

1 颈项反射区位于大脚趾根部的横纹处。按摩时，一手握住脚心位置固定脚，一手食指和中指夹住大脚趾根部，向大脚趾内侧旋转，点按并抻拉大脚趾。

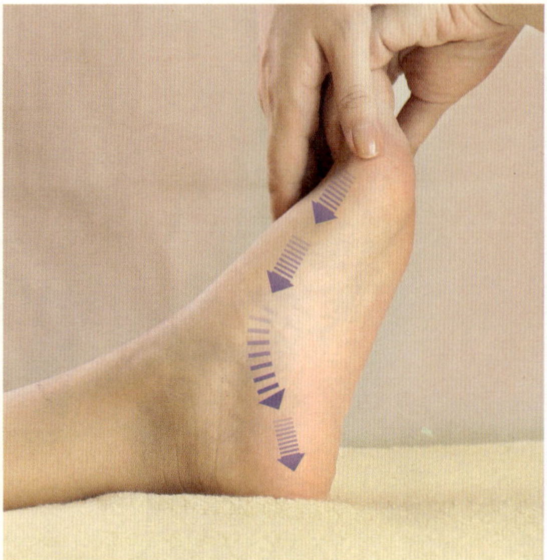

2 一只手扶握住足趾部分保持不动，另一只手的拇指沿足趾至足跟方向，从前往后推按包括胸椎、腰椎、骶骨、尾骨在内的脊柱反射区。

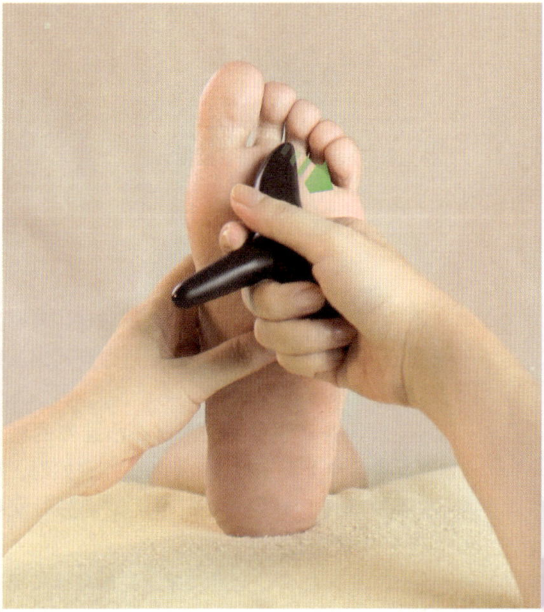

3 换至斜方肌反射区，由内往外做全面刮按。

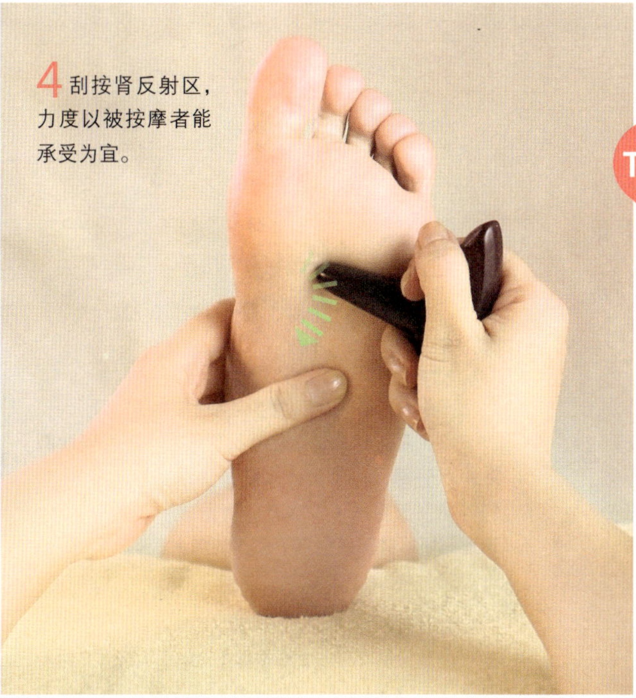

4 刮按肾反射区，力度以被按摩者能承受为宜。

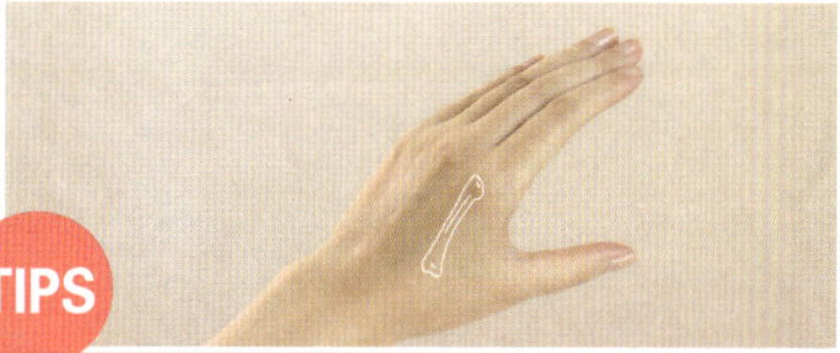

TIPS

1. 自测：按压第二掌骨（见上图），会觉得酸痛胀；按压颈椎反射区会有针扎的痛感。

2. 在手上中指下的掌骨（见下图）找痛点，进行点按，或用两个小棒同时进行点按刺激。

3. 有颈肩病的话，可以将粗盐做成枕袋，放在微波炉中略微加热后，放在颈下，可有效缓解颈椎疼痛。

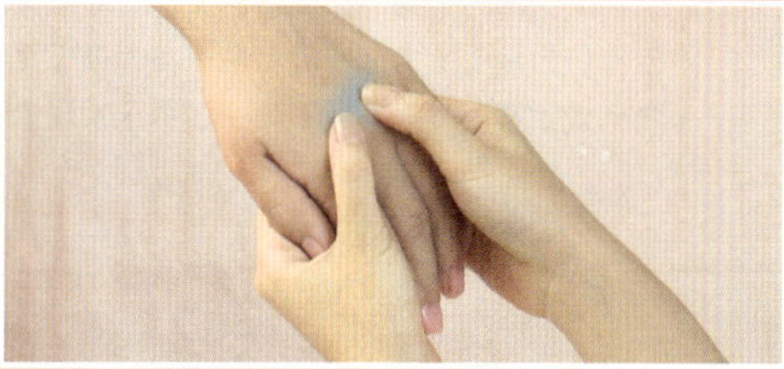

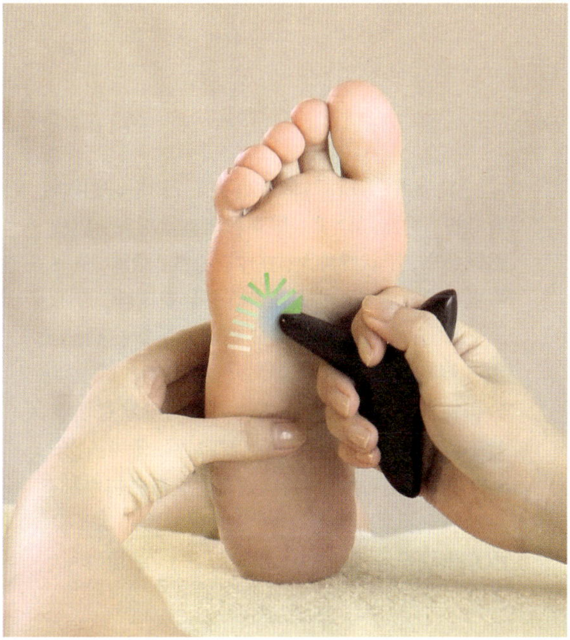

5 右足底肝、胆反射区通常要一起做。由下至上半圆形刮按肝反射区后，再点按胆反射区。

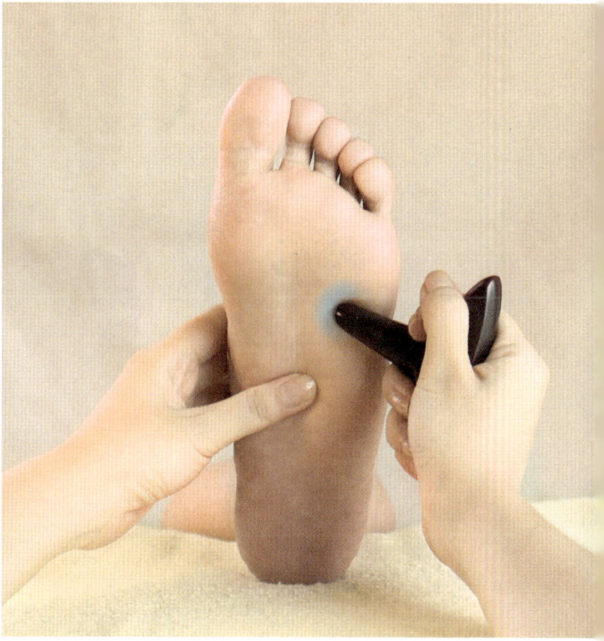

6 点按脾反射区（左足底）。经常按摩脾反射区，对消化不良、贫血、肌无力等调理效用明显。

DISEASE 5

甲状腺疾病

因甲状腺激素分泌失调导致的甲状腺肿大、甲状腺肌瘤、甲状腺炎、甲高、甲低等问题。

反射区列表

症状反射区：甲状腺。

关联反射区：甲状旁腺、脑垂体、大脑、前额、肾、肝、肺、脾。

经常刺激甲状腺反射区，可预防并调理因内分泌失调所引起的甲高、甲低等病症。按摩时先从内向外，再从下至上推按。若从下向上推按至三分之一处觉察有肉疙瘩等阳性物，为正常现象。

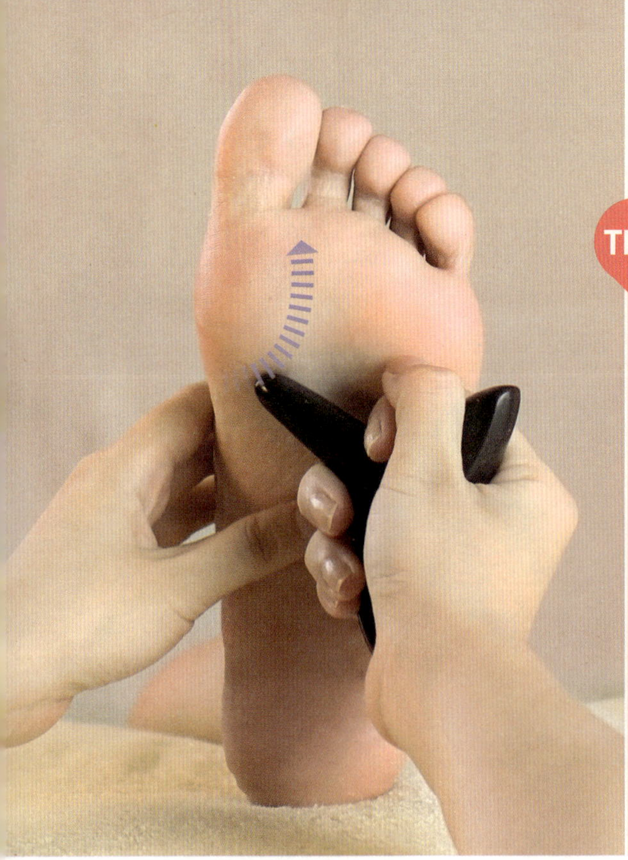

除刺激甲状腺这个症状反射区外，还可辅助刺激甲状旁腺、脑垂体、大脑、前额、肾、肝、肺、脾等关联反射区（按摩方法参见书中相关页），以调理因甲状旁腺机能低下引起的疾患。

按摩方法

甲状旁腺（P46）、脑垂体（P42）、大脑（P44）、前额（P42）、肾（P40）、肝（P56）、肺（P47）、脾（P48）。

TIPS

1. 自测：说话时自觉咽喉有异物感，同时伴有心慌、月经不调等。甲高患者食量增多、体瘦、眼球凸出、甲状腺肿大，并伴有心悸、烦躁、失眠。甲低患者食量减少，易发胖，并伴有嗜睡。

2. 云南白药加醋调成糊状，贴敷在颈部及脚下甲状腺反射区，贴 12 小时揭下，过 12 小时再贴另一剂。因醋透析性强，对皮肤有伤害，故不能长期使用，可换用蜂蜜和香油调和药物。

3. 内服保险子（每瓶或每盒云南白药中都有一粒红药丸叫保险子，每日清晨空腹服用 1 粒，视患者病况服用 10 ~ 20 粒即可），服用时忌吃鱼虾、蚕豆。

DISEASE 6

肺部疾病

反射区列表
症状反射区：肺、支气管、气管。
关联反射区：肾上腺、脾、大脑、脑垂体、前额、鼻、大肠。

包括肺炎、支气管炎、矽肺在内的各种肺部病症与不适。

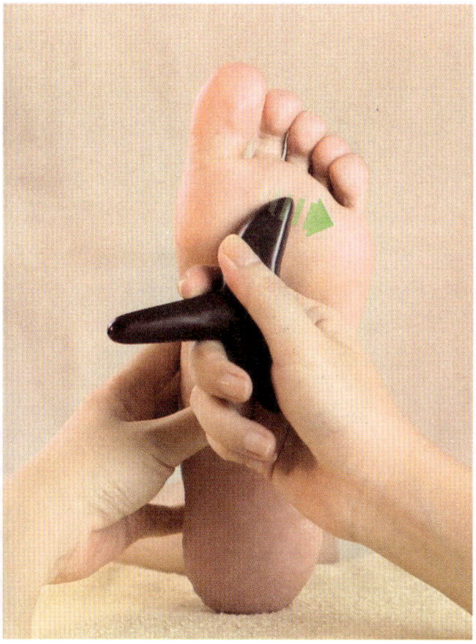

1 由内往外全面刮按肺反射区。

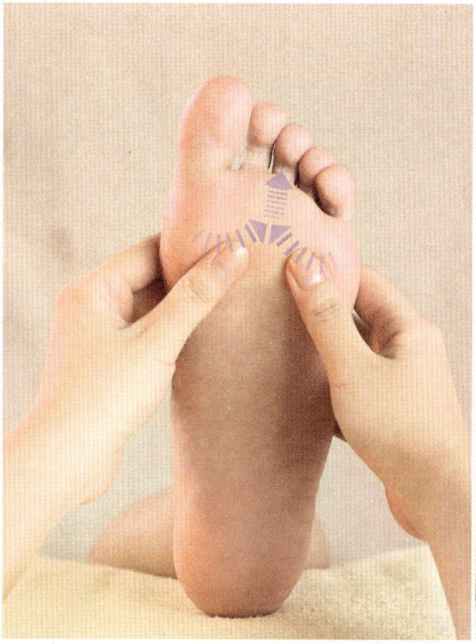

2 双手拇指由下向上推按第三足趾中下方的支气管反射区。配合推按肺反射区，可加强肺部功能。

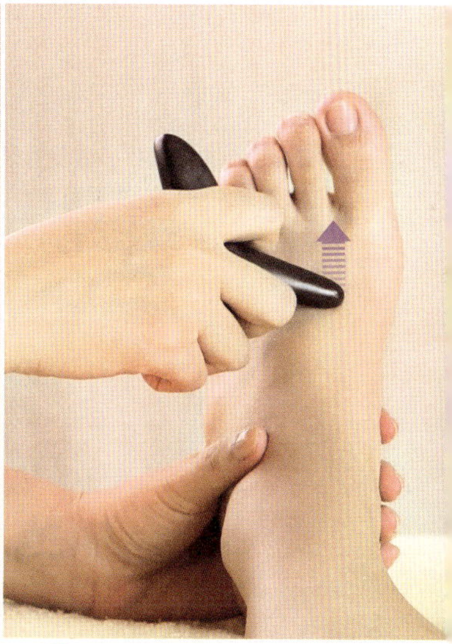

3 按图示方向推按气管、食道、咽喉、胸淋巴反射区。长期按摩，能有效调理呼吸系统疾患。

TIPS

1. 自测：手部肺反射区（横跨第四、五掌骨，分布于手心右上部，具体位置见右图），褶痕明显增多且有白点。

2. 拍手法可调理肺部不适。将十指叉开，掌心、手指完全贴合，用力拍打。拍手的时间最好选在饭前或饭后 1 小时，次数视身体健康状况可从 200 下递增到 1000 下，最好是一边走一边拍。

3. 点按足下胃经的解溪穴（见右图），可有效化痰止咳。

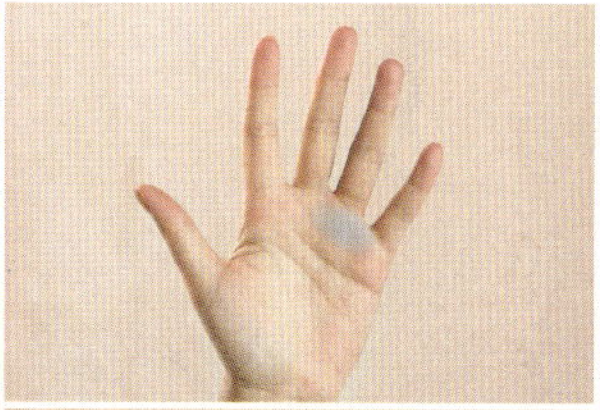

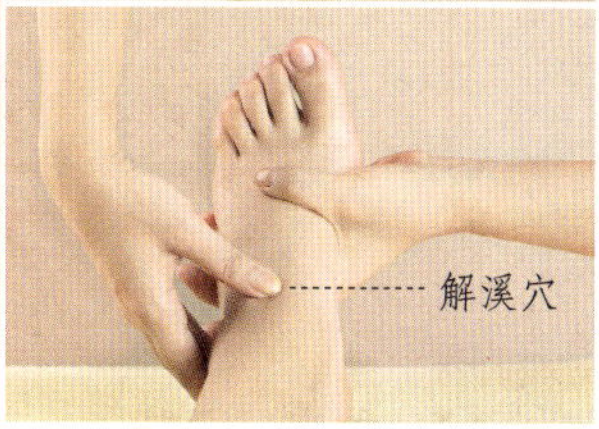

除刺激肺、支气管、气管这些症状反射区外，还可辅助刺激肾上腺、脾、大脑、脑垂体、前额、鼻、大肠等关联反射区（按摩方法参见书中相关页）。

按摩方法

肾上腺（P40）、脾（P48）、大脑（P44）、脑垂体（P42）、前额（P42）、鼻（P43）、大肠（左脚 P49、右脚 P57）。

DISEASE 7

心脏病

心脏病是心脏疾病的总称，患者常出现心悸、心前区疼痛、胸闷、心慌、心律失常、呼吸短促等症状。

反射区列表
症状反射区：心脏。
关联反射区：前额、大脑、脑垂体、脚底降压线。

1 由下至上推按心脏反射区。推按心脏反射区时，速度要和缓，手法要轻柔，视心脏健康状况适可而止。经常刺激心脏反射区，可降低患心脏病的概率。

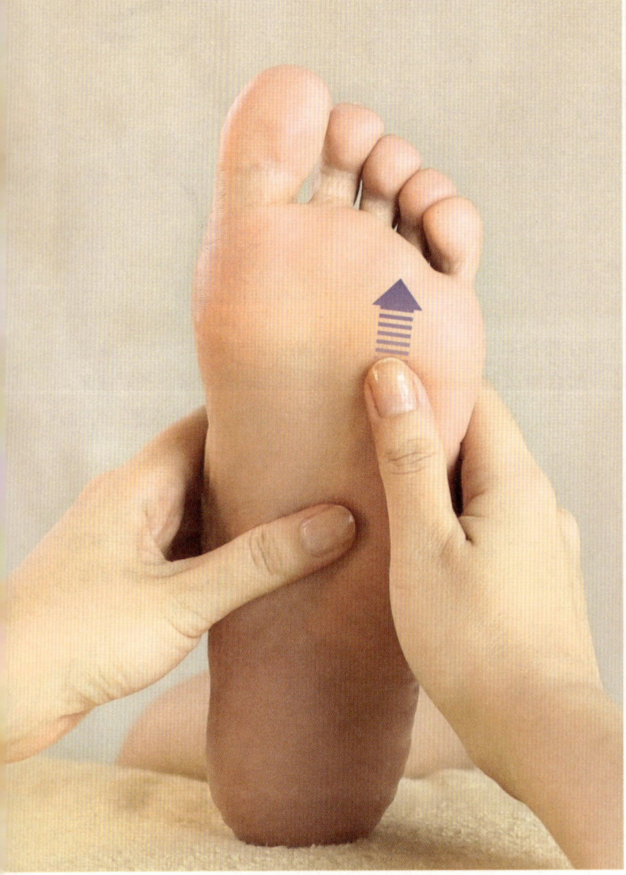

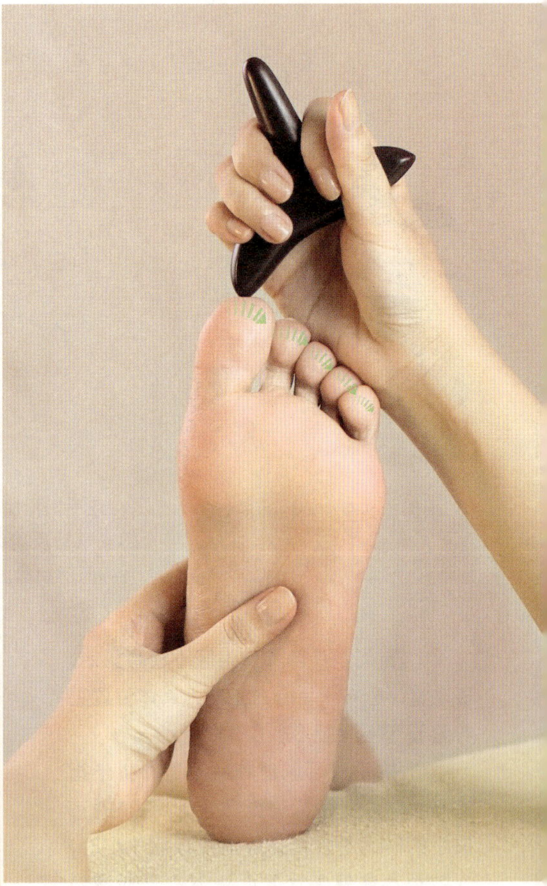

2 位于脚趾前端的前额反射区可横向刮压，具体方向可随意选择，只要保持同一方向即可。可先刮按大脚趾趾端的前额反射区，再刮按其他四趾顶端的前额反射区。

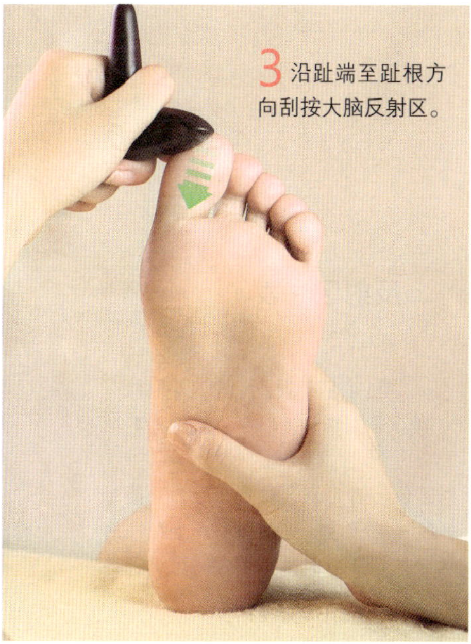

3 沿趾端至趾根方向刮按大脑反射区。

4 点按大脚趾趾腹中央的脑垂体反射区。经常刺激脑垂体反射区，可辅助调理全身主要的九大系统疾患，同时还有倒时差的奇效。

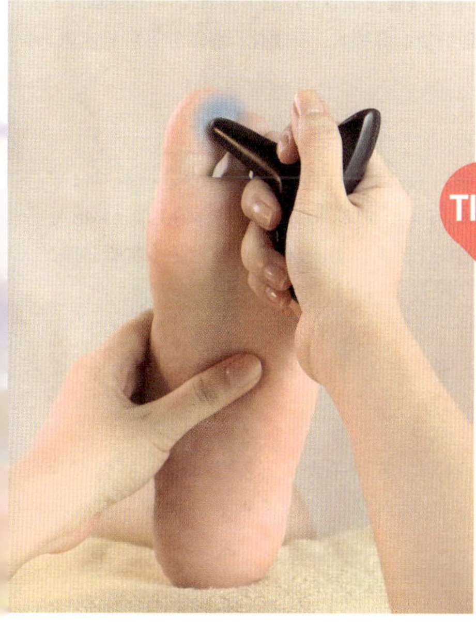

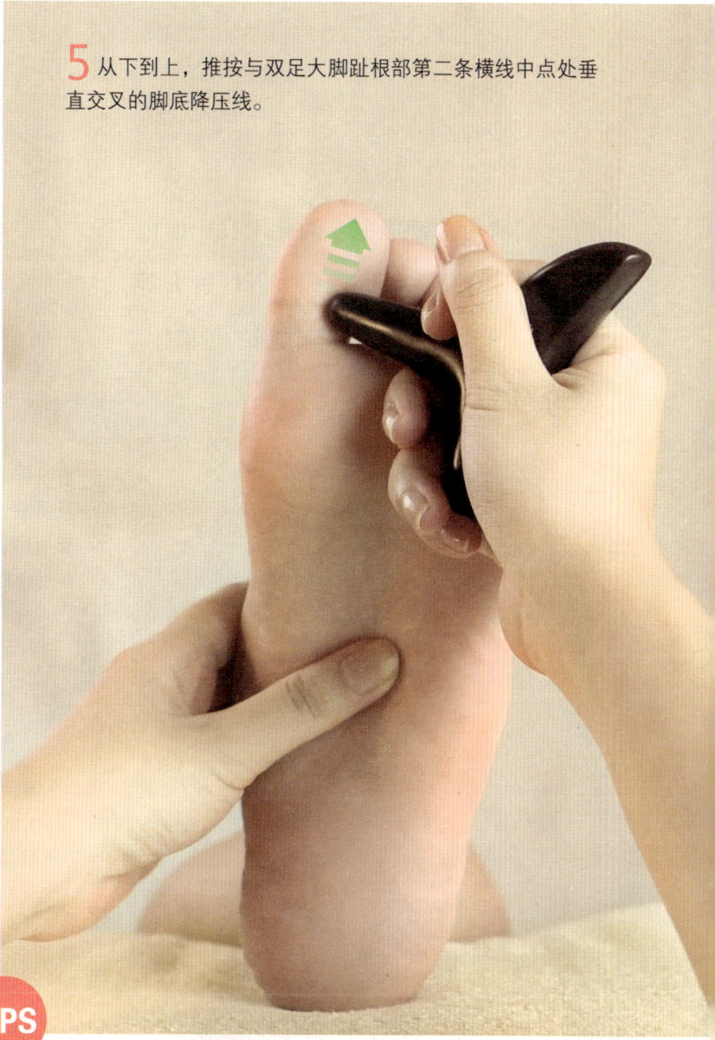

5 从下到上，推按与双足大脚趾根部第二条横线中点处垂直交叉的脚底降压线。

TIPS

1. 自测：左右手的大鱼际出现很多蓝线，预示可能患有心脏疾患。若有冠心病，则可看到与左手拇指根部垂直交叉的一条纹线，即冠心病纹线，在耳部心脏反射区上也能看到这一纹线。

2. 起死回生调理法：用指尖对左手第一掌骨骨缝处用力回抠 9 下，刺激的过程中注意将被按摩者的手放至与心脏同高。

注意：调理过程中患者的血管在受到刺激后会扩张，血液循环加速，进而导致出汗。5 ~ 6 分钟后，胸闷会得到一定程度的改善。心力衰竭和术后患者禁用此法。

DISEASE 8

肝炎

症状为食欲不振、消化不良、面色黄白、眼干涩、肝区隐痛、肝区肿大等（注：乙肝为传染病，具有很强的传染性，不在调理范围内）。

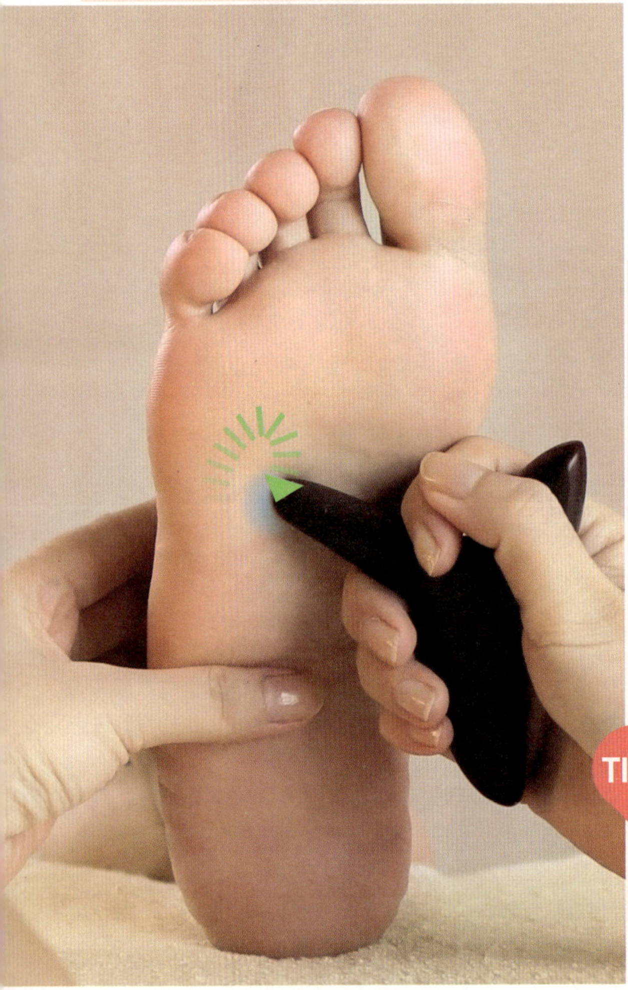

反射区列表
症状反射区：肝。
关联反射区：胆、心脏、眼、大脑、脑垂体、前额、胃、胰、十二指肠、小肠、大肠、肾。

肝、胆反射区位于右足底，位置相近，功能相互关联，一般一并调理。先是自下而上刮按肝反射区，然后在胆反射区进行点按。可调理各种肝部隐患。

除刺激肝反射区之外，还可辅助刺激胆、心脏、眼、大脑、脑垂体、前额、胃、胰、十二指肠、小肠、大肠、肾等关联反射区（按摩方法参见书中相关页），以调理肝炎、肝腹水、肝硬化、肝脓肿等肝部疾患。

按摩方法

胆（P56）、心脏（P47）、眼（P45）、大脑（P44）、脑垂体（P42）、前额（P42）、胃（P48）、胰（P48）、十二指肠（P48）、小肠（P48）、大肠（左脚P49、右脚P57）、肾（P40）。

TIPS

自测：若两手大鱼际部位紫红，并有鲜艳红点，俗称肝掌，存在着患上肝腹水、肝癌的隐患。

DISEASE 9

胆囊炎

急性胆囊炎主要表现为右上腹疼，常伴有恶心、呕吐、腹胀、食欲不振和发热等症状；慢性胆囊炎则多反复发作和有绞痛史，平时多有右上腹隐痛、腹胀、嗳气等症状。

反射区列表

症状反射区：胆。

关联反射区：脑垂体、肾上腺、脾、肝、胃、十二指肠、小肠、大肠、上下身淋巴。

经常点按位于右脚掌第三、四跖骨之间的胆反射区，可有效调理胆囊炎、胆结石、黄疸病及其他胆部疾患。

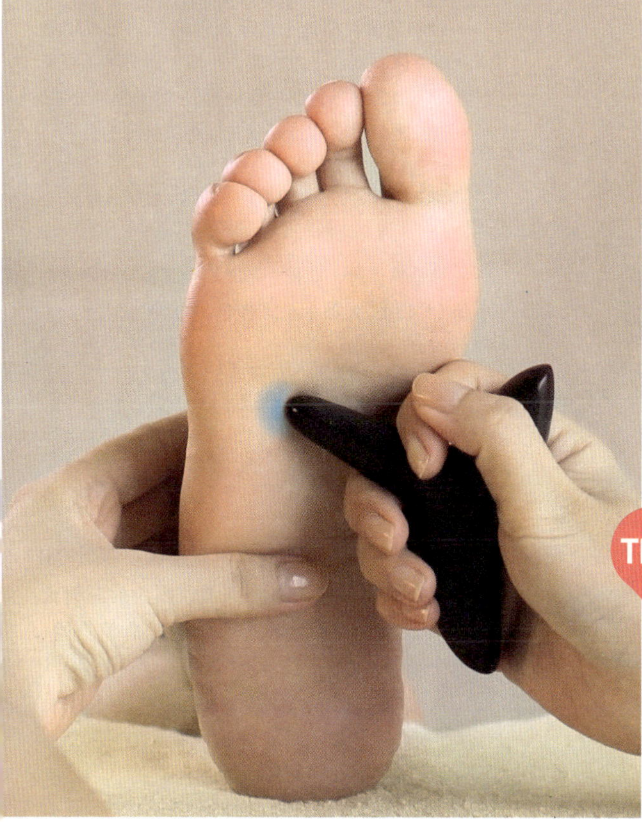

除刺激胆这个症状反射区之外，还可辅助刺激脑垂体、肾上腺、脾、肝、胃、十二指肠、小肠、大肠、上下身淋巴等关联反射区（按摩方法参见书中相关页），可改善多种胆部疾病。

按摩方法

脑垂体（P42）、肾上腺（P40）、脾（P48）、肝（P56）、胃（P48）、十二指肠（P48）、小肠（P48）、大肠（左脚 P49、右脚 P57）、上下身淋巴（P55）。

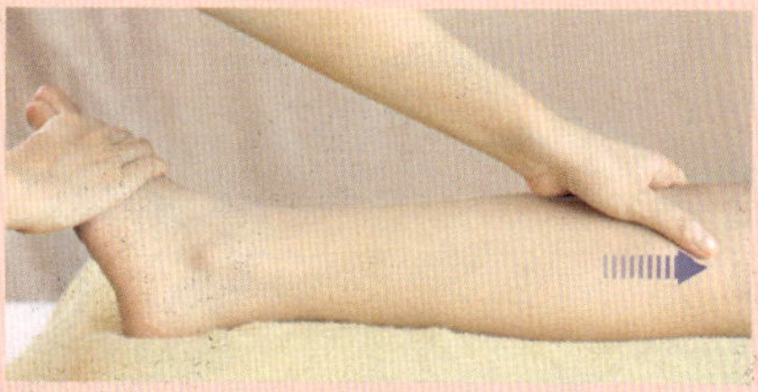

TIPS

1. 自测：按压足部胆反射区会有异物感，且被按摩者的反射区处有异常痛感；患者自觉下腹疼痛；左脚第四趾长有鸡眼。

2. 每天推压胆囊穴（见上图）36 ~ 100 次。初次按摩时，被按摩者会有强烈酸痛感，坚持按摩，可逐渐缓解病情。

DISEASE 10

胆结石

胆结石是一种常见病，患者多表现为胆绞痛、上腹隐痛，病痛常在凌晨1 ~ 3点钟发作。

反射区列表
症状反射区：肝、胆。
关联反射区：脑垂体、胃、十二指肠、小肠、大肠。

肝反射区位于右脚掌第四、五跖骨之间，胆反射区与肝反射区相邻，位于右脚掌第三、四跖骨之间。对肝、胆反射区施以刺激，可综合调理多种肝、胆疾病。

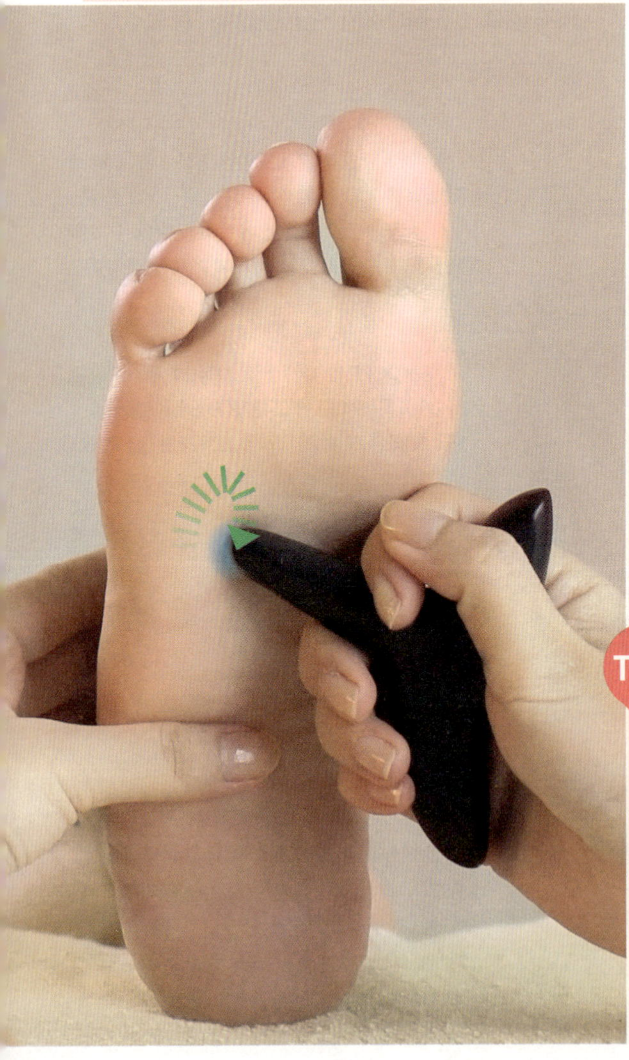

除刺激肝、胆这个症状反射区外，还可辅助刺激脑垂体、胃、十二指肠、小肠、大肠等关联反射区（按摩方法参见书中相关页），促进胆汁分泌，达到调理胆囊炎、胆结石及其他胆部疾患的目的。

按摩方法

脑垂体（P42）、胃（P48）、十二指肠（P48）、小肠（P48）、大肠（左脚P49、右脚P57）。

TIPS

1. 随时了解结石大小。如果结石接近0.6毫米，不要对其进行强烈刺激，因为胆总管直径只有0.5毫米，结石大小接近胆总管直径，容易卡在胆总管上。

2. 每天用适量金钱草泡水，代茶饮。

DISEASE 11

胃下垂

反射区列表
症状反射区：胃、胰、十二指肠、脾。
关联反射区：食道、小肠、大肠。

患者表现为腹胀、腹痛及上腹不适、恶心、呕吐、便秘等症状。

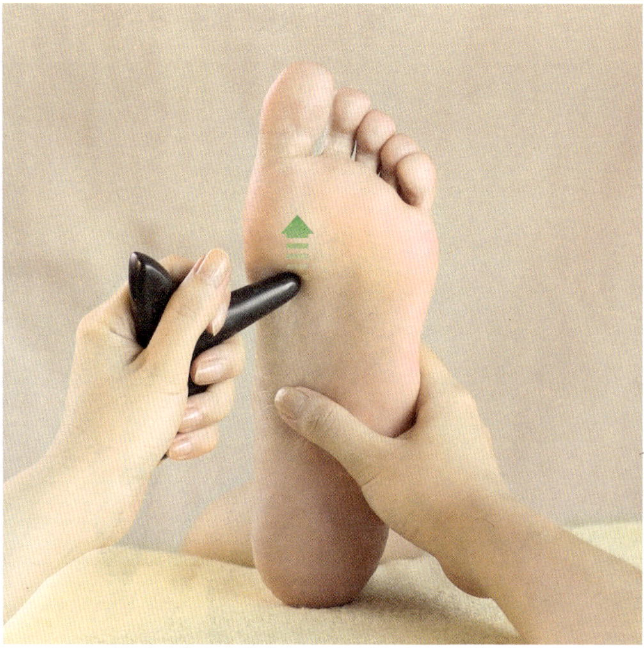

1 自下向上顺次刮按十二指肠、胰、胃反射区。

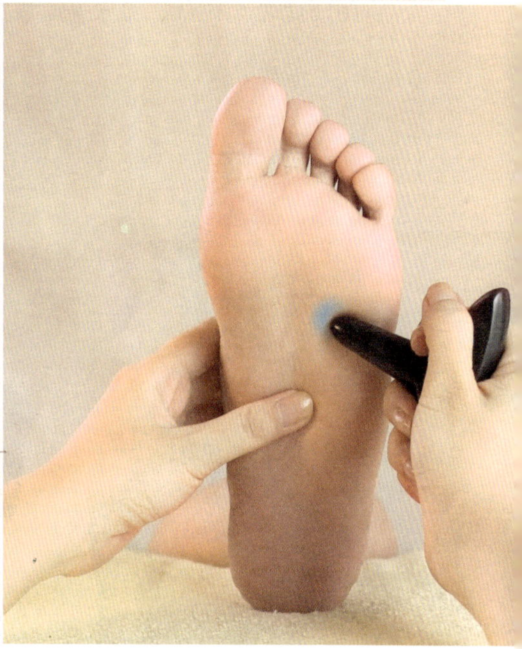

2 脾反射区位于左足中部第四趾下方、心脏反射区下方1厘米位置处。每次点按3～5下，可有效改善胃下垂。

除刺激胃、胰、十二指肠、脾这四个症状反射区外，还可辅助刺激食道、小肠、大肠等关联反射区（按摩方法参见书中相关页），可有效调理胃下垂、胃痛、胃胀、胃酸、慢性胃炎、胃溃疡等胃部不适。

按摩方法

食道（P54）、小肠（P48）、大肠（左脚 P49、右脚 P57）

TIPS

1. 根据胃下垂的特点，按压时要向上着力（从下往上推），防止胃部向下拉伸。

2. 对于非常瘦弱或已患胃下垂的患者，不可饭后立即运动，用餐后应该平卧30分钟后再走动。

DISEASE 12

肾结石

患者常突发刀割样疼痛，且痛感向腰或下腹部、大腿内侧和会阴部放射，同时出现恶心、呕吐、血尿等症状。

反射区列表
症状反射区：肾、输尿管。
关联反射区：脾、肺、膀胱、尿道。

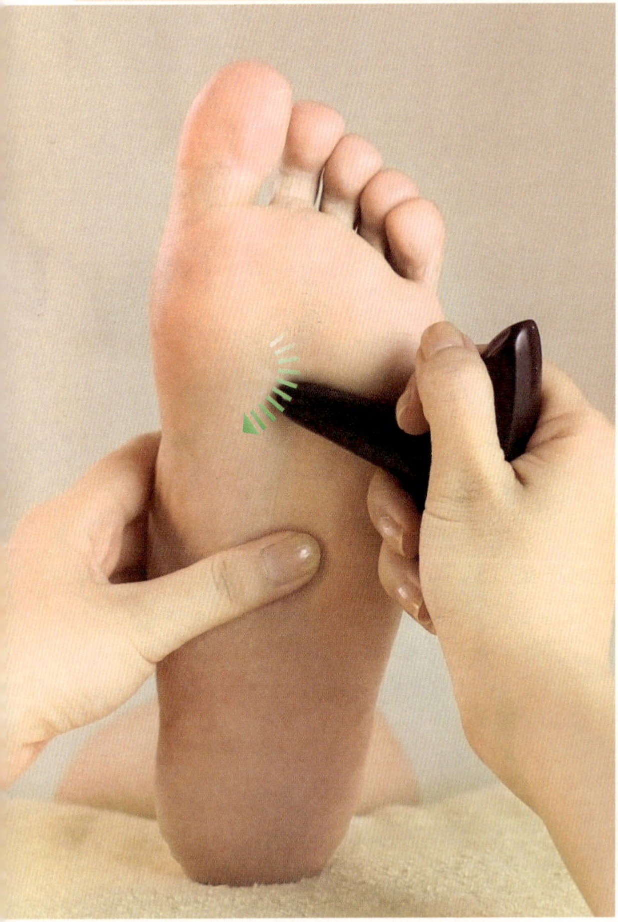

1 肾反射区位于足掌中央“人”字形交叉点下方凹陷处，按摩时，沿足心至足跟方向刮按肾反射区。

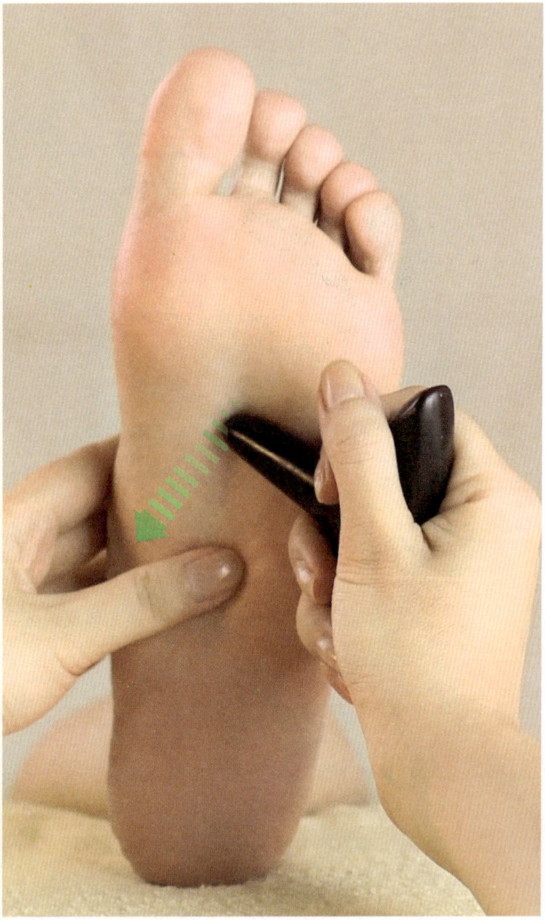

2 输尿管反射区是肾、膀胱反射区的连接桥梁，按摩时沿肾到膀胱的方向从上往下刮按，能通畅输尿管道，促进排泄。

3 脾反射区（左足底）约食指腹大小，按摩时，点按即可。

4 由内往外全面刮按肺反射区。

5 用食指的指关节从上往下刮按膀胱反射区，疏通排泄通道。

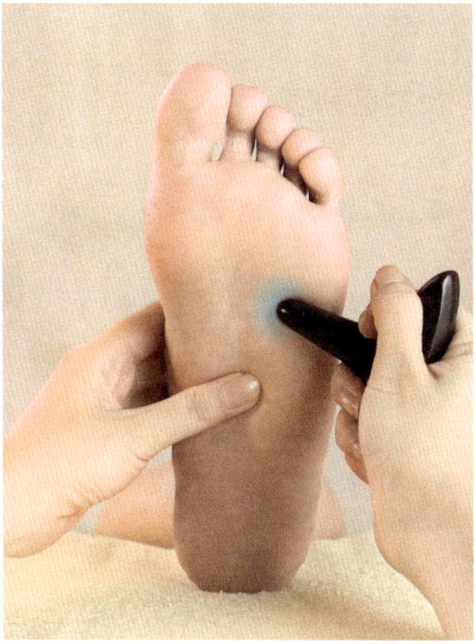

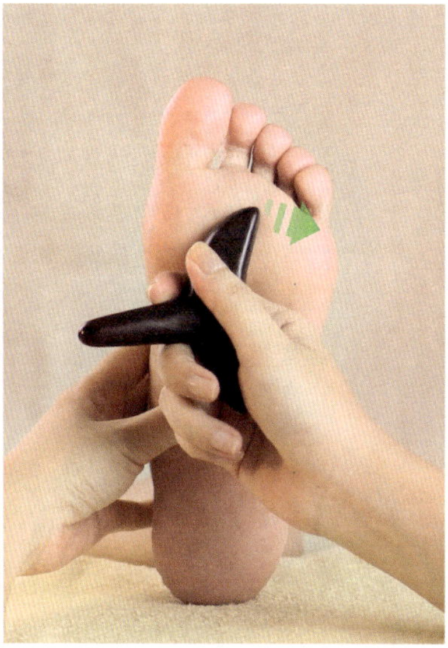

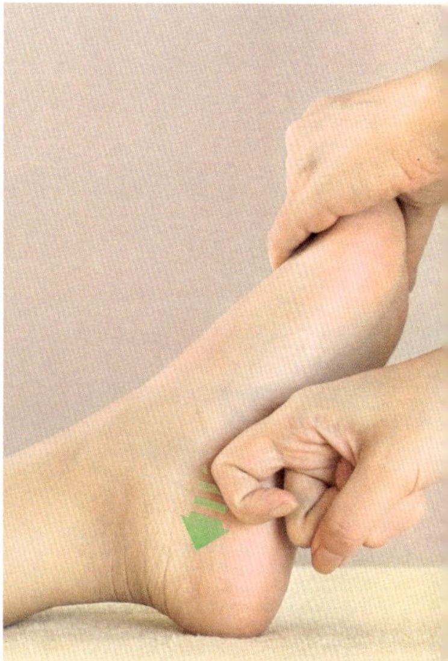

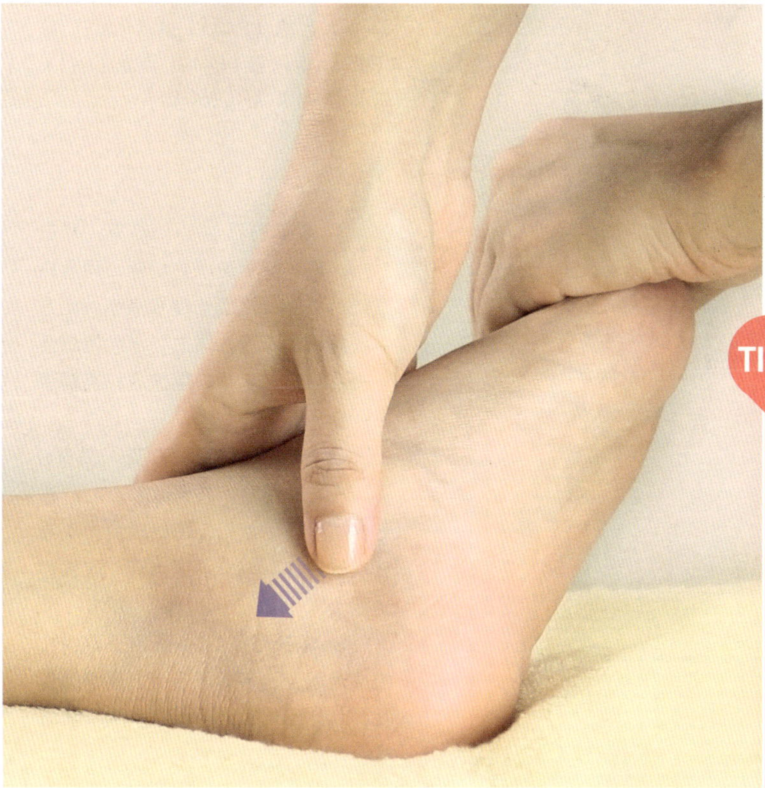

6 一手扶住脚掌前部并微微右倾，一手按住足内侧的尿道、阴道反射区的起点位置，沿膀胱至髋关节的斜上方向推按。

TIPS

1. 清晨空腹饮水，喝“还阳水”（详见 P143）更好。

2. 用金钱草沏水代茶饮，利于化石。

3. 初次按摩时，不可过强刺激反射区，以防结石过大，刺破尿道。连续按摩 10 天后，再次按摩时可大量饮水或进行跳跃性活动，以利于结石排出体外。

DISEASE 13

肾炎

多伴有血尿、蛋白尿、水肿、高血压等症状。

反射区列表
症状反射区：肾。
关联反射区：肾上腺、脾、肺、输尿管、膀胱、尿道、肝。

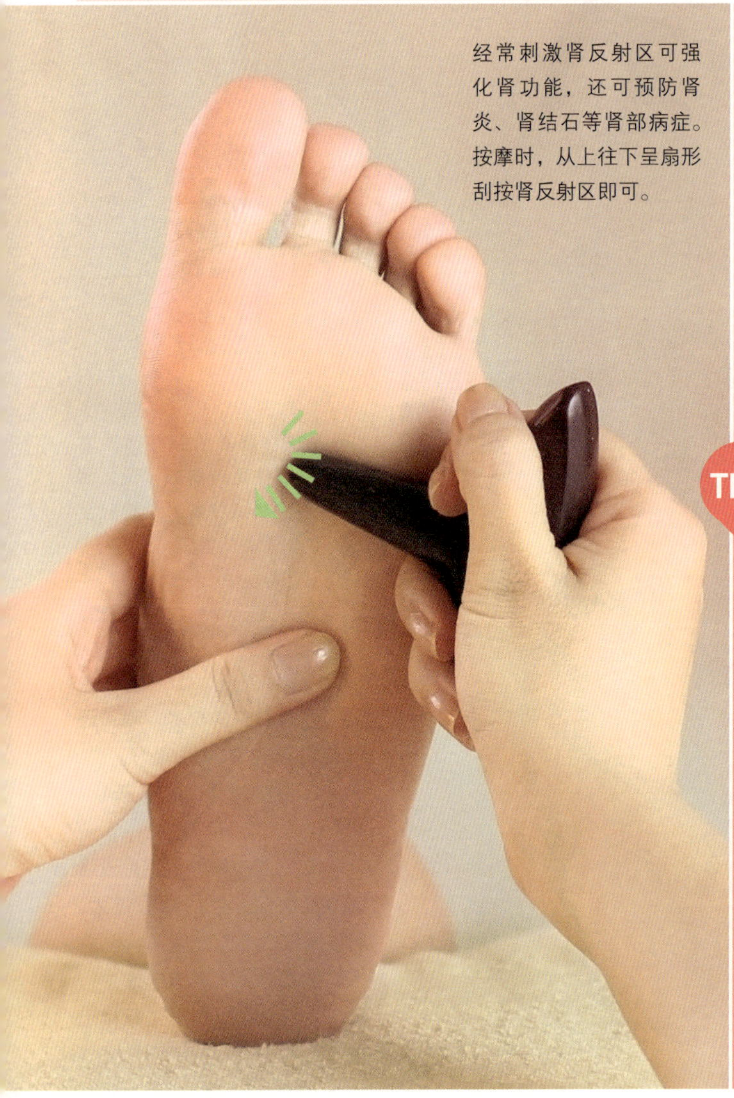

经常刺激肾反射区可强化肾功能，还可预防肾炎、肾结石等肾部病症。按摩时，从上往下呈扇形刮按肾反射区即可。

除刺激肾这个症状反射区外，还可辅助刺激肾上腺、脾、肺、输尿管、膀胱、尿道、肝等关联反射区（按摩方法参见书中相关页），可增强肾功能，预防、调理肾炎等肾部病症。

按摩方法

肾上腺（P40）、脾（P48）、肺（P47）、输尿管（P41）、膀胱（P41）、尿道（P41）、肝（P56）。

TIPS

1. 取车前草 30 ~ 60 克，葱白 1 根。将车前草洗净并切碎，同葱白煮汁后去渣，然后加粳米煮粥。此方对缓解小便不通、尿血、水肿等急性肾炎症状十分有效，但遗尿、遗精者不能使用。

2. 取干燥玉米须 50 克，加 600 毫升左右的温水，文火煎煮 20 ~ 30 分钟，过滤后饮用，每日饮用 1 次或分次饮用，利尿、消退浮肿、改善肾功能。

3. 紫皮大蒜 1 头，蓖麻子 60 粒，捣成泥状，均匀涂于足心，用薄膜包扎，1 周后取下，可利尿消肿。平时要少吃盐。

DISEASE 14

膀胱炎

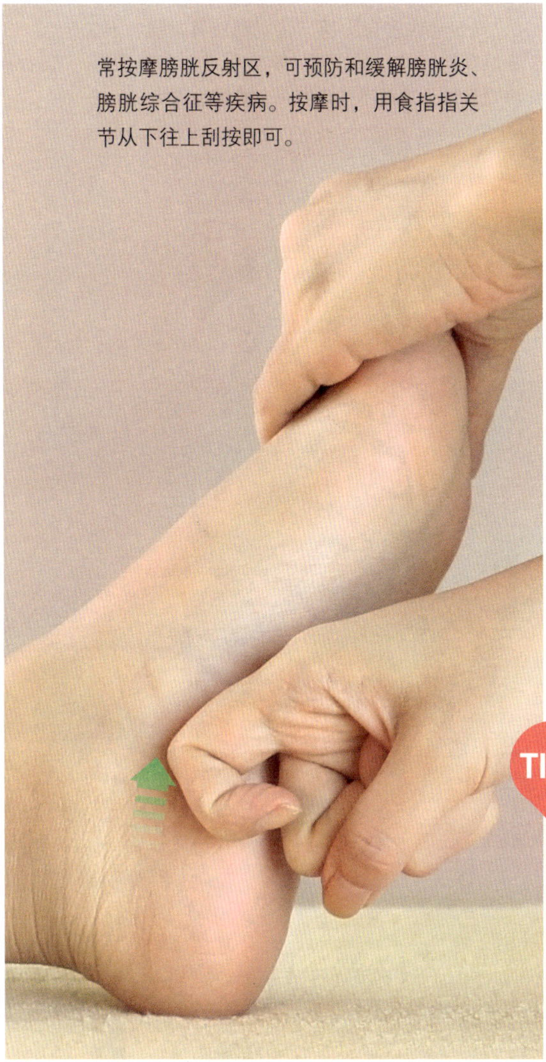

常按摩膀胱反射区，可预防和缓解膀胱炎、膀胱综合征等疾病。按摩时，用食指指关节从下往上刮按即可。

膀胱炎分为急性膀胱炎和慢性膀胱炎两种。急性膀胱炎发病突然，排尿时有烧灼感，并在尿道区有疼痛感；慢性膀胱炎患者会感到体弱无力、耻骨不适和腰背痛，有尿潴留样症状。

反射区列表
症状反射区：膀胱。
关联反射区：脑垂体、肾、肾上腺、脾、输尿管、尿道。

TIPS

1. 取玉米渣或玉米面适量，加适量水煮成粥后，加盐少许，空腹食用。

2. 白矾 31 克，加米醋调成糊状，敷于足心涌泉穴（见下图）处，用薄膜包扎固定，24 小时后洗净，每日 1 次。

除刺激膀胱这个症状反射区外，还可辅助刺激脑垂体、肾、肾上腺、脾、输尿管、尿道等关联反射区（按摩方法参见书中相关页），可强健膀胱，恢复膀胱机能。

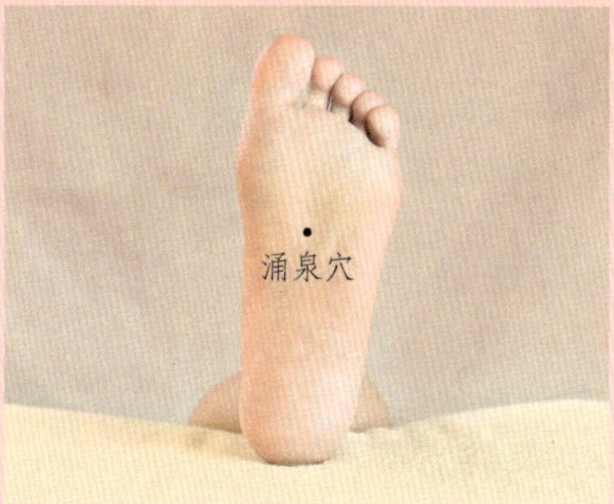

按摩方法

脑垂体（P42）、肾（P40）、肾上腺（P40）、脾（P48）、输尿管（P41）、尿道（P41）。

DISEASE 15

十二指肠溃疡

十二指肠溃疡是消化道溃疡的常见类型，临床表现为进餐后 2 ~ 4 小时开始出现上腹痛，疼痛持续不减，进食后才会在一定程度上得到缓解。

反射区列表
症状反射区：十二指肠。
关联反射区：胃、胰 、肝、胆、脾 、小肠、大肠。

1 沿足弓内侧自上而下依次刮按胃、胰、十二指肠反射区，对消化不良、胃溃疡、十二指肠溃疡、脾胃及消化功能不佳者有一定的调治作用。

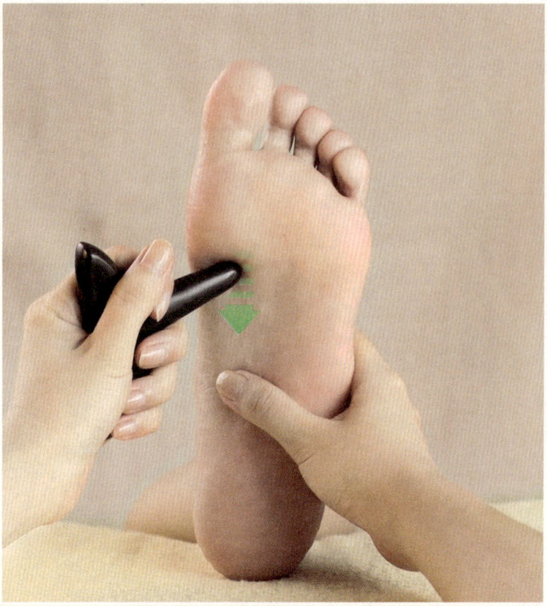

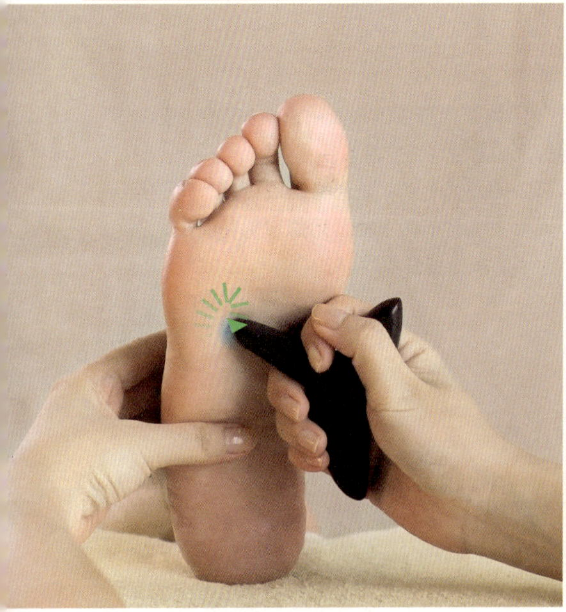

2 右脚的胆反射区与肝反射区相辅佐，需配合按摩。按摩时，可先刮按肝反射区，然后在胆反射区进行点按。

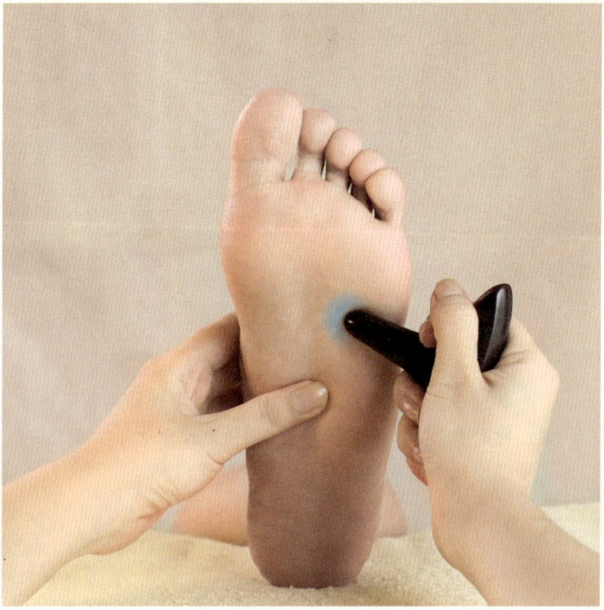

3 换左脚，点按足底脾反射区。经常刺激此区，可增强身体抵抗力。

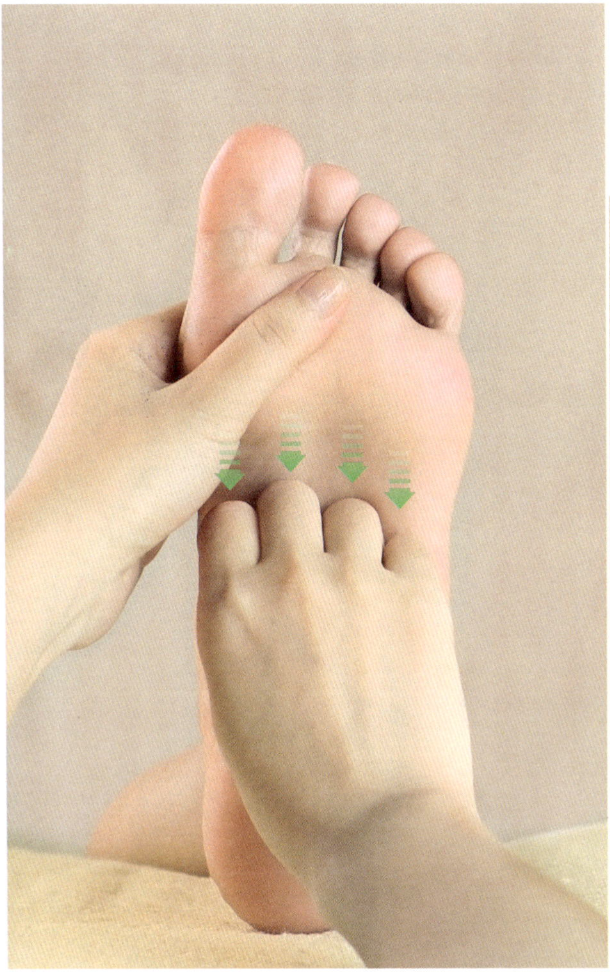

4 小肠反射区位于第一、二、三楔骨和少部分骰骨至跟骨间的凹陷处。根据小肠反射区的区域特点，可用四指指关节从上而下刮压。

TIPS

1. 自测：可通过粪便自查。若大便发黑，则应注意有溃疡发生。

2. 取两三勺醪糟，用小火煮开，打入一个鸡蛋，搅拌后，每天清晨喝一碗。

3. 口服云南白药，每次 0.75 克，每日 4 次，直至溃疡愈合。

5 左右脚的横结肠、右脚的升结肠和左脚的降结肠、乙状结肠、直肠、肛门反射区均属于大肠反射区。调理十二指肠溃疡时，双足需一并调理。按摩时，按照顺时针方向，先按摩左脚，再按摩右脚。

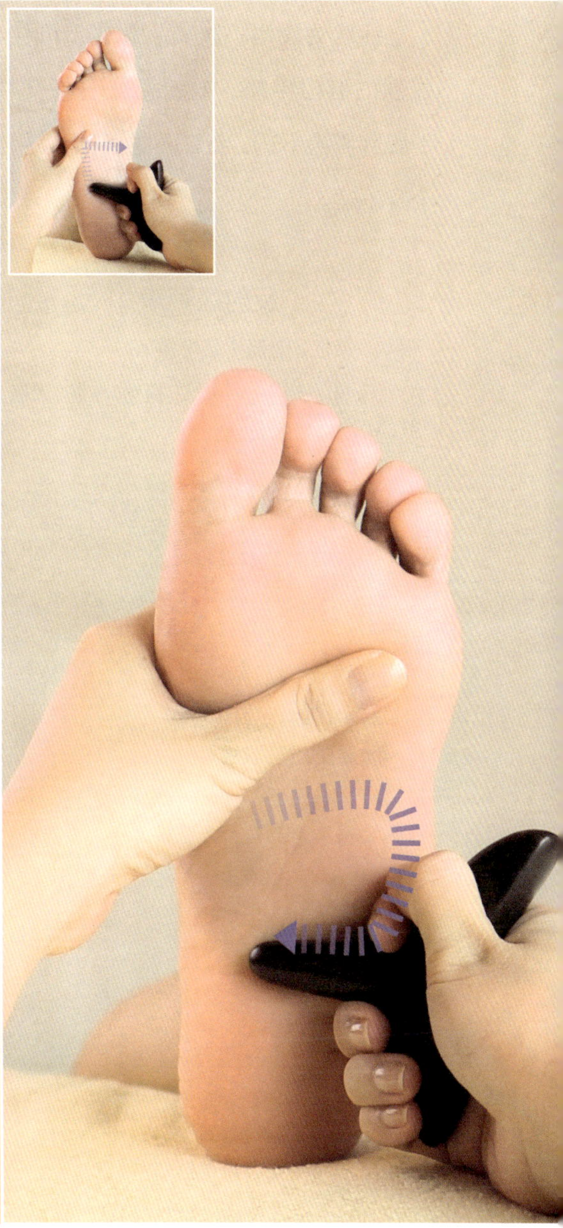

DISEASE 16

直肠炎

症状为腹泻、腹痛、腹胀，可伴有强烈的肛门疼痛，或便秘与腹泻交替，下腹部胀满不适，食欲不振、体重减轻、全身不适。

反射区列表
症状反射区：直肠（足内侧）。
关联反射区：肾上腺、十二指肠、小肠、大肠、肛门。

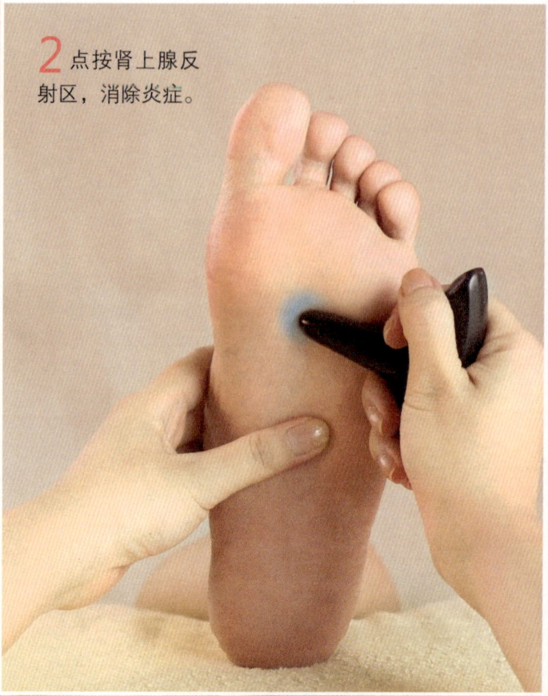

2 点按肾上腺反射区，消除炎症。

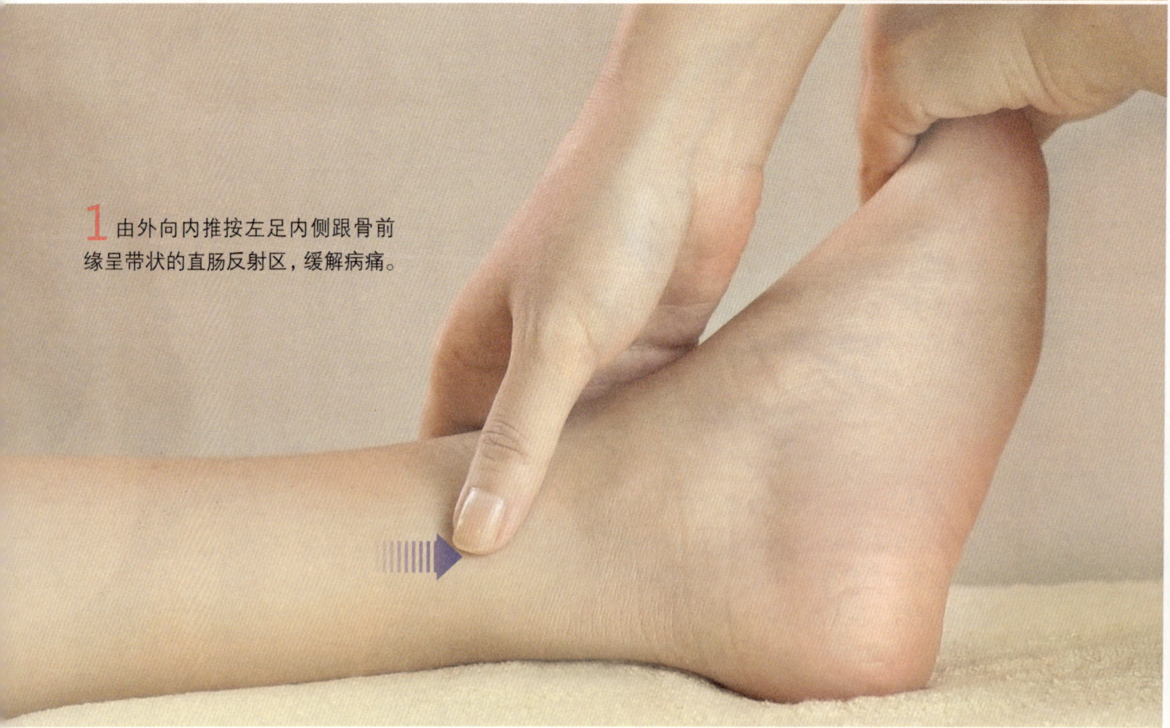

1 由外向内推按左足内侧跟骨前缘呈带状的直肠反射区，缓解病痛。

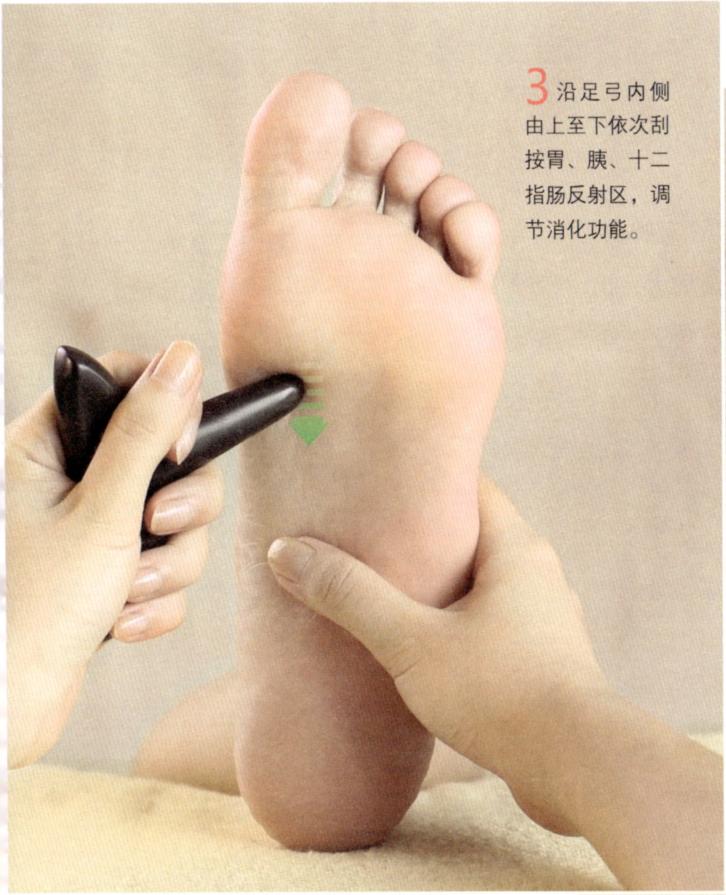

3 沿足弓内侧由上至下依次刮按胃、胰、十二指肠反射区，调节消化功能。

4 四指指关节沿足趾至足跟方向刮压小肠反射区。

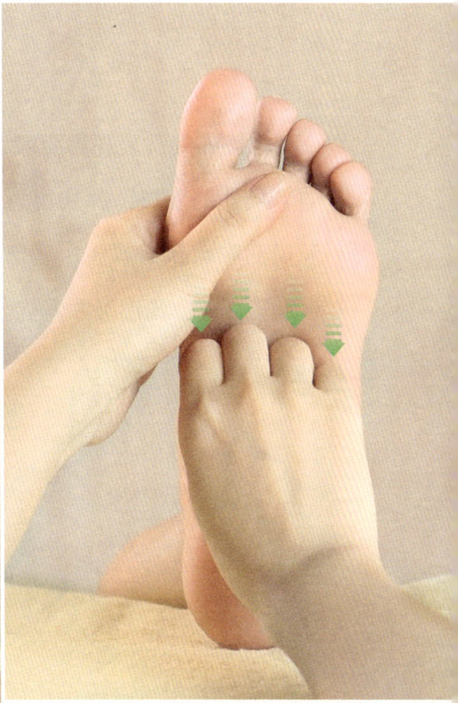

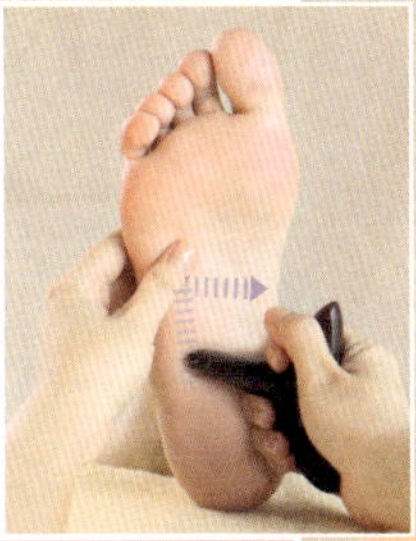

5 依次推按左脚的横结肠反射区、降结肠反射区、乙状结肠反射区、直肠肛门反射区，右脚的升结肠反射区、横结肠反射区。推按时，按照顺时针方向进行。可调治消化系统疾患。

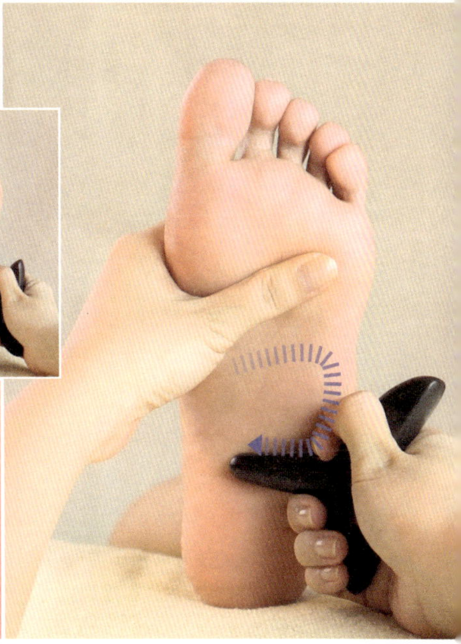

TIPS

1. 自测：可通过粪便自查。如果大便形状异常，一边半圆一边扁平，则说明直肠内有占位性病变。

2. 长期便秘者要加强按摩直肠反射区，以预防直肠疾患。

3. 取大黄 3 克、食盐 4 克，共捣为细末，填于脐上，上面用胶布或纱布等覆盖固定，可以润肠通便。

DISEASE 17

小肠疝气

小肠疝气常表现为腹股沟区有肿块。随着疾病的发展，肿块可逐渐增大，出现局部胀痛和牵涉痛。病情严重者，可引发肠坏死、肠瘘等并发症。

反射区列表
症状反射区：小肠、生殖腺。
关联反射区：肾上腺、脾、上下身淋巴、腹股沟。

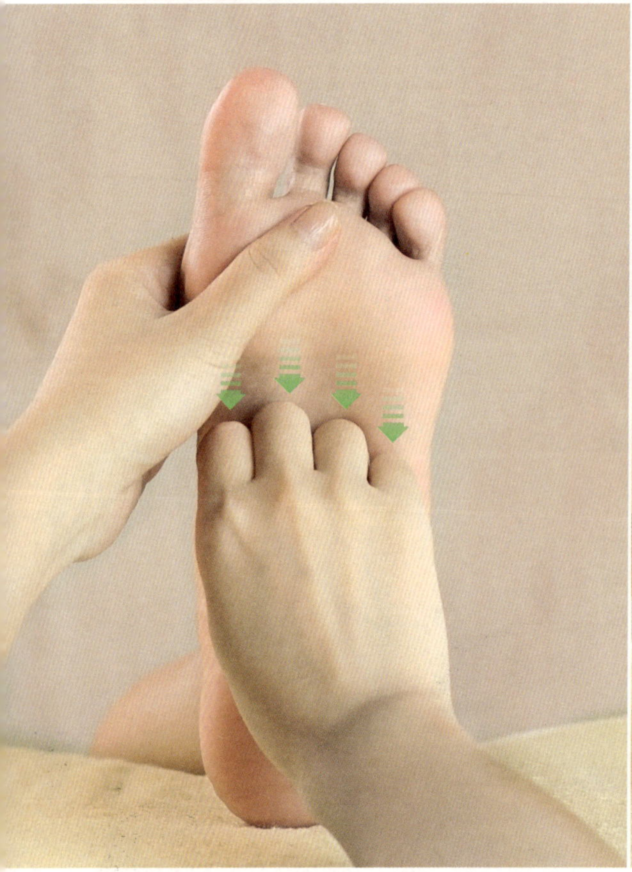

1 小肠反射区的按摩常用于调理小肠疝气、打嗝，还可用于调理慢性肠炎。按摩时，可用四指指关节从上而下刮压。

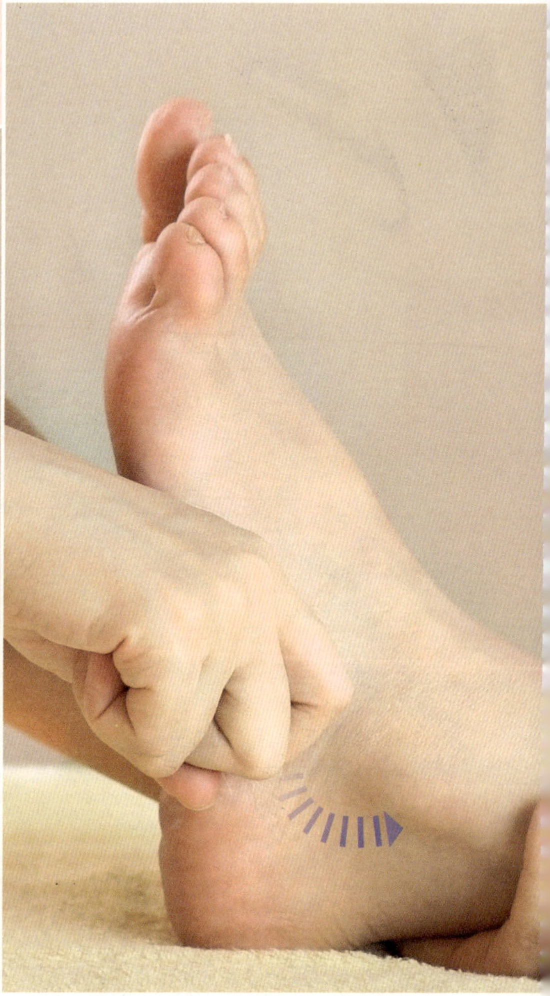

2 一手按住足踝，保持平衡，一手放在足外侧踝骨后下方近似三角形的生殖腺反射区，从下至上推按。

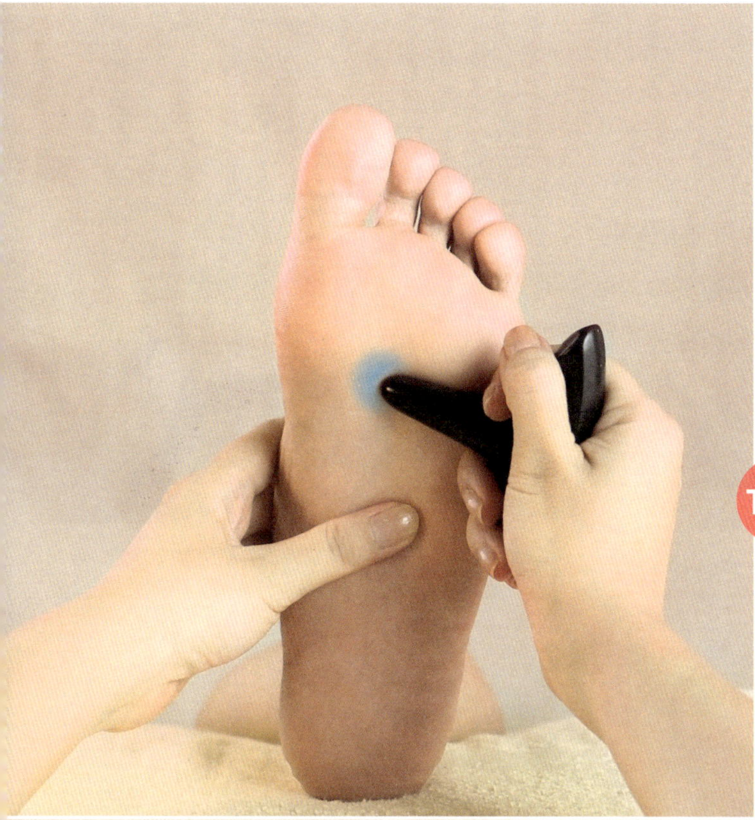

3 变换手位，一手微握足部稳定脚位，一手点按肾上腺反射区。

TIPS

1. 糖尿病患者不能做小肠疝气手术。

2. 洗冷水澡或冬泳后，不要只是将身体表面擦热，还应将内脏弄热，如喝热的姜糖水。

3. 平时可佩戴疝气托举带调理。

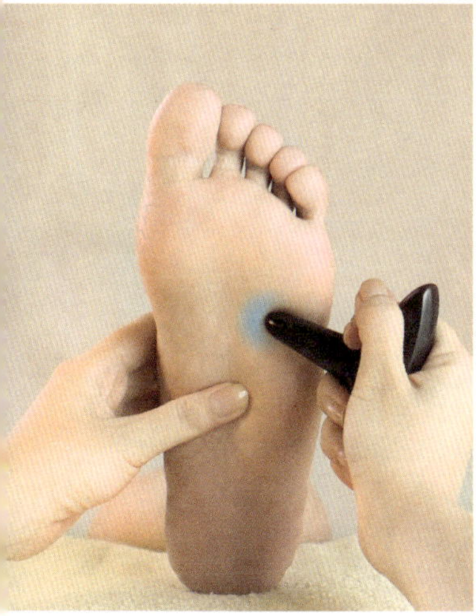

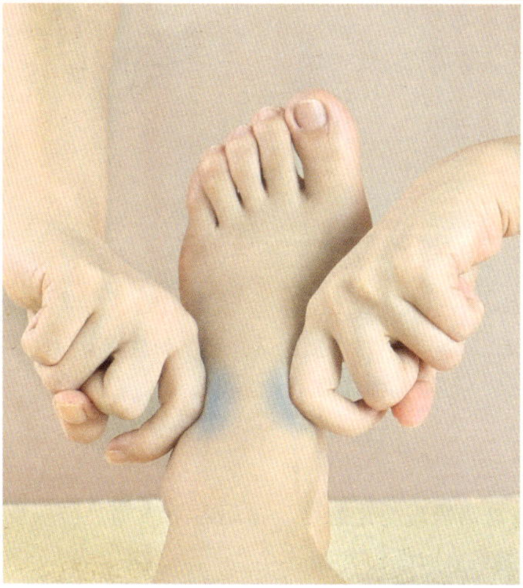

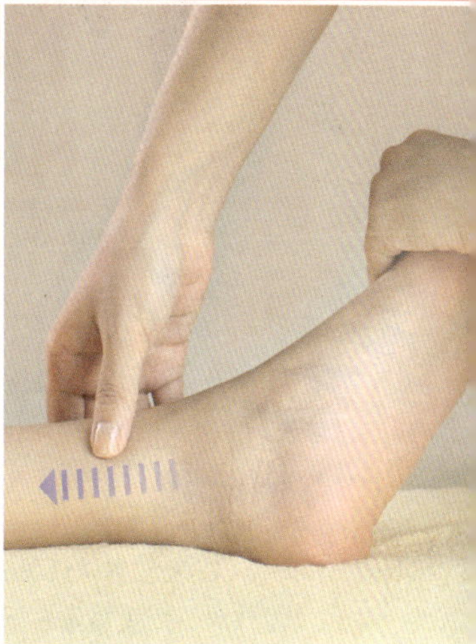

4 点按脾反射区。可调治脾本身的疾患，还可调治皮肤病、炎症、消化不良等疾患。

5 上、下身淋巴反射区分别位于双脚外踝骨、内踝骨前下方的凹陷处。找准位置后，用双手食指指关节匀力点按。

6 腹股沟反射区位于内脚踝近足面处。按摩时，沿足跟至小腿方向推按即可。

DISEASE 18

慢性阑尾炎

主要表现为右下腹痛，可伴有发热。患者腹部剧烈疼痛时，应迅速就诊，以防阑尾化脓后脓液溢入腹腔内导致病情恶化。

反射区列表
症状反射区：盲肠阑尾。
关联反射区：肾上腺、脾、上下身淋巴。

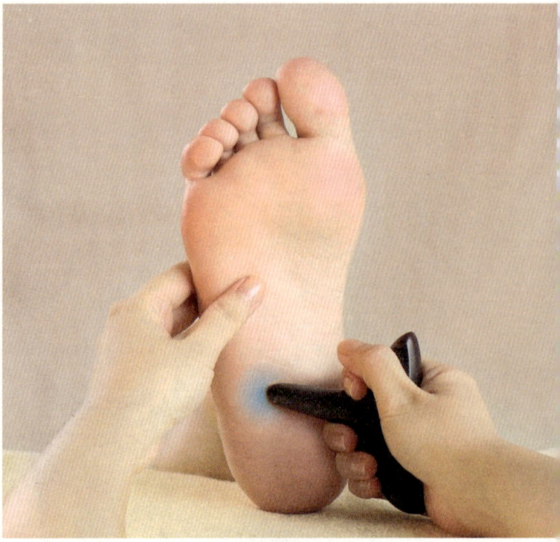

1 点按右脚掌跟骨前缘外侧盲肠阑尾反射区，可有效调理阑尾炎、下腹胀气、盲肠炎等疾患。

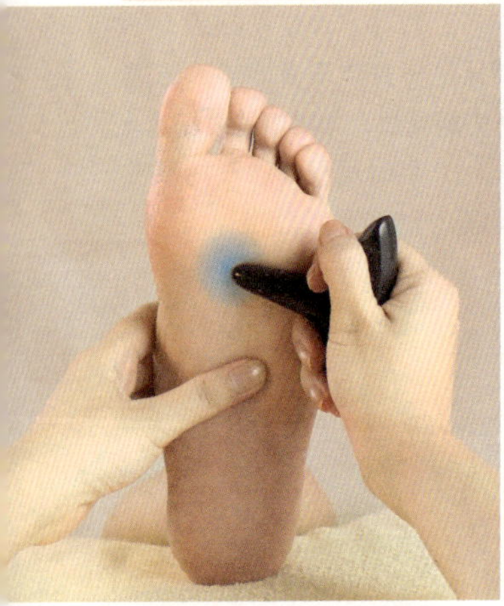

2 肾上腺分泌的肾上腺素有消除体内炎症的作用。按摩时，点按此反射区即可。

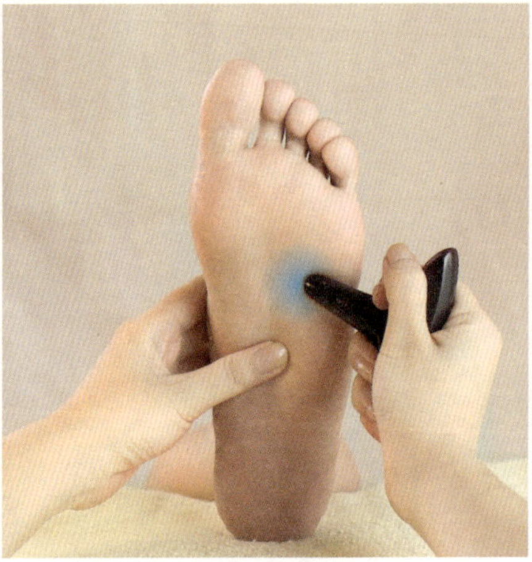

3 点按脾反射区。经常刺激脾反射区，可增强体质。

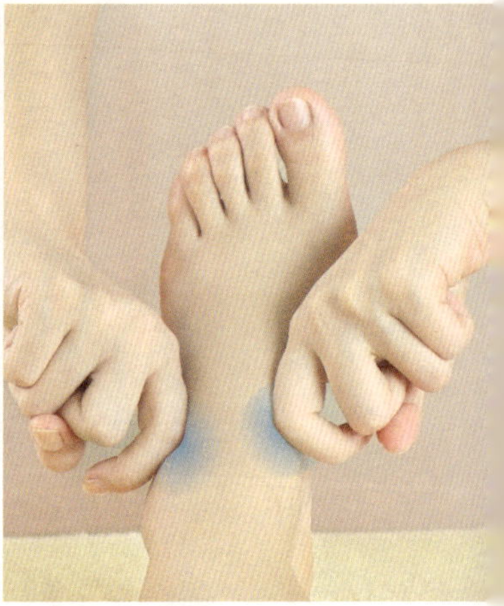

4 双手食指指关节匀力点按上、下身淋巴反射区，对于下腹部各种炎症都有一定的缓解作用。

TIPS

1. 慢性阑尾炎患者常常表现为走急路、饭后右下腹痛，按压反射区时会有疼痛的感觉。急性发作时，用手按压右下腹可暂时缓解疼痛。

2. 有慢性阑尾炎病史者，若急性发作时，应速去医院检查就诊，以免阑尾内出现化脓、外溢，进而危及生命。

3. 吃饭速度不宜过快，饭后不要做剧烈运动。

DISEASE 19

前列腺炎

反射区列表
症状反射区：前列腺、睾丸。
关联反射区：肾上腺、肾、脾、输尿管、膀胱、尿道、上下身淋巴。

患者常恶寒、发热、乏力，排尿时有烧灼感，尿急、尿痛、尿淋漓、尿等待、尿频，会阴或耻骨上区域有重压感，久坐或排便时加重等症状。

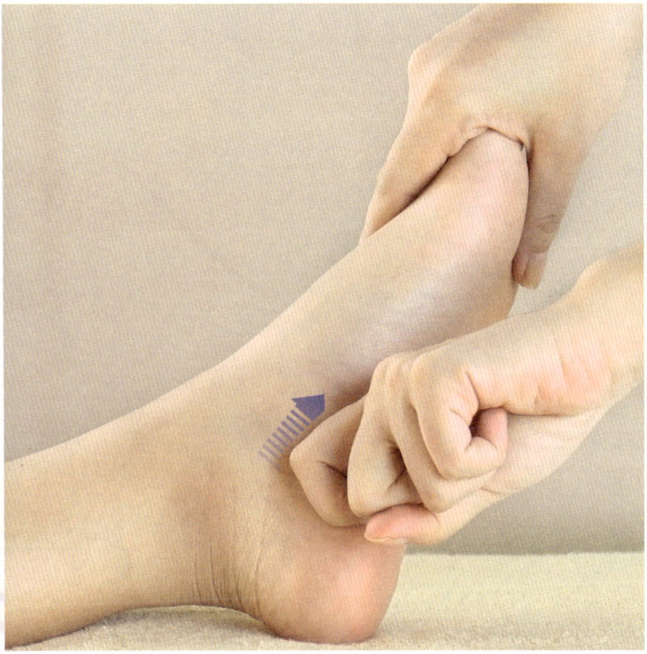

1 用食指关节桡侧从后往前推按前列腺反射区（足内侧）。经常刺激此反射区，对前列腺肥大、前列腺炎调理和保健作用明显。

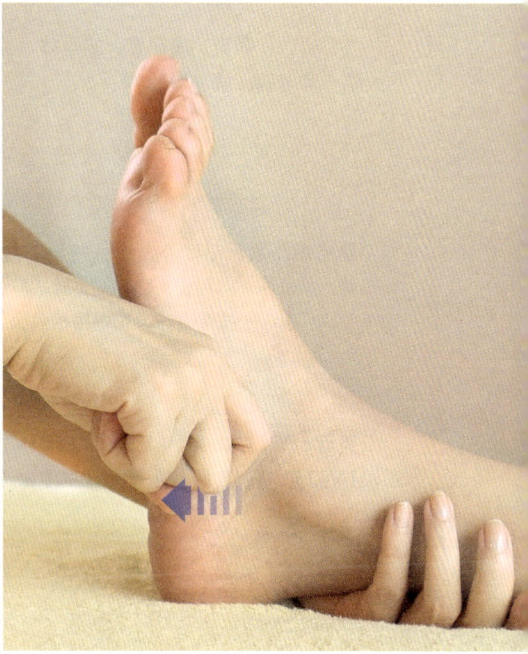

2 用食指关节从上往下推按位于外踝后下方的睾丸反射区。

TIPS

不宜久坐，不宜憋尿，房事宜节制。

除刺激前列腺、睾丸等症状反射区外，还可辅助刺激肾上腺、肾、脾、输尿管、膀胱、尿道、上下身淋巴等关联反射区（按摩方法参见书中相关页），对前列腺炎的康复有一定的促进作用。

按摩方法

肾上腺（P40）、肾（P40）、脾（P48）、输尿管（P41）、膀胱（P41）、尿道（P41）、上下身淋巴（P55）。

DISEASE 20

子宫肌瘤

患者多无症状，少数患者表现为阴道出血，腹部可触及肿物或有压迫感。

反射区列表
症状反射区：子宫。
关联反射区：卵巢、输卵管、脑垂体、前额、大脑、肾上腺、脾、腹股沟。

除刺激子宫反射区外，还可辅助刺激卵巢、输卵管、脑垂体、前额、大脑、肾上腺、脾、腹股沟等关联反射区（按摩方法参见书中相关页）。

按摩方法

卵巢（P52）、输卵管（P137）、脑垂体（P42）、前额（P42）、大脑（P44）、肾上腺（P40）、脾（P48）、腹股沟（P51）。

TIPS

1. 自测：捻揉反射区时可觉察反射区皮下有沙砾、气泡等异物感，腹股沟淋巴结有阳性物。

2. 在子宫反射区贴敷云南白药。

3. 按摩子宫反射区时，在按摩膏中加入云南白药。

4. 仰卧，用一只脚的脚后跟去蹬踹按摩另一只脚的子宫反射区，反复数次。

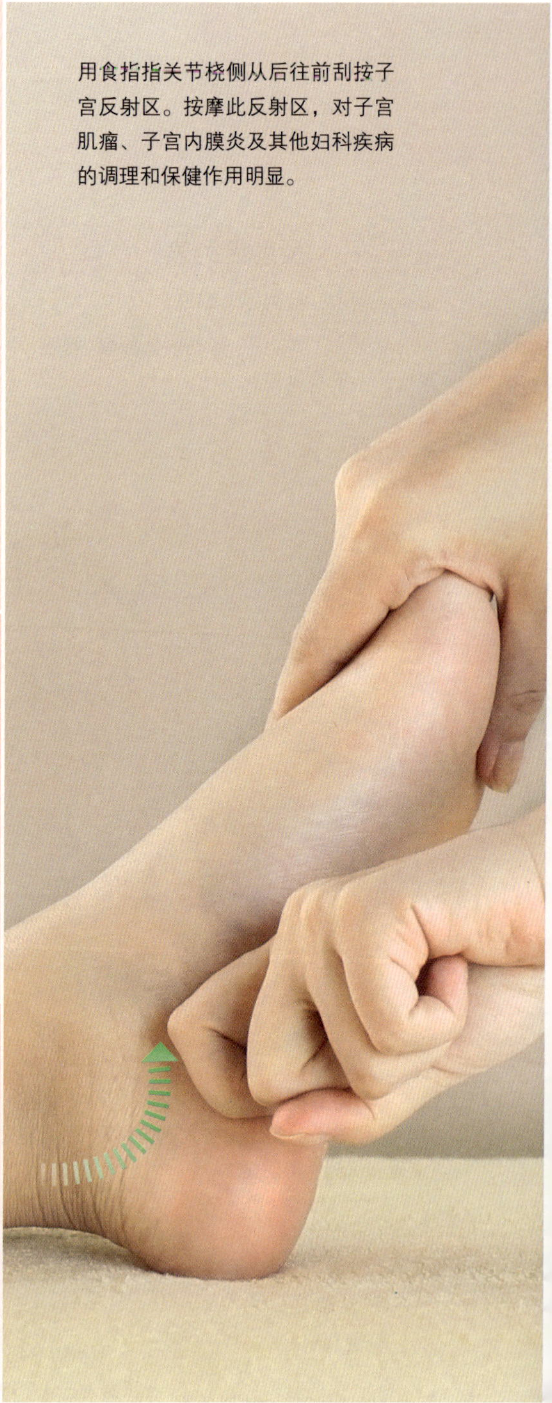

用食指指关节桡侧从后往前刮按子宫反射区。按摩此反射区，对子宫肌瘤、子宫内膜炎及其他妇科疾病的调理和保健作用明显。

DISEASE 21

卵巢囊肿

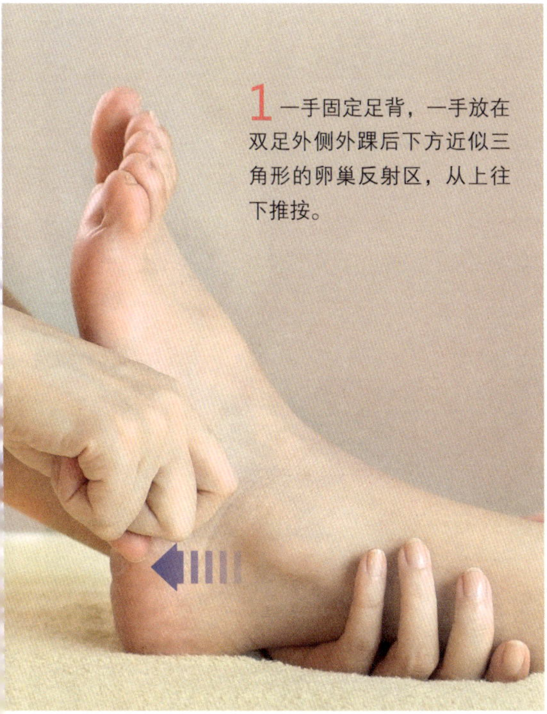

1 一手固定足背，一手放在双足外侧外踝后下方近似三角形的卵巢反射区，从上往下推按。

卵巢囊肿是卵巢肿瘤的一种，属女性生殖器常见疾病，以 20 ~ 50 岁的女性最为多见。早期诊断困难，就诊时 70% 已属晚期。临床上多表现为小腹疼痛、白带增多、白带异常、月经不调，小腹内可触摸到坚实而无痛的肿块。

反射区列表
症状反射区：卵巢、子宫、肾。
关联反射区：脑垂体、肾上腺、脾、肝、乳腺。

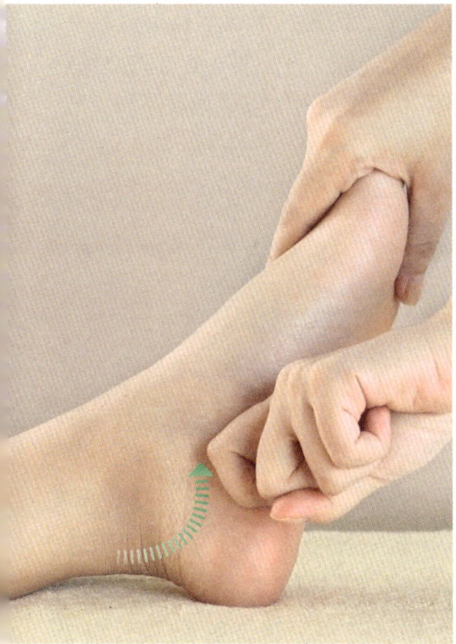

2 食指指关节桡侧按照同一方向刮按子宫反射区。按摩此处对子宫肌瘤、子宫内膜炎及其他妇科疾病的调理和保健作用明显。

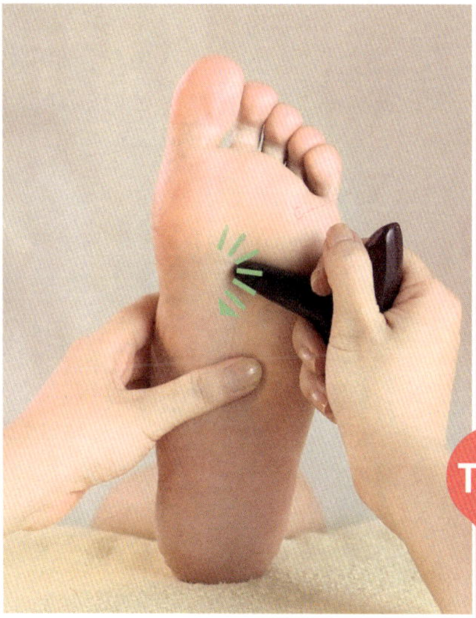

3 肾反射区位于足掌中央“人”字形交叉点下方凹陷处。按摩时，沿足心至足跟方向刮按，以消除炎症。

除了按摩卵巢、子宫、肾这些症状反射区外，还可以辅助刺激脑垂体、肾上腺、脾、肝、乳腺等关联反射区（按摩方法参见书中相关页），对妇科疾病的保健和调理效果明显。

按摩方法

脑垂体（P42）、肾上腺（P40）、脾（P48）、肝（P56）、乳腺（P55）。

TIPS

云南白药加醋调匀，贴敷于足外侧卵巢反射区，12 小时后揭下。过 12 小时将云南白药用蜂蜜调和，再次贴敷于脚底卵巢反射区，12 小时后揭下，连贴 3 剂，每两次用药间隔时间均为 12 小时。

DISEASE 22

股骨头坏死

股骨头坏死是常见的骨关节病之一。其主要症状为：骨关节有疼痛，从间断性疼痛慢慢发展成持续性疼痛，再因疼痛引发肌肉痉挛，使关节活动受到限制。严重者可致残，导致跛行。

反射区列表
症状反射区：外髋关节、内髋关节。
关联反射区：膝关节、肾、肝、胆、脾。

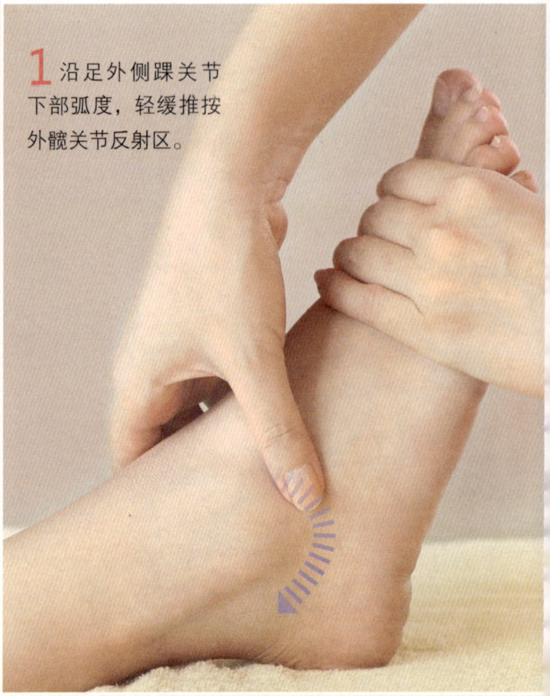

1 沿足外侧踝关节下部弧度，轻缓推按外髋关节反射区。

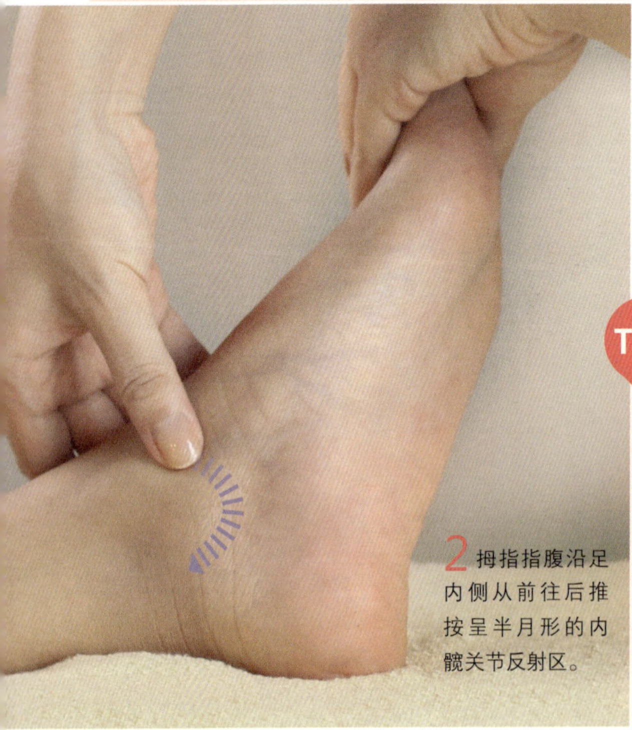

2 拇指指腹沿足内侧从前往后推按呈半月形的内髋关节反射区。

除按摩外髋关节、内髋关节等症状反射区外，还可辅助刺激膝关节、肾、肝、胆、脾等关联反射区（按摩方法参见书中相关页），以强化骨骼和关节、消除疼痛。

按摩方法

膝关节（P52）、肾（P40）、肝（P56）、胆（P56）、脾（P48）。

TIPS

1. 需要长时间坚持按摩反射区。

2. 泡脚方：当归 10 克、红花 10 克、姜黄 20 克、羌活 20 克、独活 20 克、川芎 10 克、防风 10 克、白芷 20 克、桂枝 20 克、苦参 30 克、紫草 10 克、伸筋草 10 克、透骨草 10 克。任取其中 3 剂加工成粉末，每天取 20 克药粉，用纱布包好，加入水中煮沸约 3 分钟，放温后浸泡双脚。长期坚持，对股骨头坏死的康复有一定的辅助治疗作用。

DISEASE 23

中风

脑出血和脑栓塞均可造成中风。中风以突然昏厥、半身不遂、语言不清或失语、口舌㖞斜、偏身麻木为主要症状。

反射区列表
症状反射区：心脏、前额、大脑。
关联反射区：肺、肝、脾、肩关节、肘关节、髋关节、膝关节。

1 心脏反射区位于左脚掌第四、五跖骨之间，肺及支气管反射区的下侧。调理中风时，可从下往上推按心脏反射区。

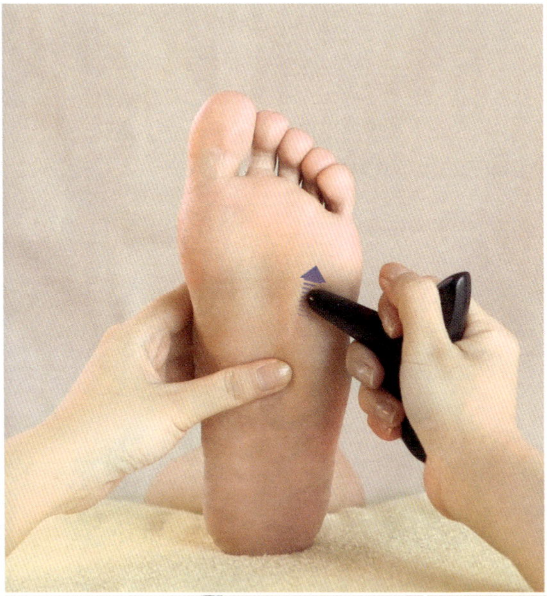

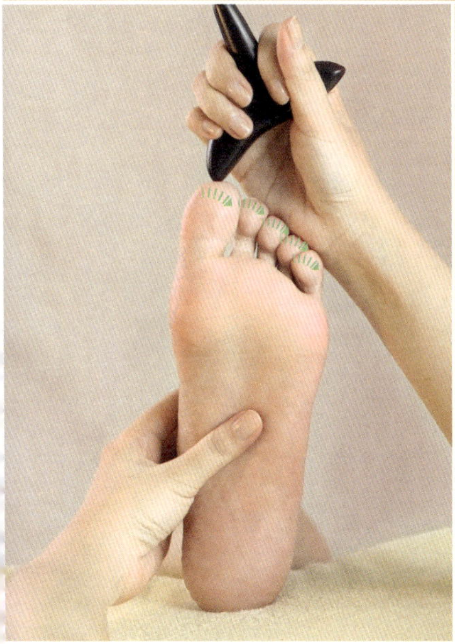

2 刮按大脚趾和其他四趾前端的前额反射区。

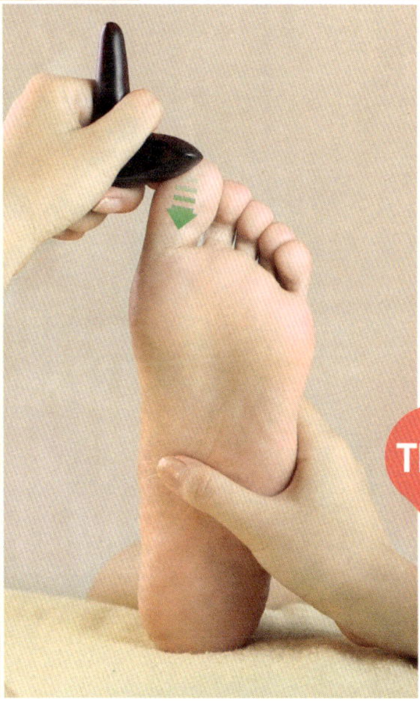

3 沿大脚趾趾腹至趾跟方向刮按大脑反射区。

除按摩心脏、前额、大脑等症状反射区外，还可辅助刺激肺、肝、脾、肩关节、肘关节、髋关节、膝关节等关联反射区（按摩方法参见书中相关页），有效缓解中风症状。

按摩方法

肺(P47)、肝(P48)、脾(P48)、肩关节(P53)、肘关节(P52)、髋关节(P51)、膝关节(P52)。

TIPS

1. 有出血症状者不能做反射区按摩，以免加重出血症状。

2. 卧床养病期间，注意对上、下肢的保护，平卧时可垫起上肢。多对相关反射区进行刺激，以免长期卧床导致关节僵化、肩部脱臼等情况出现。

DISEASE 24

淋巴结肿胀

多发生在颈部、腋下、腹股沟及踝关节淋巴部位。患者自觉疼痛，患处可见明显肿胀。

反射区列表
症状反射区：颈部淋巴、气管、食道、胸部淋巴、上下身淋巴。
关联反射区：脾、肾上腺、颈项。

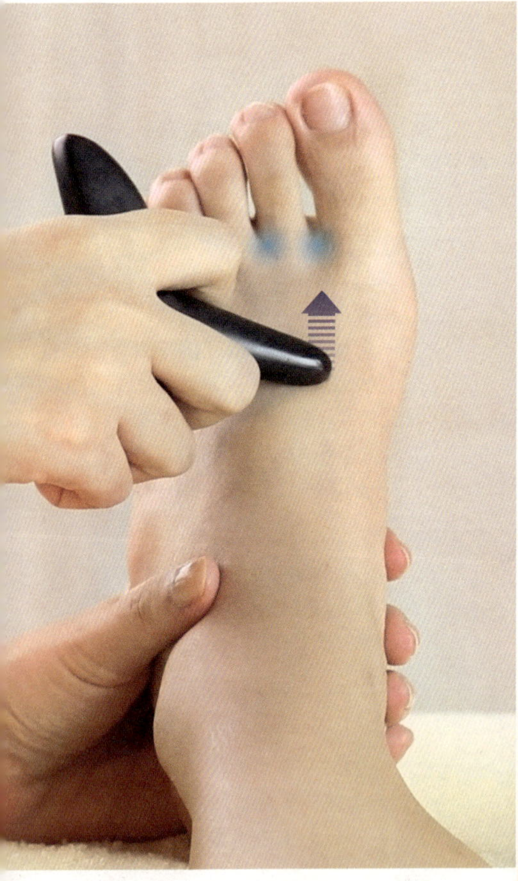

1 按摩时，先点按双足足背、足底各趾蹼间的颈部淋巴反射区，然后沿足跟至足趾方向全面推按气管、食道、咽喉、胸部淋巴反射区。

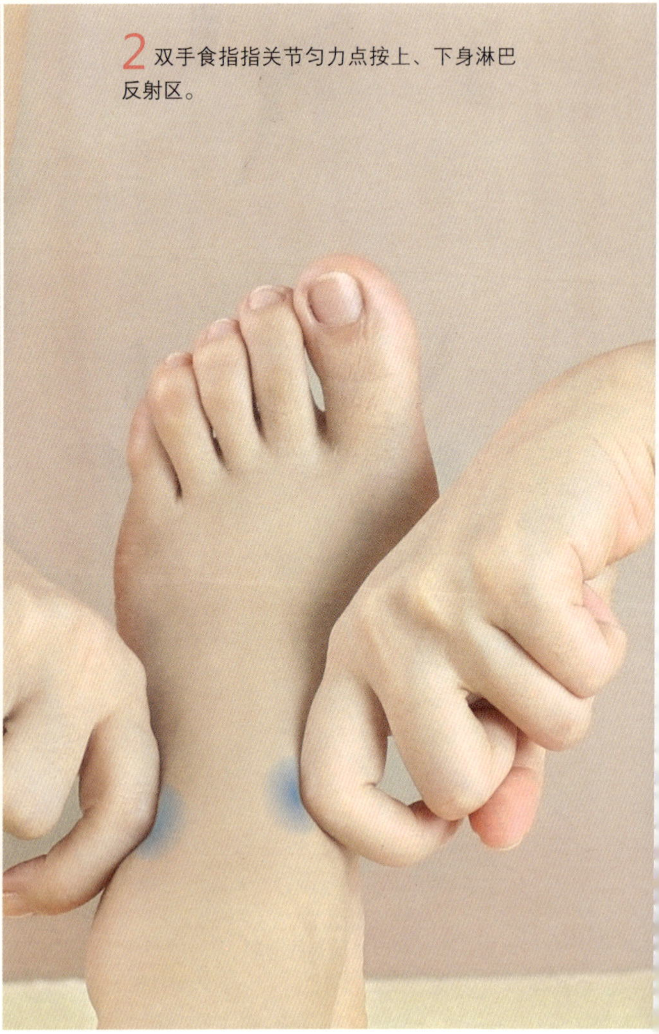

2 双手食指指关节匀力点按上、下身淋巴反射区。

3 点按脾反射区。脾是身体最大的免疫器官，经常按摩脾反射区，可增强免疫力。

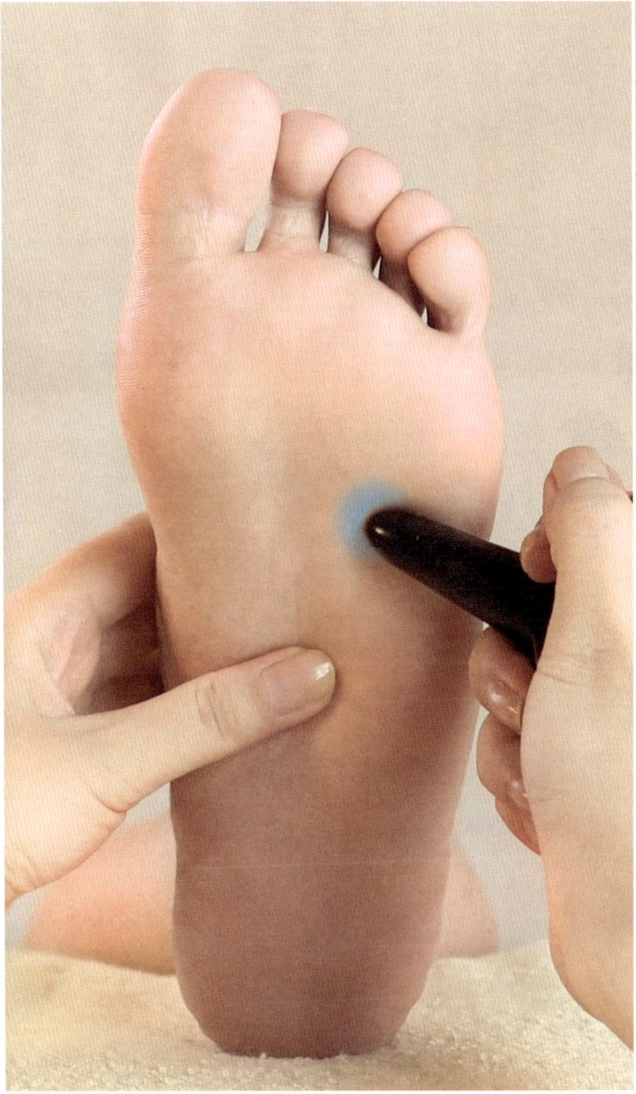

4 用按摩棒或拇指指腹点按肾上腺反射区。

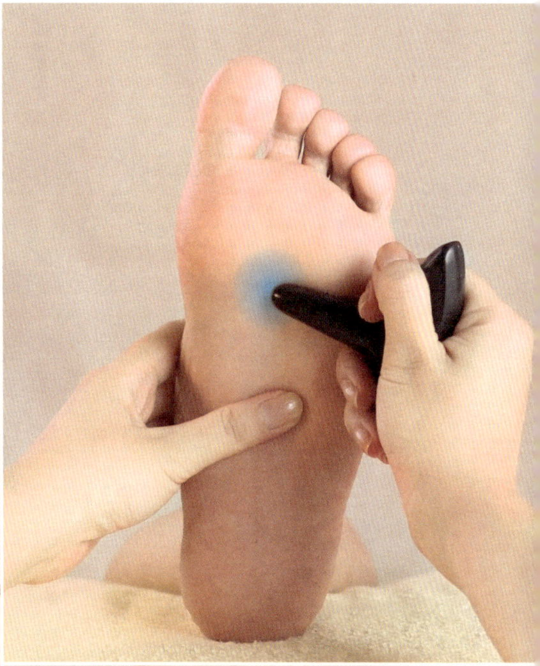

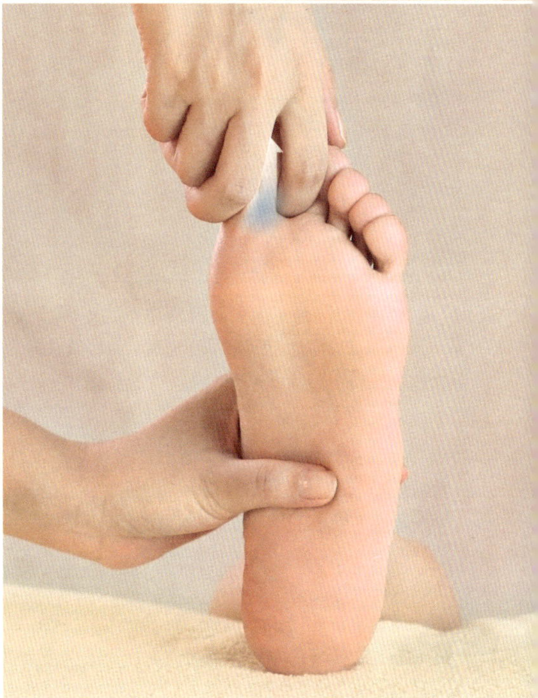

5 大脚趾根部横纹处即为颈项反射区。按摩时，用右手的食指和中指夹住大脚趾根部后，向大脚趾内侧旋转食指和中指，旋转至颈项反射区时，点按并提拉。

DISEASE 25

神经衰弱

神经衰弱是一种神经功能性障碍，临床表现为兴奋、易疲劳、情绪不稳定，多数患者会出现严重的睡眠障碍和记忆力减退症状。长期服用抑制神经药品会产生抑郁症。

反射区列表
症状反射区：脑垂体、大脑、前额。
关联反射区：甲状腺、胃、脾、肝、胆、肺、肾、失眠点、失眠腺。

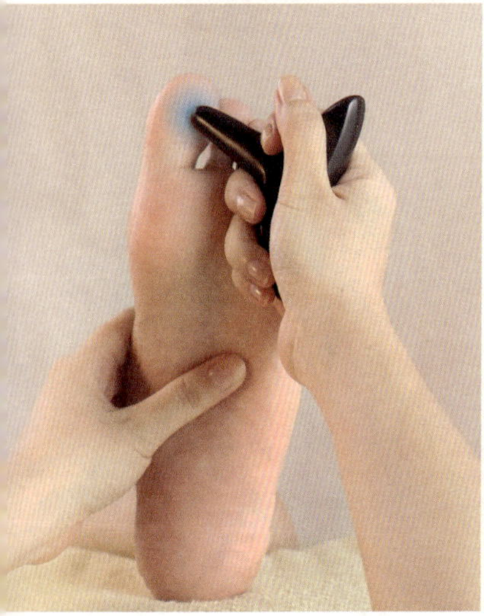

1 脑垂体反射区处于大脚趾趾腹中间。点按此反射区，可调治因脑垂体功能失调所引起的疾患。

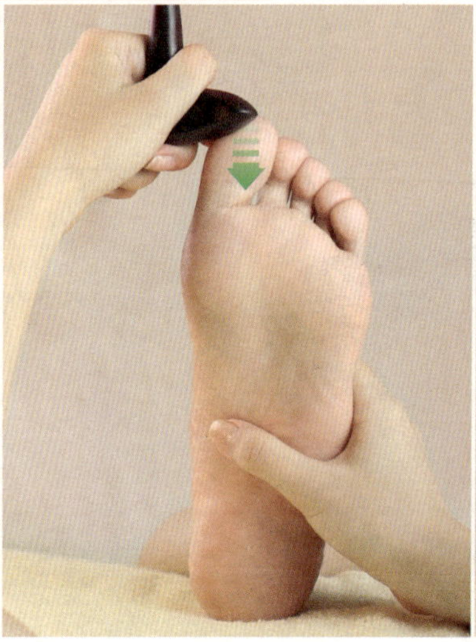

2 从上至下刮按大脑反射区，能缓解头部不适。

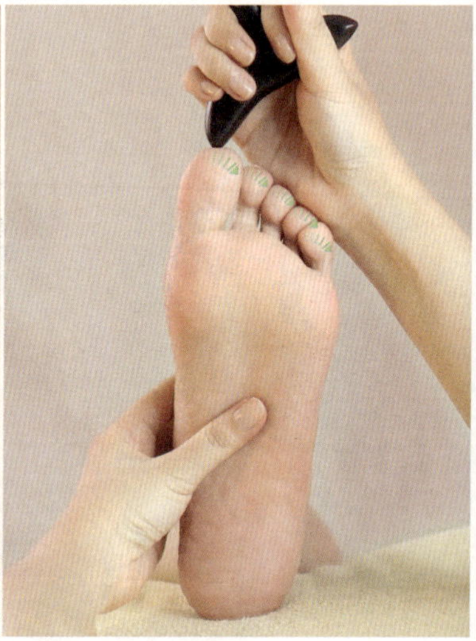

3 刮按前额反射区。这一反射区位于五个脚趾顶端，对应的是人体的大脑和迷走神经部分。

除刺激脑垂体、大脑、前额等症状反射区外，还可辅助刺激甲状腺、胃、脾、肝、胆、肺、肾、失眠点、失眠腺等关联反射区（按摩方法参见书中相关页），可促进脑部气血循环。

按摩方法

甲状腺（P46）、胃（P48）、脾（P48）、肝（P56）、胆（P56）、肺（P47）、肾（P40）、失眠点（P126）、失眠腺（P126）。

TIPS

1. 患者宜多吃鱼，平日也应注意控制自己的情绪。吃鱼助于安神，情绪过于激动则会损伤脑细胞。

2. 取吴茱萸 50 克煎汤，放温后泡脚，泡至小腿肚，水温控制在 42 ~ 45℃。

DISEASE 26

贫血

血液中红细胞过少，常伴有心跳不正常、头晕、乏力、气促、心悸等症状。

反射区列表
症状反射区：肝、胆、脾。
关联反射区：心脏、肺。

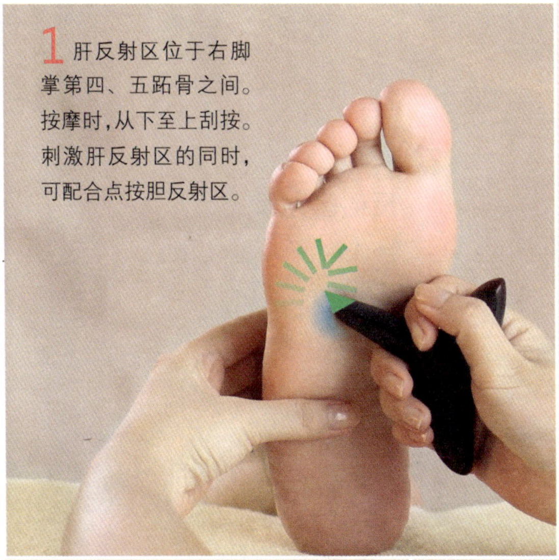

1 肝反射区位于右脚掌第四、五跖骨之间。按摩时，从下至上刮按。刺激肝反射区的同时，可配合点按胆反射区。

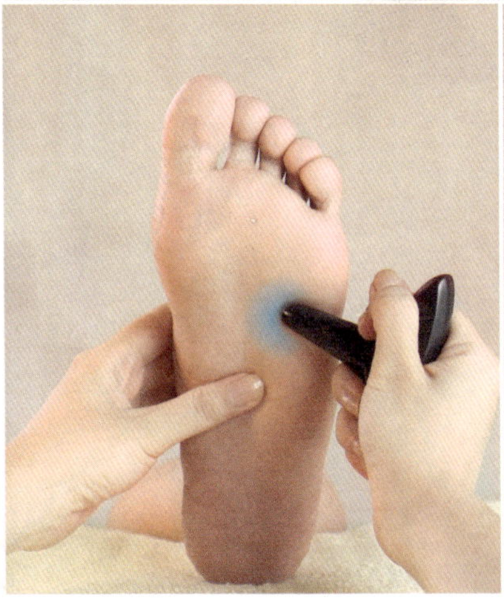

2 一手扶住脚掌做支撑，一手按摩脾反射区。

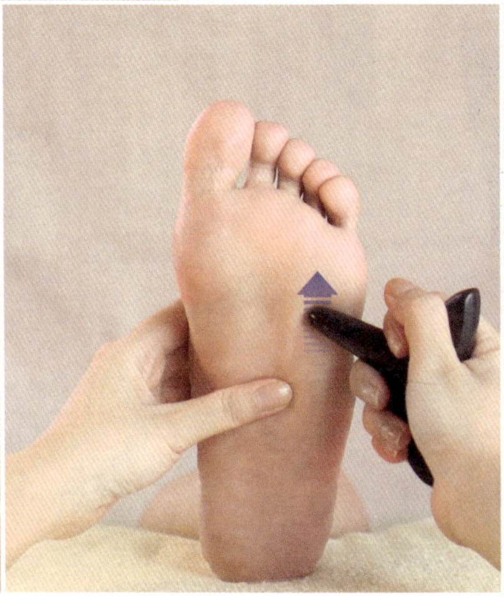

3 沿足跟至足趾方向推按心脏反射区。按摩时，力度应由轻到重，视患者可接受程度逐渐加强。

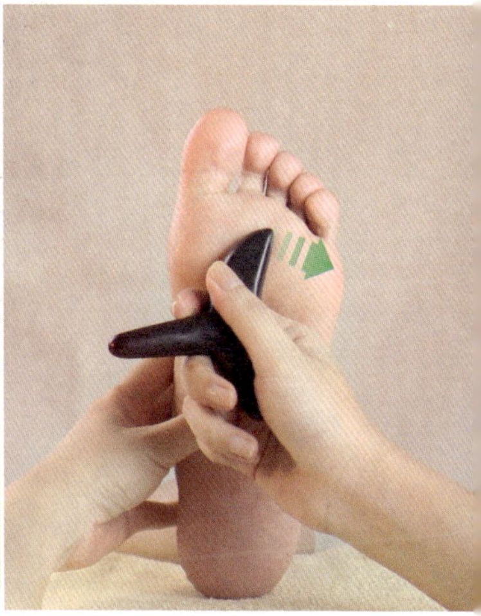

4 横向全面刮按肺反射区。经常刺激该反射区，可调治呼吸系统疾患。

TIPS

1. 患者足底大脚趾根部横纹较深，有且只有一条横纹，可同时翻看眼睑，若眼睑内部皮肤苍白，也可提示患有贫血。

2. 患者宜每天自行刺激大腿上脾经的血海穴。

3. 多吃生血养血的食物，如花生红衣、红枣、桂圆、芝麻、黑木耳、红糖等。

DISEASE 27

营养不良

营养不良者多体形消瘦、面色苍白，并伴有皮下脂肪消失、体弱乏力、萎靡不振等症状。

反射区列表
症状反射区：脑垂体、大脑、前额、胃、胰、十二指肠、脾、小肠。
关联反射区：肝、胆、大肠。

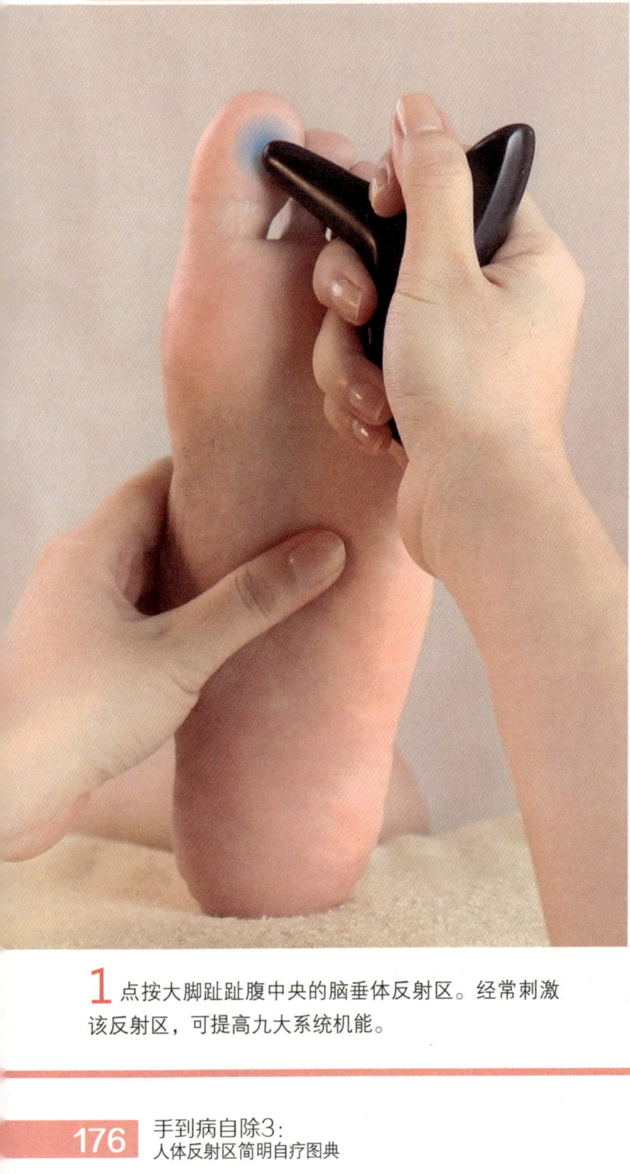

1 点按大脚趾趾腹中央的脑垂体反射区。经常刺激该反射区，可提高九大系统机能。

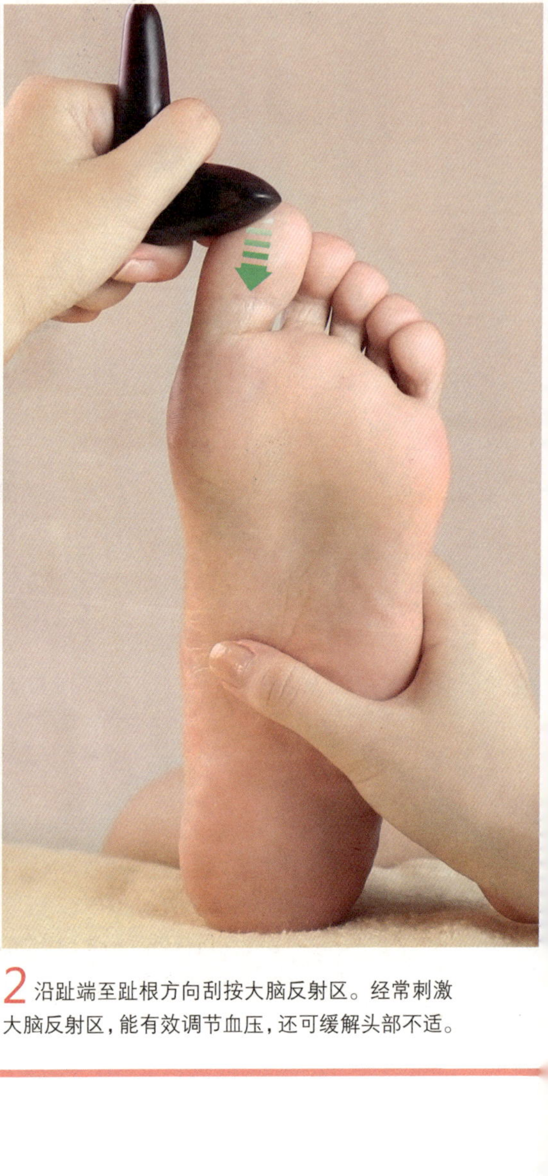

2 沿趾端至趾根方向刮按大脑反射区。经常刺激大脑反射区，能有效调节血压，还可缓解头部不适。

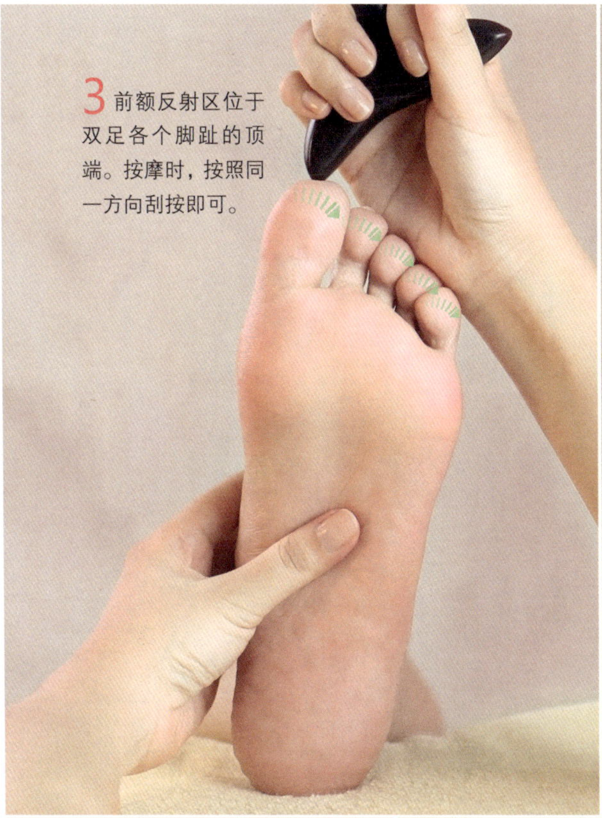

3 前额反射区位于双足各个脚趾的顶端。按摩时，按照同一方向刮按即可。

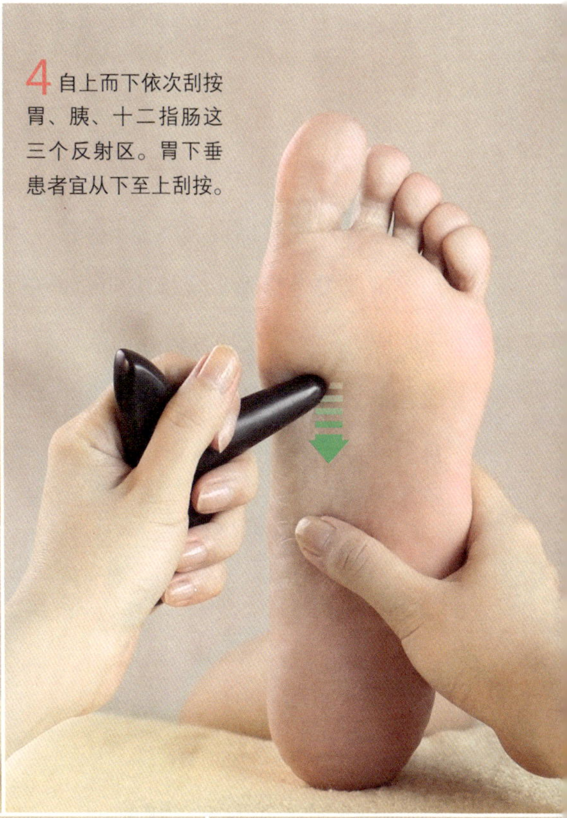

4 自上而下依次刮按胃、胰、十二指肠这三个反射区。胃下垂患者宜从下至上刮按。

除刺激脑垂体、大脑、前额、胃、脾、小肠等症状反射区外，还可辅助刺激肝、胆、大肠等关联反射区（按摩方法参见书中相关页），以改善肠胃病症，促进消化吸收功能。

按摩方法

肝（P56）、 胆（P56）、大肠（左脚 P49、右脚 P57）。

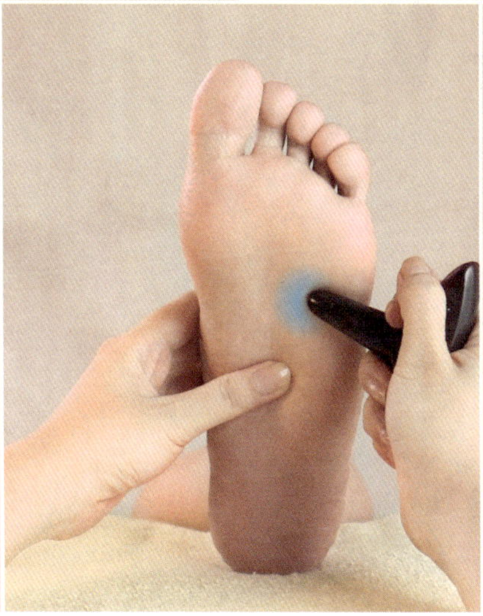

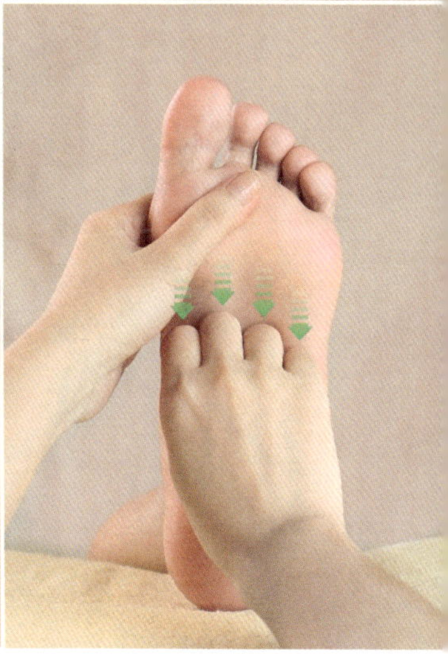

5 点按脾反射区，可增强营养、运化功能。

6 四指指关节沿脚趾至足跟方向刮按小肠反射区。

DISEASE 28

癫痫

患者发作时出现突然意识丧失，继而出现阵发性痉挛。常伴尖叫、面色青紫、尿失禁、舌咬伤、口吐白沫或血沫、瞳孔散大。持续数十秒或数分钟后痉挛自然停止，进入昏睡状态。

反射区列表
症状反射区：大脑、小脑脑干、脑垂体、前额、甲状旁腺。
关联反射区：肝、肾、脾、肺。

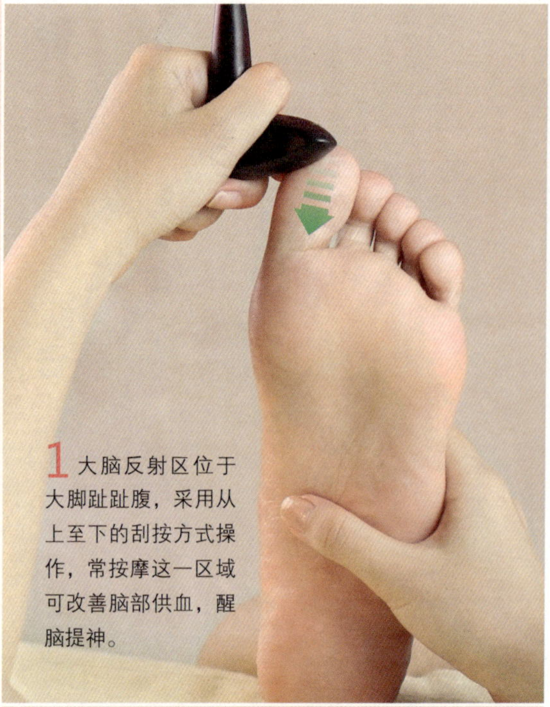

1 大脑反射区位于大脚趾趾腹，采用从上至下的刮按方式操作，常按摩这一区域可改善脑部供血，醒脑提神。

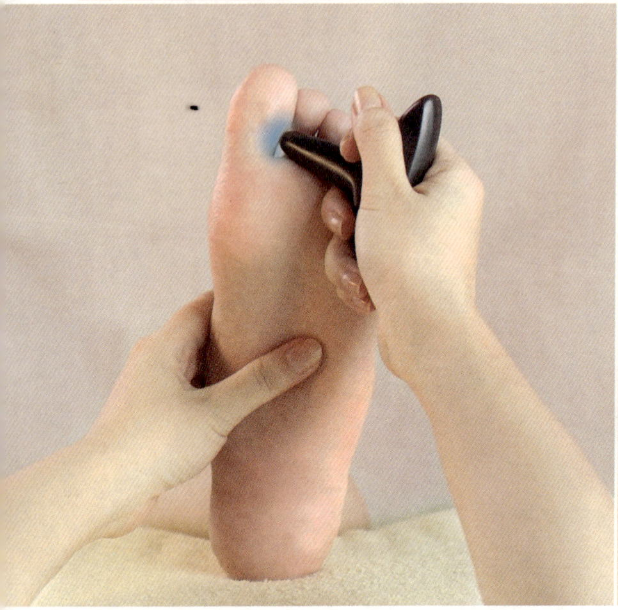

2 按照同一方向刮压或点按大脚趾趾腹外侧的小脑脑干反射区，可调理小脑脑干功能失调造成的疾患，对预防癫痫发作、缓解癫痫症状十分有效。

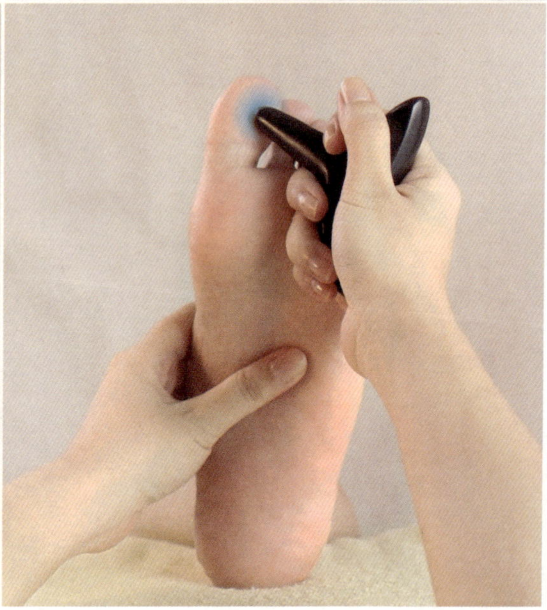

3 脑垂体反射区位于大脚趾趾腹中央，点按即可。

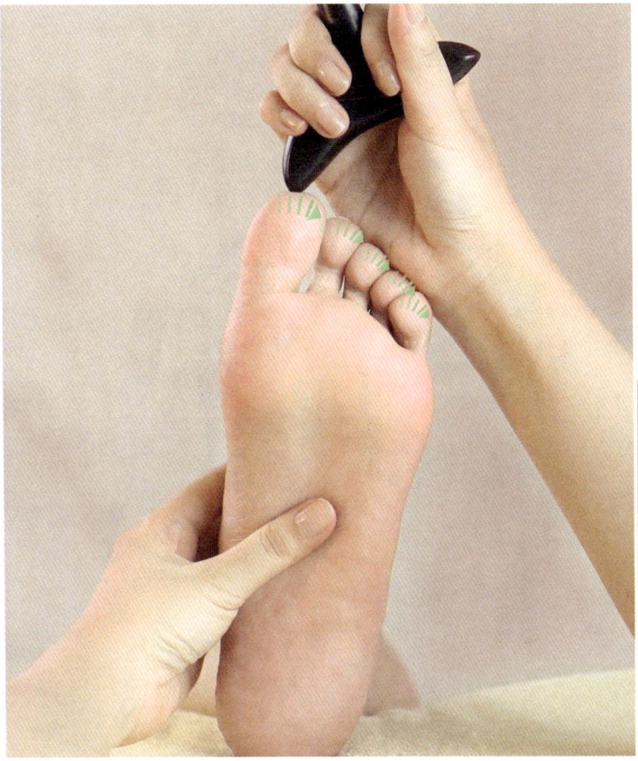

4 前额反射区对应人体的大脑和迷走神经部分，经常刺激前额反射区，可舒爽精神。按揉时，按照同一方向刮按双足各脚趾顶端的前额反射区即可。

除刺激大脑、小脑脑干、脑垂体、前额、甲状旁腺等症状反射区外，还可辅助刺激肝、肾、脾、肺等关联反射区（按摩方法参见书中相关页），以加强疗效。

按摩方法

肝（P56）、肾（P40）、脾（P48）、肺（P47）。

TIPS

1. 癫痫发作时，用力点按甲状旁腺反射区，两三秒后症状就可缓解。

2. 梳头时，建议使用砭石梳，每天不定期梳理头发，可减少大脑放电次数，有效预防癫痫。

5 用拇指指端点按甲状旁腺反射区，更有助于掌握施力的大小。一手扶握足趾部分，微微向外倾斜足部，一手强力点按该反射区，这对急救中风、癫痫患者很有效。

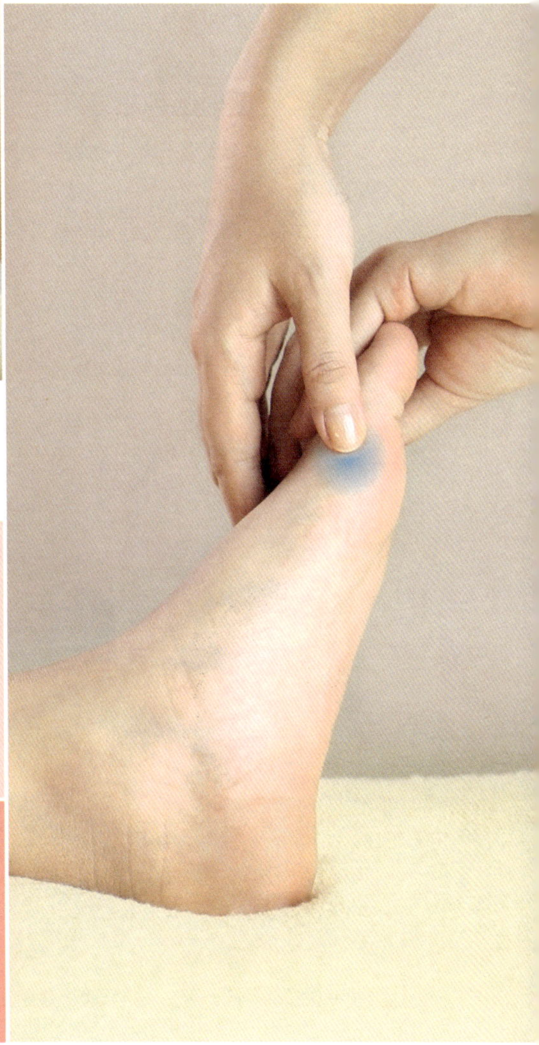

DISEASE 29

更年期综合征

患者常出现心悸、失眠、乏力、抑郁、多虑、情绪不稳定、易激动、注意力难以集中等症状，多发生在女性群体，总体上男性比女性晚 5 年左右出现此症。

反射区列表
症状反射区：甲状腺、肾上腺、小脑脑干、脑垂体、大脑、前额。
关联反射区：肝、肾、脾、肺、生殖腺。

2 点按肾上腺反射区，可增强肾上腺分泌激素的功能，延缓衰老。

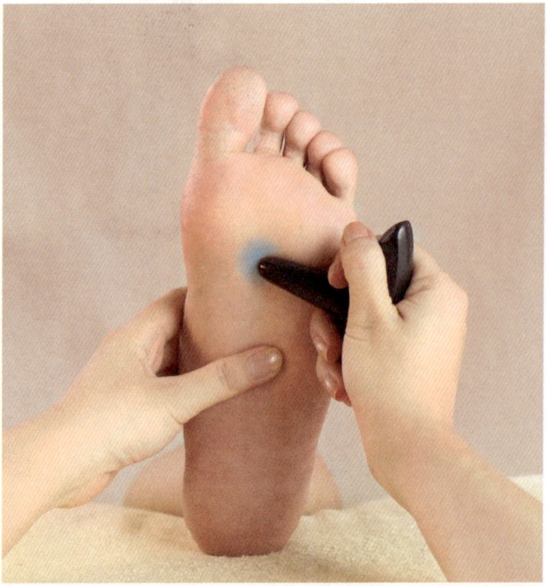

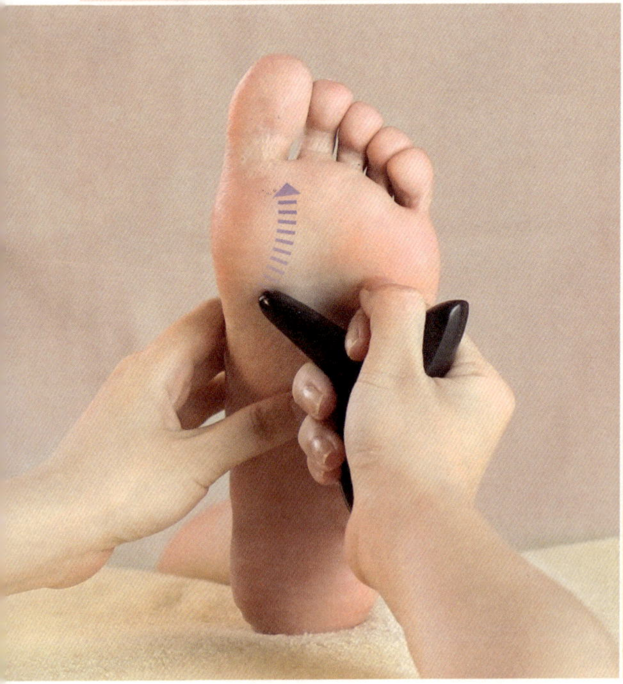

1 推按甲状腺反射区，可在一定程度上缓解更年期不适。

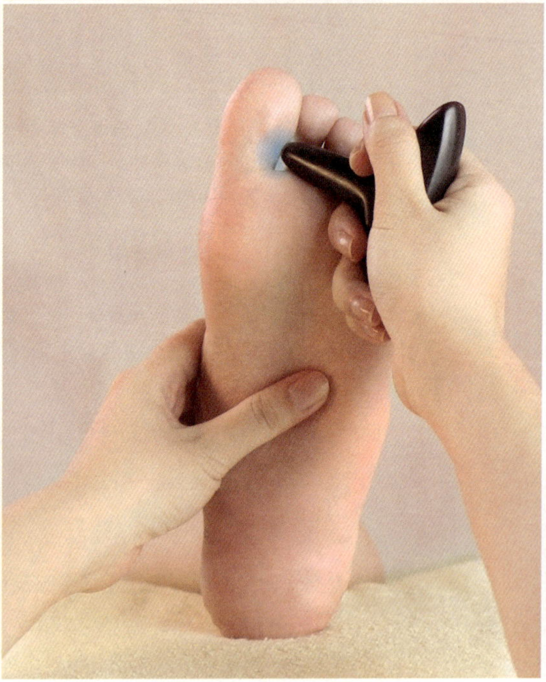

3 按照同一方向刮压或点按大脚趾趾腹外侧的小脑脑干反射区，可强化小脑功能，预防小脑萎缩。

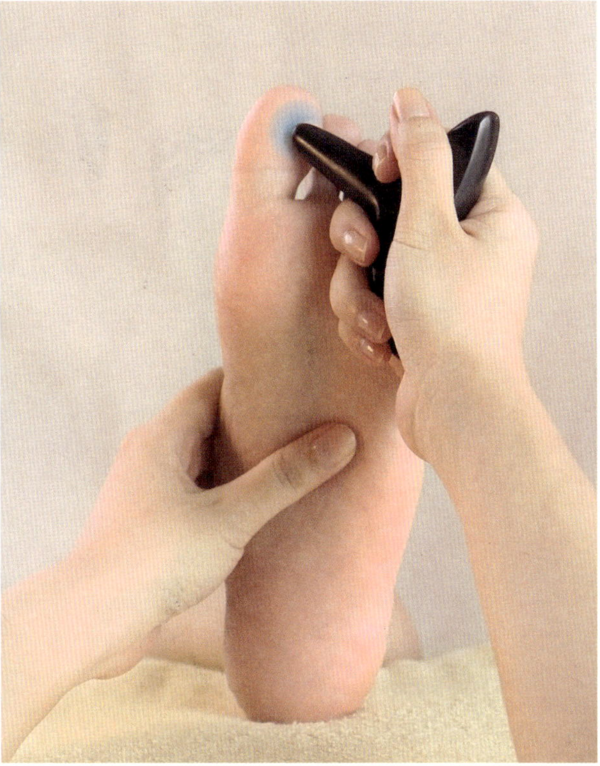

4 点按脑垂体反射区，可有效缓解更年期综合征。另外，凡因人体内分泌失调所导致的病症，均可通过刺激脑垂体反射区进行调理。

6 由内往外或由外往内按照同一方向横向刮按大脚趾前端的前额反射区，然后刮按其他四趾前端的前额反射区。刺激前额反射区，亦可缓解头痛、头晕、失眠等不适。

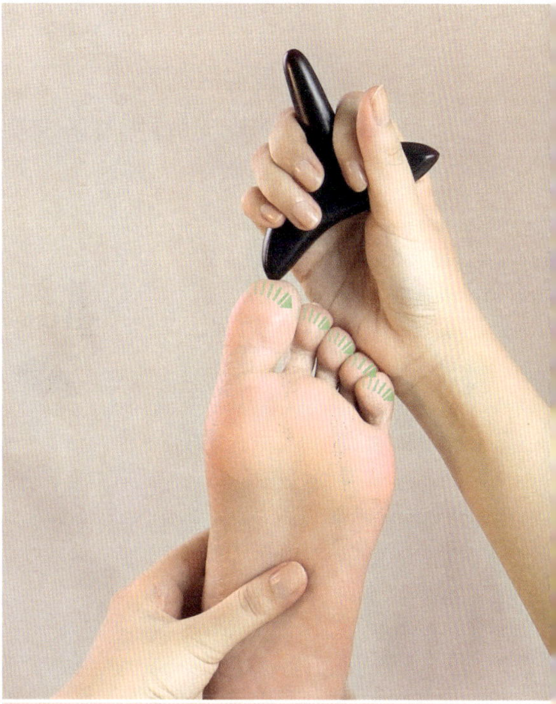

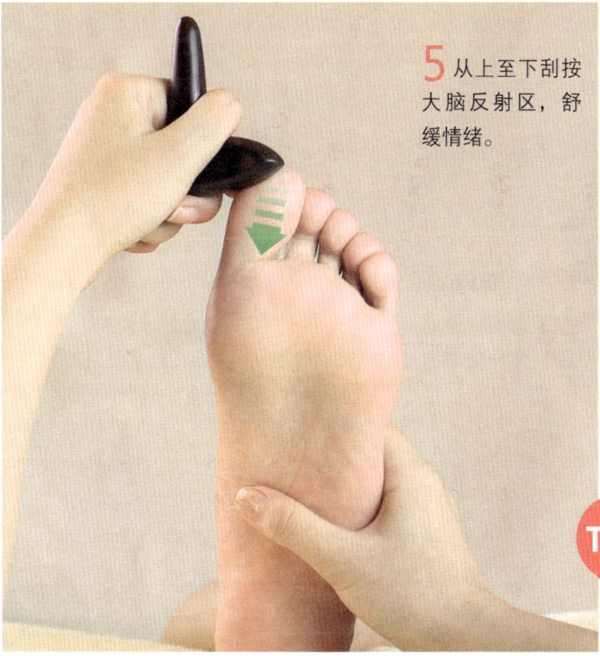

5 从上至下刮按大脑反射区，舒缓情绪。

除按摩甲状腺、肾上腺、小脑脑干、脑垂体、大脑、前额等症状反射区外，还可辅助刺激肝、肾、脾、肺、生殖腺等关联反射区（按摩方法参见书中相关页），以减轻更年期综合征的症状。

按摩方法

肝（P56）、肾（P40）、脾（P48）、肺（P47）、生殖腺（P49）、甲状腺（P46）。

TIPS

有规律地安排生活起居，坚持适当体育锻炼和劳动。

DISEASE 30

老年痴呆

主要表现为认知和记忆能力减退，日常生活能力下降。

反射区列表
症状反射区：小脑脑干、脑垂体、大脑、前额。
关联反射区：肝、脾、上下肢。

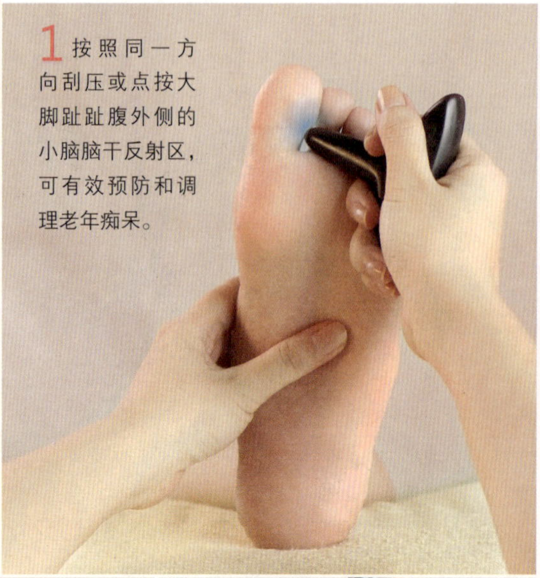

1 按照同一方向刮压或点按大脚趾趾腹外侧的小脑脑干反射区，可有效预防和调理老年痴呆。

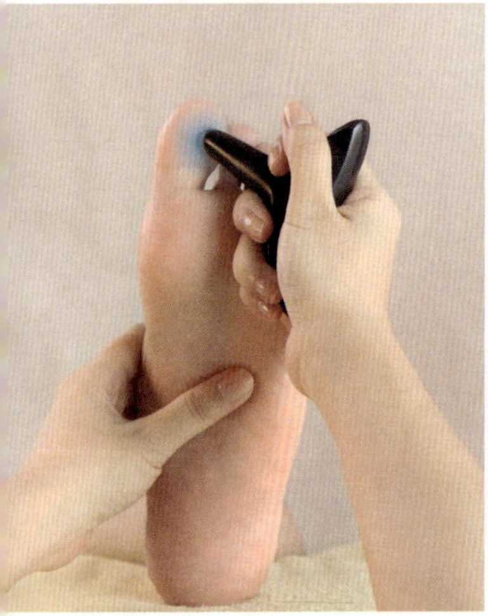

2 点按大脚趾趾腹中央的脑垂体反射区，可调理因脑垂体功能失调而造成的各类疾患。

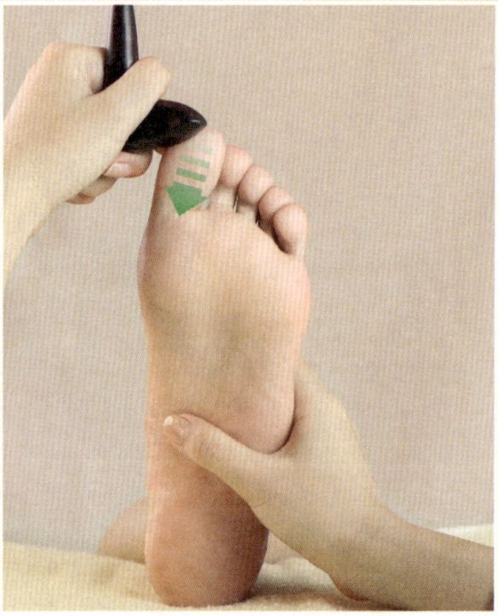

3 从上至下刮按大脑反射区。刮按时，可适当加大力度，以保证调理效果的充分发挥。

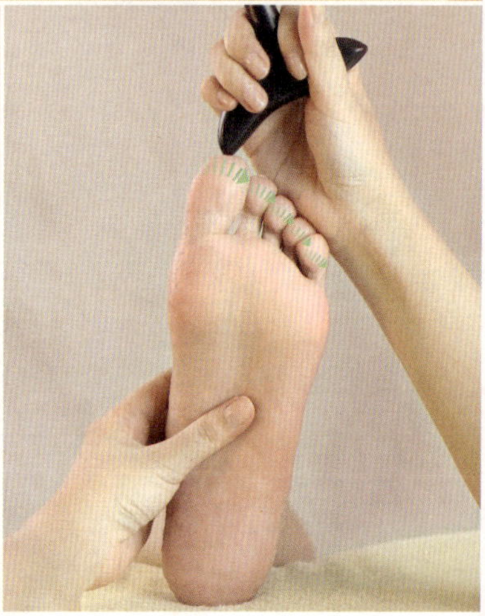

4 前额反射区与人体的大脑和迷走神经部分相对应。按摩时，按照同一方向刮按各个脚趾顶端即可。

除刺激小脑脑干、脑垂体、大脑、前额症状反射区外，可辅助刺激肝、脾、上下肢等关联反射区（按摩方法参见书中相关页），加速病愈速度。

按摩方法

肝（P56）、脾（P48）、上下肢（P114）。

TIPS

四十几岁时，要检查脚上有无痴呆线出现，有家族遗传史者更要注意防范。五六十岁时，要多按摩小脑脑干反射区，以免小脑萎缩。

目录

世界杯中国梦

·第二辑　岁月与人·

·第三辑 门外论道·

·第四辑　边看边说·

与国手对谈

世界杯中国梦

我们都与马拉多纳同年（代序）

我妈说，1960 年，是中国“三年自然灾害”最苦的一年。

就在这一年，王干老师和我分别出生在扬州和北京。那年出生的还有地球另一端的一位叫迭戈·马拉多纳的球星，拿切·格瓦拉的话说，你知道，大家都知道，他生于阿根廷。

让我这样一个做体育工作近三十年的读者，给鲁迅文学奖获得者王干（朋友都称：干老）的新书《世界杯中国梦：那些年那些事》写篇儿东西，胆是够大的，有点马拉多纳连过五人直捣英格兰球门的气派。好在有北京奥运会期间萨马兰奇那句“体育 + 文化 = 奥林匹克”撑腰，我们嬉笑怒骂皆成文章。

同样是喜欢足球，同样写足球明星，干老笔下的普拉蒂尼和马特乌斯，带有文学与哲学的“范儿”。不妨先读书里那篇“我崇拜的球星”，写得梦幻、洒脱、舒展、刚毅，文字中不断闪现电影《世界在他们脚下》的画面。

而对我等“阿迷”三十多年来延续喜爱的肯佩斯、马拉多纳、巴蒂斯图塔、梅西……乃至整个阿根廷足球，干老一句“无产阶级足球”的定位，真把阿根廷足球“舍得一身剐，敢把皇帝拉下马”的特质总结得精准恰当。

世界杯真正开始影响中国，应该是在 1978 年的阿根廷世界杯。那是国际足联制造“两个中国”，中国足球抵制世界杯的年代。但是当邓小平同志提出想看世界杯决赛的想法后，北京电视台（中央电视台前身）还是毫不犹豫地直接通过卫星接收信号，向全国首次直播了世界杯。这个解密世界杯历史的段子，本人曾在数年前《世界杯转播不能忘记》一文中披露过。

读《世界杯中国梦：那些年那些事》，能够清晰地看到，干老的世界杯文学情怀也是从 1978 年开始，可见其热爱足球资历之“老革命”。

1986 年墨西哥世界杯，那是中国第一次全部转播 52 场比赛（那届世界杯有 24 支球队参赛，所以是 52 场）。当时与我一起报道世界杯的《人民日报》记者汪大昭，曾经在 2002 年韩日世界杯之后写了《二十年目睹之世界杯》。去年汪大昭老师退休后，我还炫耀“写了二十多年世界杯评论的，还没退休的，咱哥们算是硕果仅存之一”。

今天明白了，三十年来都未曾停止写世界杯，至今还没退休的，还有干老，一位与马拉多纳同庚，算是先进足球文化的传播者。

就在我写这篇力挺《世界杯中国梦：那些年那些事》文字的时候，荷兰队已经在巴西世界杯三战三胜第一个小组出线。这让我想起干老改编杨万里诗歌的那句名言：“荷兰才露尖尖角，就有大力神立上头。”

不知干老当时咋想的？我挺希望这本书出版的时候，拿过三届世界杯亚军的荷兰队也能捧次大力神杯。

甭管您是干老文字的拥趸，还是未曾读过干老文字，只要你是球迷，相信一定会喜欢这本书的。

为王干老师《世界杯中国梦：那些年那些事》写一段

棋哥（王奇）2014 年 6 月 25 日

第一辑 世界杯影

中国球迷的后世界杯时代

看客，又是看客，世界杯的常看客。

我看世界杯 32 年，1982 年的世界杯，我是黑白电视的看客，2014 年我是高清电视的看客。毛主席诗词云：三十八年过去，弹指一挥间。我说：三十二年过去，世界杯离中国远去。我们曾经是世界杯的狂热看客，现在依然是世界杯的狂热看客。看客可以看门道，看出门道还是看客。

我们曾经当过过客。2002 年的韩日世界杯，中国队因为占着亚洲东道主的名额侥幸地抽进世界杯，但过客的尴尬甚至不如看客轻松。那届世界杯上中国足球队创造的几项零的记录，至今无人超越：零胜利，零分，零进球。

其实，世界杯已慢慢进入了一个后世界杯的时代。

后世界杯的一个重要特征，就是越来越政治化。当世界杯主办地从日韩转战到南非，再从南非转战到巴西的时候，世界杯变得越来越小了，小得像一张地图。以前的世界杯基本上是在南美和欧洲之间轮回，而现在有了亚洲和非洲的介入，更像一个小联合国了。

体育运动的世界化，其实是政治化。比如橄榄球运动，没有世界杯，它倒反而更是一项纯粹的体育运动。

联合国常任理事国的美国、俄罗斯、英国、法国都有自己的球队出现在巴西世界杯的赛场上，唯独没有中国的球队。

八国峰会的美国、俄罗斯、英国、德国、法国、意大利、日本的足球队出现在本届世界杯的时候，列席八国峰会的中国没有球队在巴西亮相。世界杯是没有列席的，只有缺席。

缺席就是看客。

缺席就是不在场。

中国不在场，这就是世界杯。

但是，在中国的联赛赛场上，我们有世界杯的元素。据资料显示：这一届巴西世界杯中超球员入围人数超过前 20 年的总和。其中有 3 名韩国外援，他们是效力于广州恒大的金英权、北京国安的河大成、广州富力队的朴钟佑；此外，还包括贵州人和队的波黑中场米西莫维奇和来自山东鲁能的澳大利亚后卫麦克格文。如果加上中甲青岛中能的洪都拉斯后卫查韦斯，再加上曾经效力过申花队的德罗巴，在世界杯赛场的“中国元素”，远远超过以往。过去 20 年中，中国足坛的外援能出战世界杯的只有 5 人，即冈波斯、阿格布、安贞焕、萨比隆和帕拉西奥斯。当年冈波斯参加世界杯时曾经让人们激动了一阵，而今诸多球员出现在巴西世界杯，连 CCTV5 都懒得去采访。

在中超赛场上，还有一支世界杯的队伍，这就是以里皮为代表的执教过世界杯球队的教练。今年赛场上的里皮和埃里克松，再加上去年的吉马良斯和冈田武史，世界杯教练一时多达 4 人，占总球队的 1/8。这就是中国的世界杯——世界杯元素在中国足坛闪耀，世界顶级的教练和球员来到中国淘金。

球迷们大饱眼福，球星们捞足腰包。30 年前，20 年前，那些离中国球迷无限遥远的世界杯英雄一下子出现在自家门前的赛场上，我们对世界杯和足球的神圣感、神秘感、神话感，也在被剥蚀，被稀释。我们不在场，但他们在我们的球场。

这就是中国球迷的后世界杯境遇：没有中国参加的世界杯，但“世界杯”在为中国足球打工。是世界杯变小了，还是中国变大了？

（巴西世界杯记 2014.06.24）

波斯人的灵魂在奔跑

这可能是巴西世界杯上最顽强的抗争，伊朗队在90分45秒被梅西的一记超级世界波击垮。波斯人90分钟的浴血奋战，在最后的一个关头，城门失守，阿根廷人偷袭成功。

伊朗人在为他们的荣誉而战，同时也是为亚洲的荣誉而战。亚细亚的足球在世界的版图上太渺小了，渺小得可以忽略不计。虽然历届世界杯都有亚洲人的身影，但亚洲队基本上也就是扮演一个跑龙套的角色，匪兵甲匪兵乙的群众演员，简单说就是来哪个亚洲的国家队都一样，都是无足轻重的鱼腩。以至于澳大利亚人也愿意加入到亚洲争取一张入场券，因为大洋洲和欧洲的附加赛，澳大利亚队也就是匆匆过客。当然，澳大利亚队在亚洲的命运也不是想象的那么轻松。他们刚加入亚洲足联参加的第一次预选赛，在最后的关头，碰到了伊朗，在所有舆论和倾向都觉得澳大利亚出线无疑的时候，甚至在2∶0领先的时候，伊朗的波斯铁骑绝地反击，以3∶2逆转出线。

那次伊朗人告诉澳大利亚人，亚洲不是欧洲人后裔的足球后花园，欧洲血统在亚洲也不一定就是足球的强者。

或许在伊朗人的血液里，就有一种不服的基因。他们对超级大国的蔑视，对强权的抗争，让美国人很不爽。虽然美国收拾了伊拉克、利比亚等国，但在伊朗人的面前，至今未能有更好的办法。

这一次伊朗面对的是阿根廷队。巴西是五星元帅，而阿根廷则是球霸。一代天骄马拉多纳是球霸，梅西则是新一代的球霸——球王被 C 罗抢去了。伊朗和阿根廷交战，他们的压力可想而知。我在网上看到的一则消息说，面对送分童子——伊朗队，梅西可以大开杀戒。而事实上，如果不是阿根廷的守门员的 3 次神勇扑救，送分童子该是曾经的世界冠军阿根廷队；如果不是超级球星梅西在补时的出人意料的爆射，如果在 90 分钟内结束比赛的话，阿根廷队也是送分童子，伊朗队至少 1 分在手。

最后的时刻，波斯人累了；最后的时刻，波斯人有了稍许的松懈，而这一刻阿根廷人抓住了一点点的破绽，针尖大的破绽，刺破了伊朗人的防线。

但伊朗人的抗争，值得讴歌。这是一个不屈的灵魂在奔跑。

（巴西世界杯记 2014.06.22）

世界杯来了，梦又开始了

至人无梦，不是老子说的，像是老子说的。

我们是凡人。我们都有梦。

我们有一个共同的梦，叫世界杯。

四年一梦，梦萦四年。

这一次梦的源头是南非，非洲大陆的神奇之地，曼德拉的家乡。

足球的颜色原是黑白的，后来改成了五颜六色，而这一次世界杯在南非，当改成黑白两色。黑白两色，记录南非的历史，也象征这个世界的两极构成。天地万物，阴阳黑白，互为补充，互为依存，同一个世界，同一个梦想。

世界杯是自由的，世界杯是独立的。独立、自由，也是世界的理想和目标。因为更多的时候，不能自由，因为更多的人群，不能独立。所以，才有了这样的梦想。

梦想凝聚成世界杯，就变成了狂欢，就变成了节日。战争也会因此暂停硝烟，谈判也会因此变得庸俗，恋爱也会因此显得过于酸甜。

华丽的梦想，非现实的梦想。好莱坞大片的现实版，英雄史诗的真人秀。三国英雄数吕布，世界杯英雄属于谁？不是三国，是三十二国。不是魏蜀吴，是亚非欧美全球参战。身体和智慧，策略和阴谋，光荣与晦暗，人生与戏剧。

醒着的梦。

四年太短又太长，华丽帷幕拉开，闭幕是那样的伤感惆怅。失恋似的回想。

（南非世界杯记 2010.06.11）

世界杯开幕式独少一人

世界杯开幕式上，人们在寻找一个身影，一个熟悉的身影。那个已经有些蹒跚、有些苍老的身影，他已经 91 岁。

他始终没有出现在现场。他沉浸在悲痛中，而民族的狂欢如期而至。

这是梦想的来临。

尽管曼德拉没能出现在开幕式上，但你会时时感到曼德拉的存在。开幕式第三乐章赞美诗人的出现，是曼德拉的替身和代言。

曼德拉说过，这个国家需要一些伟大的东西。这个伟大的东西，我把它视为梦想。20 年前，曼德拉从牢狱中走出，南非的种族隔离制度经过曼德拉的多年抗争被取消。20 年后，南非迎来了世界杯的盛大节日。我想，这就是曼德拉所说的伟大的东西之一。

我们对南非很多是通过曼德拉的故事去了解的。南非留给我们的最大印象就是种族隔离，而这种隔离今天通过足球得到了弥合。这种弥合不只是南非的黑白弥合，也是全球不同人群、不同肤色、不同信仰的弥合。

开幕式向我们展现了南非浓郁的风情和文化，还带着强烈的洲际色彩。这是最近几届奥运会、世界杯开幕式上洲际色彩最鲜明的一次。有一章专门来展示非洲的文化和风情，同时让参赛的 6 支非洲球队来分别展示各自的地域文化。黑非洲成为开幕式的主旋律，当然在一片黑海洋中，也时现白面孔。

我不由想起足球的颜色原是黑白的，后来改成了五颜六色。这一次的比赛用球叫“普天同庆”，很有意味，而不是“飞火流星”那样纯粹的技术性的名字。普天同庆和同一个世界、同一个梦想是同一个主题。这一次在南非的世界杯球赛，比赛用球“普天同庆”应当改成黑白两色。黑白两色，代表的不仅是人种的肤色，也记录南非的历史，同时象征这个世界的两极构成。灾难深重的南非人民，为了独立和自由，与种族隔离主义者的斗争，不屈不挠。而这黑白，是皮肤，也是哲学。其实黑白无贵贱，色彩均平等。天地万物，阴阳黑白，互为补充，互为依存，同一个世界，同一个梦想。同一个足球，同一轮太阳。

（南非世界杯记 2010.06.12）

马拉多纳的“游击战”

这一个夜晚，法国输了，韩国输了，尼日利亚也输了。韩国队输得最惨，1∶4，输得没面子，而且让伊瓜因完成帽子戏法，梅开三度。和兄弟朝鲜队1∶2输给巴西队的虽败犹荣相比，韩国队输得丢人现眼，把我们徐坤老师刚刚树立起来的亚洲雄风的创意弄得散落一地。雄风黄了，变成雄黄，借着端午的劲儿，现原形了。

阿根廷队赢得利索，比巴西赢朝鲜利索多了。为什么？实力当然是一回事。但马拉多纳成功地改变了球队的节奏，让梅西从前锋的位置后撤，在前腰的位置上飘忽不定地跑动和组织进攻，让韩国队事先的预设方案落空，防住了梅西，防不住伊瓜因。韩国队是著名的“跑不死”。记得在2002年的世界杯上，韩国队的奔跑能力让意大利、西班牙这些球队也累得半死，最后被拖垮。但马拉多纳不和你去拼体力，他成功地将贝隆撤下，撤下贝隆意味着阿根廷队的节奏改变了原来的进攻方式。梅西不再只是终结者，也是发动者。韩国队有力使不上，跑得抽筋也没机会。

阿根廷队是这一届世界杯上攻守节奏最为古怪的球队。至少我们看到的两场比赛就大不相同，对阵尼日利亚是一种节奏，对阵韩国又是一种节奏。当然，阿根廷队在比赛当中的节奏也鬼怪多端，进韩国队的第二球是任意球，梅西发动的任意球没有直接传向球门，而是转了几个圈才突然传吊到伊瓜因的射程内，而由于这辗转，韩国队防守的满腔热血无处发泄。待血冷时，阿根廷队才杀将过来，韩国队正好慢了半拍。所以，巴西打朝鲜显得累，而阿根廷打韩国游刃有余，就在于它破了韩国队的节奏。朴周永的那个乌龙球看似偶然，其实是韩国队的节奏乱了。

节奏是球队的生物钟。生物钟乱了，球队的战斗力轻则下降，严重的则近乎崩溃。韩国队下半场的下半段到了崩溃的边缘，因为它内在的节奏乱了。阿根廷胜是必然。西班牙败在瑞士脚下，就在于瑞士队成功地控制了西班牙的节奏。西班牙队员的步点，瑞士队就像跳舞一样都能踩上。西班牙如果节奏不变化，前景堪忧。

反观法国队，虽然中场堆积了一大堆能传能接的好手，但由于节奏被对手掌握，墨西哥队总是能成功地堵上枪眼，让法国队无功而返。世界杯上其实每个队员都堵枪眼，但问题是能找到枪眼，像阿根廷这种球队就是通过节奏的变换，让韩国队连堵枪眼的机会也没有。

毛主席著名的16字游击口诀，让中国共产党在战争中受益不浅。切·格瓦拉是南美人民心中的英雄，是丛林中的游击队长。在足球场上，马拉多纳采用的也是游击战术。马拉多纳当年就是球场的著名游击队员，如今发扬光大他的游击作风了。

难怪，球迷把他的画像和格瓦拉一起高挂。

（南非世界杯记 2010.06.18）

黄健翔“四周年祭”

4 年了，4 年前的 6 月 27 日凌晨黄健翔惊天一吼，花月失色，球坛哗然。故人离去，足夜黯然。

那个意气风发的黄健翔从此“死”了。当上老板的黄健翔变成了“黄加李泡”，不是酒而是泡。

世界杯出英雄，世界杯出花絮。花絮里有故事，故事里有传奇。传奇里有悲剧，也有喜剧。哥伦比亚的后卫因为乌龙被人枪杀，令人扼腕。足球流氓攻击警察，令人气愤。马拉多纳上帝之手，令人喷饭。世界杯是眼球经济，世界杯也是巨大的秀场。多少人因此名扬天下，也有多少人黯然退场。

黄健翔是靠足球成名，当然也差点毁在足球上。4 年前，他莫名的发飙让他丢了饭碗，要是放在 20 年前，他的足嘴生涯也就了结了。在计划经济时代，不是你想辞职就能辞职的，一切要靠组织安排。发了飙的黄健翔多半会被安排到后台，做做剪辑之类的无名的活。而如今，黄健翔可以自己开公司了，而且还可以做足嘴的活，赚足嘴的钱。

黄健翔的惊天一吼，用各地方言说出来都很有味道。很奇怪，这是一种什么语体，动力来自何处？很具体，又很抽象，像诗歌，也像流行音乐，还像段子。灵魂附体，鬼魂附体。黄健翔大仙般，神汉般，巫婆般，失常地一飙，来无影去无踪。澳大利亚被莫名伤害，意大利被送上冠军奖台。

可惜，领奖台上，没有黄健翔的身影。其实应该给黄健翔一块金牌的，或者至少大力神杯该让黄健翔摸一摸的。黄健翔为意大利的胜利夺冠，请来保佑之神。

我忽然想起，要是今年的世界杯上，黄健翔这么一吼，还会有那么大的效应吗？比如李承鹏对朝鲜队的议论，其内容要比黄健翔的发飙狠得多。但没见舆论有什么反应。看来，足球的舆论环境比4年前要宽松些了。刘建宏、段暄若再说让某某队滚蛋之类的话，也不会有那样的轰动了。当然，黄健翔是个“作男”（张抗抗有“作女”一说），天生的明星气质和表演才能，不在4年前的澳大利亚队折腾出事来，还会在其他的他不喜欢的球队上折腾出事来。总之，CCTV不适合他，他适合在明星堆里转。

但是CCTV5少了黄健翔，就像英格兰少了贝克汉姆，阿根廷少了马拉多纳，CCTV5的世界杯少了些许激情，也少了很多悬念，还少了很多看点。而黄健翔的足嘴虽然延续，但却变成了碎嘴，虽然和那么多人在一起，你还是会感到他是孤单的，他是茫然的。黄健翔的激情要有民族、国家、政治这些庞大的背景做支撑，才具有感召力。做娱乐，他不如郭德纲，也不如周立波，更不如赵本山。李承鹏的球评走俏，也往往离不开这些大的元素做支撑。看的是足球，说的是国家、政治、民族、战争、人种、宗教，甚至还有人生。纯粹的足球，跟看人打麻将无异！

所以，黄健翔那一吼，对曾经似乎伟大的黄健翔和正在伟大的CCTV 都是伤害，双不赢。

谨以此文祭奠那个已经消失的黄健翔。

魂兮，安息！

（南非世界杯记 2010.06.24）

误判是世界杯的毒瘤

每次看世界杯，总是抱着期盼的热情而来，带着伤感的情绪而去。16 强产生了，意味着 16 支队伍告别了；8 强产生了，意味着另外 8 支球队离去了。留下的，不一定是你喜欢的，而离去的常常令人遗憾甚至扼腕。

上届冠军意大利走了，亚军法国队也走了。亨利走了，泪流满面的郑大世走了，一球不进的鲁尼郁闷地走了，而墨西哥人带着对裁判的愤怒也走了。当然英格兰的兰帕德也满怀着世界杯史上最大的冤屈绝望地离开，兰帕德比窦娥还冤，窦娥有昭雪时，而英格兰却只能抱恨仰天长啸。

他们回家了，从演员成为看客，看人家的表演、厮杀。晋级的命运总是相似，出局的命运则各有不同。有的差之于实力，比如老迈的伊朗队；有的遭遇分组的安排，比如南非队；有的毁之于裁判，比如韩国队。总之，他们离开了，带着遗憾和惆怅，也带着失望和懊悔。

比之以往的世界杯，这届很多球队和球员是被裁判赶回家的。

误判之多，让这届世界杯蒙羞。韩国队被裁判误判，英格兰的进球被吹掉，墨西哥则被一记越位球击中要害，回天无力。当然，马拉多纳的阿根廷队成为误判的最大受益者。有人说，误判也是世界杯的一部分，误判也是足球的魅力。

甚至连足联主席布拉特也振振有词地宣扬这种荒唐的言论。悲剧！正义何在？公平何在？以前由于科技原因，比赛时间又紧张，不能花很多的时间去判别越位、进球这些细微的差异，只能由裁判最终判罚。而现在，电子眼刹那间就能解决问题，为什么要容忍这些误判和差错呢？

国际足联纵容裁判的误判其实是有私心的。因为高度的科技化意味着裁判猫儿腻的空间越来越小，指鹿为马式的错判也就少了很多，国际足联操作比赛的空间也就越来越小了。中国足球出事的一大原因，就因为裁判成了百慕大。金哨陆俊敢于作假，就在于他也说过误判是足球的魅力的话。误判，有些其实是可以避免的。误判不是足球的一部分，恰恰是足球的毒瘤。

米兰·昆德拉有部小说叫《为了告别的聚会》，说的更像是世界杯。32 支球队从各自的国度来到南非，参加这样 4 年一度的豪门盛宴，直到最后曲终人散。争王的过程，也是一个离开的过程，一些球队晋级了，一些球队就要离开，今天晋级了，或许两天之后又离开了。冠军队产生的过程也是 31 支球队离开的过程。世界杯的魅力不在于曲终人散，而在于曲不终已有人散，人不断地散，球队不断地晋级。留下来是暂时的，离开是必然的。豪门盛宴，其实是看谁吃到最后，谁的胃口更大、更好，大胃好胃者就成了霸主。天下没有不散的宴席，世上没有不夺冠的赛事。那些离开的球队让人感伤，让人惆怅，尤其是那些球艺高超而运气欠佳的球队，尤其是那些球星光芒四射的球队，他们的离开，总是能激起人们的无限同情、惋惜甚至埋怨。

人生总是要遭际各种各样原因的离开的，有的早一点，有的晚一点；有的浅一点，有的深一点。甚至那支夺冠的队伍，在夺冠之时，也是离开之日。那些优秀球队和优秀球员的离开，会让人伤感，只是内涵不尽相同。球员会为自己的拼搏和奋斗而眷恋球场，球迷会为这些球队的精彩表演而不再深感遗憾。世界杯是激情的世界杯，同时也是百感交集的情感大世界，正因为如此，才会让人难以忘怀。

（南非世界杯记 2010.06.28）

巴西出局说明穆里尼奥神话的破灭

巴西出局了，我有预感。比赛开始前，在微博里，我说荷兰能胜出。唱国歌的时候，我看到了荷兰人的自信。几次看唱国歌的神态，就能看出胜负来。这是新一招。唱国歌时的神态是队员心态的外现，全队的神态意味着比赛的走向。

巴西的出局，拯救了足球。因为这个夏季流行国际米兰的模式，连巴西都国际米兰化了，这足球还有什么艺术可言。好在巴西出局了，邓加这个工兵确实把巴西队改造得像个扫雷队了，以至梅诺扫完雷还要在罗本身上加一脚，这一脚炸雷了，炸伤了自己。邓加这个工兵，被自己埋的地雷炸了。

落后一球的巴西不是问题，以前的巴西经常反败为胜，但是邓加的只会防反的巴西队根本组织不了像样的进攻。鸡贼似的偷袭机会没有了，巴西人居然不知道怎么进攻了，而以前的巴西队是何等的华丽和流畅。如今只会防反的巴西，面对人家的防反，只能吞下苦果。

巴西以桑巴著名，但今天的比赛尤其是后半场的比赛哪里有点桑巴的影子？和希腊队、澳大利亚的进攻也并无差异。

浪费天才球员，颠覆传统艺术，邓加毁了巴西足球。以前的巴西败北，让人惋惜，而这一次完败，让人释怀，因为穆里尼奥神话终于破灭了。巴西的足球还是要桑巴，不要鸡贼。

其实，这场比赛不是荷兰踢得有多好（他们错过太多机会），而是巴西踢得太糟，因为他们不会进攻了，而进攻是巴西的灵魂。

巴西败了，意味着足球不会倒退，要不然世界杯真的会死掉。足球还活着，世界杯还活着。

（南非世界杯记 2010.07.03）

梅西命如贝克汉姆

这么写，会遭很多梅西的粉丝痛骂，尤其是那些女球迷的痛骂。但是，我还是要说，自古红颜多薄命。球技超群、形象可人的梅西很难捧上大力神杯，这是一种宿命。上帝不可能把所有的好处全给一个人。

我也是梅西的粉丝，就像我曾经是贝克汉姆的粉丝一样。年轻可爱的梅西，和当年如日中天的贝克汉姆一样，代表着青春，代表着理想，代表着艺术，尤其是梅西处理足球举重若轻的潇洒和优美，迷死人。真正的万人迷。

但贝克汉姆没有带领英格兰拿过世界杯，英格兰队每次的铩羽而归总是让人扼腕伤心。今夜，为梅西流泪、叹息、睡不着的人不在少数。阿根廷的惨败虽然和梅西没什么直接的关系，但历史上那些英俊潇洒的球星往往在世界杯上都不能笑到最后。今晚，梅西成了没戏，我在打拼音时，梅西居然蹦出了没戏，就有不祥的预感。

如今在主席台上的法国球星普拉蒂尼，当年是和贝克汉姆、梅西一样风度迷人、球技过人的大球星。他带领的法国队也一直是夺冠的大热门，但两次世界杯，普拉蒂尼总是与大力神杯擦肩而过。1998 年的世界杯长得像工匠的齐达内、图拉姆硬是完成了普拉蒂尼没有实现的梦想。

多年以前，我在写贝克汉姆的“红颜薄命”时，就写过，像梅西这样成为女粉丝偶像的球星最容易激发对手的斗志。男人都是喜欢被女人爱戴的，男人都是要面子的，梅西的火自然会激发对手的“力比多”。“冲冠一怒为红颜”，这是在和普拉蒂尼、贝克汉姆、梅西比赛时，对手为什么屡有超水平发挥的根本原因。潜在的嫉妒会转化成愤怒，而愤怒会转化为巨大的战斗力。男人的醋性具有核辐射力。

身材五短的马拉多纳可以获得世界冠军，光头秃驴齐达内可以获得冠军，但潇洒高雅的普拉蒂尼获得不了，英俊优美的梅西也得不到，虽然梅西很年轻，还有机会，但恐怕摆脱不了在世界杯上的悲剧。记得马拉多纳之后的巴蒂也是一位风度迷死女球迷的阿根廷战神，但巴蒂还是无缘世界杯冠军。

由此推断梅西的前景，大致难脱宿命。

（南非世界杯记 2010.07.04）

荷兰才露尖尖角，就有大力神立上头

荷兰队胜利了，胜得艰难，胜得精彩。乌拉圭队输了，输得艰难，也输得精彩。当初法国队因为和乌拉圭队踢平，大家就认为法国踢得很烂，其实是冤枉法国队。今晨乌拉圭和荷兰的对决，说明乌拉圭平法国是必然，甚至是法国的幸运。因为在这场半决赛中，如果不是乌拉圭过于看重荷兰队过于保守，如果整场比赛踢得都像最后 20 分钟那么勇敢进攻的话，大约是有希望和荷兰队平分秋色的。

当然，荷兰队太强大了，今晚荷兰队终于露出了獠牙，咬了乌拉圭三下，乌拉圭虽然忍着疼痛还击，无奈为时已晚，中毒身亡。

没有飞翔的翅膀，但有置人于死地的獠牙。以往的荷兰队是一群飞翔的风神，但他们忘记了飞翔的目标是为了寻找猎物，是为了击倒对方。飞翔是一种姿态，而不是目标。为了表演飞翔而飞翔，这样的飞翔只会折翅而断。优美的姿态让荷兰成为无冕之王，他们是风之子，但每次俯冲大力神杯时总是擦杯而去，他们太注意自己的行为美了。

这一次的荷兰不再是飞翔的雄鹰了，罗本秃鹫般的眼神说明这是一群渴望猎物的豺狗，它们嗅觉灵敏，动作迅速，庞然大物巴西也被它们疯狂的反扑压倒。显然，乌拉圭也是和荷兰一样的食肉动物，也是不注重飞翔姿势的豺狼虎豹，但荷兰人多年积累的功力还是帮助他们更胜一筹。

荷兰队貌似巴西队的打法，但邓加要求的是去巴西獠牙的稳健。进攻是桑巴的灵魂，而现在的巴西不会打阵地战了，基本靠防反来偷袭对方，甚至面对朝鲜这样的弱队也是靠麦孔的偷袭先拿分的。但到落后的时候，巴西队就不会强攻了。而荷兰队的稳健，并没有丢弃飞翔的特性。他们在落后巴西一球时强攻连追两球直至领先；在今晨被乌拉圭逼平时，重新组织进攻，而且很快收到效果，说明他们不只是会防反的保守球队。他们不表演飞翔，他们只等待一剑封喉。

荷兰队终于露出问鼎的气焰，拿下乌拉圭之后他们的冠军相毕露了。等待西班牙和德国最后的决斗，如果是德国队，荷兰人将用节奏和内功破坏掉德军的闪电战；如果是西班牙，则胜负难料，因为西班牙修炼得和荷兰一样老到，都近乎天衣无缝了。何况，西班牙的内功也是浑然天成。只是西班牙问鼎欧洲杯之后，队员有点审美疲劳了。而荷兰人的新鲜劲儿，刚出炉，才露尖尖角，这是优势。

（南非世界杯记 2010.07.04）

西班牙夺冠很丑陋，裁判向着荷兰

这不是我要的西班牙。

这不是我要的荷兰。

这不是我要的世界杯。

西班牙踢得像荷兰队，西班牙踢得像乌拉圭队。而在季军争夺战中，现在的乌拉圭踢得像决赛前的西班牙，德国队踢得像飞翔的荷兰。

球踢得不好看可以，为了夺冠。但不能踢得太脏，脏了观众的眼球。1 张红牌和 14 张黄牌，让那些年轻的孩子以为世界杯决赛变成了橄榄球呢！其实至少应该是 3 张红牌，德容和普约尔各漏掉 1 张黄牌。

西班牙放弃了擅长的拉小提琴的脚法、像德国队似的长传、像意大利式的链条防守，为了遏制荷兰也是黄牌满天飞。而荷兰人一夜之间变成了前乌拉圭队，铲断、拽人，两队砍大树一样将对方的进攻球员放倒，然后长传。

这可能是本届世界杯开赛以来最脏的一场比赛，一场最暴力的比赛，也是最丑陋的比赛。双方都等待着对方犯错，然后鸡贼似的偷袭。邓加一定在暗暗得意，都说我保守，他们比我还保守。

龟缩、砍树、长传，不是沉闷，而是丑陋。沉闷是水平问题，是没钱花的问题，丑陋是有钱装穷人。所以这个时候，越发怀念朝鲜队的大方和慷慨，他们一往直前地进攻，无憾。

罗本一人孤独地在向前，进攻进攻再进攻。一次次被放倒，没有放弃。在假摔盛行的年代，罗本宁可断腿，也不摔倒，和那些丑陋决裂。在场上 25 人（含 3 名裁判）的奔跑中，罗本的奔跑为足球保留着一星火种。

丑陋的不仅是两队的教练和队员，还有裁判。我知道西班牙需要一个世界杯，世界杯也需要崇尚进攻崇尚艺术的西班牙拿冠军，章鱼保罗也需要西班牙拿冠军，布拉特也需要西班牙拿冠军来拯救世界足坛的风气，西班牙也有能力拿世界杯。我也希望西班牙拿世界杯，但不是这么拿的，这么拿是对进攻足球、艺术足球的讽刺。

章鱼保罗和裁判都在为西班牙保驾护航，但裁判的表演比章鱼更拙劣。记得陆俊说过一段话，大意是：拿了某队的红包，不要每次都袒护这个队，只要关键时候帮一下就成了。英国裁判很好地贯彻了陆俊的思想，无关紧要的判罚还像向着荷兰，但致命的判罚都有利于西班牙。罗本的疑似点球视而不见，伊涅斯塔的疑似越位视而不见，这两个反差就让荷兰人回天无力。记得巴西人曾先攻破荷兰人的门，但荷兰人奋起反击，以 2:1 逆转。

但 116 分钟的失球（疑似越位）让荷兰人遭受绝杀。裁判的功力了得。

你以为裁判偏袒荷兰，其实是他和章鱼保罗共同将西班牙推向冠军的宝座。

西班牙夺冠无愧，但程序不公正，过程很丑陋。

（南非世界杯记 2010.07.12）

挺英格兰的三十三又三分之一理由

知道挺英格兰是风险极大的，因为英格兰队不知什么时候成了玻璃美人，美丽而易碎。但是，历史要让英格兰队走到前四、决赛甚至捧冠，我也没办法。据说在英国，一名船夫已经投入 60 万美元来赌英格兰队获得世界杯冠军。著名的火星酒吧已经改名为“相信酒吧”，因为他们相信英格兰队能获胜。在比较偏远的英国西北部，一个地区竟然谱写了一首“世界杯国歌”，连羊听到这首曲子时都兴奋不已。

或许是八卦吧。除了赛程、分组、地点这些因素有利于英格兰队外，英格兰队自身的综合实力指数在各方面也可能是最高的。一个球队的综合实力指数包含了各方面的因素，以往几届人们之所以过高地估计英格兰队的实力，只是看到球队的单纯实力，而没有从综合指数去看待。

第一，配置。英格兰队的配置几乎是黄金配置。如果从球队的实力来说，每届世界杯都有七八个队能够有实力问鼎，而问鼎的球队必然是配置最合理的。这届英格兰队从队员的实力到年龄层，从球星到主教练，配置极其合理。就队员实力而言，从后卫到前锋到中场，每条线上都有实力超群的人物，欧文、杰拉德、鲁尼等都是世界一流的球员。主教练埃里克松、球星贝克汉姆更是不逊色于任何人。巴西队也是人才济济，但济济得有点人才过剩，有点资源闲置的味道，弄不好会造成资源的不合理使用。首战克罗地亚让罗纳尔多提前下场，就说明人才多了，一不小心就成了“多收了三五斗”。

第二，经验。失败的经验更可贵。前两届英格兰队为什么成了玻璃美人？很重要的原因是他们脆弱的心理，不成熟的比赛经验。几乎这几届的世界杯英格兰队都能上演几场可歌可泣的吸引眼球的比赛，但总是悲壮地死去。原因在于他们的激情大于经验，不理解大赛是一连串的PK，导致状态过早，或情绪失控，被对手钻了空子。本届比赛，被媒体看好的德国队、意大利队有点像当年的英格兰队，热情，有活力，但状态太早，会吃经验不足的亏。而英格兰队的老队员贝克汉姆、欧文等都是世界杯的三朝元老了，很多败将醒悟时往往已无缘赛场，而贝克汉姆们有机会重来一次。他们会把他们的教训转化为成功的经验。他们首场的疲软是在为后面的艰难储蓄能量，说明他们已经懂得在什么时候用力最合适了。

第三，运气。运气来了挡也挡不住。球运是一个队夺冠必不可少的要素，英格兰队这几届世界杯一直是走背字的球队，关键时候老是掉链子。从马拉多纳那个上帝之手开始，英格兰队的实力和运气老是不成比例。俗话说，风水轮流转，也该轮到英格兰队开和了。首场打巴拉圭队的那场比赛，贝克汉姆的任意球鬼使神差地让对方吃了一个乌龙，说明幸运之神在庇护这支饱受蹂躏的三狮军团。且英格兰队自 1966 年拿过世界杯冠军之后，就一直与冠军无缘，甚至与决赛无缘，漫长的40年熬一个冠军也算“最”有应得吧。

种种征兆在昭示英格兰队的冠军坦途，假如有什么障碍阻碍的话，那就是天敌——阿根廷队来坏了好事。

（题目借用了一个叫《三十三又三分之一》的新长篇的名字，在此向新锐作家阿罗悦致谢。）

（德国世界杯记 2006.06.15）

腐朽的没落的资本主义踢法

法国队曾经是我钟爱的球队。

我也是齐达内的忠实粉丝。

然而，我还是要批判这个已经垂死的没落的腐朽的资本主义球队。本届世界杯法国队从一开始就表现出那种懒散的伪贵族或没落贵族的糜烂气息，不，在上届韩日世界杯上的对非洲队塞内加尔的首战中表现出来的漫不经心，就让人感到这是一支由无产阶级蜕变成的假资产阶级球队。

1998 年的世界杯，长得像工匠的齐达内、巴茨以及更像流浪汉的图拉姆等无产阶级形象组成的球队击败了以贝克汉姆为代表的资产阶级球队，一举夺得世界冠军，圆了法国人的百年梦想，也宽慰了我们这些高卢雄鸡和齐达内的拥趸。之后，法国队又顺利拿下欧洲杯等金杯。齐达内和他长得像工匠、流浪汉的队友们把世界足坛的荣誉尽揽。

然而，也就是从那时起，法国的工匠们走起了贵族的猫步，在球场上不紧不慢，胜似闲庭信步。工匠们玩起了艺术，就错位了。

没有血性和野性的足球，比高尔夫更庸俗。今天凌晨三点，我破例起床看了法国队和韩国队的比赛。我以为法国会知耻而后勇，没想到在韩国队面前也好意思玩起防守反击的伎俩。是韩国啊，不是拥有罗纳尔多的巴西，也不是倾国倾城倾全球的“贝哥哥”。我都为 6 月 5 日陪练的朱广沪带领的中国足球队难为情，凭什么我们要收缩防守，不就是一场热身赛吗？人家韩国队正式大赛都能压出去攻，打得法国队龟缩后场，我们压出去也就最多输 3 个吧？输球又输面子，莫非是受了中国队的传染？韩国队以一种大无畏的无产阶级的方式把伪贵族的法国足球冲得一团乱糟。

年迈的齐达内和法国队防守策略自是足球的一种活法，但工匠们的血液里流的应该是战士的血、愤怒的血、烈士的血甚至流氓的血，想换成绅士和贵族的血，并不像杰克逊换肤那么简单，在球场上背叛自己的出身，就会失去战斗力和想象力。这里的出身不是指这些球员的血缘出身，而是说足球本身就是无产者的运动，是与资产阶级格格不入的草根者的竞赛方式。这并不是说足球运动员全是穷人而没有富家子弟，而是说它的运动性质，就像共产主义运动不排斥像切·格瓦拉那样的贵族参加一样。

最具贵族气质的普拉蒂尼在 1986 年没有 PK 过充满流氓无产者气息的马拉多纳，马拉多纳的好处是钱再多也不把自己当贵族看，他因永远的穷人立场成为广大球迷的偶像。最具贵族气质的普拉蒂尼在法国足球史上没有创造出工匠形象齐达内所创造的奇迹，虽然在退役之后普拉蒂尼可以当欧足联的主席、世界足联的主席，甚至奥委会的主席，而齐达内连国家队教练都轮不上，这就是足球。

这就是足球魅力经久不衰的另一原因：穷人永远比富人多。

足球不仅是穷人运动，而且越来越像丑人运动。你看看巴西队的那些面孔，比工匠、流浪汉更酷，他们拿到了世界冠军理所当然。但是，这一届不行，他们如今采用的也是资产阶级的腐朽踢法。你看罗纳尔多的大肚腩，你看他们的慢节奏，你就知道这个球队与无产阶级的战斗精神远离了。

马克思在《共产党宣言》中有一句格言非常适用于世界杯上那些一无所有而奋进拼搏的球队：

无产者失去的只是锁链，得到的却是整个世界（杯）。

（德国世界杯记 2006.06.19）

再挺英格兰的三十三又三分之一理由 ×2

刚刚看过英格兰队对厄瓜多尔队的比赛。说实在的，不精彩，远不如凌晨阿根廷队对墨西哥队的精彩，但有精彩表现的墨西哥队出了局，有精彩表现的阿根廷队在苦熬了 120 分钟之后却要面对东道主德国队的 PK，而悠闲的英格兰队却悠闲地等着荷兰队与葡萄牙队的苦战，然后将他们的胜者、历经血战才艰难获胜的胜者吃掉。

残酷的教训让埃里克松、让英格兰队为追求胜利、为追求冠军而放弃场面的优美，甚至不惜拖延时间完全放弃进攻，而追求实用的结果，这会让很多的球迷和媒体不满。记得 1982、1986 年的巴西足球队在桑塔纳的调教下踢出了优美得像芭蕾一样的攻势足球，至今还让人们怀念，但优美的巴西队始终得不了冠军，甚至连续两届连决赛都进不了。之后桑塔纳的继任者放弃了赏心悦目的桑巴舞，用实用的不优美的足球连续在 1994、1998、2002 三届世界杯上进入决赛，两次捧冠而归。

这就是商业时代的竞技体育，优美而不实用。只是审美意义上的无冕之王，还不如一个平庸表现的冠军，甚至马拉多纳的上帝之手这样丑陋的表现并没有降低冠军的成色。我们应该理解英格兰队低迷的表现，因为他们有远大的理想——世界冠军。不只是埃里克松需要那样一座奖杯，贝克汉姆也需要，英足总也需要，英格兰的球迷也需要，全世界的英格兰球迷都需要。

不想当将军的士兵不是好士兵，不想拿冠军的球队不是好球队。问题是英格兰队的这等表现还能不能拿冠军？

我看有戏。

仿佛是天意，上帝有意让英格兰球员轮流出状态。上一场贝克汉姆的状态受抑制，但“左贝克汉姆”乔格尔挺身而出，以一个贝克汉姆式的落叶球确保英格兰队以小组第一出线。这一场乔格尔受到了厄瓜多尔队员的特别关照，被媒体诟病的贝克汉姆不仅多次参与防守，瓦解了厄瓜多尔的进攻，而且以一记最典型的落叶球导弹般准确击败厄瓜多尔队，把自己异常低迷的球队和低迷异常的队友送进了 8 强。

一个球员出色的状态就可以拯救一支球队。怕就怕一个球队在一场比赛中将所有的队员的状态挥发光，到下一场没人有状态了。就像昨天的瑞典队，他们在前一场对英格兰队的比赛中全队的状态何等好，但遇到德国队时就没状态了，拉尔森甚至连点球都踢飞了。你也就明白贝克汉姆为什么会踢飞点球了，在踢点球之前他的状态往往会出奇的好。

一切都是天意，一切都朝着英格兰队最有利的方向发展。欧文受伤了，鲁尼就可以合情合理地首发。贝克汉姆的状态受到质疑，但这一场他一人就击败了厄瓜多尔队，避免很多矛盾，而且在他的带动下，鲁尼的状态也慢慢蒸发出来，相信下一场必是鲁尼将英格兰队带进 4 强。

该鲁尼做贡献了！

（德国世界杯记 2006.06.26）

伟大的嗓门无处报国

黄健翔曾是我喜欢的足球解说员，他那激情而不掩饰的解说是对传统风格的革新。近年来黄健翔、刘建宏的解说渐缺新意，也许是由于两位大佬资源使用过度，补充不够，还是可以理解的。但今晨黄健翔在解说意大利队对澳大利亚队的比赛结束的刹那，不知道情绪为何如此失控，忘记解说员的客观立场和中立态度，令人不可思议。

他仿佛解说的是中国女足和澳大利亚女足的比赛，那一个点球仿佛是孙雯罚进似的，而不是托蒂。

他仿佛是一个球迷，一个为本国球队胜负而心脏乱蹦乱跳，快要心肌梗死的疯狂球迷。事后他对张斌说，他不知道他说了些什么，不知道他做了些什么。可观众知道他说了些什么，他的潜意识一目了然。

可爱的黄健翔像醉汉一样，不知道他说了些什么。

他被世界杯灌醉了，被意大利队突如其来的点球和突如其来的胜利灌醉了。

球不醉人人自醉。

其实，我倒是希望澳大利亚队爆冷门的。小国打败大国，弱国打败强国，其实是有观赏性的，本届不是没有冷门吗？

澳大利亚队那么可恨吗？没觉得！

意大利队那么可爱吗？也没觉得！

不明白，不明白。

唉，要是中国足球队能参赛的话，黄健翔积蓄已久的无限激情或许就有了正确的去处了。

都怪中国足球队不参赛，害得健翔错把杭州当汴州。

空有一副伟大的嗓门儿，无处报国！

祖国啊！您伟大的左后卫在哪里？

（德国世界杯记 2006.06.27）

别让世界杯成了欧洲杯

看球，有高兴的事，也有不高兴的事。

晚上看球颇费了一点周折，先是和几个朋友约好吃饭后到酒吧去看，然后又有朋友约到东直门一老乡开的茶家去看。我去了以后，老乡在吃饭，我坐一会，其他朋友又不来，我看时间尚早，就回家看了。打车回家遇大暴雨，只好从地下车库绕，才少淋雨，避免了落汤鸡。

看球时，雷声隆隆，不一会停了。听到了熟悉的声音，有些吃惊，解说阿根廷队和德国队的比赛，居然是黄健翔！不大相信，发短信问了朋友，得到确认，很高兴。一个队员顶进一个乌龙，不能把他开除球队。一个演员，演砸了一场戏，以后还得让他演。黄健翔大概也不愿离开足球。

央视的胸襟不小。

我不知道新浪如何让我成了“倒黄派”的，今天上午才知道。倒黄者，有让其下课之意图。非我意图，也不敢有此意图。我只说他的失态，没呼吁让他失业。后来看到郑也夫先生的表态，颇有同感，就不想多说了。其实，我的第二篇《黄健翔和郑渊洁引爆了什么》就强调足球的超越性，寓意自明。而新浪把我、郑也夫、胡戈相对中立的言论当作“倒黄”的“代表作”，肯定也有自身的难处。

不高兴的事，是阿根廷队点球被淘汰。我有些偏爱阿根廷队，他们有活力，踢的是无产阶级足球，敢于进攻，无所畏惧，但被淘汰了。更重要的是，如果明晨法国队把巴西队淘汰的话(极有可能，虽然巴西队采用的也是保守的资本主义踢法，但法国队踢的是更老牌的资本主义)，世界杯就成了彻底的欧洲杯。那多无聊。

无聊！世界杯越来越无聊，还不如上届的剧情复杂。

不写了，乘意大利和乌克兰中场休息的机会把它发了。

突然想起晚饭时，开的一句玩笑，要是让黄健翔解说意大利队对乌克兰队的比赛，就牛了！

差一点，央视就最牛了！

（德国世界杯记 2006.07.01）

玻璃美人又碎了，一地不可捡拾的美丽

英格兰队又输了，输得那么令人绝望！

女儿破例打来电话，知我伤心，安慰我。她说她，居然看的是西班牙台。我说，你西班牙语都听得懂？她说，哪有那么快！看足球看得懂！

我说，输，有预感。

其实，比赛开始前，看两个队唱国歌时的神态，发现葡萄牙人异常自信。我突然有一种预感，葡萄牙今天要赢球。我的一个朋友因看我的博客成了英格兰队的球迷，短信说，葡萄牙很凶呀！另一个朋友也告我说，他押英格兰。我回短信说，和我一样。其实我心里有点虚。比赛的进程在奇怪裁判的安排下，不断朝着不利于英格兰队的方向发展，但英格兰队有血性，在鲁尼被误罚下场后，就像下象棋让条车一样，就像围棋让对方两子一样，沉着而冷静地对待命运不平等的安排。

赛前，鲁尼不能参战，再现玻璃美人命运之相。后来鲁尼神奇复出，我想此玻璃命已破。没想到欧文莫名地受伤，再次隐隐验证那个玻璃美人宿命的到来。

应该说，现在的英格兰队已经不是当年那个玻璃美人了，贝克汉姆已经从一个帅哥变成了一个男人，一个大哥，而瑞典人埃里克松的绅士风度比英格兰人更加绅士，场上的队员以血肉之躯铸成了防守的长城，让多一人的葡萄牙队无从下口。就场上的机会而言，英格兰队攻门几次近在咫尺，只是被葡萄牙队的妖门一一挡住。

那朋友焦急地不断要我预测比赛进程，我回短信：加时。又问，又回：点球。又问谁赢，我迟疑了一下，回了一个字：英。当葡萄牙人罚失两粒，我满以为比赛会按照我的预言出现理想的结果，我想玻璃美人快成钢铁巨人了。但是，妖门里卡多毁灭了这个巨变。

英格兰队的队员们可以把自己锤炼成铁人，但英格兰队摆脱不了玻璃美人的命运。在最后一刻，当少一人的英格兰队快要顽强地扼住命运的咽喉时，葡萄牙队的守门员里卡多又用他的黑砂手把英格兰队摁在玻璃美人的命门里。

碎了，巴西人斯科拉里和葡萄牙人里卡多砸碎了那个美丽的瓷瓶。

英格兰队命如薄瓷。

……

一地碎瓷。

一地的光辉。

一地不可捡拾的美丽。

这初夏的夜空中雨点闪烁。

（德国世界杯记　2006.07.02）

足球与婚礼

7月1日，有一过去的同事结婚，邀我前去参加婚礼。夜里看足球，睡得懵懵懂懂，还没从足球的情境中走出来，就到了婚礼现场，发现热闹如球场，席间忽然觉得参加这婚礼有点像中国人看世界杯似的，没自己的事，还瞎激动。

世界杯叫豪门盛宴，现在的婚礼必找一家大酒店，大伙撮一顿。同事的婚礼在中旅大厦，五星，自然是豪门。吃的有海鲜，有山珍，自然是盛宴。

看足球比赛，往往是双方的球迷到场，这婚礼也是双方的亲友团到场。

足球比赛，越精彩，观众越高兴；婚礼上，大伙儿也希望新郎新娘的节目越出彩越高兴。

足球比赛有裁判，这婚礼有证婚人。

最有趣的是足球有解说员，这婚礼不知何时有主持人这个角色。以前的婚礼一般都是由男方家中的长辈，比如舅舅，来主持拜天地的仪式。现在是由一个职业的主持人来主持，与男方无亲无故，与女方也无亲无故，但往往主持得激情澎湃，山呼海啸，高潮迭起，像中国的电视评论员评说世界杯，人家射门、点球之类的好事，没他的份，倒不知疲倦地喊破嗓子，可爱之至。

鲁迅先生曾批判中国国民的看客心理，此二例，虽是娱乐，倒也无害。

（德国世界杯记 2006.07.04）

意大利夺冠：刘邦如何胜项羽

硝烟弥漫，战火纷飞，足球场不是战场胜似战场，不是舞台胜似舞台，精彩表演，激烈拼搏，曲终人要散，杯定球要停。大幕徐徐拉上，英雄各回各家。

世界杯又称大力神杯，获得了大力神杯也就是称霸世界杯。四年一度的世界杯其实就是武林的华山论剑，就是高手的巅峰PK，也是绿茵新王者的加冕。

绿茵争霸，球场夺杯，要谋略，要思想，要用兵的智慧，要天时、地利、人和。

每届世界杯，总是有无数的英雄揾英雄泪，总是有无数的好汉让人扼腕叹息。

也总有一家捧得金杯归，笑到最后笑得最好。

大力神杯啊大力神，大力神杯的造型是双手托起地球，也就是拥有了整个世界。这是多少人的梦想，多少人的白日梦啊！

三十二路争雄，三十二路夺冠，一路倒下英雄无数，一路唱起的都是英雄的悲歌。

最后的霸主是英雄还是枭雄？大力神杯还是大力神丸？

这一届世界杯各队甫一亮相，人们就把目光聚焦到阿根廷队、德国队、荷兰队、西班牙队这些踢得虎虎有生气的球队身上。在他们身上，洋溢着青春、锐气和活力，是阳光、是草地、是鸽哨，没有人喜欢年迈而迟缓的法国队，没有人希望意大利队走到最后，更没有人愿意看到狡黠的斯科拉里带的葡萄牙队进入4强，我甚至把他们那控制节奏的慢吞吞的打法称之为“腐朽的没落的资本主义踢法”。

然而，垂死的资本主义垂而不死，经验主义战胜了进攻主义，年轻的阳光的球队相继倒下，而有些阴鸷、有些腐败的球队却在慢热之后虽然有些猥琐但都混进了4强，要不是德国队和阿根廷相遇，4强可能全是这些看上去腐朽的球队。

英格兰队在这一届的表现完全没有打出前两届的气势和水平，但由于采用意大利式的老练的保守的防反打法，虽然场面难堪，但也混进了8强。但在更老练的斯科拉里面前，英格兰队就显嫩了。他们踢了一场本届世界杯最漂亮的球，却被淘汰了。少年气盛的鲁尼有项羽之勇，无刘邦之谋，率先中了红牌，败给葡萄牙队也就难免了。而法国队对意大利队的决赛，齐达内带领法国队踢出了雄壮而优美的男人足球，但意大利人马特拉奇使出的歪招让齐达内发生了黄健翔式的晕眩，让齐达内霸王别球，让法国队与冠军失之交臂。

这有些让人想起秦末的楚汉相争。刘邦和项羽是当时反秦的英雄，但后来两人为王位——那个时代的大力神杯，不得不来一次PK。项羽一表人才，力举千钧，横扫秦军如卷席，是赫赫有名的楚霸王，更拥有日行千里的乌骓马和美妙绝伦的虞姬，可谓集天下的好事于一身，得天下也是众望所归。然而，刘邦却运用了类似斯科拉里的战术，在残酷的点球决战中淘汰了项羽，乃至项羽惊呼：非战之过，天亡我也！

贝克汉姆的命运有点类似项羽，技术超群，相貌美男，一脚如导弹般准确的任意球（乌骓马），风情万种的辣妹维多利亚（虞姬），如能高举大力神杯，将是力量和艺术、男人和足球的完美组合。然而，贝哥哥空有一身绝技，却屡屡铩羽而归，和辣妹同唱垓下悲歌，望大力神杯而兴叹：悲兮，大力神，非战之过，天不助兮！

和项羽相似命运的足球英雄不只贝克汉姆一人，当年风度和球技绝佳的克鲁伊夫、普拉蒂尼、济科、苏格拉底都与大力神杯无缘。

教练有项羽命的，最著名的就是 1986 年的巴西队教练桑塔纳，他的艺术足球和进攻足球 20 年之后让人怀念，仍让今天的功利足球显得丑陋不堪，但他不能称王世界杯。

最像项羽的球队是荷兰队，世界杯因这个球队的存在而充满了悲壮，永远不知道保守足球和功利足球怎么踢。进攻、艺术、青春是荷兰队的灵魂，但在世界杯赛上它不断被刘邦式的球队打败，离冠军的大力神杯永远仅一步之遥。以至于荷兰人希丁克带的球队也充满了悲壮的进攻精神，决不像斯科拉里那样，带巴西队也坚持沉闷的保守打法。

或许历史无情，虽然司马迁把项羽作为与刘邦一样级别的帝王写进“本纪”，但足球史不能承认荷兰队是冠军队，不能说克鲁伊夫捧过大力神杯。而马拉多纳哪怕用上帝之手这样无赖举动骗得世界杯，但大力神杯上在记录阿根廷队时是不会这样加注的：全靠上帝之手。这也是世界杯越来越保守的原因，这也是刘邦的灵魂纷纷在那些夺冠球队附体的原因。过程美好，结果则很难美好。

观众喜爱项羽，至今《霸王别姬》仍在唱，从梅兰芳到屠洪刚。

大力神杯爱刘邦，封王封帝，一统江湖，至高无上。

谨以此文告别世界杯。

谨以此文向项羽式的真英雄致敬。

（德国世界杯记 2006.07.10）

埃里克松和斯科拉里的精神分析

本届世界杯硝烟已散，四分之一决赛中，英格兰对葡萄牙那一役让无数“英迷”扼腕叹息，鲁尼下场、贝克汉姆受伤、点球踢飞，隔着电视大屏幕似乎都能听见英国球迷的叹息。

是葡萄牙太锋利？还是英格兰太脆弱？2002年世界杯、2004年欧洲杯、2006年世界杯，三次交锋都败于阵前，到底是实力还是宿命？

两国交兵，实力相当的情况下，要拼天时地利人和，要拼主帅运筹帷幄点将用兵的才能。英格兰PK不过葡萄牙的背后，是埃里克松不敌斯科拉里。

在两队的比赛中，我们经常会看到这样的镜头：英格兰队主教练埃里克松西装革履、戴着白色无边眼镜，非常安静地坐在主教练席的位置上，偶尔也会跟助理教练耳语几句，或是点头示意，若有所思，很有绅士风度。他会因为球队的精彩表现兴奋得走下教练席，也会因为球队的失误而痛苦，但动作总之不会太夸张，像一座稳稳的山峰。

与他形成鲜明对比的是葡萄牙队主教练斯科拉里，运动裤配着T恤，几乎看不到他怎么坐在教练席上，他总是目光炯炯地站在球场边，挥舞着手臂、大喊大叫现场指挥，偶尔还会帮忙捡捡界外球，似乎一刻也离不开比赛现场。当球队有精彩表现时，他像球员一样兴奋地蹦跳；失利时愤怒地咆哮，像一头雄狮。

埃里克松与斯科拉里是完全不同的两种类型的人。他们之间的较量，埃里克松注定输多赢少。他们之间的区别，不在于经验、知识和领导风格，而在于思维模式的不同。

思维决定行为，根据GFT思维模型分类（目前在企业中应用广泛的测评理论，将人分为ABCDXY六种类型），埃里克松属于X型思维，而斯科拉里属于A型思维。这两种类型的特点和区别如下：

X型思维的人，是逻辑、分析思维，强调逻辑和依据，善于在相对确定的环境中做出准确的决策。典型特征是：对事非常敏感，非常自律，对自己要求严格（注重自身形象，比赛场合西装革履，稳坐教练席），有耐心和毅力，喜欢做事规范化、标准化（严格按照原先设定的战术计划推进比赛），善于快速整合信息和拷贝式学习（上次点球失利，本次训练时苦练点球），思维方式为逻辑整合信息，信息量决定他的深度，信息的条理化决定他的判断速度（在每次的比赛中对战术的调整往往都相对滞后）。

A型思维的人，是系统思维，对信息的相关性、互动性、因果关系非常敏感，判断速度快且准确（每次换人都非常及时有效），善于在相对不确定的环境中做出有效决策。这种类型的人多半是有激情有抱负（追求连胜），统筹能力很强（带领的团队战斗能力强且士气高昂），灵活应变（根据场上的变化随时调整战术，指挥比赛，哪怕队员们根本听不到他在喊些什么）。

这两种思维模式的人，面对赛场博弈的时候，反应是不一样的。比赛场上情况瞬息万变，X 型思维模式的教练靠逻辑思维来判断局势，因为环境相对不确定和情况的快速变化导致其判断困难，使其决策速度相对滞后，所以埃里克松在这种环境中一般会采用保守的做法，保持不变或加强防止失败可能的动作。

A 型思维模式为系统思维，在快速变化和相对不确定的环境中，他的判断速度和准确率就是优势，因为系统思维的人不需要严格的逻辑过程，只要极少数关键的信息就可以马上做出准确的判断，随即做出决策和行动，所以斯科拉里随时随势调整战术，最终获得胜利。

当然，在 X 型人与 A 型人的对决中，X 型并不总是失败。聪明的 X 型人，他们事前都会做很多的信息收集和研究，做大量的准备工作，会结合先前的许多经验来调整，做出正确的决策，然后经过充分的论证、形成周密的计划去执行，只要执行过程中没出现重大的变数，他们就能运筹帷幄、决胜于千里之外，绝对也是个神奇人物。中国历史上最有名的 X 型人诸葛亮，料事如神，计划详尽周密，在与 A 型人曹操的对决中，草船借箭、火烧连营乃至逼得曹操败走华容道，一胜再胜。

对于 X 型和 A 型人，还有很多纬度可以分析。比如，面对失败的态度，当 X 型已经做了周密计划，但如果执行过程中出现了事先没有预料到的重大因素，因为调整速度相对滞后和保守导致失败时，他们往往会将失败的原因归于外部，比如埃里克松会说："我认为他们（队员）已经竭尽全力了。但我们在点球决战中付出了代价。点球可以走向任何一个方向，它与天才无关。"诸葛亮在曹操从华容道脱身之后，仰天长叹：天不灭曹。

思维决定行为，行为导致结果。关于世界杯，关于足球，关于人，关于团队，还有很多话题可以谈，比如为什么群星灿烂的巴西队会输给法国？也欢迎对此有兴趣的朋友留言探讨。

（德国世界杯记 2006.07.14）

注：这篇文章是网友翠羽黄衫在我的博客文章《围棋与足球》后的跟帖，我重起了一个名字，收录到本书中，以便更多的朋友和读者来欣赏和探讨。

韩国之鉴

韩国队的第一场比赛输了，他们极不情愿地输给了墨西哥队。

韩国队在亚洲是最多闯入世界杯决赛的队伍，但是他们在世界杯上居然一场未赢。这次车范根要进行零的突破，力争在墨西哥队身上全取三分。然而，韩国队的梦想破灭了，而且输得很惨，以1:3败北。

有人把韩国队的失败归结于裁判的红牌。不可否认，奥地利裁判班科的那张红牌使韩国队少了一人，一下子陷入攻不得、守不得的被动局面。正像诸多媒体说的那样，河锡舟在那样一个地点犯规而吃了牌，不是得不偿失的问题，而是毫无必要。有人为韩国队惋惜，说是领先之后痛失好局。其实，这话不准确。因为从当时场上的局面看，韩国队并不比墨西哥队好，而是处于被动，河锡舟任意球得手有很大的偶然性，是碰到后卫头上改变线路进入球网的。河锡舟进球前，韩国队基本挨打，河锡舟入球后韩国队仍然被迫防守。场上的形势说明韩国队并不具备取胜的条件，他们处于劣势。如果他们能取胜，只能归结于幸运之神，而不是他们的真正实力。可以说韩国队实际输得不冤，因为这是他们实力的反映。

我在韩墨之战的时候老是将韩国队比作中国队，设想中国队在当时的情况下会取得怎样的结果。因为中国足球现在基本上走的是韩国队的路子，这不仅是因为中国甲 A 队兴起一股韩国教头热，更重要的是中国队至今仍把韩国队视作亚洲的头号敌人，为了消除恐韩症，中国足球采取了以子之矛攻子之盾的方法，可以说正全面韩国化，但韩国队在世界杯上走过的历程值得我们深思。他们虽然在亚洲称雄多年，但一到世界杯上就丧失战斗力。

因此，我想为中国足球的韩国热泼一盆冷水，前车之辙，当可鉴之。韩国队虽然在亚洲有他们的优势，但这种优势是建立在体能、力量和拼劲的基础上，并不是建立在技术的基础上。因而当韩国队碰到那些体能、力量和拼劲都很足而技术又很好的队伍时，他们就会一筹莫展，比如墨西哥队就让他们吃尽了苦头。反过来他们如果碰到那些技术差些但体能和力量都出色的纯英式打法的球队，也得不到半点好处。这也正是韩国队参加多届世界杯而未能赢球的根本原因所在。

由此我们可以重新思考一下中国足球的定位，至少，韩国队的路子走不得，韩国队在世界杯上多年的实绩再度说明，它是有严重缺陷的。中国队屡屡败给韩国队，不是韩国队的打法先进，而是中国队的足球观念过于陈旧。如果我们仍然以急功近利的态度来模仿韩国队，即使有朝一日打败了韩国队，在世界杯上也还会空手而归。相反，沙特队和日本队的经验倒值得借鉴，他们在与欧美强队对垒时虽然在体能上吃亏（这是没办法的事），但由于技术并不逊于对手，因而虽败犹荣。更何况沙特队上一届还有进入 16 强的好成绩，日本队也在奥运会上击败过巴西队。中国足球要以此为镜，好好制订自己的发展战略，要不然，还会再度与世界杯无缘，再度成为局外人。

（法国世界杯记 1998.06.13）

世界杯是个俗物

没有哪一届世界杯比这一次更让人感到它的俗。

或许世界杯本来就是一个俗物。但至少以前在中国人的心目中，在我的心中，它不是一个俗物。我们对它最早的理解是和“冲出亚洲，走向世界”联系在一起的，这关系到一个民族的地位问题，我们感到世界杯的神圣性。但时至今日，中国足球仍没有冲出亚洲，而世界杯的商业化倒毫无遮拦地冲到了我们的生活之中。

由于中国足球老是冲不出去，我们慢慢就明白了世界杯并不是联合国安理会，能否在世界杯上有一席之位并不代表该国真正的国际地位。这一次俄罗斯未能出线并不会影响它在国际社会的发言权，正如前几届世界杯上虽然没有美国人的身影但美国依然是世界的超级大国一样。中国人进不了世界杯，可在国际社会的政治地位并不会变弱。

后来，我曾把世界杯当作力与美的神话，理性与生命的结晶，当作阳刚之气的化身，但很快发现并不是那么回事。第 15 届世界杯马拉多纳的服药事件，哥伦比亚后卫遭枪击事件，球队背后的黑色交易，甚至赌博集团的介入，都使得人类的第一运动蒙耻，它不再是纯洁和健康的象征。我曾为世界杯的变异而愤怒，而不解，但现在发现它原本也是世俗生活的一部分，并不是天堂的天使。

这一次真正感到世界杯的俗，是因为它身上的商业色彩，特别是中国式的商业化。美国人是真正的商人，什么东西经他的手马上就有了铜臭，原本赔本的奥运会在美国人手中成了赢利的好工具。世界杯也不例外，第 15 届世界杯经美国一办，立即成了摇钱树。如果说，上届世界杯的商业化尚停在主办者美国的话，这一次中国人可学得飞快。先是传媒借着世界杯大搞发行量、收视率，后是图书商搞畅销书，到后来连开饭店的老板、开酒吧的也跟着转向，电影院也改行经营足球。起初我还有些兴奋，为中国足球人口增加而开心，到后来我发现这些人（包括报社的一些记者）并不懂足球，这些人并不是真的热爱足球，而是热爱金钱。最为恶劣的是一家电视台在转播开幕式时居然胆大包天地将开幕式的主题歌演唱部分用广告覆盖了。球星恩杜尔与歌星阿克塞勒 · 雷德的演唱是开幕式的重要组成部分，也是组委会为观众精心准备的一道“佳肴”，而有人为了赚钱剥夺了中国球迷视听的权利。我为我心中的纯情渐少的世界杯而伤心地哭泣，虽然以前的美好或许只是一种幻觉，但毕竟在心中存在过。但现在被商业化这个恶俗之物污染了，侵蚀了。

可仔细想想，我也加入了这场俗化的过程，比如给报社写些球评什么的，到电视台侃侃足球文化什么的，还拉一支足球队凑热闹。我突然感到脸红。我有些怕谈足球。

（法国世界杯记 1998.06.14）

一决雌雄盼英法

足球的魅力就在于它的不可知性，在于它的多种可能性，在法国世界杯上谁也不会料到上一届打入16强的沙特阿拉伯队会以0:4的差距败在法国人脚下，也没有人料到被贝利看好能夺冠的西班牙队首轮会输给非洲新军尼日利亚队。虽然所有的预测常常让人大跌眼镜，但预测成了看足球的一个重要组成部分，连目前智商最高的电脑“深蓝”也加入了预测，可见预测是何等的迷人。

本想预测一下本届的世界冠军，也就是说谁最后能捧走大力神杯，但这是一件非常艰难的事，具备夺冠能力的球队大约有10支之多，赛前连被欧美诸强视为鱼腩的韩国队也狂呼要进入4强，可见想得冠军的人不在少数。简单地押宝式的蒙也就没有多少意思，但我们可以表达自己的愿望，你希望哪支球队获胜。

我个人希望英格兰队和法国队在决赛相遇。一是英法两队已经具备了夺杯的实力。这两个队拿了冠军不会成为冷门，无论是齐达内还是德约卡夫，无论是希勒还是谢林汉姆，他们都具备了超一流的实力。由他们来决冠亚军不会是冷门。二是惯例。历来的世界杯都是夹竹桃，在美洲大地决不会让欧洲队染指冠军，在欧洲大陆上也没有哪支南美队能够称雄，虽然这一次巴西队一心卫冕，但没有天时地利人和，且套路也旧，难。而意大利和德国这两支老牌劲旅虽然亦有夺魁之心，但德舰老化，意艇中场发动机不灵，荷兰等诸强亦难成气候。英法两队在各线上都有领军人物，缺点最少。三是补偿需要。因为两年前的欧洲锦标赛上，当时踢得最好看也最具冠军实力的便是由维纳布尔斯和雅凯带领的英法两队，只是捷克这匹黑马横空出世，打乱了当时的格局，让德国人讨了便宜。按照风水轮流转的原则，该英法两队露一露脸了。四是个人感情因素。我对法国文学素有偏好，对法国球队也是情有独钟，自然希望法国队为法国文化再添一笔异样的辉煌。对英国队的好感，则是一种移情，因为现任中国国家队和国奥队的主教练霍顿便是英国人。英国人的胜利至少能让中国足球能沾点“仙气”，假如英国人拿了世界冠军，孙正平和韩乔生们在解说介绍霍顿时，可以说他是世界冠军队主教练霍德尔的老乡，而现在人们说起霍顿时总有一种师出无门的感觉。

假如英法在 7 月 12 日的夺冠战中一决雌雄，冠军极有可能是东道主。

（法国世界杯记 1998.06.26）

欢呼足坛新生代

当我看到老态龙钟的德国队被克罗地亚队打了个3:0时，当我看到哥伦比亚淘汰出局时，我是有一些幸灾乐祸的心理。虽然老了的马特乌斯和老了的金毛狮王巴尔德拉马仍有上佳的表演，但他们毕竟不是踢球的年龄了。世界杯的生命在于年轻队员的涌现，足球的魅力也在于弱队打败强队，小的打败大的。

法国世界杯可以说是一个老化严重的世界杯。诸强队几乎原封不动地将上一届的老球星们悉数保留，克林斯曼和巴乔最后一刻入选国家队说明这一届世界杯“敬老”之风是何等之盛，而德国队平均年龄高达30岁之多，且摇摇晃晃地进入了8强。若不是克罗地亚队的及时出手，制止这支过了时的老坦克混入4强，人们会以为这不是世界杯而是元老杯。幸亏以欧文为代表的新生代球星横空出世，他们以顽强的斗志和精湛的球技一扫笼罩足坛已久的暮气，破坏了老队员们习惯了的慢节奏，向世界庄严宣告一个旧的时代过去了，一个新的时代正在到来。

新生代的球员们的表现着实让人刮目相看，尽管没能进入8

强，但由 1996 年奥运会选手组成的尼日利亚队以排山倒海之势将老牌劲旅西班牙轰出了 16 强，由年轻队员组成的英格兰中场让老化严重的哥伦比亚队束手无策，上届冠军巴西队靠新人王罗纳尔多的领衔，才闯进了决赛。欧文、克鲁伊维特、德尼尔森、亨利、特雷泽盖等 20 岁出头的小伙子和罗纳尔多一起构成了一个新的足球势力。他们的崛起宣告马特乌斯们的出局。这批年轻队员所在的球队不论今后的命运如何，都将成为世界足坛一道耀眼的风景线。

足球是青春活力的完美体现，新人的不断出现，推动了足球的发展，使之不会停滞和退化，在这种意义上，我要为新生代叫好，为那些新星欢呼。

看世界杯老是忘不了中国足球，看着比中国健力宝足球队员还要小的欧文们在各队的英姿，不知道中国足球的决策层们是否在汗颜，他们还在以年轻缺少经验来阻碍健力宝队员挑大梁，却忘了中国的一句老话：自古英雄出少年。

（法国世界杯记 1998）

一人独享世界杯

开场白

“看客”，在鲁迅笔下是一个被鞭挞的对象。在革命洪流滚滚的年代里，做看客固然不如做英雄荣耀，但总比扮演反面角色光彩。我的职业是从事文学出版和文学研究，是一个看者而不是表演者。我喜欢以这样的身份介入生活。谈论体育，纯粹是纸上谈兵，虽然会下点围棋、打点球，但都是业余的业余。但我喜欢看，且以客的身份而不是专业的行家的身份看，可以看得自由些，记得轻松些。正逢世界杯这样盛大的节日，先从足球看起。

已是深夜，我在静候世界杯这位四年一遇的“情人”。将世界杯比作情人实在是太一般化了，可当我用“静候”一词来对待她时，我有了一种独享的精神愉悦与情感“霸权”。

往昔观赏世界杯喜欢呼朋唤友聚在一起，像开会似的热闹，在神侃的过程中往往贬低对方高扬自己的情绪和观点，把自己钟爱的球队和球星强行推销给对方，电视屏幕上球队纠缠在一起，而我们这些观者因持不同的观点也纠缠得舌燥口干。有一次一哥儿们竟对另一哥儿们挥拳相向，虽然“作案”未遂，但多少伤了和气，伤了感情，也伤了我们相互抱成一团集体看球的美好“协议”。这场比赛是 1991 年奥运会亚洲区的预选赛，徐根宝率领的国奥队未能防范西亚舰队的“合谋”铩羽而归。我的两位小哥儿们都渴望国奥队冲出亚洲，只是一位焦虑过度、求胜心切以致心理变态，处处“臭”国奥队；另一位则是誓死捍卫中国足球队，如若国奥队顺利进军巴塞罗那，两位“球敌”便会放弃“政见”，拥抱共庆狂欢之夜。然而，国奥队最终输了，两人的怒气便加倍燃烧起来，所有的仇恨都要在对方身上得到宣泄，便上演了一场“煮豆燃萁”的悲喜剧场景。

这之后，我们很少大规模地集体聚会看球了。看球似乎也变得愈趋向于个人化了。这要感谢电视机的普及，使我们每个人都能拥有一个独立的“阅读空间”。像现在，我一个人独自享受西班牙队与葡萄牙队的比赛，内心便有一种难以言说的自由和幸福。

像阅读一本趣味盎然的好书；像重逢一位阔别多年的好友；像寻找一首相通心灵的乐曲。

这种独特的愉悦难以与人分享，它是我个人的自由空间，我可以狂怒，也可以疯乐；我可以独语，亦可以与世界杯对话。我的欢乐与别人的痛苦无关，我的欢乐与别人的欢乐也没有多少本质的联系。足球是我心灵的伴侣，是我深夜阅读和写作的同行者。

为了独自吞食这份美丽的动人的“夜餐”，我甚至将窗帘拉上，不让那些同样明亮的窗户来窥视我的审美行为，不让他们来分享我的精神美食。在这样美好的错觉中，我似乎拥有了整个世界杯，拥有了全人类的足球场景，甚至世界也被浓缩到我小小的房间里。这种妙处只有在梦境里才能体味到。

世界杯于我，是一个节日，是一种诱惑，是一次精神美餐。我独享世界杯。

（美国世界杯记 1994.06.18）

白马与黑马

第 15 届世界杯足球赛落幕已有两个多月，可它留下的一些耐人寻味的内容并没有因此从烽火连天的绿茵场上消失，反而在人们的脑海里盘旋。我虽然写过一些文章对这届杯赛作过议论，也故作圣贤般地预料到一些想到的和想不到的结果与事件。可我发现这届世界杯可供人们挖掘的内容实在是太丰富了，它在混乱中呈现秩序，它在感觉中暗含哲理，它实在是一个资源充足的“文本”。

我这里想谈一谈黑马的问题。

不知什么原因，也不知出于什么样的心理，每次世界性体育运动大赛尤其是世界杯足球赛，人们总是冀望在比赛中出现“黑马”，似乎有了“黑马”，世界大赛才成为真正的大赛；似乎有了“黑马”，比赛才更加激烈，才更加刺激，才更加激动人心。

有时候我真想为黑马唱一支赞歌，黑马身上体现出的叛逆精神往往会颠覆人们预设好的价值秩序和比赛结果，它甚至会改变整个大赛的中心思想和组织程序，它严重威胁着比赛的票房率，也使得博彩公司的生意火爆如荼。黑马往往以丑小鸭的身份完成了白天鹅的使命，去获取白天鹅的地位和荣誉，它是被压迫民族和被压迫阶级翻身得解放的一种象征，黑马是弱者的知音和代言人，第 15 届世界杯上保加利亚队和罗马尼亚队的英勇崛起，便是第三世界向第一世界挑战的标志。足球本是纯粹的体育运动，并不含有意识形态的内容，可由于足球是人踢的，球队又往往是国家和民族的某种“代表”，终难以逃避民族精神和国家利益这些非体育因素的“渗透”。尤其是世界格局进入“后冷战”时代之后，各国间的力量角逐转入了经济和文化这些看不见的战线，体育比赛的可见性与具象化便升华为一种美丽可爱的“战争”。而这种“大战”中杀出的“黑马”，其意义并不小于某次跨国军事行动的胜利。黑马受到人们的关注和青睐也就更可理解了。

此外，人们渴望黑马的突然出现，还有一种对强者、霸者潜在的征服心理的移情。渴望成为强者、希图作为王者几乎是人的一种天性，至少是人参加体育运动的内心需要。但强中自有强中手，王中自有王中王，冠军只能有一个，更多的球队和球员都是护花的“绿叶”。在这样的时候，人们会把同情和掌声送给弱者，希望那些默默无闻的球队和球员掀倒那些霸气十足的强人，黑马一般也就应运而生。

可人们也有讨厌黑马的时候，讨厌黑马的侥幸，讨厌黑马让两强过早相遇从而影响比赛的精彩，有时候还会对黑马恨铁不成钢，懊悔自己感情投资投错了方向，这就看黑马来得是不是时候了，人们喜欢改变秩序又害怕秩序真的改变，这就是人们对黑马的微妙心理。

想做黑马与做了黑马都是一件累人的事情。这次世界杯的锣声尚未敲响，人们便把黑马的桂冠赐给了哥伦比亚队，哥伦比亚队也因此背上了一个沉重的包袱，这个包袱至少与卫冕的德国队的负担一样沉重，结果哥伦比亚队过早地被淘汰出局，还留下一串可怕的悲剧。保加利亚赛前并没有想到会成为一匹黑马，可它击败德国队之后成为名副其实最黑的黑马。到后来却被瑞典打得落花流水、溃不成军，显然是与做了黑马有关，要是保加利亚队未成黑马之前说不定会将瑞典队斩于马下，至少也不会输得那么惨。当然，这与对方对它的态度也有关系，你未“黑”之前是在暗处，对方对你的“暗箭”难防，而你一旦“黑”了，你的“暗箭”便成了“明枪”，人家比较容易躲挡了。历届世界杯，总有黑马跃出，但黑马夺冠者却绝无仅有，他们往往会在夺冠的关键时刻“马失前蹄”。黑马的本质并不是喜剧性的。

与黑马相对的是白马。白马不像黑马，不是一个舶来词。它是中国古籍里早已存在的概念，公孙龙的“白马非马”是一个迷人的命题。我这里只是信手拈来借用一下以与“黑马”相对，并不是公孙氏原概念上的含义，这里的“白马”是指那些实力强、名声大、气势大的老牌劲旅，比如这次世界杯赛上的巴西队、德国队、意大利队、阿根廷队，它们都会是夺冠的大热门。由于它们处在明处，而且往往是黑马暗暗瞄准、突然袭击的对象，黑马们只有击倒这些白马们才能“黑”起来，所以白马们的日子也未见得就好过。因为白马的目标不像黑马那样只需一两场高水平的发挥就可以完成使命，白马必须兢兢业业地踢到最后，或为白马王子——夺魁。可白马最容易栽在那些黑马手里。此次大赛中德国队、阿根廷队之所以与决赛无缘，便因为有黑马断送了它们的前程。

白马需要的是平常心，不可为了艺术而艺术，也不可恃才欺人、目中无人。近几届巴西队都是迷人的白马，可成为王子则是这一届。因为他们不仅为了艺术而艺术，更重要的是他们把自己视作黑马，耐心地寻找夺冠机会。

（美国世界杯记 1994）

戏说犯规

第 15 届世界杯上，“德国战舰”在前四名“搁浅”。原因固然很多，但其中有一条被众人议论最多的也似乎已成定论的便是：马特乌斯不应该打自由人。而马特乌斯表现欠佳的主要“证据”是因为“马特乌斯是德国队所有后卫中唯一没有犯规记录的球员，这在 24 强中也是绝无仅有的，这一方面体现了马特乌斯的技术、意识水平，但也说明了马特乌斯在德国防线最危急时，没能发挥出他的应有作用”。

这位体育评论人的话颇有乖戾之处，一个球员特别是一个后卫队员能在激烈超常的世界大赛中以良好的技战术水平和高尚的体育道德保持自己的儒雅风范——不犯规，这是很不容易做到的，理应受到称赞和嘉奖，没想到反而受到了指责。不过仔细想想也有道理，因为在足球运动中犯规已成为重要的组成部分。犯规会使比赛更加精彩，更加充满激动人心的悬念；犯规也使足球场上的风云变幻莫测；犯规有时候会加快比赛的节奏，甚至让裁判有了存在的必要，让裁判树立了存在的权威。试想一下，一场球赛，如果没有一次犯规，如果没有裁判刺耳的哨声，那裁判就成了一个多余的木偶。足球的裁判为什么会如此引人注目，无疑与足球比赛中的犯规频繁有关，更主要的是裁判员在监视他人犯规的同时自己也屡屡犯规。这届世界杯赛上，因犯规而被请回家的裁判超过参判的半数以上。如果少了裁判的失误、球员的犯规，世界杯的魅力就会褪色一半。

这是从欣赏者的角度来看“犯规”的。对队员而言，每个队员都必须懂得如何犯规，也必须懂得如何对待犯规。这就像要懂得进攻也要懂得防守一样。不会犯规的球员肯定不能正确对待犯规。犯规，从最原初的意义上看是一种战术需要，在防守时，它可以延缓对方进攻的时间，可以减轻对方进攻的威胁，削弱对方进攻的质量；在进攻时，它可以加强进攻的质量，增添射门的可能性。在关键时刻，犯规会成为契机，会成为一把“芝麻开门”的金钥匙，还可以挽狂澜于既倒，在千钧一发之际改变整个球队的命运，从而改变整个“世界”的格局。这一次世界杯上，意大利队守门员的一张红牌，换来意大利队的亚军席位。刚开场就领一张红牌在身，整场比赛势必会缩手缩脚，影响水平的发挥。畏惧犯规虽然能保住“清白之身”，虽然可以打满所有场次的比赛，却给对手以偷袭之机会，也是一种失职。犯规的空间更加玄妙，禁区前沿与禁区内只有一线之隔，有时候只能靠感觉去感觉它，运动中的人和球是不能以物理速度去测算的，犯规地点的选择也只能凭借一种意念和一种惯性——经验、心理多方面能力的综合。犯规有时候只是潜意识的本能反应，它没有多少逻辑性和必然性。马拉多纳的上帝之手，并不是逻辑化的选择，甚至也不是侥幸心理在起作用，而是一种进攻的强烈的求胜心理导致的意识行为。要不是这张可爱的红牌，意大利队的命运可能比阿根廷队还要尴尬。而马拉多纳的上帝之手，则成为成功犯规的经典之作。这只飞来之手完成了一个民族的幻想，也粉碎了另一个国度千万人的美梦。我们由衷地感叹那可爱又可恨的犯规。

犯规，可以说是足球“宪法”赋予每个球员的合法权利。对一个球队而言，每个球员都有犯规的“义务”。但犯规并不是足球运动的主体，它只能是一种补充，一种调剂。它是太阳里的黑子，有了它，可以加速太阳内部核能的裂变，如果黑子的比例超过了一定的数量，那人类便会堕入黑暗之中。犯规过多的比赛会与没有犯规的比赛一样平淡无奇。球员选择什么样的时间和空间“犯规”可是一门大学问。这并不是替马拉多纳辩护，在那样气势如虹战必取胜的情况下，马拉多纳也许只是做了一个天才球员必须做的事情——手幻化为他的头颅或脚，只有在这样迷狂之中才能“急中生智”。这种“智”本是愚蠢的行为，是一种明火执仗的犯规，可在更愚蠢的裁判愚蠢的目光之中，这样的蠢举居然被“误读”了，从而为阿根廷队的凯旋奏响了前奏。可见球员的犯规并不可怕，可怕的是裁判的犯规和“误读”，可恨的也是裁判的犯规。他一个人便会亵渎全世界亿万双眼睛，亵渎所有的法规、秩序和历史。

这并不是鼓励队员去犯规。事实上犯规是一把“双刃剑”，既伤别人也伤自己，在更多的时候是伤害自己。犯规的代价有时候是非常沉重而不堪回首的。同样是马拉多纳，他的上帝之手让阿根廷人辉煌无比，但这届大赛上的违禁服药又让一支生气勃勃的阿根廷队“魂断蓝桥”——成为名不见经传弱旅的鱼腩。马拉多纳在看台掩面流泪。阿根廷队在流泪，为马拉多纳的“犯规”流泪。马拉多纳的犯规一度成就了阿根廷队，但这位巨星的犯规同样葬送了阿根廷队夺魁的良机。命运总是公平的。成也老马，败也老马，胜亦犯规，败亦犯规。

这就让我想起了人们对马特乌斯的指责，因为他没有犯规，没有充分利用足球规则的空间，没有充分利用足球规则的可能性，他反而犯了规。而马拉多纳则视有规若无规，在球场上可以心中无规，但球场外则必须心中有规。套一句禅宗的句式：犯规不犯规，不犯规犯规，禅在犯与不犯之间。

（美国世界杯记 1994）

第二辑　岁月与人

作家眼中的甲A甲B

作家这些平常被人们戏称为“爬格子动物”的人们，如今大都在电脑的荧屏上“爬”了，看上去他们大都文文静静，与足球没有太多的关系，其实他们当中有不少是够格的足球迷。笔者最近抽空采访了他们当中的一部分球迷，请他们对中国足球和甲A甲B发表看法。虽然他们看问题的角度是非专业性的，但出发点仍是为了中国足球更好地与世界对话。

一 为什么爱看足球

史铁生：这个问题没有仔细想过，没有哪个球迷想好了为什么看球才去看足球。足球的魅力在于变化无穷，有极大的偶然性，这和人的命运极为相似。没有哪个人能够按照算好的命去活着，因为人的命是算不清楚的，如果算得清楚，那人就活得太乏味了。足球比赛就是这样，也是算不清楚的。甲级队与丙级队比赛，实力悬殊应该是很大的，一般的球赛不可能出现丙级队赢的情况，可在足球比赛当中，甲级队就会输给丙级队。这种变化无常的偶然性，就是人生命运的象征。

刘震云：看足球是因为没有其他比足球更好的电视节目。好的球员身上有一种魅力，就像好的音乐家、指挥家、政治家一样容易产生美感，输赢已变得次要，重要的是他身上的魅力。另外足球还是一项集体运动，几个朋友在一起做事，配合出气势，那会心的微笑是最动人的。

赵本夫：足球的含义非常深刻也非常广泛，可以把足球比作一部好看的通俗小说，这中间有政治、经济、文化，有智慧、阴谋和黑幕，有故事、情节、人物，有各种风格的球队、教练和球员，就形成了各种各样的冲突。奥运会足球亚洲分区赛的时候，我就希望伊拉克能够出线，到美国的国土上去打一场比赛，这部通俗小说就更好看了。另外足球当中的疑案、遗憾、悬念都是通俗小说的基本材料。

苏　童：看球是为了看到刹那间出现的奇迹，足球的终极目标是进球，进球的过程非常微妙，看进球的过程就像看工序似的，非常有意思。在看球的过程中始终伴随着希望与失望，不断的希望，不断的失望，人永远处于悬念之中。

叶兆言：我眼睛不太好，看足球很累，因为悬念贯串始终，我还是很喜欢看。

王　干：足球是塑造城市英雄的最佳手段，我们这个时代是一个没有古典英雄的时代，足球运动可以满足我们的英雄梦，美好的绿茵场是诞生新世纪英雄的地平线。

成正和：除了写作以外，最吸引我的是足球，我的激情在创作中与看足球比赛时一样高涨，我觉得看球与创作一样能得到精神满足，有好的比赛能够丢下写作的事。

陈　村：我平常的生活很少动，很少运动，看到别人运动就像做梦一样，仿佛自己也在运动一样。因为我们的生活离足球比赛太远，生活用的心智太多，而足球靠体力靠奔跑靠速度，人可以像动物一样做各种各样的优美动作，是对现实生活的一种补充。

王周生：我看足球是受儿子影响，现在儿子上大学了，我一个人仍然去看球。还有一个原因，我婆婆和谢晖的奶奶是好朋友。婆婆问我你知道谢晖吗，我说知道，可婆婆看了半天电视还是没认出谢晖，她说都长得差不多。后来我又碰到过一次徐根宝，我对足球的兴趣就慢慢大了。我觉得一场足球像一部作家也不知道结尾的小说，每个人都不知道结尾怎么样，所以特别吸引人。这部小说不是通俗小说，而是纯文学。足球里面有精神理想，有一种绝对精神。

池　莉：我觉得足球有很强的审美性，对抗性强，竞争性激烈，节奏感分明，好的球赛体操、音乐都包含其中，人就进入忘我的境界。

迟子建：因为生活枯燥，没有比足球更精彩的事让我去做，球还会让人兴奋产生激情。

二　我喜爱的球队

史铁生：国内的甲 A 比赛不是每场都看，很难说喜欢哪支队。

刘震云：国内的一支也不喜欢，我喜欢意大利 AC 米兰队。

赵本夫：我喜爱山东队，山东队有一种拼搏精神，谁也不怕，国安队好几年主场未败，最近败给了山东队，说明山东队的斗志很顽强。四川队也不错，特别是四川球迷为四川足球增添了很多的色彩。

苏　童：我现在喜欢上海申花队，上海队有激情。全兴队有一阵很喜欢，但这个队水平发挥不稳。

叶兆言：申花队和全兴队，申花队是去年冠军，全兴队的球热闹。这两个队都充满了生气，打起来好看。喜欢申花队的原因还因为江苏的足球水平不高，看球感情要有个寄托的地方，上海离江苏近，喜欢申花很自然是地方移情主义。实在找不到理由喜欢大连万达队。

王　干：徐根宝执教的上海申花队。徐根宝是足坛的悲剧人物，这种悲剧是由他的性格决定的，正因为是悲剧，所以才有一股动人的魅力和感人的力量。今年 3 月，我曾到昆明海埂看过申花队的训练，看到徐根宝在场上的喊叫，顿生伤感之意，这么一个古典英雄落到现代竞技场上，除了悲剧还是悲剧，我们便是这出悲剧的忠实观众。

成正和：我比较欣赏广州太阳神的打法，有灵气，有技术，但这个队的水平不稳定，时好时坏，我没找出原因，可能是中国足球球员的一个共性。申花队的精神面貌比太阳神好，但徐根宝性格太外向了。

陈　村：因为是上海人，看得最多的是申花队，周围的朋友也在看申花，交流起来也方便。也是蛮喜欢申花队，申花队踢得热闹，也比较拼命，还是可看看的。

王周生：我喜欢申花队，申花队与徐根宝这个人的关系很大，徐根宝是一个有故事情节的人物，他能够吸引观众。

池　莉：不怎么看国内的比赛，说不上。国内的比赛，只看女足。

迟子建：没有特别喜欢的球队，这两年状态比较稳一些的是济南泰山将军队。

㊂ 我喜爱的球星

史铁生：高洪波。一个人喜欢另一个人也没有太多的道理，我喜欢他不一定是他踢得最好，只是觉得他有太多的遗憾，在他最辉煌的时候没能为国家队建功立业。高洪波好几次都进不了国家队，尽管坎坎坷坷的，高洪波仍然踢得兢兢业业，球技和品行都让人满意。

刘震云：国内的没有，我觉得我们的球员缺乏勤奋精神，主观努力不够，文化修养有待提高，西方的球星有个人魅力，中国的球员没有个人魅力。

赵本夫：我很喜欢范志毅，他有一股拼劲。范志毅在国家队里应该打前锋，他脾气暴，打后卫容易犯规。山东的宿茂臻也不错，但缺少范志毅的狠劲。

苏　童：我喜欢宿茂臻，他踢球时全心全意地投入，他的动作简练，没有拖泥带水的感觉，也不花里胡哨地摆谱，他上一场踢进国安队那个球是长途奔袭成功的，有点炉火纯青的味道。

叶兆言：范志毅是那种有球就能进的主儿，中国足球太需要这样的前锋了。范志毅在场上永远是一副拍马赶到的架势，蛮可爱的。

王　干：我自己常把自己比作范志毅，要是我在场上踢球肯定也是这么一个拼命三郎，范志毅是我英雄梦幻的化身，他永远在球场上寻找某种可能性，我想的是在文学的领域我们也应该不断寻找新的可能性，不要固守一方等待他人的失误来显示自己的高明。

成正和：我喜欢宿茂臻，他的灵气不如胡志军，力量不如范志毅，身高不如小王涛，可他兢兢业业，勤能补拙，进步快。而一些球员身体条件好，起点也高，就是停滞不前，反而倒退，缺少宿茂臻永不服输、不断进取的精神。宿茂臻是中国足球的希望。

陈　村：范志毅不错，能前能后，能攻能守，有点大将风度，是一个热爱足球的人，每一场都踢得很投入，也不失球星本性，有时流露出真性情，这很好。如果范志毅没有这些脾气，就像一个文人了。

王周生：范志毅。他这个人能吃苦，少年时有一次受伤，球队要到大连比赛，他不能去。父亲说这点伤就不行啦，他坚持去了，回来后伤口感染了，怀疑是骨癌，医生为他剔骨，他咬着父亲的肩膀一声不吭。现在也越来越有大将风度了，申花队和韩国的一和天马队比赛结束后，他主动和裁判员及韩国队员握手，显示了应有的修养。

池　莉：没有看就说不上喜欢谁了。

迟子建：中国没有大球星，范志毅在国内看还行。

㊃ 中国足球最需要解决的问题

史铁生：中国踢球的人少，机会少，场地少，资金少，不能指望出现马拉多纳这样的天才。关键在于足球观念问题，足球总是要有胜负的，中国人看重胜负，没有人研究怎么输的问题，比如这一次国奥队输给韩国是应该有心理准备的，人家也是玩命，也为国争光，而我们这边从教练到球员到球迷都期望奇迹出现，等输了，就有些不知所措了。如果事先有输的准备，就会输得漂亮些。现在中国队运用的实际是怕输的战术，把比赛看作一次赌博，就是观念有问题，要意识到输也并非就一定是不光彩的事件，我们的足球就会有进步了。

刘震云：历史太短，不是一下子就能解决的。任何一个项目都必须靠厚积薄发，只有必然性，没有偶然性，中国足球的基础太薄弱了。

赵本夫：教练问题。兵熊熊一个，将熊熊一窝。现在国家队的主教练戚务生缺乏临场不危的大将风度，人是一个好人，好人未必是好教练。在甲 A 里看不到满意的教练，我还欣赏施拉普纳，他走得太早。

苏　童：缺少整齐的阵容。有几个不错的队员，并不代表整体的水平就上去了，离世界水平还很远。

叶兆言：对中国足球没有次要问题，所有的问题都重要。

王　干：是徐根宝能不能再任国家队的教练问题，徐根宝或许并不能把中国队带到1998年法国世界杯，但他上演的肯定是悲剧。而戚务生也同样不能把中国队带入世界杯，但他是没有悲剧性的人物，他只能上演闹剧式的喜剧或喜剧性的闹剧。

成正和：一、教练水平亟待提高。足球和文学创作不同，文学创作是个人劳动，而足球是集体项目，好的教练就是一个大指挥家，好多世界强队都得力于有成就教练的调教，而中国教练要走出国门长见识。二、改变急功近利的心态。不要急于冲出亚洲，从后备力量抓起，中国足球会有扬眉吐气的时候，现在从亚洲侥幸出线了，到世界杯还是做“鱼腩”。

陈　村：中国足球没有历史，要靠积淀，要形成“文化”，中国足球首先需要球场，要有很多人踢球，不能只培养几个人去打天下。现在中国的球迷绝大多数没有踢过球，用看电影的方法看比赛，用评论演员的方法评论球员。

王周生：缺少心理承受力，有心理障碍。

池　莉：中国男足还没有领会足球精神，中国女足是优秀的，她们首先体会到足球精神，是对足球艺术的热爱。

迟子建：中国国家队没有一个成熟的主教练，缺乏卧薪尝胆的精神。

㊄ 如何看待外援

史铁生：外援不可少。中国队员本来到国外的机会就少，现在有一些国外球员到中国来踢球可以增加球员的交流机会。

刘震云：有外援好一点，但目前的外援水平不高，话又说回来，罗伯特·巴乔来了也没法踢。

赵本夫：外援可以增加国内球员的竞争意识，中外球员同场竞技，增加交流。

苏　童：应该多引进外援。中国队员的素质本来就不高，不搞点竞争机制更不利于水平和素质的提高，中国球员和国外球员并肩作战可以学到一些东西。像上海申花队的佩雷斯传球的感觉就是不一样，高出中国球员一大截。现在限制外援没什么道理，我们要放正位置，中国足球的第一任务是学习，欧洲的俱乐部现在尚且放弃这一限制，中国没有必要限制。

叶兆言：有了外援球就好看，只要外援能按照规则踢球，多几个没什么不好。

成正和：提高中国足球水平，引进外援只是一个因素，但宁缺毋滥，不要找低水平的外援来倒中国人的胃口。不要担心外援埋没中国的人才，这么多年了，中国没有外援，也没见到过什么了不得的人才，外援在某种程度上还会刺激中国球员，说不定能刺激出几个人才来。

陈　村：各队找外援无可厚非，洋人为中国人效劳也是一道不错的风景，有黑人，有白人，至少色彩比过去丰富了。

王周生：我从感情上不接受，看到高佳守门守得好，又很高兴，但老觉得他不是自己人，这些外援踢得再好还是外国人，潜意识里还是希望全由中国人自己来踢。

池　莉：说不上。

迟子建：不喜欢外援，外援对提高中国足球的水平促进不大，外援增多会让中国足球场变成殖民地的。目前引进外援可能还是从商业性来考虑的，不能指望这样一些垃圾球员来提高中国足球的水平。

㊅ 对甲 B 的印象

史铁生：没有看过。

刘震云：不看。

赵本夫：我想谈一谈江苏加佳队。江苏整个足球的氛围不浓，领导、群众对足球都不是很狂热，可能与文化氛围有关，江苏的男人普遍比较婉约，野性不够。江苏加佳水平不高，主要还是与教练有关，上海人是全国出名的娘娘腔，可在徐根宝的带动下踢出了很豪放的“抢逼围”。如果江苏的教练调教得好，在甲 A 站住脚跟也没问题。现在这种样子，江苏加佳即使保组成功也没什么意思，水平太一般化了。

苏　童：甲 B 比甲 A 差多了，除了青岛海牛还可以看看外，其他的队都不想看。江苏加佳的水平不高，保级没有希望，也不应该让这样水平的一个队保组成功。

叶兆言：最让人沮丧的是我们江苏的加佳队，这么一个经济大省不能出一个像样的球队真是奇怪。现在加佳降组也没有什么可惜的，足球还是靠实力，不靠奇迹，水平相近的情况下才靠运气。

王　干：甲 B 还是叫乙级联赛比较好，现在我们可以看到意甲、德甲、英超的比赛，再看中国的这些也叫“甲”的低水平比赛，实在是觉得这“甲”太水了，不由得要请王海来足坛打假了，甲 B

的出现，说明足坛决策人士的好大喜功和浮躁。甲级队不是扩军的问题，而是要裁军，裁到 16 支，不分甲 A 甲 B。江苏加佳踢到这个份上，不能责怪球员，该负责任的人心里明白，加佳降组了，这些人应跪到五台山向江苏球迷和赞助的企业认罪。

成正和：甲 A 与甲 B 的差距很大，我对分甲 A 甲 B 有看法，就像作家分一级作家二级作家似的。作家主要靠作品说话，球队要有真实水平，现在有些队“冒充”甲级队，就像有些不写作品的一级作家一样。江苏加佳队与其这样混下去，还不如“死掉”从头来起，保级成功对江苏足球和中国足球没有什么好处。

陈　村：一不小心开电视看到甲 B，几分钟就转过去了。我不能算忠实的球迷，主要看国外的球队比赛。现在写了一个电视剧是写足球的，叫《球迷情况》，已脱稿。

王周生：我不看甲 B。

池　莉：我看好前卫寰岛队。

迟子建：去年一直看甲 B，今年主要看辽宁航星队，因为我是东北人，很希望东北虎能够东山再起，现在我特别替苏永舜难过，他那么一个文质彬彬的儒将其实不应该当航星队的教练，真是秀才遇到兵。

（1996.10.31）

作家与足球的故事

几年前，我出差在火车上，和几位同行聊起来。由于我的南方普通话咬得不够准，这几位朋友把“作协”听成了“足协”，对我格外的亲切。我起初还挺高兴，等到他们向我打听这个球星那个球星的情况时，我才明白“足协”和“作协”串场了。

作家，是一群“爬格子动物”，如今虽然其中的大多数已经到电脑显示屏上去“爬”了，但他们始终与绿茵场结下了不解之缘，其中有不少铁杆球迷，他们关注足球，写球评，到场上踢球，甚至还组织足球队，与人们想象中的文弱书生相差甚远。1998 年 6 月 24 日的《中华读书报》第 10 版在“作家神侃世界杯”的栏目下，采访了 13 位作家，其中徐坤、迟子建、陈村、苏童等明确表示 6 月 10 日到 7 月 12 日这段时间放假过狂欢节，不写作，集中精力看球。我有机会接触到这样一些特别球迷，且将他们的趣事一一道来。

史铁生的梦想

体育运动中有很多的球类运动，足球的巨大魅力在于它是唯一用脚展开的球类运动。人类从猿到人的一个重要标志就是手脚分工，手脚分工的结果促进了人类文明的迅速发展，但手脚分工的另一个结果就是人的脚的功能严重退化，特别是汽车工业的发展，脚的功能差不多被人遗忘了。而足球似乎是对这种集体无意识的唤醒，现代足球运动的发展与现代汽车工业的同步繁荣很能说明这个问题。

可对于一个高肢截瘫的人来说，足球运动是那样的残酷。

命运对史铁生就是这样的残酷，他热爱足球，但几年的下乡生活，让他的双腿失去正常的功能，他只有坐在轮椅上去从事写作，去度过他辉煌壮丽而不免有些寂寞的人生。铁生酷爱足球，他多次著文表示，假如他的双腿康复，他的第一件事是到足球场上去痛痛快快地踢一场球，然而，虽经多方努力，他的这一愿望终不能实现，他只能在电视机前欣赏足球赛。而电视里的球赛，在铁生看来，“只见局部，此局部切换到彼局部看不出阵型，不知昌盛之外藏了什么腐败，或平淡的周围正积酿着怎样的激情，更要紧的是欣赏欲望被摄像师的趣味控制，形同囚徒，只可在 20 英寸的一方小窗中偷看风云变幻”。他非常想到现场去看一场足球赛，这似乎成了他的梦想。

梦想很快变成了现实。

1995 年意大利足坛劲旅桑普多利亚队到北京与中国国家队进行一场比赛。在几个朋友的热情帮助下，史铁生坐着轮椅来到了工体。史铁生去之前非常担心工体的管理人员不让轮椅进，但这担心很快成了多余，守门人看到一帮朋友抬着史铁生，先是一愣，很快反应过来，二话没说，就让他进去，并主动为他开道，将他送到楼梯上。一群球迷看到坐着轮椅来看球的史铁生也非常激动，他们冲着史铁生鼓掌："行啊哥们儿，有您这样儿的，咱中国足球非赢不可！"

这场球中国队果然赢了，而作家史铁生体会到的不仅是球迷的欢乐，还想到宗教、狂欢、苦难、民族精神这样哲学的问题，他沉思着。他的思想在绿茵场的上空飞翔。

苏童爱穿 10 号

1998 年春节期间苏童去意大利访问，最兴奋的一件事就是他看了一场意大利甲级联赛，而且看的是尤文图斯对亚特兰大的比赛。回到南京他逢人便说这场比赛，他说他看到了尤文图斯三剑客维埃里、因扎吉、齐达内矫健的身影。我们说我们也在中央电视台意甲直播节目里看到了这场比赛的实况。他说，那简直是天壤之别，你到过意甲的现场之后，才能体会到意甲是那样的激动人心。他说，他和王朔、余华、刘震云一起欣赏了这场精彩的比赛，当然也欣赏了意大利球迷精彩的表演。

苏童是一个老资格的球迷，德甲、意甲、中国甲 A 比赛的直播场场不落，有时为了深夜看了一场球赛，还邀几个朋友到他家去一起等待。当然等待的方式是打牌，他管夜宵。弄得有一段时间，大家成了惯例，一有深夜比赛的球赛，就全到苏童家去集体看球，也不征求苏童的意见。1996 年夏天，我和苏童出差到合肥，住在安徽饭店。他忽然想到安徽饭店这样星级的饭店可能没有中央五套节目，不能看到当时甲A大连万达和上海申花的双雄会。他有些埋怨，想住到外面普通的招待所去看球，可后来发现饭店里的卫视中文台也转播这场球，才定下心来。有一次《花城》举办笔会，因为住的地方是高山的宾馆，收不到中央五台，苏童、叶兆言等作家球迷居然乘坐一辆中巴到山下几十里以外的小镇上去看球。由于苏童在文坛很火，很多电视台要来采访他，他一般都以各种理由推辞。有一次浙江卫视台“文化时空”要做节目，苏童闪烁其词，可等发现他是一个球迷时，就请他谈谈足球，他爽快地答应了，而且节目做得非常成功。

苏童说，他“看球是为了看到刹那间出现的奇迹，足球的终极目标是进球，进球的过程非常微妙，看进球的过程就像看工序似的，非常有意思。在看球的过程中始终伴随着希望与失望，不断的希望，不断的失望，人永远处于悬念之中”。我曾问过苏童，你喜欢中国的哪一个球员，他说他喜欢山东的宿茂臻，“他的动作简练，没有拖泥带水的感觉，也不花里胡哨地摆谱儿”。山东的球迷对苏童充满了好感，他们说苏童真懂球。不知道这些球迷有没有到书店去买《苏童文集》看，或许在球迷中又添了一些苏童迷。

和所有的球迷一样，苏童也是一个“喜新厌旧”的人。1994 年世界杯的时候，他理了一个罗马里奥式的平头，刘震云和他开玩笑叫他“苏马里奥”。到了这届世界杯的时候，苏童又有了新的偶像，这便是大名鼎鼎的罗纳尔多。最近我们江苏超世纪作家足球队成立的时候，苏童对我说，他有一个小小的要求，就是要求穿 10 号球衣，因为罗纳尔多意甲穿的是 10 号球衣。现在苏童如愿以偿地穿上了罗纳尔多爱穿的 10 号球衣，虽然他在场上的球技和罗纳尔多相差十万八千里，但作为文学上的少年才子，他与罗纳尔多是同样走运，同样受人喜爱的。

高洪波与高洪波

作家当中球迷实在是太多了。光是写球评的就有这许多人：老作家唐达成原来是中国作协的党组书记，可看起球来也像他工作一样非常认真；评论家雷达不仅自己爱看球，还写了很多的球评，其中《足球与人生感悟》被好多报刊转摘过；冯骥才原是打篮球出身，谈起足球来更是如数家珍，第 16 届世界杯开赛不久，尼日利亚队打了一场好球，很多人对这支非洲劲旅寄予了过多的希望，可大冯却以《绿鹰能飞多远》为题给尼日利亚热泼冷水，时隔不久，尼队以 1∶4 惨败于丹麦队脚下，人们不禁佩服大冯的高见；肖复兴、张宇、陈村、吴亮、格非、孙甘露、杨东明、余华、韩作荣、赵大年、苏叔阳、铁凝、丛维熙、刘心武、池莉、流沙河、彭瑞高、沈善增、陈冲、刘震云、高建群、秦晋、蒋子龙、李功达、季红真、孙武臣、林为进、杨匡满、张平、徐城北等（江苏作家另说）都是球迷或准球迷，至于像王俊、金汕这样专事足球写作的足球作家就更不用说了。《北京青年报》的大仙（写球评时用本名王俊）本是后朦胧诗的代表诗人之一，可如今在京城的名头却是因为在《足球》报上的专栏广为人知的。金汕本是北京社科院的学者，因为热爱足球写了球评，一发而不可收，如今也是各地报刊抢手的作者。以足球为题材的小说有彭瑞高的《中锋在黎明前死去》；肖复兴、罗达成也都写过中国足球队的长篇报告文学；洪峰那篇叫《一个球迷对中国足球的诉说》更见洪峰的功力。近年来成名的女作家徐坤有一篇《狗日的足球》的小说更是对近年来足球热文化心理的一个绝妙写照。著名作家王蒙早在1988年也写过中篇小说《球星奇遇记》，说的也是一个足球守门员偶然成为大球星的荒诞故事。

作家与足球的趣事实在太多，这里只想说一说作家高洪波与球星高洪波的故事。作家高洪波现任中国作协书记处书记,《诗刊》主编，他多才多艺，写作的范围极为广泛，起初是诗人，后来又成为儿童文学的优秀作家，之后又写作小说、散文，还在《文艺报》当过新闻部主任，可以说在每个领域都玩得挺欢的。可他的大名比起足球明星高洪波的知名度来还是略逊一筹，因为全国数以亿计的球迷肯定要超过高洪波的读者的。巧合的是，作家高洪波有一个弟弟叫高海涛，球星高洪波有一个哥哥也叫高海涛。后来经新闻界的朋友牵线，作家高洪波和球星高洪波相识了，1989年初夏，巴西明星队到北京访问比赛，高洪波专程送了两张球票给作家同名人，那天晚上高洪波与苏格拉底等巴西巨星同场竞技，高洪波请他的作家同名人前去助威。那天作家高洪波听着在场的观众叫着自己的名字，心里涌起了一种异样的感受。他甚至有一种想冲上场踢球的冲动。

有趣的是，球星高洪波到他的同名作家家里做客时，告诉作家高洪波说，他自己非常喜欢写作，曾有一个心愿，就是退役后当一名新闻记者。他当时的女友就是在一家大学的新闻系就读。作家高洪波送一本他的新书给他的球星朋友高洪波，他在扉页上题名时遇到了麻烦，作家高洪波灵机一动，写道："同名人留念，高洪波赠高洪波。"多年之后，这本书不知道现在存放在哪里，如果能找到的话，肯定是很有收藏价值的。

洪峰的诉说

在作家中，洪峰说得上是一个超级球迷。叶兆言说他是一个球疯子。

他说："我认为我比戚务生更了解亚洲足球，而且我相信我看的比赛比中国球员和教练都多，中国球员和教练的时间都花在比赛和训练上，我则有更多的机会通过电视看中国足球以外的比赛。"加之作家特有的悟性和敏锐，这使得他成为一个不同凡响的超级球迷。

多年前，我在鲁迅文学院曾看过洪峰踢球，他带着他的同学每天下午都在鲁院的篮球场上踢足球。他当时初为人父，将刚刚诞生的儿子取名为蒂尼，以表示他对大球星普拉蒂尼的仰慕之情。他在《小说选刊》的一篇创作谈中，也以《任意球》为题说到了小说与文学的关系。在洪峰的带动下，当时在鲁院读研究生的作家们加深了对足球的理解，一些从不接触足球的人也会侃侃足球了。洪峰在鲁院大有星星之火，可以燎原之势。假如当初让洪峰留在鲁迅文学院执教，我想这里可能会变成中国球迷学院，依洪峰的踢球水准显然出不了罗纳尔多式的球员，但一定能够出罗纳尔多式的世界级球迷，甚至能出一两个卡佩罗、里皮式的大牌教练来。

我说这样的话是有根据的。这源于洪峰的一本专著，这就是1988年世界杯大赛前遍布京城书摊的《一个球迷对中国足球的诉说》。在这本书里，洪峰将个人近20年的看球经历与中国足球的命运紧紧结合起来，诉说对足球的热爱，也诉说对中国足球的热爱。他对中国足球有着独特而深刻的见解，比如，他对全国甲A各支俱乐部的描述，对全国各大教头的刻画，称得上入木三分。更重要的是他对中国现行的足球体制也有自己的看法，他认为“中国足球必须由一些真正充满改革热情的有才华之人去领导，必须由一群懂得现代足球规律的人去统率，必须有一批充满改革热情把足球放在首位把球迷放在首位把自身荣辱置之度外的人构成核心”。洪峰还提出足协不仅仅是管理机构，更是研究院、情报站、联合企业……这些不只是微观的球评文字，还对中国足球的战略布局提出了富有建设性的意见。这显然不只是一个普通球迷能做到的，这种雄才大略肯定能够培养出世界一流的足球官员和教练来。遗憾的是洪峰的这种纸上谈兵到头来还是纸上谈兵，“弦断有谁听”？

女作家球迷群

中国足球队的前主力队员左树声说过一句很有意思的话：“是男人就得踢球。”那些整天在“爬格子”的男作家们痴迷足球也就理所当然，可红颜们也不甘示弱。在中国作家当中，还活跃着一支女作家球迷群。1996 年，中国作协在大连召开中青年作家座谈会，请作家们参观大连的风景和企业，没想到女作家们却要求见一见大连万达队的主教练迟尚斌，当时迟尚斌带领万达队刚刚创造了 55 场不败的神话。迟尚斌本想例行公事地见个面，没想到这几位女作家个个都是侃球能手，不仅称赞迟尚斌的教练有方，同时也对大连万达队的过于沉稳、缺乏激情提出了有效的建议。这让迟尚斌颇感意外，他没想到这些女作家会如此懂球，惊讶之余与她们切磋起来，原先安排的时间大大超过，迟指导还请这几位女作家吃了饭，一时传为文坛和足坛的佳话。

牵头造访迟尚斌的是女作家徐小斌。徐小斌在一篇《我爱足球》的文章里写道："我爱足球，是因为它勇敢地在一个非英雄化的时代呼唤英雄。"她说："60 年代的雷锋在 90 年代依然被讴歌充分说明了英雄的匮乏；人们憧憬的英雄往往是由人们自己塑造出来的，塑造英雄成了 90 年代人类的一大心理需求。对于球星的迷恋取代了对于歌星和影星的迷恋，因为和平时期的人们更渴望看到刀光剑影枪林弹雨中杀出不怕死的英雄，当我们看到罗纳尔多连过数人狂献呼飙般杀入禁区突然施射命中的时候，任何一个血肉之躯都会兴奋刺激狂喜，在这个过程中，人们为见到真正的英雄而万众欢腾。"

迟子建在女作家中也是一位非常够格的球迷，一个星期六下午我们通电话，她问我在干什么，我说我在看甲 B（那一年中央电视台每周六转播甲 B 的一场实况），她扑哧一声笑了起来：你也"堕落"到看甲 B 啊？我说你也在看吧！她说原来我光以为我一个人"堕落"的，一直不敢说自己还看甲 B，现在不怕了，原来还有与我一样"堕落"的人。看不看甲 B，往往是衡量出一个球迷的级别。甲

B 的水平不高，但星期六下午的这一段时光往往不好处理，看甲 B 说明心中还惦念着足球。更何况甲 B 的很多问题比甲 A 更能够透视中国足球的现状，对甲 A 甲 B 同时关注才是爱国球迷。

迟子建将自己喜欢的电视节目排了个顺序：1. 体育节目，2. 晚 7 点 20 分至 30 分的国际新闻（包括天气预报），3. 动物世界，4. 国际影院。在体育节目中她认为“最富魅力而又为我钟情的就是足球比赛了”。她曾用小孩盼过年的心情来形容四年一度的世界杯，当世界杯一过，好像年一过，怅然若失。第 9 届欧洲杯足球赛期间，她在老家塔河看球。她当时看得尽兴，大叫一声从沙发上跳起来。当时她只有两岁的外甥正安安静静地站在茶几前不厌其烦地玩火柴杆游戏，被迟子建这一跳吓得哇哇地哭起来。白色的火柴杆撒满了一地。迟子建的母亲抱起了外孙，一边指责女儿迟子建，一边为外孙招魂。

迟子建爱足球，喜欢看足球节目，更喜欢中央电视台黄健翔主持的足球节目，为此还闹出了一段有趣的插曲。洪峰有一篇文章谈到非常欣赏黄健翔的解说，迟子建就将这篇文章寄给了黄健翔。没想到一位记者在采访黄健翔时将迟子建寄的洪峰这篇文章误作女作家球迷迟子建也写信给黄健翔。后来黄健翔就托洪峰带信给迟子建，表示歉意，并说一定要向迟子建解释此事。后来武汉的《今日名流》要采访黄健翔，知道这一误会之后，就索性请迟子建去做这个专访。由于当时黄健翔正在上海转播全运会，迟子建的采访只能以电话的方式，而且基本上安排在午夜。迟子建写成了《黄健翔：午夜的清晨》一文，虽然两人并未见面，但迟子建还是非常准确地写出了黄健翔的精神气韵。

江苏作家足球队

前面说到很多作家与足球的不解之缘，这一部分单说江苏作家的“足球行为”。为什么说是“足球行为”呢？因为江苏有一支作家足球队。因为每个地方的作家都有球迷，都会看球或者写球评，痴迷一点会像徐小斌这样找迟尚斌“切磋”一下，再痴一点像洪峰这样以笔当脚驰骋在绿茵场上与那些教头和球员一决高低。但江苏作家有绝招，他们自己成立了一支名叫江苏超世纪的作家足球队。很多地方都有记者队，北京还有一支由演艺界人士组成的明星足球队，但一支清一色由作家组成的足球队在全国还绝无仅有。有人开玩笑说，这在世界上也不多见。北京的作家曾想拉一支足球队，后因为年轻“队员”太少未能成行。南京的作家有独特的优势，这就是他们有一个令人羡慕的青年作家群，而且都是热情的球迷，且脚下功夫不错，时常和南京的一些球队打比赛，成绩还不错，以至于江苏有线电视台还播放了他们的比赛录像。下面是他们的基本阵容：

领队：王干

主教练：潘强

苏童（前锋）10号——小说家

叶兆言（前锋）20号——小说家

毕飞宇（前锋）7号——小说家

赵刚（前锋）14 号——小说家

朱朱（前卫）11 号——诗人

王干（前卫）8 号——评论家

朱文（前卫）4 号——小说家

刘立杆（前卫）12 号——诗人

韩东（前卫）15 号——小说家

赵本夫（后卫）2 号——江苏作协副主席，小说家

周桐淦（后卫）5 号——《雨花》主编，评论家

成正和（后卫）3 号——小说家

李小山（后卫）9 号——评论家

楚尘（后卫）6 号——小说家

祁智（守门员）1 号——小说家

曹剑（后卫）18 号——江苏有线电视台副台长，诗人

江苏的这支作家足球队有专门的队服，由阿迪达斯南京专卖店赞助。江苏加佳俱乐部的总经理潘强，主动担纲作家队的主教练，他觉得这有助于全民健身运动，也有助于江苏足球迅速“热”起来。作家队的中场最为坚强，诗人朱朱是中场发动机，他踢球时的形象被江苏有线电视台的名主持人今波称为风之子卡吉尼亚，而朱文扎着一个辫子，更具有球星的风采。前锋苏童理了一个罗马尼奥的小平头，虽然球技不如“二罗”，但跑起来也还像那么回事。叶兆言看苏童挑走了 10 号球衣，就要了 20 号，他说今年意甲的最佳射手是 20 号比尔霍夫，言下之意就是我比 10 号还棒，但这位叶前锋在比赛时却屡屡充任右后卫的角色，而年过半百的老将赵本夫则常常助攻到前面充任前锋的角色，这一错位常常令对手防不胜防。

如果想看到他们踢球的“英姿”，每周六的下午在南京人民中学的草皮球场就可以看到他们矫健的身影。

这已经成为南京文化界的“一景”。

（中华读书报 1998.06.24）

海　埂

球迷们都知道昆明有一个海埂，海埂为昆明增添了很多的色彩和花絮。海埂已不是昆明的海埂，海埂是中国的海埂。海埂的知名度在上升，它与中国的足球热有关。足球热再度席卷华夏大地，比之80年代的足球热温度似乎要高也要持久。

我对海埂心仪已久，第一次到昆明的时候，是1995年的夏天。夏天的海埂是寂静的，陪我前去的老陈在这之前问我对昆明的哪处景点最感兴趣，我说海埂，他说你是个球迷。我说，算不上AA级的。他说很遗憾，海埂现在没有一支球队，可能连足球都看不到。我说那可能另有一番意趣。

汽车进入海埂基地之后，我们找了一个地方住了下来。我试图寻找那些球队的足迹，也想聆听球场的厮杀声，可除了蝉的鸣叫之外，海埂是那样的寂静，寂静得像一个放暑假的学校。我在几处绿茵地徘徊，幻想出现范志毅那些健儿的身影。滇池清凉的夏风吹过来，提醒我现在不是春训的季节，他们正在各地逐鹿足协杯。虽然没见到球员和比赛，可海埂给了我一个广阔的想象空间。

我第二次到海埂的时候，是去年的3月中旬，当时国奥队正在马来西亚参加奥运会亚洲区预赛的决赛。我参加的“联网四重奏”年会在西双版纳召开，在昆明有半天闲暇时间，我和中国青年出版社的李师东不约而同地想到去海埂看一看。让人感兴趣的是，国安队的领队杨群原是李的同事，我们的海埂之行便有了内线。我们到了海埂之后，进基地时，看门的大爷让我们买了一张门票，门票每张五角，可能是最便宜的门票了。奇怪的是门票是油印的，不是印刷品，但上面清清楚楚地盖着训练基地的公章。公章的严肃性和油印品的随意性颇不成比例。可今年看到的消息说，海埂基地大门派了警察站岗，还有狼狗值夜班，平常没有足协训练办的介绍信是进不去的。也就是说花多少钱也进不了那个大门，让人顿时想到那些保密单位。

我们二人找到了国安队的住地，但杨群刚回北京，我们访友的计划便告落空。就成了自由自在的游客，我们把每个球队的训练都扫视了一遍，最后在申花队的训练场地停了下来，看了徐根宝的一节（或是半节）训练课，觉得申花队是那天所有队里训练最认真也是水平最高的。回来的路上还看了女垒的训练，觉得那气势就是比男足强，而且特别投入。她们有一种奋发昂扬的精神，同时还有一股不容置疑的“霸气”。虽然她们在奥运会与美国队争夺冠军时因裁判的原因屈居次席，但她们的斗志和精神状态是让人称道和难忘的。离开海埂几天之后，我们在电视上便看到了国奥队失利的情景，中央五台黄健翔和他的同事们对这场失败诗意地解说和剪辑，更让我们的海埂之行成为一种伤心之旅。

事后，我对海埂作了小小的考证，海，在当地泛指湖泊，与我们常说的大海不一样，有点像北京的北海、什刹海，但北京的海是元朝留下来的叫法，不知昆明、大理对海的称谓也是元时的痕迹否，且待考。埂，就是大埂。这海埂原是“文革”期间农业学大寨围“海”造田的产物，也就是说它的出现本是对生态平衡的不尊重，可有谁会想到它会成为中国足球的一块风水宝地，球迷们心中的圣地，昆明最受传媒关注的景点呢？这是个美丽的错误。

（1997.04）

无可奈何球远去

1997 年 10 月 31 日大连金州没有下雨，戚务生也没有流泪。比赛结束后，在铺天盖地的“下课”声中，戚务生脸色凝重地走向了新闻发布会。看他如此难受，我居然有些同情他，下笔的时候不再忍心去挖苦、嘲笑他，不愿再给他雪上加霜。这么一个人本不是主教练的材料，把他放到这个危险的位置上去“烤”，是要折寿的。可以说他的能量就那么大，他已经尽责尽力了，要他变成卡佩罗、里波、维纳布尔斯和贝肯鲍尔式的名教头是不可能的，那等于要求鸡毛飞上天。

看到卡塔尔队以 3∶1 领先中国队的局面，我是有些生气，可很快就平息了。之后再看到科威特和伊朗踢平了，我就更加没脾气了，反而为西亚诸队在这次 10 强战中表现出的良好的足球精神而喝彩。不能因为自己球队的成绩差就不为其他球队的精彩表现鼓掌。

因看足球而成为球迷的，多半是从看国球开始的。至今仍有很多球迷看的仍是“爱国球”或“爱省球”。但看球往往从爱国开始到爱球结束，足球的迷人之处就在于它跨越了国界的界限，超越了种族的差异。国际足联在所有国际组织中，恐怕是最能做到令行禁止说一不二的组织，威信之大，远远超过联合国这样的政治机构。这是因为足球并不只是代表国家、民族利益这样具体的意识形态内容，它在这些内容之外还有它的本质，这就是我要说的足球精神。足球作为一个竞技体育项目，自有它的游戏性和审美性。足球的胜负与民族的强盛和衰弱是不能画等号的，巴西作为足球第一大国并不意味着它的国家政治地位也是对等的，相反巴西作为第三世界国家在国际上的影响力远不如足球至今未冲出亚洲的中国。1996 年欧洲杯上德英半决赛，英国一些激进的球迷甚至打出了“打倒纳粹”的标语，但德国足球队只是一支足球队，就像英国足球队只是一支足球队而已，德国队击倒了英国队并不意味着“二战”的历史被“颠覆”。足球就是足球，它是艺术，是游戏，是审美，千万不要将其与政治、民族这些巨大的事物联系到一起。

这让我想到在 10 月 31 日中卡比赛前，中国足协的领导带着国脚对国旗宣誓这一有趣的举动，当时队员高呼“下定决心，不怕牺牲，排除万难，争取胜利”“不做懦夫、不当逃兵、不吃后悔药……为中国足球血战到底，坚决打败卡沙科”的场景肯定是感动人的。但过分地夸大足球的爱国主义效用弄不好反而会加大球员的心理负担。汪嘉伟带队员到天安门广场去看升国旗是他上任伊始，而不是到大赛前夕。到了大赛前夕对着国旗宣誓，有点事到临头抱佛脚的嫌疑。这么做其实是要担风险的，倘若赢了好说，是因为国旗照我去战斗，无往而不胜；倘若输了，怎么解释呢？是队员不爱国？还是宣誓加大队员的心理负担？现在的结果是中国队输了，而赛前许诺若胜给每个队员一万美金的卡塔尔队赢了。这是有点讽刺意味的。

发誓不管用，金钱也不管用。日本队在足球上的投入不比韩国少，还花高价买来了巴西球员，但他们还是只能望着韩国队单骑独奔法兰西，无可奈何球远去。

足球就是足球，什么对它都管用，什么对它又不管用。金钱对它管用又不管用，政治对它管用又不管用，科学对它管用又不管用。倘若有一天足球水平提高的“秘诀”特别是如何赢球的“秘诀”能像配方那样被人破译，足球也就会与其他项目无异，不再这么被人无条件地宠爱了。

（1997.10.31）

教练当自强

国奥队再次兵败默迪卡体育场，是新闻。主教练认了，队员也认了，足协常务副主席王俊生也认了，好像输是应该的，不输才是新闻似的。我不知道中国足球怎么会弄到这个份上，输得没脾气，输得没商量。既然如此，为什么还要去比赛呢？为什么足协还要制订一个进入前三的指标呢？或许有人说，此行旨在锻炼队伍。就凭国奥队与韩国队那惨不忍睹的寒碜模样，还敢言说锻炼队伍一词，恐是“厚言无词了”。

中国足球屡屡被关在亚洲的门槛内，原因很多，每次的原因也不一样。就像打关牌一样，有的是自身水平不高，牌不好，当被关；有的则是被“牌友”算计，最明显的是四年前徐根宝遭西亚的暗算而毫无戒备之心；有的则是用兵不当，指挥失策，此次国奥失利便是由于统帅部的错误造成的。与往届的国奥队水平相比，东西亚各队水平并无特别之处，沙特队输给日本队，平中国队韩国队，伊拉克平日本队之前 1：4 输给中国队，足以说明大家的水平彼此彼此。可以说戚务生摸了一手不错的牌，打得好可以关人家的张，打不好就要被别人家关。与施拉普纳大爷当年相比，“戚老爹”（队员对他的昵称）是幸运的，因为施大爷要面对的虎狼之师后来在美国世界杯上出尽了风头，当时的中国队未经职业联赛的检验，实力实在是“技不如人”，施大爷“摸”了一手“臭牌”。

而戚务生不一样，他手中握的是一手刚刚在中国甲 A 联赛中出炉的新牌，有了与东亚西亚诸强抗衡的资本，运筹得当，出线当不是什么奇迹。

而戚务生始终低调处理，始终以弱者自居，这就在心理上气势上首先矮了人家三分；而在战略上也是以不变应万变，固守防守反击一种战术。实事求是地讲，这种战术为戚务生争取了不少荣誉，无论是 1994 年的亚运会，还是对 1995 年欧美诸强的商业比赛，戚老爹的防反屡有得手的时候。然而，此一时彼一时，防守反击是弱队面对强队的一种无可奈何的选择，而大家彼此水平相近时，你首先将进攻的主动权拱手让出，无疑长了人家的威风，未曾交手便先折了一阵。国奥队此次在吉隆坡的三场比赛都是率先失球，便是这种机械“防反”战术的恶果。敢于打防守反击的队伍，除了具备锐利的攻击力外，更重要的是拥有一条坚强的后防线，要不然就会首先失球。当年意大利队之所以运用这一战术取得成功，就因为它拥有世界上最伟大的后防线，还拥有最优秀的守门员佐夫。可是中国国奥队的后防线早就让人堪忧，国奥队的守门员更让人担心，倒是锋线上人才济济，为参赛各国所器重。事实上，中国在前两场先失球的情况下被迫打起进攻（这对戚指导的防反正好是一个讽刺）时反而发挥了较高的水平，说明中国队可以采取进攻的战术，可实战时国奥队却没有充分利用攻击力量的优势来确定自己的战术，反而拿弱不禁风的防线去给对方反复冲击的机会，弃长就短，扬劣避优，焉有不败之理？

在自己后防线没有绝对优势的前提下，进攻就是最好的防守，这一点，戚指导不会没有想不到吧？

毛主席他老人家早就教导我们，在战略上藐视敌人，在战术上重视敌人。戚指导在战略上过于重视对手，而在战术上又轻视了自己的优点，是缺乏自信的表现。两强相遇勇者胜，勇者，气也；气者，斗志也。斗志并不意味着大话，也不意味着非全线压上进攻不可，同样，谨慎也不意味着就非打防守反击不可，主动进攻同样也是一种高质量高水平的谨慎。四年前，徐根宝豪言加壮举，未能逃出败运；四年后，戚务生谨慎加防守，还不如徐狂人的战绩（细比就会发现，两者差之甚远）。同样是默迪卡，同样是兵败韩旅，同样在赛后都表示要由自己负责。历史是惊人地相似，只不过徐根宝负责的是未能兑现的诺言，而戚务生呢？他要负什么责？领导责任由王俊生顶着，败绩由队员顶着，他和有关人士都是众口一词地说是"技不如人"，因为技不如人当然贯彻不好教练的意图，他甚至对战术都可以不负责任了。看来他只能对下一次的失败承担责任了。而照我看来，缺少想象力的徐根宝是说话不留余地的话，那么今日国脚之帅似乎少了一点想象力，而缺少想象力的人是很难找到什么明显的缺点的，只是缺少想象力的人一般缺少自信。队员缺了自信，临门一脚尚会踢飞，何况一军之帅哩。

建议国脚教头，读点孙子兵法。

（1996.03.27）

遥望施拉普纳

施拉普纳的光脑门出现在五台山体育场上时，我没有像一般球迷站起来发出震耳的轰鸣。默默遥望着这位来自日耳曼的“大爷”，心里想到了好多。

50 多年前，有一位老外“不远万里，来到中国”，后来成为中国人家喻户晓的楷模，他就是和老愚公、张思德齐名的诺尔曼 · 白求恩先生。毛泽东主席曾专门撰文纪念他，《纪念白求恩》是毛泽东主席洋洋文海中少见的悼念文字，更何况是去追怀一位洋人呢。白求恩享受到的殊遇是中国革命史上很有研究意义的现象。不知什么原因，在我的印象中，白求恩远不如老愚公、张思德来得亲切、自然，这种淡淡的生疏感可能与儿时感染的排外情绪有关。

诺尔曼·白求恩逝世 50 年之后，施拉普纳先生接受中国足协和上海大众汽车公司的邀请，欣然担任了中国足球队主教练这一非同寻常的职务。我常常会不由自主地将这两位洋人作比较，白求恩是为了帮助中国人民赶走异族侵略者，施拉普纳则是为了振兴中国足球事业率中国队闯到世界杯的决赛场的。一赶一闯，中间充满了多少历史沧桑。虽然施拉普纳在德国经商的经济效益要比担任中国队主教练的薪水要好，但白求恩则完全是出于国际主义精神，是没有薪水和津贴的。这并不能说明白求恩与施拉普纳境界的高低，这正是战争年代与和平岁月，政治和体育的一些本质差异所在。

施拉普纳备受国人青睐，不仅仅因为他是“外来的和尚”，也不仅仅因为他鲜明的迥异于国产教练的个性，还在于他充满深刻的略带传统甚至保守的思想倾向。比如，在今天，“第二职业”已经成为时尚，有无“第二职业”是衡量一个人才华、能量的试金石。而老施则谆谆告诫他的队员要有“敬业精神”，与我们多年以来提倡的“全心全意为人民服务”的宗旨可谓如出一辙。再比如，爱国主义的观念在运动员中普遍淡漠，施拉普纳则反复向队员灌输“你们身后有 12 亿中国人”这类民族主义色彩强烈的思想。

其实，施拉普纳并没有提出特别新异的见解，他说的都是极为普通的常识，不仅是做一个运动员应懂的 ABC，也是每个普通人都明白的道理。遗憾的是这些普普通通的话在中国足球界、体育界乃至传播媒介竟有一种振聋发聩的轰动效应，以至于袁伟民先生都要感慨地说，施拉普纳要比我们的教练会做思想工作。不论怎么说，施拉普纳总是一种象征，他是开放的中国才会有的“符号”，他不是中国足球的救世主，但施大爷身上凝聚着无数中国人（不仅仅是球迷）的幻想。是幻想造就了施拉普纳这尊“神”。我真担心施大爷承受不了那么沉重的目光的期待。

（1993.05.09）

梦之篇

难圆足球梦

黑白相间的足球在伊尔比德的球场上跳跃着。阿南德率领的“飞毛腿”以 1：0 的轻巧比分击败了施拉普纳兵团的“爱国者”。演变为一个历史定格：伊拉克队拉迪的一“箭”轻发，射穿了 12 亿中国人 12 年的梦想。

1981 年苏永舜的舰队被新西兰的快速鱼雷击沉后，1985 年曾雪麟的巨轮竟被香港队的舢板撞翻，1989 年高丰文的战船又遭西亚两个“黑色三分钟”的四声冷枪，阻在新加坡遥望罗马格斗场。这一次，一年前就请来了足球皇帝贝肯鲍尔的老乡来帮助 12 亿中国人来圆一圆长达 12 年的美梦。然而，梦还是不由自主地破灭了，而且破灭得那么干净利索、那么不拖泥带水、那么坚决无疑。长跪着的球迷竟在成都的绿茵场上不知道祈祷什么！

不是施拉普纳不小心，不是徐驶不小心，不是队员不卖力，甚至也不是裁判的失误和阿拉伯兄弟的“攻守同盟”。是什么呢？是命运。

命运即球运。而球运是什么？球迷们都明白，球运是一个综合性能力的反映，就像机遇永远青睐勤奋的人一样，球运也不会向着一支不成熟的球队。施拉普纳所在国的国家队在历届世界杯上几乎没有悖运的时候，还在于德国队雄厚的实力。而如果仅仅靠球运好，丹麦队就不会在欧洲锦标赛上以替补队的身份去摘取桂冠。球运虽然不能与实力画等号，但球运只是实力的延伸和补充。一个球队兵败之后怪罪于球运欠佳虽然理直气壮，但无疑是承认自己的技战水平逊于对手。

命运总是公平的。只有不公平的裁判，没有不公平的球运。球运从不偏袒谁，也不欺负谁。这 12 年，足球界的领导人士和各位主教练可谓竭心殚力，可谓绞尽脑汁，他们深知自己肩上扛着一个巨大的梦想，他们兢兢业业而又大胆改革，球迷和记者们以及世界足联和亚足联也出了不少主意、提了不少建议。他们也在采纳，也在改进，但始终没有根治好潜在的病灶，这就是从足协到球迷、从教练到队员普遍存在着的短期效应行为。这次聘请施大爷执掌中国队的主鞭，也是这种短期行为的最好例证。徐根宝兵败吉隆坡之后被“上下一致”弹劾下台，寄望于洋人给国家队来一针兴奋剂，来一粒大力神丸，便捷地步入世界杯的决赛圈，实在是天真而可爱的甚至是可怜的想法。但命运残酷地报复了中国足球的短期行为与浮躁心理。

路，在脚下，要一步一步地走；球，在足下，要一脚一脚地踢。中国足球只有放弃短期行为，克服浮躁心理才会真正地走向世界，让梦还原为现实。可这又谈何容易？短期行为又岂止仅在足球界造成危害和灾难呢？

你好，梦之队！

“梦之队”这名字实在是太好了！1992年巴塞罗那的夏天刮起一股迷人的旋风，这就是美国国家篮球队队员们超群卓尔的创造性的艺术表演。他们风靡整个西班牙，全世界的球迷都为之倾倒。

成立“梦之队”的构想实在是太美妙了。它把美国职业男篮的精英浓缩到一个精致的组织中，在这个组织里，世界超一流的球星各显神威，稳稳地把一枚金牌揣在怀里，怎么也不会丢失。它弥补了刘易斯在百米赛场上的空缺，也掠夺了足球场上的辉煌与华彩，成为真正的现实的梦幻。最近，意大利AC米兰队的老板企望网罗全人类的足坛豪杰组织一支“梦之队”到世界各地参加友谊赛，以让更多的人欣赏超级巨星的英姿和风采。不知道足球能否产生出一支“梦之队”来，倒是AC米兰队在意大利甲级联赛创下连胜24场的纪录之后便频频告负，很快褪落了梦的色泽与梦的神秘，仅被视为甲级队中的一支而已。AC米兰队不败的神话破灭之后，球迷是异常伤心的，它粉碎了一尊刚刚树立的偶像。呼唤“梦之队”，便成为足球界的共同心声。

人们喜爱美国男篮梦之队是不难理解的，可为什么要冀望足坛也有一支“梦之队”呢？一方面人们可以一举共睹所有天皇巨星的风采以及他们超凡的艺术表演，另一方面则是因为在现代社会里人们多元竞争的情境下，已经很难有人始终保持胜利者的姿态了。失败与挫折已成为现代人生活的一部分，人人都拥有不同程度的挫折感、失败感、弱者感。人们在事业上的局部胜利和有限胜利需要一个完整的神话来支撑，人们在竞争中遭遇到的失败又冀望于一个不断成功的幻觉来补偿才能维持心理的平衡。这样，“梦之队”就在人们的心理上诞生了。因为在现实生活中永远保持不败的球队是不存在的，所以只能是一个“梦”。以往的梦之队存在于虚构性的文字和画面里，像《加里森敢死队》里的常胜者以及美国神话 007 都是一种虚幻的“梦之队”。可现在它居然实实在在地存在着，飞人乔丹、魔术师约翰逊的身影是那么真实而具体。比分牌上的数字那么无可置疑。古典主义的英雄再度出现在电脑时代，人们童年时代的英雄欲又一次以极其幼稚的形式出现，在重返儿时心态的过程中人们巧妙地实现了一次“自我”。难怪有人高呼“梦之队”万岁。

不过美国组建“梦之队”不仅仅是为了奥运会的一块金牌，还是展现美利坚合众国形象、弘扬美国文化精神的免费广告，也是一次对全世界的宣言。潜藏在“梦之队”背后的隐性内容是很耐人咀嚼的。

（光明日报 1993.10.23）

泪洒奥运

这届奥运会给我印象最深的不是宏大的开幕式，也不是运动员的英姿，而是泪水——眼泪这特殊的分泌物。

看了好几届奥运会，似乎这一届的泪水最多，至少本届热泪盈眶的镜头最多。女人流泪，男人也流泪；运动员流泪，观众也流泪，我们这些远在万里之外的电视观众也跟着洒泪水，陪激动。这里面有幸福的泪，欢乐的泪，也有痛苦的泪，懊丧的泪；有成功者的泪，更有失败者的泪；有英雄的泪，也有不能成为英雄的失意者的泪。26 届奥运会快成为泪的海洋，百年奥运在热泪中度过华诞。

我们看到邓亚萍蝉联奥运冠军的飞泪，也看到百米巨星克里斯蒂的冷泪。中国女将的飞泪是大战获胜后的激动，而英国老将则是被取消比赛资格的悲恸，是英雄老矣、机会不再来的黯然。他们可能是本届奥运的最佳“泪星”。董炯的泪则别有一番滋味在心头，他在被拉尔森战胜失去羽毛球男单冠军之后的复杂表情，只能用欲泪未泪一词来形容。平心而论，董炯输给拉尔森不仅差在状态上，也差在实力上。董炯的欲泪未泪既不是胜利者的含蓄，也不是冤屈者的不满，而是一种倔强，一种不服输的宣言。

男儿有泪不轻弹。泪水作为人类表达感情的独特方式有着多种可能，但从没这届奥运健儿表达得如此丰富如此淋漓尽致，他们的真性情流露也成为奥运赛场外的一大景观。他们远比一部廉价的电视剧里那些演员们廉价的表演更让观众流泪。在奥运会的十几天里，生活与艺术没有距离。

泪水还是一种压力的释放。说实话，不论就国家荣誉而言，还是就人生价值而言，不论是商业意义还是名人效应，金牌给人的诱惑总是巨大的。这巨大的诱惑同时会变成一种巨大的压力，这巨大的压力一天天积累起来凝聚起来，像火山一样等到奥运这一日喷发。倘登顶成功，泪水自然会随着喜悦流淌，压力就变为狂喜；倘若失败了，流泪也是释放压力的好方式。医学研究表明，流泪确实益于人的身心健康，松弛人的精神，是一项很好的健身运动。运动员如此，我们这些在电视机前观看比赛的“看客”流点泪自然会也获得健身的效果。这可能是奥运会鲜为人知的特殊“贡献”。

（1996.08）

让我一次哭个够

十八岁以前，好哭。母亲说，男人眼泪贵如金。

十八岁以后便不再哭。可为中国足球队的悲惨命运，我每次都泪水纵横，放声哭泣。

这一次，我却欲哭无泪！

虽然在中国足球队出征约旦之前，我便在《北京青年报》上撰文祈祷施大爷不要写他老乡的名著——《悲剧的诞生》，虽然在不知洋教头姓甚名谁之前我就直言洋教头是人不是神，但没有让人喜出望外的结果更加残酷，它像一声哑炮闷在人心里，巨大的阴影憋得你喘不过气，憋得你不敢希望（是因为太寄希望而又毫无希望），压得你流不出泪哭不出声。

没有什么好指责的，居然是输得那样的合情合理，没脾气！不要指责施拉普纳，不要指责中国足协的领导，不要指责那些暗暗抽烟喝酒的队员，甚至不要指责“罪愆”深重的黎兵，他们何尝不想早日冲出亚洲，走向世界呢？他们的悲剧在中国足球史上已不是第一次，也不会是最后一次。中国足球的命运不是一两天、一两个人能改变的，问题是这次他们把球迷的希望扼杀得太早。“出师未捷身先死”，没有“黑色三分钟”的风云骤变，也没有“5·19”稳操小组出线权时又轻易地奉送给香港队的“大意”，更没有与新西兰队生死决战的壮观，太没有悬念，也太没有遗憾了！没有遗憾使得成都的绿茵场变得黯淡无光，让我们流不出眼泪说不出悲伤。

其实，我们应该不怕输，我们输得起，中国也输得起。“国运兴，球运兴”是一句不负责任的格言。即使女排屡屡获得世界冠军，丝毫也不代表中国的经济能力位居世界一流，更不意味着中国社会的现代化程度和体育水准已经跃入“第一世界”。失利只能说明中国作为足球运动的后进地区没有什么改变，只能说明足球的魅力无穷。胜负是暂时的，足球运动才是长久的。尽管国脚还会惨败，我不会像有的朋友那样发誓不看足球，我的目光将继续追随中国足球的身影，无论是英武雄姿还是狼狈窘态。这是不可改变的。

然而，我还是想痛痛快快地哭一场，哭个够，然后不再哭，永远不哭。可是我欲哭无泪。但愿这是最后一次。

（1993.05）

飙升 8 万份的启示

世界杯期间，《扬子晚报》的日发行量从 120 万份一下子猛升到 128 万份，这是个很有意思的现象。

如果不是世界杯，报纸的发行量在短短一个多月内飙升 8 万，那简直是天方夜谭，然而世界杯使这一切成为可能。如今足球已成时尚，晚报作为一种大众传媒，紧贴大众才有生命力。《扬子晚报》的世界杯特刊可谓顺应了这种时尚，因此得到大众的认可。

然而足球这种时尚和其他时髦玩意不一样，足球运动更多地凝结着一种民族文化。世界杯上的每一支球队都代表着一个民族的个性、精神与素养。尼日利亚为何进不了 8 强？我认为与民族的素质有关，一个缺乏团结精神与优秀品质的球队是很难有所作为的，球队如此，民族也是如此。

我曾经在我国的作家当中做过一个简单的调查，结果发现其中不少人是很专业的球迷，我想这不是个偶然现象。因为作家所关心的与足球所表现的恰好不谋而合，都是人性与民族性中深层次的东西。看法国人举办的世界杯也真是一种乐趣，他们浪漫的性格在世界杯上得到了充分体现。不管是埃菲尔铁塔下三大歌王的联袂献艺，还是世界名模在法兰西体育场上的盛大表演，都让人领略到世界杯的艺术魅力。

《扬子晚报》世界杯特刊的优势就在于通过记者的笔向读者展示了这种魅力。整个世界杯报道犹如一部精彩的电视连续剧，让人欲罢不能，只好像子川那样，每天吃完午饭就赶紧去看报纸到了没有。我想这也正是《扬子晚报》一个月内发行量飙升 8 万份的原因之一吧。

（1998.07）

解说的变迁

现代体育运动的发展是与现代科学的发展分不开的。体育节目的现场直播，虽不能影响一场竞技的质量或胜负，但它却是现代体育的重要组成部分。而现场直播从最初的广播解说，到现在的卫星电视直播，从声音同步到音像的同步，使远在万里之外的球场“搬”到了家中，更是现代电子技术日新月异发展的具体写照。笔者这里不想去论说现代科学与体育运动的关系，只想就中央电视台两代体育解说员的差异来谈一谈其中的文化结构和精神取向。

中央电视台的体育主持人（或解说员）大约可分为两种风格，一种是以宋世雄为代表的语言流，另一种就是以黄健翔为代表的理性流，前者还包括孙正平、韩乔生，后者似乎还有张斌和资历老一些的师旭平。以宋世雄为代表的语言流，经过几十年的锤炼已经蔚为大观，其口吻和语速到了妇孺皆知的程度；而黄健翔的理性流，则是这几年，特别是中央电视台体育频道开播以后才慢慢形成的解说新流派，并慢慢开始与宋氏流抗衡。两代人的解说风格引起人们极大的兴趣，对此也有一些议论和评说。

体育解说最早源于广播，广播解说员的特点就是要有充分的语言表达能力和快捷的语言反应速度，因为广播面对的对象是听众，听众是要借助声音来想象比赛的画面和场景的。广播的解说就是说，就是描述，从这个意义上讲，宋氏流的创立是成功的甚至是完美的，因为以宋世雄为代表的解说员，他们都能以超出常人的语速在有效的时间内传递比赛场上最大的信息量。现在曾经有人嫌老宋和小韩、小孙的嗓音过于尖厉，殊不知这是多年“寒窗苦”练就而成的，因为如果当年老宋也按今天黄健翔的语速去解说比赛的话，不仅跟不上比赛的节奏，还会遗漏很多的信息量，甚至连比赛的内容也难以全部传送到听众那里。而语言学最基本的常识告诉我们，嗓音的粗细往往与发音的频率有关。而以黄健翔为代表的理性流可以说建立在观众的基础上，因为今日的听众对象已不是当初两眼一抹黑怀抱收音机，而是与解说员同时看到电视画面，可以说他们不是听众，而是读者，在读体育比赛这部长篇小说或短篇小说。因而电视的解说员要担当的不能只是一个转述者，而是评论家的角色。你的解说要夹叙夹议，要更能传达球场以外的信息，来充实和丰富那些电视机前“读者”的“阅读”需求量。简单地说，理性流就是分析流，要分析战术，分析队员，分析气候，分析对手，分析裁判，分析一些与体育无关的事情。实际上解说变成了评说、评论，由于不必对赛场的实况作过多过细的描述，黄健翔们才可以从容地压着嗓门缓缓地娓娓道来。

现在人们普遍欣赏理性流的雄浑的嗓门，而对宋氏流给予了不恰当的批评，其实照我看来，撇开这两种风格形成的历史原因不论，就这两种风格的解说效果来看，仍会各有千秋，各有长短。比如这几年黄健翔解说风格的受宠，很大程度上与中国足球冲出亚洲的屡屡受挫有关。比赛的失利，观众需要那种语速迟缓的甚至深沉的男低音，如略带一点沙哑的话，就更能切合观众那种悲凉无奈的心境。黄健翔式的宽厚和低沉可以说应运而生。而宋世雄式的激越、高亢更适宜解说那些中国队过关斩将夺魁的比赛。在中国人能占据优势的比赛，就是解说员饶舌一点，我们也觉得能够接受甚至认同；反之，就会觉得那种尖而快速的嗓音刺耳。

（新民体育·碧树风声 2000.06）

话说主教练

四年一个循环，戚务生在千夫所指的讨伐声中终于走完了他在国家队主教练的最后一站。新的一轮循环已经开始，这个新的标志就在于新一届国家队的主教练的走马上任。在读者读到我的这篇文章时，新一届的主教练或许就已经与球迷见面了。我也就不必花那个闲心思去猜测或“推举”谁了，这里想说一说对主教练本身的看法。

照常理，主教练的职责权是不用去讨论的，可今天这个问题却必须要说清楚，因为戚务生近年来的举动，让人越发对“主教练”这个角色应担负的“戏”发迷糊了。主教练，贵在“主”字上，就是能够主事，能够做主，能够说了算。可这些年来，作为国家队主教练的戚务生却有一种“客教练”的味道，他在 10 强赛后说的那句“我负我该负的责任”，一点也没有“主人”的意味，反倒让人有一种“客人”的责任，因为这话从“辅助”他的迟尚斌或金志扬的口中说出来似乎倒更合情合理些。10 强战失利，主教练的责任无可推卸，而戚务生此话当然是话中有话，“该负”是说明有的不该他负的。也就是说，他这个主教练并没有真正做“主”，否则他不会说这种潜台词丰富的话的。事实上，明眼人早就看出来，戚务生带国奥队冲击未果，他的“主教练”的“主”已变相被省略去了，成为一个教练。从亚洲杯赛上非戚务生所长的压迫式打法到 10 强赛前迟、金两位地方队教练的“入帐分权”，都说明主教练的“主权”已经被瓜分了。戚务生当然只能负他“该负”的那一部分。最明显的就是几次铸成大错的换人问题，戚务生说，是事先决定好的。也就是说，他只是一个执行“旨令”的教练，而非主也。戚务生不服气也就不足为怪了。

主教练的具体职能好像还可分为“主教”和“主练”两个方面。在欧美强队那里，主教练的任务好像侧重于“主教”，也就是制订球队的战术风格，通过适当的方式把队员凝聚成一个整体，因为“练”的事则是球员自身需要。中国的主教练，甚至包括韩国的主教练（且以崔殷泽为例）不但要“主教”，还要“主练”，就是督促队员去练球去训练，甚至监督好球员去睡觉，因而会练队员的主教练往往能出成绩。徐根宝的足球观念、战术素养和管理方法在国内算不上最好的，带有古典主义色彩，但他能带出好球员和好球队来，一个重要的原因就是他是一个“主练”型的帅才。这也是人们至今对他充满好感的原因，或者说他适合了中国的国情。但作为一个主教练，他在“主教”方面的能力和他“主练”方面的能力是不成比例的。徐根宝带队的多次悲壮性失利，表面上看是一个运气问题，实际上是他“主教”的跛足造成的。这也是徐根宝能够带好青年队的原因——会练。

（1998.01.10）

网上看足球直播

3月是足球甲级联赛重新开战的月份，本可看到诸多精彩的比赛，但因南京的电视只接受浙江、四川的卫视落地，每周可看的比赛除了中央电视台五频道的直播那场比赛外，另可看的便是四川全兴队主场与对手的比赛（全兴的客场有时四川卫视还不能转播），南京的球迷对全兴队往往很熟，因为时常在电视上看到他们的面孔。

3月25日，星期六，本是看甲B的日子。可因为米卢带中国队去南斯拉夫与南国家队比赛，甲A提前了。这本是让人开心的事，可因为中央台五套到26日才转北京国安队对天津泰达的比赛，而全兴队要到晚上才与海牛队交锋，星期六下午我便手执遥控器搜索着电视频道，期望能看到一场甲A。当中央台五套直播女足超级联赛上海队对大连队的比赛反复出现时，我有些绝望了，只能等待比赛的消息了。

没想到一个朋友打电话告诉我，他也在为此烦恼着，但他说有一个新的渠道可以看到甲A的赛况，我以为他是说听收音机呢。要是有收音机听也可以呀，可是没有哪家电台直播呀。他说：上网。

我立即打开电脑，新浪网上果然在直播每场比赛，辽宁队与沈阳队的开球较早，比分还是0：0，大连万达对重庆隆鑫的比赛刚刚开球，申花与敖东的比赛稍晚些，鲁能与厦新、红塔对平安也稍随其后。有“记者”不断用文字转述比赛场上的内容，但从字里行间可以看出转述者的立场，看得出他的喜怒哀乐，虽然文字更容易掩饰解说者的情绪和脸色，但是他还是无法“客观”，从他转述的内容里仍然暴露出他“叙事”的倾向。比如，在重庆隆鑫队以2：0领先大连实德队之后，他便有闲空来进行“场景描写”了，“场上气氛很热烈”“科萨连连摇头”，应该说这是非常生动的。可张恩华受伤下场的情景，他只是轻描淡写地说了句“张恩华被换下场”，毫无感情色彩，假如是马克受伤下场的话，肯定会描写马克“痛苦的表情”。

另外几家的文字直播则毫不掩饰这种个人的情绪或主观情绪，他们夹叙夹议，仿佛在聊天室聊天似的。过瘾是过瘾了，我这个旁观者看来却有些直露，不如那种貌似客观的“叙述”更有意味。

这或许是搞文学评论的积习难改的缘故吧，一见到文字就容易评头论足，网上直播甲A的文字又不是文学，哪来那么多讲究。不过，这也说明网络生活的多种需求，每个人都带着自己的知识背景、文化背景到网上“生活”，他把这种背景折射到网上，反过来也同样要求网上给他以阅读（浏览）满足。网上的文字直播本是传播信息的，但由于文字比画面对原始信息的损耗更大，我也就有理由要求文字直播者更客观些。

（新民体育·碧树风声 2000.06）

期待奇迹

随着米卢蒂诺维奇与中国足协签约仪式的完成，“南联盟”的诸多教头在中国足坛“登陆”便告成功。北京国安队的乔维奇，山东鲁能队的桑特拉奇，上海申花队的彼德洛维奇，大连万达队的科萨诺维奇，青岛颐中队的奥斯托杰奇，再加上四川全兴队的米罗西，“南联盟”七君子在中国足坛垒起“七星灶”，以后甲 A 教头开会，不知底细的人还以为这些“奇”们在开同乡会呢。

中国足球兴“刮风”，“跑圈风”“韩国教头风”“健力宝风”，如今又刮起了“奇”风。这都不是一种理性足球的做法，有点像邻居大妈买股票，谁涨跟谁走，到头来还不是跌跌爬爬。桑特拉奇去年的成功，并不代表今年成功，桑特拉奇的成功，更不能代表南斯拉夫的教练适合中国足球。记得当年崔殷泽率延边敖东队打出了士气，打出了水平，有人断言韩国流能治中国队的“恐韩病”，于是甲 A 便来了一帮韩国人，如今只剩下李章洙一人在中国苦苦支撑，一不小心还会中途下课。

选什么样的教练担任中国的教练，这是需要认真研究的。拉扎罗尼与塔瓦雷西都是巴西人，但名师拉扎罗尼却把申花带到联赛以来的最低名次，而名不见经传的塔瓦雷西把全兴队带入了三甲，创造了全兴队有史以来的最好成绩。但我们不能由此就断定巴西教练适合或不适合中国队，《足球》报上有人把巴西教头比作大学教授，把南斯拉夫教练比作小学教师，说中国足球现在是小学阶段，因而适合南斯拉夫教头。

此言差矣，且不论中国足球是否处于小学水平。但南斯拉夫足球水平肯定不是小学水平，南斯拉夫在欧洲是绝对的强队，很难想象小学老师带出的学生会是高中生、大学生。况且，如果巴西教练是大学教授的话，而塔瓦雷西在松日队和全兴队的成功能说明这些队的队员是大学水平吗?

每个教练都有自己的特点，每个球员也有自己的特点，笼而统之地说中国队员适合什么风格的教练，还是一种睡不着觉嫌床坏的心理在作怪。就像李章洙的成功不能说明韩国教练适合中国队员一样，桑特拉奇的成功也不能说明南斯拉夫的教练就是中国足球的救星。把洋教练当作救星，还不如把外国球星当作救星。日本在这方面有先例，他们让拉莫斯、洛佩斯等巴西球员加入日本籍，不仅带活了日本队的中场，而且还耳濡目染地带出一批日本队员。中田英寿如今在意甲联赛熠熠发光，早就盖过了拉莫斯、洛佩斯这些日本籍的巴西人。但是，这些巴西人的影响却是不可低估的。

米卢蒂诺维奇们来了，相信他们会有成功，也会有失败。尽管中国队 2002 年闯进世界杯是个奇迹，我们还是期待它的出现。

（新民体育·碧树风声 2000.06）

米卢驯驴

中国国家队有过三个洋教练，三个洋教练都像是来训练中国队队员的驯兽大师，各有长短。现略表一二。

最早来到中国的是施拉普纳。施拉普纳是最具驯兽师风采的，他的一言一行都透着马戏团的气息，连长相也非常的“马戏”：光脑门，小胡子，啤酒肚。施大爷来中国的名言，便是要像豹子一样勇敢，不要像兔子一样。他想把中国队员变成勇猛快速的豹子。但没成了豹子，连兔子的狡黠和机灵也丢了，兵败约旦队，兵败伊拉克队，连小组出线权都没有拿到。队员问施拉普纳怎么踢？施大爷说“往球门里踢”，这是标准的豹子哲学。小豹问老豹怎么猎取猎物？老豹说：“咬住猎物的喉管。”可惜中国足球队不是豹子队，他们更喜欢做龟兔赛跑中的兔子，想用对手的无能来显示自己的文明，比如这次亚洲杯打关岛队。

施大爷的驯术失灵，戚务生养鸡一样当了国奥队、国家队的主教练，10 强赛再次与世界杯无缘。戚务生鸡场老板也当不下去了，又请来了英国人霍顿。霍顿不像施拉普纳，他知道中国队的队员不是猛兽，不是豹子，也不是老虎，连猎狗都不是。虽然中国曾经有过东方睡狮的称号，但中国足球队队员实在是家畜类的队员，宜多给食，养在庭园里，常捋毛少抽鞭。霍顿对待他的队员像伺候小马驹一样小心，唯恐他们伤了筋骨吃了苦头。所以，霍顿在奥运会预选赛失利之后，国奥队的这些小马驹统统说霍顿的足球理念如何先进，教练水平如何高，真是吃水不忘挖井人，输球犹念庸师恩。

来了米卢蒂诺维奇，这位南斯拉夫的神奇教练是沾了同乡桑特拉奇的光才有机会到中国挣一份薪水的。他的驯兽术尚处于保密状态，但米卢看了亚洲杯预选赛之后已有感慨：中国足球离世界太远。他的潜台词是：中国的队员根本就不是什么马驹，而是一群毛驴。霍顿是错将驴头为马嘴，当然要出错。米卢则以驯驴的方式来对待他的队员，驴子跑不快，但有韧力；驴子不聪明，但听话。米卢的这些念头躲躲闪闪，但已见一斑，看来他的“施政纲领”便是要搞驯驴计划。

或许米卢的驯驴计划能得逞，但中国足球要达到世界水平，还不知道等到驴年马月呢！

（新民体育·碧树风声 2000.06）

中国足球只剩下条短裤

这是一个颇有意味的镜头。中国甲 A 联赛最后一轮京辽大战哨音刚落，双方比起“跆拳道”。聪明的李金羽此时此刻却逃离“现场”，任哥儿们去挥拳动粗，他却煽情地跟到场边去讨好辽宁的球迷。李金羽像表演脱衣舞那样，将身上的衣物一一脱去，扔向观众，最终只剩下一条短裤。

只穿一条短裤的李金羽奔跑在北京寒冷的冬天，狂热的球迷欢呼着，他们忘记了绿茵场不是游泳池，也不是海边沙滩，大羽不应该将“羽毛”拔去。按照国际足联的规定，比赛时脱去上衣是要吃牌的，认为这是对观众的不尊重，而李金羽好像并没有受到中国足协的处罚，更没有遭到球迷的呵责，辽沈球迷反而对他们心爱的大羽更加崇拜了。应该说，脸上充满稚气穿着短裤奔跑的李金羽虽然不优美但也不难看，他将所有的愤怒和对球迷的感谢都通过脱和跑表达得淋漓尽致。而且，他没有介入殴斗，就不会像孙继海那样一时冲动，既少拿了出场费，又被禁赛。大羽这一跑，这一脱，省却了很多的麻烦，小子聪明。

或许是一种隐喻吧，中国足球到了 1999 年已经差不多输得只剩下了一条短裤。霍顿带领的国家队在冲击奥运会时，不仅再次输给了老冤家韩国队，而且还输给了亚洲三流队伍巴林队，丢尽了颜面。霍顿创下了中国足球队近三届冲击奥运会的最差成绩，中国足球在世界的排名也是近年来的最差名次。而职业联赛也陷入空前的混乱和暧昧，“黑哨”未被禁住，假球倒在“没有证据”的“法律原则”掩护下，愈演愈烈。最“精彩”的莫过于最后一轮的沈渝之战，双方配合的默契已经到了令人呕吐的地步。然而，这场让人恶心的比赛至今还没有个“说法”，还在调查，还在取证，还在磨蹭，还在为自己找台阶下。

可悲的是球迷，输得只剩下条短裤的中国足球似乎并没有冷却他们的一腔热情，他们还在为错把绿茵当泳池的小子欢呼。悲乎！有人企图拿中国女足的辉煌成就来为中国足球遮羞，来功过相抵，这是不可能的。中国女足与中国男足有哪一点是相似的，条件？薪水？精神？我要说的是，中国女足不代表中国足球。没有足协，女足照样出成绩，说不定还会拿世界冠军。用中国女足的胜利来掩饰中国足球工作的昏聩和无能，是对女足姑娘们的玷污。

（新民体育·碧树风声 2000.06）

足球不相信暴力

A

先说女足。

女子足球运动的兴起得力于女权主义者们的辛勤耕耘。

女子足球显然是仿效男子足球的，在西方女权主义者眼中妇女最为解放的中国妇女当然捷足先登了，因此中国的女足和中国的女子举重一样成为世界强项。遗憾的是女子足球有了世界杯，也有了职业联赛，甚至成为奥运会的重要项目，可女足的市场并不景气，与世界第一运动极不相称。男足的世界杯会搅得全世界鸡犬不宁，成为球迷的狂欢节，而女足的世界杯却平淡得像一场中学的运动会。中国男足的水平用官方人士的话说，在亚洲也就是个“二流水平”，但是中国足球的市场却跻身世界一流的行列，连曼联、拜仁这样世界顶级的俱乐部都前来中国宣传开发市场，要与中国足球俱乐部合作。中国的甲A联赛显然难与欧洲五大联赛媲美，可它的市场屡屡吸引可口可乐、百事可乐等国际品牌为主冠名。而中国足球市场所表现出来的“性别歧视”令人感到某种“黑暗”。中国女子足球是世界一流水平，拿过好几个世界亚军，但中国女足的联赛凄冷得在场边找得出麻雀（不是悉尼奥运场上的鸽子）。虽然CCTV为了弘扬女足的拼搏精神，每周也进行直播，可球迷宁可去看水平更为低俗的甲B联赛，也不愿把目光在女足姑娘矫健的身影上多停留一会儿。

这不是性别上的沙文主义。

这是足球的本质决定的。

足球应该有很多的本质，有很多美妙的定义，但足球最能吸引人的恐怕在于它是集体暴力的表演。足球运动是一场有规则、有组织的“群体殴斗”。在所有运动中，拳击无疑是暴力的、殴斗的，但它是用手来完成的，而且是单打独斗，而足球是唯一用脚进行的群体“暴行”。

而暴力又是属于男人的。

足球这个词本身就是阳性的。我们说某某国家足球队时绝对不会与女足混淆，女足本身的发展和延伸在这种意义上就显得多余。这倒不是一种性别的歧视，而是一种文化和身体的积淀。女子可以参加速度、力量的对抗，但女子如果来参加暴力对抗强烈的运动，其观赏性与男子相比，自然就会落了下风。就像花样游泳、女子体操是女性展示“天生我材”的优势项目一样，如果男性不甘示弱，也选择花样游泳和艺术体操与女子争艳，那是很倒胃口的。体操比赛的项目设置是很人性化的，比如平衡木作为女性的专有项目，便能充分发挥女性自身的优势，它让女性借助“独木桥”这个奇特的舞台来展现她们的运动美感和性别魅力。在女足和平衡木两个项目中，观众更欣赏后者。

B

暴力又是和力比多（libido）联系在一起的。

弗洛伊德老人的学说似乎是一把万能钥匙。性的问题如此直接地影响我们的生活、影响我们的思想、影响我们的语言，与这位老人的重大发现是分不开的。弗洛伊德创建的精神分析学说让生活变得科学的同时，又让生活变得庸俗甚至丑陋起来。一方面，因为老弗的理论让我们很多受压抑的举动能够找到合理的依据；另一方面，我们生活的许多隐秘面被老弗的思想照亮之后又让我们惭愧和惶惑。

足球也无法拒绝弗洛伊德。北京工体上空雷鸣般的“傻 ×”和“牛 ×”的狂呼，也许是对足球运动最好的注脚。

2000 年是世纪之交的一年，当“伟哥”带着西方的雄风和霸道登陆古老的中华大地之后，引起的不是一片恐慌和兴奋，人们谈论得更多的是“临门一脚”的问题。“临门一脚”本是中国足球的顽症，射门不力、射术不精屡屡让球迷扼腕痛惜。为根治“临门一脚”偏软的问题，中国足球早就想借助西方的“伟哥”来让中国国脚“雄起”。德国的施拉普纳、英国的霍顿都是来自足球之乡的骄子，如今的米卢，更是“专治阳痿”的高手。活像中国古人自甘阴柔，他们把“阳”（“洋”的同音）送给了外国人，而对中国足球来说，“洋人”就是“阳人”，外教与外援都是各个俱乐部用来滋阴壮阳的。照古老的中医学说来看，“临门一脚”欠佳多半是阳亏，引进洋人增加阳气强肾就是很自然的事了。

古利特提出“性感足球”的概念，他和他的荷兰老乡们把足球踢得阳气四溢，激情癫狂。伟大的曼联队高举“足球就是性感”的大旗，让全世界的男球迷热血高涨，女球迷春意盎然。足球是一种性，它是被压抑的力比多的集体释放。足球是男人的运动，是男人在绿茵场这张硕大的卧床上的激情表演。运动员在场上的攻击性举动，都是男性渴望爆发、渴望成功的呼唤。女作家徐坤称足球是“狗日的足球”，这个“狗日的”表现了她的女性主义立场，但“狗日的”的本身道出了足球蕴藏的男性的、暴力的、性交的特质。现代足球的规则极其简单：把足球踢进对方的球门，阻止对方球员攻击自己的球门。足球场上有 11 名队员，其中有一位是守门员。守门员负责守门，因而他的着装与其他运动员格格不入，其他队员都是短裤短袖，而守门员则是全副武装，长衣长袖棉手套，整个一个妇人打扮，因为“她”（守门员）要捍卫球门的贞洁，对守门员来说，破门如破身。一场比赛一个球队的球门如果洞开几次，这个守门员就有“荡妇之嫌”。1998 年的世界杯、2000 年欧洲杯的“双冠王”法国队，夺魁的一大功臣便是守门员巴特兹。巴特兹的守术固然很高，但巴特兹作为一个“门”的形象委实让英格兰、意大利、荷兰那些帅哥们提不起一点射门的激情和爆发力。而英格兰队近年来屡屡受挫，用庸俗化了的弗氏学说来看，多半与英俊潇洒的贝克汉姆有关，小贝的俊颜英姿已让人妒火中烧，而小贝背后又有那位风情万种的辣妹，就会更激起各国国脚的同仇敌忾，力比多超能量发挥，他们打英格兰队就如有神助。

很多的球类比赛都与性的隐喻相关，但多半是一种合作和默契，有时甚至是一种和谐。比如排球、乒乓球、羽毛球，你攻过来，我打过去，双方攻防配合，是一种鱼水交融的关系。而足球的性则是一种强暴，射门，射门，再射门，撕破对方的防线射，射，再射。足球运动就是射门与反射门的运动，也就是强暴与反强暴的较量。这种集体强暴的行为引起了人们围观的热情，而0：0的僵局则让球迷感到不满足。球迷对球门守身如玉的贞操表示敬意，而对前锋们软弱无力的“临门一脚”表示讥笑和嘲讽。一届世界杯赛下来，如果每场平均进球率提高了，人们会兴高采烈，好像人的生命力变得旺盛了似的。进球率下降了，人们会感到一种莫名的沮丧，这种沮丧是对人的生命力的怀疑。于是，修改规则，鼓励进攻。总之，一切为了进球，一切为了射门。

C

射门进球不只是足球的专利，橄榄球、篮球、冰球、曲棍球、水球等都有着与足球相似的规则和相似的方针，都是众多的球员围绕着一个球门进攻，都用暴力的方式将球射进去。但是球的载体却不一样，橄榄球虽有美式足球之称，但橄榄球却是手足并用，篮球、水球都是用手来运球、传球、射门的，冰球、曲棍球、高尔夫球都是借助器械来完成射门的，足球是所有球类运动中唯一使用双脚来完成的运动，也就是说足球是用脚——射门的。

脚意味着什么？它是人体中最下的部位，它是人身上最承重的肢体，它紧贴大地，支撑着人的肉身和思想。双脚的功能是行走，是奔跑，是前进。在远古时代人的双脚本来和双手一般灵活，一般具有思想的功能。从猿到人这样一个漫长的过程中，手脚分工是人类进化的一次里程碑式的革命。因为手脚分工不同使人类有了今日的面貌，人开始直立行走，不再匍匐爬行或跳跃。但手脚分工的结果也使手越来越精细小巧，而脚的作用则越来越显得次要甚至多余。汽车出现之后，差不多宣布了脚的死亡，越来越多的残疾人摇手轮车出现在政治、经济、军事、文化诸多领域，比之正常人毫不逊色，脚再一次贬值。电脑时代的到来，虽然让人脑的地位下降，但操作电脑对手的要求反而更高了。当飞行的双手在电脑键盘上快速运动时，我们会产生是飞行的手在思想的错觉。手与脚的距离在电脑时代又一次被无情地拉大。联系大地与人的双脚对现代人来说已无足轻重。这是社会的进步，但于人类自身的发展却是一个退步。人们有理由更多地使用双脚，在它的实用性下降（以车代步）时，必须通过游戏和竞技来补充。因为足球运动中，脚代替手进行思维，脚传递大脑的信息和思想，脚在产生着情绪、思想和智慧。在足球比赛中，脚部的神经异常活跃，它表现出的倒挂金钩、凌空怒射、横扫铲射，其实都不过是远古猿类最正常的维护生存本能的日常动作而已，而今天的观众则为之惊叹、称赞、歌颂，正说明人的双脚已退化到了何种地步。

手位于人的上半身，脚位于人的下半身。手意味着文明、知识、理性和智慧，脚意味着力量、野性和本能。现代社会人的“上半身文化”得到了充分自由的发展，特别是电脑出现以后，“键盘文化”就等于“上半身文化”，手指是驱动器，手指操纵着选票、股票、核按钮。而脚，在日常生活和工作中只是在田径场上、足球比赛中才能看到它的英姿。脚的沦丧是野性的沦丧，脚的衰退是原始生命力的衰退，脚的沦丧也意味着暴力时代的终结。

但脚的意义不能沦丧，脚的生命不能终结，脚的价值不能只在洗脚房里才能实现。现代医学研究证明，脚是人的第二大脑，脚部穴位连接着人体的每一个部位，脚的健康便是人的健康。足球在开发脚的功能的同时，也是在弘扬另一种价值观，这就是原始生命力。未开发的脚潜藏着生命的原动力，未被同化的脚是人类成为人类而不像机器的一个重要标志。足球唤醒了人的野性，也激发了人的原始冲动——用生命去撞击生命，用野性去激发野性，用暴力去征服暴力。

足球场是所有体育比赛中最大的球场，足球的观众也是所有体育比赛中最多的观众。虽然室内足球曾风行一时，也有世界锦标赛，但室内足球太像篮球、排球了，太人工化了。地板与草坪的区别在于前者是人工合成的，而后者则是在阳光雨露的抚育下自然成长的。绿茵场上广袤的天空让你能感受到造物主的神奇，而地板上展现更多的是油漆和工艺。人与人的碰撞，人与自然的沟通，在足球野性的狂舞中被昭示无遗。国际象棋、中国象棋、围棋也曾用硕大的棋在体育场内模拟棋手行棋对弈，但那些棋再庞大再有气势，厮杀再残酷，也看不到棋手的身影，也感觉不到对手身上的气息。人与人的厮杀，一群人与另一群人的脚的直接交锋，再加上唾沫、辱骂、合理不合理的冲撞以及犯禁的拳头，才能充分展现足球的魅力，才能张扬脚的伟大力量。

D

球迷，一群窥暴狂。

超级球迷被称为足球流氓。足球流氓是一个奇怪的概念。为什么没有篮球流氓、排球流氓和冰球流氓，甚至连拳击这样狂热的运动也没有产生拳击流氓？唯独足球的发烧友们会滋生出足球流氓来，奇怪！

一代球王马拉多纳是足球运动的天才，我曾撰文将他比喻成足球世界的“尼采”，因为他用他的上帝之手击溃了高贵的英格兰人，为在马岛海战中落败的阿根廷人挽回了一点面子。他的上帝之手成为现代足球的一个经典，就像尼采宣布“上帝死了”一样改变了整个足球世界的纲纪。马拉多纳这个叛臣逆子分不清绿茵场和现实生活的界限，将足球中的暴力意识带进了生活领域。他忘记了球场与生活是两个不同的领域，他在两个领域按照同一个游戏规则行事，生活便出现了严重的分裂。在球场上他威风八面，攻城拔寨，让足球的野性原则和暴力原则得到完美的体现；然而，在现实生活中，他也按照足球比赛规则行事，便触犯了生活的许多禁忌。他殴打、枪击记者，召妓吸毒，与黑社会组织不清不白，与国际足联闹对立，另立山头企图分裂国际足联成立什么球员工会，因而几次入狱，几次释放，屡遭禁赛又屡屡再犯，成为彻头彻尾的“坏小子”。马拉多纳的过错是将足球竞赛的规则在现实生活中演练了一遍，惹下了无数的祸殃。若不因他是世界球王，恐怕连性命都难保。可见足球的运动规则与现实生活的规则是相悖离、相对抗的。足球本身就像一出舞台剧，帮助观众去实现、宣泄某种生活所不能容纳的激情和理想。有趣的是，马拉多纳这个全世界的邪恶明星，却得到了古巴总统卡斯特罗的青睐。在马拉多纳走投无路之日，卡斯特罗亲自召见，接到古巴奉为上宾，名义上是帮马拉多纳疗毒治病，实际上是英雄惜英雄。卡斯特罗在马拉多纳身上找到了某种同构，看到了自己的血液在流淌，暴力的马拉多纳是卡斯特罗暴力理论的忠实范本。卡斯特罗看到了足球的本质，足球的本质是以革命的暴力对付反革命的暴力。

卡斯特罗对足球和球星的钟爱带有某种意识形态取向，他之所以欣赏马拉多纳在于这位球星对西方价值观的彻底否定。那么更多的球迷对足球的迷狂则缺乏明确的价值取向，他们只是欢呼足球运动规则对现实秩序的颠覆。足球运动屡生暴力事件，英格兰足球场惨案成为 20 世纪历史上触目惊心的一幕。1998 年法国世界杯赛德国足球流氓疯狂殴打法国警察，更是骇人听闻的事件。足球滋生暴力，足球滋生流氓，已经是不争的事实。由于足球本身与暴力结伴，球迷闹事也就不可避免。

由于足球运用了合理的暴力，所以球员在球场上的一些小节也就被忽略。虽然现在对球员脱去上衣的举动处以黄牌警告，但所有的球员都有“随地吐痰”的习惯。英国球星莱因克尔征战绿茵场近二十载能够绅士得不领一张黄牌，但他还是会当着全世界几亿人的面往草地上吐唾沫。足球运动员在比赛中吐唾沫或许是一种生理反应，但当众吐痰是极不文雅的行为，是对公众文明的亵渎。可在足球场上却是司空见惯、习以为常，甚至还常常爆发球员之间的口水大战。球迷也不甘示弱，全国各地的甲 A 甲 B 的赛场几乎是“省骂”“市骂”的大合唱，北京工体通过 CCTV 的直播将京骂“傻 ×”“牛 ×”传向全国，而南京五台山体育场“呆 ×”的吼声，我在遥远的河西都能听到。这些野蛮的言行，在日常生活中只有在吵架、殴斗等暴力冲突时才会出现。

球迷看球是为了宣泄情绪，足球场变成了口水街，几万人同声高唱“省骂”和“市骂”已成为一道足坛风景。这些在日常规则中属于禁忌的言行某种程度上是对足球魅力的一种补充。没有球迷，就没有球星；没有球星，就没有足球。足球运动本身为球迷提供了充分表现的舞台。球迷打架、球迷砸人、球迷纵火乃至球迷杀人在警察那里总会得到相对轻一些的发落和处置。主场的球迷爱闹事，多半与警察的宽松有关系，主场火爆的下面潜伏着暴力的急流。

到现场看球的球迷大多有着强烈的表演欲和暴力释放欲，在电视机前看球的球迷则有一种窥暴欲在起作用。窥淫欲是一种病态，窥暴欲则可能是健康机制所要释放的。1991 年海湾战争爆发时，几乎所有的电视台都兴高采烈，因为这意味着在一段时间内收视率可居高不下。1999 年北约轰炸南联盟，电视台新闻的收视率几乎都增加了 10 个百分点。人们在确认战争的性质（正义或非正义）之后，更关心战争的过程。过程是激动人心的，足球作为一场没有硝烟的战争，会比冷兵器时代的武侠小说更为精彩，不仅不是虚拟的生活，更重要的它是不带任何兵器的肉搏，又是脚的施暴艺术，锁定那些窥暴者的目光也就很自然了。

或许可根据窥暴的程度为球迷定个级：

超级球迷，窥暴狂。

高级球迷，窥暴癖。

一般球迷，窥暴欲。

窥而不暴者，是球迷。

又窥又暴者，足球流氓也。

E

足球潜藏着诸多暴力要素，人们如此迷恋足球与人们的暴力崇拜欲有关。暴力或许是人类与生俱来的一种素质，人类最初的施暴可能是用于生存，用于防卫。当人类遭到野兽攻击时，人类必须以暴制暴，这个时候的暴力是正义的。野兽要吞噬人类的生命，野兽要用暴力消灭人类，人类不可能和它讲和，只有杀死它人类才能发展衍生。当然，这里还有暴力级别的抗衡，只有人的暴力大于兽的暴力时，暴力的正义性价值才能实现。当人的暴力能够充分制服野兽之后，便出现了狩猎这一生产方式。人类的祖先在没有能力制造武器时，对野兽是没有能力施暴的，人类只能进行简单的刀耕火种来维持生存。如果没有弓箭、刀剑、火药的发明，人类也许至今还是素食主义者。但有了弓箭、刀剑、火药之后，人类开始射杀、屠戮动物，暴力升级了，已经超越了生存的层次。部落在狩猎时除了果腹之外，还有一种精神需求，这就是英雄崇拜。最早的英雄肯定诞生于人与野兽的恶斗，因为我们至今仍听到这样神奇的传说，“周处除害”“武松打虎”等都表明英雄是与野兽联系在一起的。而“西班牙斗牛”这一古老的民间风俗流传至今，并得到各国人民的喜爱，就在于它拥有浓郁的正宗的英雄色彩。斗牛士们手持利刃与暴戾凶残的困兽作生死之斗，是古典英雄大显身手的经典场面。只有这种血腥的厮杀才能够显示出英雄的本色来，没有暴力，就没有英雄。

人与动物的对抗以动物的溃退被渐渐冷落，到后来就发展为人与人的对抗，就出现了暴力的最高形式——战争。战争中大量生灵涂炭，一将成名万骨枯。我们在欢呼英雄诞生的同时，往往会忘记那些死去的生灵。但战争又从另一个方面促进了人类社会的进步，推动了文明的发展，也就是历史学家常说的，战争是历史的杠杆。战争是一种暴力对另一种暴力的制服，英雄则是运用暴力出奇制胜的高手。人类可以没有战争，但人类不可能没有暴力。人类制定的法律便是暴力的一种合法使用，国家专政工具是用来捍卫法律的尊严的。

但是在和平的年代里，人们渴望比日常生活更有戏剧性的英雄出现，因为在英雄身上凝聚着许多的冲突和对抗，而这些冲突和对抗往往会意识形态化。古巴丛林英雄格瓦拉至今仍被一些人提及，并不是要真的模仿他的生活方式，而是他身上的那股草莽气息和英雄本色具有炫目的光晕，他一心一意执着于暴力革命的理想，在苍白的日常生活里是一股灼人的烈焰。20 世纪 60 年代发生于法国巴黎的“五月风暴”就是由语词的暴力转向行为的暴力，这场以语词颠覆和语词暴动为思想基础的学潮最终走向了暴力革命，后来引起了思想界的反思。

暴力话语天然具有一种迷人的魔力。在部队里长大的作家朱苏进说，“最优美的最危险”，这是他对强杀伤力武器的认识和理解。暴力话语本身就是一种武器，具有很强的杀伤力，它在白热化的阶级斗争和民族矛盾中屡屡发挥巨大的作用。几乎所有暴力话语都带有强烈的煽动性和迷惑力，而平和的常识与普遍的规律往往都是最令人乏味的。

暴力话语必然是一种宏大叙事。施暴者必然要做出一副真理在握的架势。当年希特勒的演讲被戴上真理的光环，迷惑了一大批的德国人，他的演讲气壮如牛，煽动人心，但最终却把国家和民族带入灾难的废墟。暴力必定制造废墟，但废墟在形成过程中爆炸的一瞬间所迸发的辉煌也会产生一种激动人心的悲壮美。

F

足球也是一种暴力话语。

观看足球赛更像一场集会，手持小喇叭，高举小彩旗，啦啦队在“托儿”的召领之下掀起一阵又一阵的“墨西哥人浪”，锣鼓喧天，鼓手亦着上身，头扎标语，活像古典祭祀的场景。

但足球比赛终究是一场虚拟的“战争”，而且在足球比赛中意识形态的因素被降解到最低点，特别是在欧洲，足球比赛已成为另一种“新经济”。人们的暴力崇拜被巧妙地纳入到市场化的操作之中。球迷支持心中的球队，崇拜心中的明星，前提是必须掏钱买票，看电视球赛也要忍受接连不断的广告。至于俱乐部所生产的产品，更是肆无忌惮地赚取球迷的钞票。

暴力本是与意识形态紧密相连的，人们的暴力崇拜欲是由于意识形态给予施暴者一个正义的前提。而今，暴力却被市场经济这只无形的手利用了。球星是城市英雄，是青春偶像，但球星更是亿万富翁，更是金钱巨子。球星与古典英雄已经有了质的变化，古典英雄是除暴安良、一身正气、视金钱为粪土的楷模。武侠小说里的古典英雄无不轻商，无不贱利，所谓的侠义心肠除了助人为乐之外，更重要的一点是重义轻利、无一点铜臭。而现今人们崇拜的这些英雄明星无不是宝马香车、一宵千金，正好是古典英雄所歧视的那种武林败类。贝克汉姆、罗纳尔多、马拉多纳等足球巨星所拥有的财富远远超过一般的实业家和金融家，他们靠自己的双腿开掘了一座金库。保险公司为罗纳尔多双腿承诺的保险金额足以赈济一个非洲小国灾民一年的生活。贝克汉姆一家险遭劫持，便是当代英雄与古代英雄的错位。《水浒传》里的英雄为了正义去劫持生辰纲，而当代的足球英雄却成了现代绿林劫持的对象，委实是一种深刻的反讽。

与足球同样享有广大受众面的是武侠小说。武侠小说也是一种暴力话语，武是一种暴力，而侠是暴力斗争中的英雄。武侠小说通过展示武林的种种血腥和阴谋来满足读者的施暴欲和窥暴欲。武侠小说是纸上的足球联赛，而足球联赛则是武侠小说在现实中的演绎。武侠在小说中杀人如麻，而足球则是以球“杀人”，争夺联赛的冠军便是要成为江湖霸主，便是《笑傲江湖》中任我行的“千秋万载，一统江湖”。影视中的武打片、暴力片经久不衰，也是因为暴力这个永恒的主题拥有持久的收视率。金庸的武侠小说能够风行海内外，其魅力所在不言自明。金庸的版税收入恐怕十倍于王朔，百倍于王蒙、余秋雨，千倍于余华、苏童，即使诺贝尔文学奖得主的稿费也难与之匹敌，这就像足球明星、拳王的收入要比跳水王子、皇后的收入高得多一样，暴力的“收视率”远远高于优美和抒情。在意大利，足球产业已成为该国国民经济的三大支柱之一。

暴力在脱离意识形态之后，必定被商业市场所利用，它永远是一个卖点。而意识形态在缺乏暴力的激情之后，必定是软弱的。

（大家杂志·多维游走 2001）

世界杯与后意识形态空间

比联合国更权威的 FIFA

世界的概念对生活在地球上的人来说，就是覆盖我们所有空间和时间的一个巨大指称。比世界更巨大的概念是宇宙，宇宙的无边无际也只是存在于地球人的理念之中。世界自然便是人类生活空间的全部涵括，世界性的组织机构自然也是人类社会的权威机构。然而，现实并不像逻辑推理那样简单明了，世界上各种各样的国际性组织也就不见得都有至高无上的权威和权力。它有时候更像联谊会一样松散，因为世界上各个国家、地区的政治、经济、文化、宗教、人种甚至饮食的差异，往往会导致这种国际性组织决策时顾此失彼，如果再加上各自的意识形态在作祟的话，这种国际性组织很难顾及所有成员国的利益，因而它的权威性受到限制也就是很正常的。

有权无威、有令不行的现象在国际上是常有的事，最明显的要数联合国这个最宏大叙事的机构。联合国作为世界各国的联合组织机构，理应拥有足够的权力和不可藐视的权威，事实上，联合国在处理国际事务当中，也曾经发挥过这种权威作用。但在不少的时候，联合国的权威却受到了嘲弄和挑战，比如在一些敏感地带，不仅联合国的法令不能得到执行，甚至它派出的观察员和维持和平部队的人员都难以全身而归。因此，早在 20 世纪 70 年代初，中国加入联合国之后首次参加联合国大会时，中国代表团团长乔冠华就宣布联合国是一个过时的机构，言惊四座，倒也道出了几分真情。

或许联合国有太多的政治色彩，或许联合国容易被一两个超级大国操纵，因而它的权威性受到挑战也是很正常的事。但是国际足联的权威性却远在联合国之上。国际足联对所属各协会的领导像一个威严的皇上对子民一样至高无上，国际足联的每项决议都能够不折不扣地执行，在世界的每一个角落、每一个民族都不例外，没有人用地域的、文化的、民族的、宗教的差异来进行篡改。虽然联合国拥有动用军队的权力，但联合国的命令却不如国际足联的命令落实得好、落实得快，没有任何武力的国际足联对属下发号施令像军队的司令部一样，军令如山。比如伊拉克，对联合国的各种决议从来都是软顶硬顶，明抗暗抗，甚至在经历海湾战争的残酷打击之后，对联合国的“命令”也是软泡硬拖，不到万不得已也不会让步。但伊拉克对国际足联甚至亚足联的决议，却一点脾气也没有，可以说言听计从，要它禁赛就禁赛，要它参加什么样的分组赛就参加什么样的分组赛，没有丝毫的抗拒，与它对联合国的态度形成了巨大的反差。其他国家对伊拉克的态度也是如此，虽然联合国对伊拉克实行种种制裁，但还有一些国家变换着花样偷偷地与伊拉克进行某种经济活动和交易。而在足球问题上，从来没有人敢和遭国际足联禁赛的伊拉克队、南斯拉夫队、朝鲜队比过赛。

这并不是说国际足联这个国际组织如何纯洁、公正，事实上它和任何一个国际组织一样均有偏见，具有浓厚的意识形态色彩。最近国际足联主席布拉特和欧洲足联主席约翰松之间争权夺利的斗争，就颇为阴暗、肮脏。国际足联还是联合国的“帮凶”，1992 年欧洲杯赛中本已获取决赛资格的南斯拉夫队，因为有联合国的制裁令，国际足联和欧洲足联活生生地剥夺了南斯拉夫参加决赛的资格，后来顶替南斯拉夫队比赛的丹麦队获取这一届欧洲杯的冠军，兵强马壮的南斯拉夫队只能作壁上观。国际足联的绝对权威让人羡慕又让人不可思议。

游戏的超越性

是什么原因让国际足联拥有如此说一不二的权威？它没有武力，不能动用军队；它没有经济权利，不能给予参与国很具体的经济实惠。国际足联最有力的撒手锏不过是禁赛，禁止球员参加某种级别或所有的比赛，禁止球队参加某种级别或所有的比赛。禁赛就有那么大的威慑力吗？伊拉克因为入侵科威特，受到联合国制裁以后民不聊生，但伊拉克并没有向联合国低头，并没有执行联合国的游戏规则。相反，伊拉克人非常在乎自己球队在世界杯赛上的位置，特别遵守国际足联的游戏规则。1993 年海湾战争刚刚结束，伊拉克人甚至被剥夺了主场作战的权利，所有的比赛都被安排在美国人的盟友日本举行，而伊拉克人居然也接受了这种不公平的待遇，并企图冲进决赛圈。奇怪的是伊拉克人在其他方面一直与美国为首的国际组织为敌，但在足球上、在国际足联面前，它像一个乖孩子、好学生一样，一点也不调皮。国际足联最大的处罚也就是禁赛，被禁赛对伊拉克人民的生活没有半点妨碍，对伊拉克的政治也没有任何损失，比之联合国的制裁，实在是九牛一毛。不仅伊拉克，其他联合国的“逆臣”们也看重这“一毛”。虽然马拉多纳屡次向国际足联挑战，但真正响应者寥寥，各国首脑避之如瘟疫，而受国际足联青睐的贝利、贝肯鲍尔、普拉蒂尼等每每出访都能受到各国人的欢迎。唯一给予马拉多纳上宾礼遇的是古巴总统卡斯特罗，而古巴的足球名不见经传。

足球比政治更重要吗？

足球比脸面更重要吗？

游戏有时高于政治——这就是国际足联给予的启示。足球作为一项体育运动，说到底是一项游戏，但一项游戏到达极点时，像世界杯这种伟大的经典的游戏，就产生了非游戏性，也就是说意识形态性就暗暗滋生。体育是游戏的产物，也会成为政治的载体。这就是为什么一些国家对西方社会的政治、经济、文化不屑一顾，却愿意在体育如足球上和西方人按照同一游戏规则同场竞技。也正因为这项游戏本身是空白的意识形态载体，不同的国家和民族都可以灌输自己的政治内涵、民族意志。在一些已经被西方意识形态格式化了的国际组织中，你所有的反抗也只能强化它固有的意识形态，而世界杯却是一个可以更新的意识形态载体。1986 年的世界杯，正是在英国与阿根廷的马岛之战之后，在马岛之战中阿根廷人虽然击沉了英国人的军舰，但由于军事力量的悬殊，阿根廷最终还是失去了马岛。两国球队在世界杯赛场上相遇，可谓冤家路窄，正是仇人相见，分外眼红。在战场上失意的阿根廷人在一代球王马拉多纳的带领下，成功地击败了英格兰，尤其是马拉多纳带球连过英队 5 人直捣龙门的神奇举动，一扫马岛之战给国人带来的颓气，振奋了阿根廷人的民族自信心。马拉多纳和他的队友因此成为阿根廷人心目中的英雄。足球这场游戏带给国民的愉悦和自豪感有时候足以和一些战争相比。

这也正是一些被西方人视为眼中钉的国家为什么置联合国制裁于不顾却把国际足联的禁令奉为圣旨的原因了。足球的意识形态内容为一些国家特别是经济不发达的国家提供了极大的方便。各国喜爱足球的原因还在于它的意识形态负面效应能缩小到最小的范围。比如 1986 年世界杯赛上的英阿之战，胜利了的阿根廷人趾高气扬，而没能获胜的英格兰人的民族自尊心并没有受到挫伤。英国人知道那只是一场足球赛，并不是一场战争。1998 年美国世界杯赛上，美国人与政治上的宿敌伊朗队在小组赛里相遇了，两个对峙多年的国家用这样的方式交锋，引起了各国媒体的极大关注。最终伊朗人以 2∶0 击败美国队，美国队的队员称这只是一场普通的比赛。比赛完了以后，两国队员还友好地交换了球衣，甚至有人将此称作美伊关系解冻的契机。

获胜的球队往往获得民族英雄的盛誉，而被打败、被淘汰出局的球队并不会为此而丢国人的脸。2002 年世界杯赛上阿根廷、法国队在小组赛中铩羽而归，阿根廷人流下伤心的泪，法国人也陷于悲痛之中，但没有人因此去怀疑这两个国家的民族精神和民族意志，两个国家在政治上也不会失分。同为亚洲球队，韩国队以顽强的意志挺进了 4 强，无疑树立了韩国人在世界上的新形象，但沙特队并不因为连吞八蛋就影响它的国家在整个国际社会的形象，石油大亨们的富相也不会大受损害。同理，中国足球队在世界杯净输三场、一球未进也丝毫不能影响到中国在国际社会的地位，它只表明足球还是中国人的一门体育弱项。中国的体育解说员可以拿乒乓球去和巴西人比，这倒不是阿 Q 精神，而是就体育而言体育，足球和世界杯是不承担意识形态文化符号功能的。

这就是足球的奇妙之处，这就是世界杯的超越性。可以说参加世界杯是一项不蚀钱的买卖，赢了，扬国威，振民心，颂民族；输了，只是游戏，只是原本的体育精神，与民族的优劣、国家的兴衰无关。当然，足球承担的意识形态毕竟有某种虚拟性，巴西足球称霸全球，并不代表巴西在国际社会拥有主流话语权，更不是超级大国；相反，最不重视足球运动的美国却是真正的超级大国。

“足球党”与红魔强国梦

足球胜利对提升一个国家和民族的自信心的效力有时是无可估量的。作为 2002 年世界杯东道主之一的韩国在本届世界杯上的收获是丰硕的。《足球》报记者郭先春说：“本届世界杯带给韩国社会的极大影响，以及在政治、经济、外交、国民精神等方面带来的巨大变革，则是有目共睹的。和这些成就相比，足球队的成绩反倒显得仅仅像是一个刺激点，其本身的意义只在其次。这届世界杯，让韩国的国家发展计划提前了五年，被认为将让韩国的国家品牌由世界第三十位，一跃而跻身世界前十二位。韩国政府和经济界人士甚至雄心勃勃地提出计划，要让韩国的经济实力借世界杯东风，跻身世界前 4 强。”郭先春预言：“历史将见证，足球这项游戏，在 21 世纪初的韩国，促成的是整个社会的变革。”

世界杯对韩国社会能否产生巨大深远的影响，能否促进社会的变革并推进韩国的历史，现在可以预言但不能断言，但此次世界杯委实点燃了韩国人的强国热情，也再次证实世界杯具有强大的意识形态凝聚力。以往韩国被不同派别的政治家分割，形成了不同的势力范围，因而韩国的政治很难拥有统一的号召力，“在我的记忆中，韩国人从未这么爱国，通过足球这个玩意儿，全体韩国人终于团结起来了”（韩国媒体评论员语）。在韩国流传这么一种说法，2002 年 6 月 22 日，韩国队打入 4 强的这一天，韩国便出现了一个新政党——“足球党”，因为足球成了团结所有韩国人的纽带。这个虚拟政党的领袖是希丁克和全力支持希丁克的韩国足协主席郑梦准，他们在韩国民众中受欢迎的程度，是任何一个现役的政治家都无法比拟的。这或许应了我前面所说的“足球大于政治”“游戏大于政治”的说法，因为所有的政治都不能愉悦百姓而又提升民族的精神，而足球做到了这一点，所以希丁克和郑梦准便受到了广大民众的拥戴，狂热的韩国民众甚至要求希丁克担任韩国总统。把足球主教练与总统相提并论并不是韩国人首创，早在 1994 年时英国人查尔顿带领爱尔兰队取得不俗战绩时，爱尔兰的球迷就呼吁全国的民众选举主教练查尔顿担任总统。球王贝利在巴西国内也多次被人要求参加总统的竞选，可见足球是极容易被泛政治化的。韩国人的足球热情甚至超越了民族、国界甚至洲际的限制，希丁克是欧洲的荷兰人，可韩国民众没有了皮肤和人种顾忌，要推举这么一个异族人任自己祖国的总统，足球的胜利超过了一切障碍。

希丁克参选总统的可能性很小，但推荐希丁克并全力支持希丁克的韩国足协主席郑梦准却有希望成为总统最有力的竞争者。有政治评论家估计，只要郑梦准成立一个新的政党，它在12月开始的大选中极有可能脱颖而出。尽管郑梦准还没有明确表示参加总统的竞选，但最新的民意调查中郑梦准已被排在总统竞选者的第三位。在两家报纸6月17日公布的调查中，郑梦准的支持率分别达到了18.7%和15.3%，比6个月前增长了5倍，请注意，这个时候韩国还没有进入4强。郑梦准的支持者并非都是“红魔”，而是包含了各个年龄和多个领域的人，这说明足球巨大的政治超越性，也说明郑梦准将韩国带入新的政治理想之中。

“足球党”的政治凝聚力也许是短暂的，但韩国人通过世界杯提升了在国际上的形象。1997年亚洲金融危机期间，韩国百姓踊跃捐献家里的黄金，帮助政府渡过难关，在国际上留下了极为深刻的印象。而这一次韩国队和韩国“红魔”球迷的优异表现，是对1997年韩国形象又一次完美的提升。在世界杯期间，有2000多万人次的群众上街游行，但激情并没有导致暴力，没有发生骚乱和安全事故，与欧洲的一些国家屡次发生足球骚乱形成了鲜明的对比。

韩国人的国民性格在世界杯上也发生了变化，最典型的便是他们对红色的钟爱。整个世界杯期间，整个韩国成了一个“红海洋”。韩国以前的“颜色图腾”是宁静、内敛的白色，而现在将红色作为民族性格的象征，本身就是一种自信、向上、争强的国民精神体现。韩国“红魔”球迷给世界杯留下了一片红色的海洋。

“足球党”的说法也许带有调侃意味，但说明世界杯在韩国人心中激起的那种民族自豪感和自信心已经超过一两个政党的地位。

足球能否强国，可能是难以回答的问题，但足球被意识形态化之后便拥有了特别的含义。都说世界杯是一场没有硝烟的战争，韩国人在此次世界杯大战中赢得了胜利，他们的胜利与战场上的英雄凯旋是同一级别的。

我们通过对韩国人在这一次世界杯上种种变化的认识，可以看到足球是怎样一步一步地被意识形态化的。如果追溯韩国与日本争办 2002 年世界杯主办权的历程，就会更清晰地昭显其意识形态色彩。韩国人在申办世界杯时与日本人平分秋色，在本届世界杯小组赛上，又与日本人一起挺进 16 强，但在其后的赛程中，日本人止步不前，韩国人却一直冲进 4 强，在日韩两个老冤家的竞争中，韩国人历史性地战胜了日本。

能激起韩国人民族自豪感的原因，还有历史的缘由。早在 1966 年，朝鲜队也曾经击败意大利队挺进 8 强。亚洲球队在世界杯上两次由同一个民族的球队有所建树，以至韩国媒体用“重现 1966”“金主席，下一次让我们并肩作战”这样的标题表达“本是同根生”的兄弟之情。

当然，足球的胜利也可能被夸大，被意识形态泡沫化。韩国人想在经济上进入世界 4 强的设想便是被足球宏大叙事之后构筑的乌托邦。足球在意识形态方面有它的特殊效应，但足球水平不是综合国力的体现，世界杯成绩与国家的国际地位更不成比例，世界杯能激活一个国家经济增长的动力，但并不是一个国家腾飞的翅膀。

足球诱发“后东方主义”

韩国人的胜利是亚洲人的胜利，也是东方人的胜利。当然韩国人的胜利，也招致诸多的非议，这些非议大都是对韩国人胜利的不服气，对韩国足球进入 4 强的不满意。一时媒体广为渲染，乃至认为整个世界杯都贬值了，关于黑哨、裁判、阴谋的种种猜疑四起。在这些舆论当中，有一些是来自韩国队对手的媒体，像葡萄牙、意大利、西班牙的媒体大肆夸张裁判的不公正，大肆宣传国际足联与郑梦准的“阴谋”。这很正常，一是失败的一方总是为自己找理由；二是韩国队本不入流，这一次踢得这么好肯定有“猫儿腻”，心理上会把自己的失败归结为对方的舞弊。

让我感兴趣的是中国媒体和日本媒体的反应。日本媒体发过这样一条消息：如果韩国队进入决赛，日本人将拒绝韩国队入境。这当然只是一种态度，按照赛程的规定，韩国人真的进入了决赛，日本人是没有理由拒绝韩国队进军横滨的。很显然，日本人对韩国人的胜利是有些难受的。这种难受是由于一种嫉妒，出于心理不平衡，因为韩、日同时举办世界杯，日本队只进入 16 强而韩国队却超水平发挥，进入 4 强。日本人心里酸着，拒绝入境便带有一种仇恨的心理，这或许是最经典的东方式的嫉妒。

日本人的嫉妒、愤怒乃至仇恨，还是可以理解的，但中国媒体的反应就有些出人意料。在韩国人进入 8 强、4 强之后，中国的媒体几乎异口同声地用各种各样的腔调来挖苦、讽刺、嘲笑韩国人的历史性突破，最著名的观点便是央视一主持人的“小人得志论”。作为韩国人的近邻，中国人对韩国人在世界杯的出色表现应该欢呼、激动，虽然中国足球队在首次进入世界杯吃了 9 个蛋、零得分、零进球，但也不能怨韩国人打得好，把韩国人的顽强拼搏精神视为“小人得志”。

诚然，韩国足球队在本次世界杯上的优异成绩与天时、地利、人和是分不开的。作为东道主，韩国人得到便宜不是第一家，也不会是最后一家。1986 年墨西哥举办世界杯，凭借天时、地利、人和进入了 8 强；1998 年法国世界杯，法国第一次获得世界冠军，捧走了大力神杯，虽然有实力的因素，但与地主之利关系极大。在这之前，法国队多次有问鼎世界冠军的实力，就因为缺少那么一点点的“便宜”，让一代球王普拉蒂尼扼腕长叹。人们没有指责 1998 年法国队利用主办国之利挤走巴西获得世界冠军，却对韩国的第四名嗤之以鼻，说到底还是一种“后东方主义”的思维在起作用。

赛义德的东方主义揭示了西方对待东方文化的误区，西方人总是按照某种想象的“东方”来看待东方、对待东方。西方人的东方主义又反过来影响了东方人的思维，“他者”“被看”便成为东方的景观。应该说，东方主义仍根深蒂固地存在于西方人的意识形态之中。后东方主义则是由于东方受西方文化的影响而滋生出来的一种价值系统，像央视主持人由于平常担任欧洲联赛的解说，他们的立场会自觉不自觉地以欧洲为正统，其他的如韩国、塞内加尔当然是异类，他们打败了正统，胜利自然是名不正言不顺，不是国际足联的阴谋，就是黑哨。这种偏见是典型的“后东方主义”的错误。

“后东方主义”在“冷战”结束之后会有更大的市场。在一个全球化的信息时代，西方文化以强势进入，肯定会影响我们的人文观念和价值取向，这种潜在的渗透会销蚀掉很多的民族主见。西方的意识形态在全球化的话语中获得主宰的地位，或许，这正是发展中国家最大的困惑，就像足球一样，西方人制订的游戏规则，你想战胜对方，就必须遵循对方制订的游戏规则。在这样的意义上，韩国人，整个亚洲人，甚至整个东方都不可能拿到世界杯冠军，这是足球的深沉的意识形态。

（大家杂志·多维游走 2001）

啊！足球

没有硝烟的“战争”

第二次世界大战结束50多年了，虽然第三次世界大战并没有爆发过，但世界上的战火并没有真正停息过，总是有局部的战争在发生，这是因为人类出现之后，总需要战争来保持“生态平衡”，来刺激科技和经济的发展。但战争是残酷的，它是以无数人的生命为代价的，人们憎恨战争，憎恨世界大战。

但有一种“战争”却让人鼓掌欢迎，这就是世界级别的足球赛，像世界杯、欧洲杯、美洲杯等高水平的比赛，都是伟大而美丽的“战争”。在这样伟大的战争空间里，人们尽可以把自己多余的能量和极度表现自我的欲望尽情地释放、宣泄。英阿的马岛之战，阿根廷最终丧失马岛，可阿根廷球星马拉多纳在世界杯上连过“英军”四人直捣龙门的英姿让英格兰人望其项背，甘拜下风。在世界杯这场不流血的战争中，个人的愿望，国家的愿望，地区的愿望乃至洲际的愿望被划分得表达得明明白白、清清楚楚。记得 1994 年世界杯上，当韩国队在小组赛上踢平西班牙时，整个韩国沸腾了，整个亚洲都沸腾了，连当时的中国足协副主席陈成达都激动地宣布这是“亚洲足坛的荣誉”。为了让亚洲在世界杯上获得更多的席位，亚足联全体成员国以全体退席的方式抗议国际足联的领导机构，除了足球，恐怕难再有其他的外交活动让亚洲各国如此心齐，如此步调一致地听指挥了。

这太有意思了。虽然人们再三宣告体育只是体育，足球只是足球，没有意识形态和政治内容，但世界杯足球大战显然包含了远比体育更为丰富的政治、经济、文化和种族的内容。1994 年的世界杯在美国举行，和美国人不共戴天的伊拉克人要求足球队冲出亚洲，视打进决赛为“进入美国国土”的“军事行动”和“政治战争”，这似乎成了海湾战争的延续与变奏。

足球在这样的意义上似乎“拯救”了人类，它用虚拟世界大战的方式将各国所蕴积的种种恩怨以足球比赛这样特殊的渠道释放出来，虽然不能彻底消除战争的隐患，但至少可以缓解推迟战争的发生，更重要的是在高科技的时代，战争也愈来愈高科技化、愈来愈核武器化，战争这个怪物已经具备毁人类于瞬间的超常破坏力，在半个多世纪内没有发生世界大战，与原子弹这一类可怕的毁坏力有关。而足球大战则是人类最初战争方式的回归，没有武器，没有硝烟，没有死亡，人只有靠自身的身体力量和技巧去赢得胜利打败对方，这不仅是战争的回归，也是人的回归，是人回归自然的至境。

地球村的“世界语”

2000 年 6 月 10 日欧洲杯隆重开幕，开幕式的主题名为《足球无疆界》，道出世界足球运动的一个特点。足球运动能够迅速普及，就在于它能够消除种种人为的隔阂和障碍，没有任何一种宗教能像它这样被各国人民无条件接受。

1840 年鸦片战争打开了中国的国门，外国传教士便陆续来到中国进行传道。100 多年来，这些传教士不能说不艰辛，不能说不虔诚，但基督教在中国并没有被广为传播，强大的传统文化对洋教不买账，不认同。现代足球的发源地在英格兰，英国人并没有刻意去传播它，但如今它已风靡全球。足球对国人来说也是“洋人”的玩意儿，但未经洋人的传播，在中国已经生根、发芽、开花、结果。随着足球职业化的展开，中国球迷人数与日俱增，足球的电视观众全球第一。

2000 年的初夏，欧洲足球锦标赛风风火火地在欧罗巴大地进行，这本是欧洲人的狂欢节。但古老的中国大地却为此一片欢腾，几乎所有的媒体都在狂炒这一赛事，CCTV 全程转播。由于时差的关系，中国的球迷们常常熬到清晨来观看电视的实况转播，白天还要上班，可谓劳累不堪，可是球迷们没有一点怨言，反而是兴奋异常。中国人关心远在万里之外与自己无关的赛事，真正超越国家、民族的界限，更说明足球运动的巨大魅力。

足球运动的全球化正说明“地球村”的理想正在变为现实。这是由于足球运动是一种极易传播与流行的语言，是一种真正的“世界语”。想当年波兰人柴门霍夫为了消除国家、种族之间的差异和隔阂，费尽心机创建了“世界语”。遗憾的是“世界语”由于是人造语并没有被广为流传，而足球则跨越了柴门霍夫所憎恨的那些差异，成为人类进行沟通和交流的共同语言。

由于足球运动在国际、民族间的交流没有障碍，这种文化符号受到人们的普遍欢迎。足球存在于俱乐部的老板，球队的球员，介绍足球的媒体，狂热的球迷心间，最能体现“地球村”这个名词的真正含义。在足球场上，两个陌生的球迷只要钟爱同一支球队，几秒钟内便成为“同志”，成为铁哥儿们。在这个领域里所实现的宣言、章程、条约、规则和裁判法，是沟通这个“地球村”，维持其和睦生存的“语法”。国际足联恐怕是全世界最具权威的国际性组织机构，它的令行禁止令联合国这个政治性组织机构常常羡慕不已。

足球运动是一项平等的运动，富得冒油的欧洲国家与贫瘠的非洲穷国可以在一起角逐，在一起竞争，平等对话。“黑非洲小子”维阿与英俊酷哥贝克汉姆同样可以荣膺欧洲足球先生的称号，敌对多年的美国和伊朗，在第 15 届世界杯上两国球队狭路相逢，也没有出现人们想象的仇人相见分外眼红，只是无数场比赛中的一场正常比赛。足球消解了政治、经济、文化的诸多鸿沟，真有点像天下大同的乌托邦。

共同的游戏规则又让球员成为对国家忠诚、对民族奉献的代表。他们拼体力、拼技术、拼意志、拼智慧，在他们身上总要表现出一种极高的献身精神和英雄主义气概。他们不仅成为球迷的追逐对象，也是青少年模仿的榜样（一些中学生可能不知本国的总统、总理何许人也，但肯定知道国家队的队长、前锋、守门员）。贝利、贝肯鲍尔、马拉多纳、马特乌斯、普拉蒂尼、罗纳尔多不仅成为本国的民族英雄，也成为全世界青年顶礼膜拜的偶像。

在没有战争的年代里，足球明星就是英雄，就是将军，就是神话。

足球与经济

2000 年的欧洲杯正如火如荼地展开，人们在为谁能夺冠而猜测不已，几乎每个人都希望自己的祖国能加冕夺冠，球迷们为自己的国家队能取得好的成绩更是煞费苦心，使出了各种为国家队加油的“招数”，不同国家的球迷为自己心爱的球队甚至大打出手。为主队呐喊，为祖国的荣誉而战是每个人的责任。但是，偏偏有人这个时候大声疾呼，自己的国家队千万不要夺冠！他们呼吁全体队员“以国家利益为重，别一门心思要夺冠”。其情之切，比之球迷们夺冠的渴望还要迫切。

在人们普遍将足球的胜负与国家的荣辱联系在一起的时候，居然有这样的“卖国贼”，很是奇怪，更为奇怪的是，疾呼者正是本届欧洲杯大赛东道主之一的荷兰人，当然不是荷兰的球迷和足协，也不是新闻界，而是冷静的荷兰的经济学家。经济学家们指出，如果荷兰队在本届欧洲杯赛上如愿捧得德劳内杯，将会导致国内经济发展过热，从而引起经济上的一连串不良反应，影响社会的正常发展秩序。这一结论建立在业内人士多年的专业研究基础之上。1996

年德国队在夺得欧锦赛冠军之后，迎来了 3 年的经济疯长期，而法国自在国家队夺取 1998 年世界杯冠军后，国民经济持续高速发展。荷兰经济学家据此做出结论，占尽天时、地利、人和的荷兰一旦夺冠，会让本已保持良好发展态势的荷兰经济发生急速增长，为通货膨胀提供了最适宜的温床。而让其他经济增长缓慢的国家夺冠，会促进整个欧洲经济的均衡发展，为欧洲的共同繁荣创造机会。

从经济学的角度看待足球，并不是这些荷兰经济学家的创举，也不是一种研究的视角，而是足球运动从最初的竞技游戏功能已转化为新兴的产业，已成为一种新的经济增长点。著名的意甲联赛是足球运动产业化最典型的范例，意甲效益在整个意大利经济中占据了举足轻重的地位，已成为意大利经济的栋梁产业。荷兰阿贾克斯足球俱乐部是著名的“造星工厂”，他们每年向全球各大俱乐部输出的球员，获取了极为可观的利润。每届世界杯的主办国，都会获得较大的经济效益。像国际足联更是富得冒油的组织，和穷酸的联合国机构相比，有天壤之别。

足球运动的发展刺激了诸多经济行业的发展，旅游、交通、饮食、建筑等都围绕足球做足了文章。建筑与足球的关系也许不容易让人忽略，世界上最大的建筑物都是足球场。巴西里约热内卢的足球场是世界上最大的建筑物，可容纳 29 万人。北京最大的建筑物是今天看来已显狭窄的工人体育场，也能容纳 8 万人。建筑本身带动了一连串经济活动，而球场建成之后的经济效益更为明显。

在中国，每个周末在甲 A 甲 B 赛场周围，能直接目睹足球运动带来的商业热潮。三两步之内，有卖小旗子的，有卖太阳帽的，有卖小喇叭的，有卖矿泉水的，有卖望远镜的，有卖牛肉的，有卖面包的……如果下雨，那就更热闹了，卖雨伞的，卖雨衣的，卖雨帽的……本来已经“门前冷落车马稀”的旗帜店，近年来随着足球热的兴起，又重新“焕发了青春”，他们向球迷出售旗帜、标语，生意很是火爆。

当然，这些只是小的商业活动，而电视转播带来的经济运作使足球运动的商业价值更为明显。一届“世界杯”足球赛，全球观看的人次不下 30 亿；中国的一场甲 A 联赛，最高观看人数在 1 亿以上。这对为收视率绞尽脑汁、黔驴技穷的电视业来说无疑是救命的稻草。媒体为争夺世界杯的转播权而屡屡大打出手，正说明足球运动本身具有较高的含金量。

近年来人们将 IT 业称为“新经济”，因为它不同于传统的经济方式，而足球运动本身也应该属于“新经济”的范畴。足球运动和整个体育运动一样，越来越成为媒体化的经济活动，它也是由传播产生效益的产业运作方式。或许不久的将来，能抗衡 IT 业的只有足球。

（东方文化周刊 2000.06）

第三辑 门外论道

春天的期盼

世界杯无疑是足球的盛大节日，也是球迷的狂欢节。作为球迷，恨不能每天都有世界杯看，然而世界杯足球锦标赛，每四年才能看到一次。这四年中，新王会是谁？廉颇宝刀可老？都是灿烂无比的悬念。四年是一个最佳的时间间隔，每年举办不可能，也没有意义，不然它就等同于联赛。从时间的需求量来说，三年是够了。但正因为有了一年的空白，让人回味，让人心焦，便有了一种等待，便产生了期望的效应，使得如期而来的比赛显得弥足珍贵。我清楚地记得一个高三的球迷，为看世界杯，居然置高考于不顾。母亲责问他，他说，高考年年都可以参加，世界杯四年才有一次。四年作为一个轮回，好像是对应一年的四个季节。而即将到来的 1998 年法兰西世界杯，无疑又是一个迷人的春天。

为了备战世界杯预选赛，中国足球队参加了一系列的热身赛。在4月23日的中韩对抗赛上以0：2再度输给了老对手韩国足球队。我已经记不清这是连续多少场对韩的不胜记录了。工体空旷的座位似乎早就说明了这场对抗的结局，要不这一天的上座率怎么会比不上平常甲 A 联赛的人数？环顾四周，我悲哀地发现，看球者的成员有了一个让人心凉的比例变化，就是青年人的比例在缩小，而中年人和少年、小孩的比例远远超过以往。那些昔日的青年观众到哪里去了？

初春北京的街头，四处游弋着青年男女。他们并不全是在谈情说爱，可就是冷落工体这昔日繁华地，让人顿生万千感慨。记得友人说起“工体不败”时的佳话，那时节小伙子约会女友，若多次不成，只要改在工体，女友必到。随着球赛的火热，青年朋友的热情也随之升温，从一般的朋友到同心同德的铁杆球迷，离牵肠挂肚的情侣也就不远了。不知道不败的工人体育场成全了多少前世姻缘，也不知道让人失望的工体又拆散了多少情侣。球场上的胜负荣辱，居然关系到爱情的阴晴圆缺，这是诸多足球文化论者所难以设想的。

1997 年春天的和风从我头顶上柔情地吹过，我意识到这是北京短暂春天里最为迷人的气息。工体的草坪虽然没有亚平宁球场的茂绿，然而它意味着又一个难忘的春天已经来临。中国足球的春天何时降临？球迷们心头的冰块已经凝固得太久太久，冲出亚洲的春风快快刮起吧。

诗曰：

京城何处不飞花，
工体春深锁健儿。
国脚迈进法兰西，
绿茵雄起亚细亚。

（门外论道·王干专栏 1997）

特别球迷

1977 年 7 月 30 日北京工体的夜晚，是一个平常的夜晚。可因为一个特别球迷的到来，这个平常的夜晚变得如此的不平静，工体的这个夜晚甚而进入了史册：邓小平同志带着家人到工人体育场去看了一场国际足球友谊赛。

这是他在 1976 年 1 月 15 日周恩来追悼会一年半之后，与公众的首次见面。这一年多的时间内中国发生了多少惊天动地的事情，而他的复出更是引人注目。1976 年的 4 月之后，他受到“四人帮”的陷害，退出了政坛。粉碎“四人帮”之后，作为“四人帮”的仇敌，他并没有很快就重返舞台。直到 1977 年的 7 月，他才恢复了原来的职务，可以说他政治生命最辉煌的时候也即将到来。当然，他面临着拨乱反正的任务也异常艰巨。

他以怎样的一个姿态面对这一切？

不知道这一独特的出场方式是精心准备，还是随意为之的。但他这一独特的复出方式寓意是深长的。第一，他的出场不是在高高的主席台上，而是置身群众之中，同时并不是以一个领导人的身份去球场讲话或剪彩，而是以一个普通球迷的身份看球，既说明他对足球运动的特别爱好，又表明他是人民中的一员，是“中国人民的儿子”，同时也表明是人民选择了邓小平。当然，他重新出山的新闻尚未正式宣布，他依然是一个平民百姓，也就是说这场球赛之后他再没有闲暇也没有可能以一个普通球迷的身份来到足球场了，因而小平同志特别珍惜这么一个机会，这么一个做普通球迷的机会。或许正因为如此，他才可能率先从终身制的岗位上退身下来，做一个普通的百姓，做电视机前普通的球迷。第二，人情味。他带家人去看足球，在十年浩劫刚过的那个特定时期是充满温馨的人情味的。第三，对外开放的姿态。虽然只是一场足球友谊赛，但它是国际的，是中国队与国外球队的较量，因为众所周知，当时中国足球的水平与世界水平的距离并不比当时中国经济与世界发达国家水平的距离近多少。邓小平希望能看到的显然就不仅仅是赢的结局，当然还有差距。

更重要的是足球运动是一项高强度的现代竞技运动。小平同志欣赏足球运动，我想他更看重它的对抗性，他更欣赏它对人的能力的全方位考验。如果把政治舞台比作足球场的话，邓小平就是这个场上的灵魂，是能攻善守的多面手。他在一次又一次高强度的激烈对抗中都能从容自若，处变不惊。作为一个锐利的前锋，他一次又一次突破对方的大门；作为中场队员，又能组织起一次又一次的进攻；作为守门员，在关键时刻，他总能化险为夷，瓦解敌手一次次的进攻。因此，经历多次的政治波澜之后，这一次是至关重要的出场。他选择了足球场，这是一种象征，也是暗示。

遗憾的是中国足球至今还在亚洲徘徊。虽然香港回归他未能目睹，但这一遗愿很快就能实现。而中国足球冲出亚洲的梦想，至少现在还是未知数。望足球健儿争气，誓将遗愿化宏图，在世界杯上告慰已经去世了的为中国足球事业作过努力的人们，也包括我们这些活着的普通球迷。

（门外论道·王干专栏 1997）

足球与围棋

中国棋圣聂卫平是个球迷。

韩国的围棋神童李昌镐也是个球迷。

有人曾跟聂卫平开玩笑说，如果让你到国家足球队当教练，你干不干？聂卫平并没有断然否认，而是说，足球和围棋虽然一个“投足”，一个“举手”，但道理都是一样的。

李昌镐看球也时有高见，1994 年世界杯上，阿根廷队因为核心马拉多纳服药受罚停赛，一蹶不振，连 4 强也没进入。李昌镐说，马拉多纳被停赛，就像“棋筋”被人家吃了，当然没法踢了。

有意思的是韩国的足球也与韩国的围棋一样，都以“抢逼围”压迫对方，都以硬朗、剽悍的作风闻名于世。还听说中国棋院的年轻人闲下来喜欢踢足球，不知道这是不是他们用来“长棋”的另一种训练方法。

10 月 10 日（按中国的时间已经是 10 月 11 日凌晨的事了）中国队与科威特队的比赛，让人马上联想到前一天马晓春对李昌镐的比赛。所不同的是中国足球队赢了，而中国的马晓春输了。中国队在最后的一分钟高峰射进一球艰难取胜，而马晓春则在官子阶段以1/4子的劣势惜败。当然，话也可这么说，李昌镐以半目艰难取胜，科威特队在最后的黑色一分钟惜败。同是中国人，一胜一败，胜的是足球，败的是围棋，但胜者都有一个共同之处，就是以厚对巧，后发制人。

马晓春在江湖上有“妖刀”的绰号，而李昌镐有“少年姜太公”的雅号，因为李昌镐重视过程，更重视结果，有点迟尚斌式的1：0主义。科威特队技术细腻，富有灵气，颇有一点马晓春式的轻盈和敏捷。而中国队赢球的过程有点类似李昌镐的胜棋程序，自从10月3日那场对沙特队开始起，中国就一改以往先发制人的进攻流，而将“棋”走厚，出人意料地派上五名后卫上场，并史无前例地让范志毅、徐弘、张恩华三员中卫同时上场，可谓慎之又慎。然而这种厚实是以失去“先手”为代价的，因而在上半场比赛时，虽然中国队先进了一个球，但场上陷于被动，很快被对手扳平。然而，科威特队由于“行棋”太薄，到下半场就露出了种种破绽，先是“先手”失去，进攻的主动权掌握在中国队手里，因为体能在上半场的提前预支，跟不上中国队的节奏，只得勉强支撑；最后疲于奔命的后卫再也堵不住快马高峰的致命一击，上演了“黑色三分钟”的悲剧。

黑色 × 分钟，在亚洲一直是中国队的“专利”。如今中国队脱“黑”制胜，将这黑帽子奉送给对手，就因为中国队在“球理”上有了进步。球理亦即棋理，先手与后手的选择，也需要讲辩证法。

（门外论道·王干专栏 1997）

韩国人的举手投足之间

尽管尚有人对中国足球“恐韩症”是否存在提出疑问，但是1996年中国足球的三个年龄段队伍在对韩国队的比赛都惨遭败绩，而且都是0：2以上的比分输了。国奥队、青年队、国家队在各种类型的比赛中都被韩国人分别击败，中国队都只能眼睁睁地看着韩国队从自己身上轻取“三分”。

足球界的“恐韩症”尚未治愈，围棋界又面临韩国流的压迫。力战型的韩国棋手起初为日本人和中国人不屑，认为他们的棋不讲理，以致中日围棋对抗的时候，韩国人想介入而被拒之门外，而今“三国演义”变成了韩国一枝独秀，不用说李昌镐独打天下，揽众多世界冠军于一身，其他的三大天王（曹熏弦、刘昌赫、徐奉洙）筑成的“篱笆”也能让中日棋手久攻不下。去年岁末的三国围棋擂台赛上，徐奉洙以他凌厉的韩国流连卷中日八名棋手于马下，使众多中日高手蒙耻。

我曾经打过几盘韩国选手的棋谱，发现韩国人的棋风很像这几年在中国足坛风行一时的“抢逼围”。韩国选手的棋型按照传统的围棋理论（主要是近一二十年的日本围棋理论）来看是缺少美感的，他们对对手的攻击常常处于一种无理的情状，以致很多不谙韩国流的棋手被其气势和力量弄晕，仓促败阵。韩国棋手能抢先手时坚决抢，能逼迫对方时坚决逼，能围实地时坚决围，这种实用的理性围棋对以大竹英雄为代表的审美围棋是一个重大的突破。它的历史性突破有点类似吴清源和木谷实的“新布局”时代。在“新布局”时代，星位曾是布局的禁着点，而如今韩国流就在许多被美学派棋手认为是禁着点的地方取得了出人意料的突破。

同样，徐根宝带申花队时运用的“抢逼围”也遭到很多人的反对，认为是对足球理论的反动，甚至有人嘲笑是田径队，可有谁想到甲级联赛三年稳居三甲的却只有申花。更有趣的是，今日甲 A 队伍有几支不练“抢逼围”呢？徐根宝能够抓住中国足球的要害，是因为他从中国足球队屡次输给韩国队血的教训中找到了中国足球的突破口，这就是以“抢逼围”对“抢逼围”，以压迫式对压迫式，以韩国队的精髓来对付韩国队。这叫以其人之道还治其人之身。

当然，说到底“抢逼围”仍是一种战术，隐藏在这背后有更深层的内涵。足球与围棋，这两项运动有天壤之别，可韩国人踢的球，韩国人下的棋，都渗透着同一种比赛风格，贯穿着同一种体育品格，都有一种向极致挑战的情结，把它称之为民族精神或许有些夸大其词，但韩国人举手（下棋）投足（踢球）之间，你能感到那种民族的危机意识和文化的抗争精神。

但愿中国足球从“韩国流”中受到的启发及早超越“抢逼围”层次。

（门外论道·王干专栏 1997）

关键时刻

现在有一本书很火，叫《关键时刻》，它是以“中国问题报告”的副标题出现的。这本书的内容并无多少新意，但由于第一次将“当今中国亟待解决的 27 个问题”放到一起集中论述，因而颇有市场效应。

中国足球现在也到了一个关键时刻。

如果说 10 强战之前，光是从“世纪性”这样一个抽象的符号去认识它的时间意义（本世纪最后一次冲击世界杯），那么球到这个份上，也算是到了真正的关键时刻……拼一下就有可能微笑在法兰西，软一下就会再度离那个梦寐以求的目标只有一步之遥成天涯。

现在人们想到是中国队以小组第二的身份出线，去与 B 组的第二名或澳大利亚争剩下的名额。但没人想到中国队以 A 组第一的身份直接出线，因为伊朗队在被沙特阿拉伯队击败之后，已不再稳拿小组第一进军法国了。下一战面对再也输不起的科威特队，伊朗队并不容易对付，弄不好还会再度告负。因为上一役科威特队就差点将伊朗队拉下马，这一次科威特队与上一役的沙特队一样是赤脚的不怕穿鞋的。小组积分第一的负担和败给沙特队的阴影，会让伊朗队的心态发生变化，弄不好，就会有闪失。

假如伊朗队负于科威特队，它将难以位居小组第一。

假如伊科双方踢平了，它也难以位居小组第一。

到时有希望争第一的将是中国队和沙特队。

当然只是假设。但目前的形势可能是近十年来中国队冲击世界杯能够获得的最有利的形势了，也可以说是命运对中国足球的最大厚爱。因为命运对中国足球太刻薄了，屡屡捉弄，屡屡戏耍，先是1981年被净胜球挤走，接着是“5·19”阴沟翻船，接着高丰文“黑色三分钟”折戟，而后施拉普纳带着中国球迷在成都欢送伊拉克队小组出线。戚务生执掌国家队之后，也一再被调笑，最有趣的是亚洲杯上先是被想平局的日本队不小心击败，之后又无缘无故受叙利亚之“贿”——他们在小组出线无望的情况下硬是赶走乌兹别克队，让中国队进入8强，而后争夺4强时先进沙特队两球，然后“倒脱靴”（围棋术语，先让人家吃子，然后吃人家更多的子）还了人家四个球，让人哭笑不得。而这一次，命运似乎在捉弄他们而帮我们，所以中国队一定要有这种奇异的敏感，树立信心，在余下的战斗中把目标定在全胜和小组第一这样的理想上，这样既可放心地去搏，不再看他人的眼色行事，一心无二用；另一方面也有利于全队统一思想，在制订战术和使用队员时会更明确指导思想，不再犯前两役攻守不一致的错误。也不要想在净胜球上做文章，那将会自取其辱，下一役1：0拿下卡塔尔就行。

更重要的是，球踢到这个份上，实力和水平固然重要，但已经不是唯一的，谁能够咬得住，谁就是最后的胜者。这就像拳击比赛一样，打到最后不仅是技巧和体能，还有毅力和意志。中国足球队历次冲击世界杯未果，往往都是在有利的情形下失去机会的。比如，打平可出线就是打不平，上一次第一轮对伊拉克队也是起初极为有利的情形下而后被也门队击败变得没有退路的。而这一次，西亚几个队好像在变出各种招来帮中国队，大有非要送中国队出线（到法国）才罢休的意思。

中国队一定要珍惜这样的好机会，千万不要自暴自弃，为迷惑对手，低调是需要的，但目标千万不能低，要用最美好的前景鼓舞士气。

（门外论道·王干专栏 1997）

平局难踢

攻势足球富有魅力，可足球的魅力并不仅仅在于进攻。足球的魅力还在于防守，一个攻守兼备的球队才能创造出好成绩。一场光攻不守的球赛肯定不如攻守均衡的比赛精彩。因而攻守这对矛盾的转化便成为足球胜负的关键。

与其他球类项目相比，足球的魅力还在于可以在一场比赛中不分出胜负，这是篮球、排球、网球、羽毛球、乒乓球等大小球所不能比拟的。因为有了平局，使足球不仅是一个一个局部的匹夫之勇，还有了更多的智慧和谋略。主教练在选择对手和采用战术时就有了更大的空间，一场比赛的结果可以有胜、平、负三种选择。主帅可以根据不同的对手来制订不同的作战方案，需要胜时固然不能输，不需要胜时求平也是一种上策，当然除了特殊情况下求输以外，胜或平是最基本的选择。纵观中国足球队近十多年来的征战史，战绩不佳的原因很多，但有一个是被人忽略已久的毛病，它在平常的训练甚至比赛都不易被察觉到，但每到关键时刻就发作——就是需要踢平的场次不能踢平，每每断送好局。

著名的“5・19”本是中国队求平小组就出线的比赛，可结果为了求胜反而落败；徐根宝在上届奥运会亚洲预选区决赛最后一场对韩国队的比赛中只要踢平便可拿到奥运会的入场券，可开场不久就连丢三球。无独有偶，四年之后同在默迪卡体育场，戚务生带的国奥队又和韩国队小组相遇，又是只要踢平就可参加六强决战，虽然未见得就能冲出亚洲，但毕竟与后来去亚特兰大的韩国队、沙特队、日本队的机会是均等的。但遗憾的是中国队又被老对手韩国队攻进三个球，自己一个球也没攻进，再度饮恨。

如果说前几次中国队不会求平的弱点尚处于隐性的话，那么此度中国队在亚洲杯上将这一缺陷暴露无遗。小组最后一场与日本队相遇，是双方求平的比赛，与前几轮中方求平对方求胜的局面大不一样。可中国队硬是不会踢这种走过场的“表演赛”，因而最后几十秒输球就不是偶然的了。因为踢平并不意味着不踢，也不是意味着单纯防守不进攻，踢平意味着要攻守得当，攻要攻得恰到好处，守也要守得恰到好处，要善于把握住对手的心理，使自己处于主动的地位。比如这场对日本队的比赛虽是大家都以“和为贵”，但中国队一开始便把主动权拱手让给对手，使得日本队想攻就攻，想守就守。如果中国队做出一副对攻的架势，将求胜或求平的主动权握在自己手中，或许有可能战胜日本队。至少通过刺激日本队，可以使中国队的队员保持某种警惕状态集中注意力，而不至于精神松懈输掉这场球。

有人将中国队这种不会求平的缺点归结为心理素质的问题，但归根结底还是平常缺少这种练习和准备。历届的国家队教练都从没想过如何在比赛中踢平对手，只训练队员如何去赢球，而导致跛足。要么赢要么输，就是不会踢平。解决好这种跛足的现象，将是中国足球腾飞的前提，否则还会有下个“5・19”“黑色 × 分钟”。

（门外论道・王干专栏 1997）

折 磨

中国的球迷正在受刑，正经受着另一种非身体上的严刑拷打。

这种精神的刑罚是漫长的。

自从 1981 年开始看世界杯预选赛，我就开始遭受这种精神的刑罚。时过 16 年至今未能“刑满释放”，至今我和球迷还在戚务生“典狱长”的折磨下“服刑”。

如果说，在 10 强赛之前，我们更多的还是一种期待的话，从兵败大连金州体育场开始的那一刻，剩下的便是折磨了。明知道中国足球队冲进世界杯已经无望，可八场比赛才踢了一场，那结果就揭晓让人有些心不甘。还是等待第二场与卡塔尔队的结果。如果输了，后面的比赛就不会更让人牵肠挂肚。反正出不了线，又何必去关心呢？然而，中国足球队的将士们非要让这折磨一点一点地让球迷消化，不是一次性的爆发——没有输给卡塔尔队，而是客场与卡塔尔队 1∶1 和局。这和局虽然离那个结果又近了一步，但还有一步一遥。因为接下来 10 月 3 日中国队的主场万一赢了，万一伊朗队和沙特队又有个闪失输给了卡塔尔队，中国队不就可以再搏一搏吗？

于是新一轮的期待、新一轮的折磨又开始了。虽然这一次心情要平静而淡泊些，心跳没有过去那么紧张急切，但它对人心理上的“蹂躏”的强度可能更大。因为这一场再不赢，中国队就彻底告别1998年的世界杯，而球迷的期待也就此终结了。虽然期待的终结也意味着折磨的终结，但希望在这么短的时间内就变成了绝望，未免太残酷了。希望到绝望居然没有一个心理过渡期。我们只有埋怨西亚诸强下手太狠了，太无情了。因为我们不能埋怨国家队教练组，我们不能埋怨国家队队员，我们不能埋怨足协领导，只有恨西亚的球队和他们源源而来的石油。我们无力要求国家队提高水平，而只有诅咒西亚球队的水平在一夜之间降下至与中国的乙级队一个档次。我们甚至不能要求换教练，而只有说败军之将亦可言勇。

这就是中国足球，这就是备受折磨的中国球迷的命运。

其实，戚务生受的折磨并不比我们少，王俊生受的折磨也不比我们少，范志毅受的折磨也不比我们少。他们在场上要受西亚球队的侮辱，在场下要承受球迷的责难，还要承受他们的亲人以及亲人周围比利剑还要尖锐的关切和疑惑的目光。他们的心比我们还要累，还要脆弱，我们又怎忍心在他们的伤口上撒盐呢？

中国足球成了大众文化的一道醒目的伤口，一道永不能痊愈的伤口。它不时地在滴血，又不时地在化脓，还不时地流泪。让人欲说难休，让人又爱又忧，又恨又愁。我们真的会一无所求？

（门外论道·王干专栏 1997）

痴情球迷无情球

还能说什么？

先进两个球，再输四个球。世界杯外围赛亚洲区 10 强赛，中国队在首场大败，让人失望至极，被看作风水宝地的金州并不能保佑中国足球队的前程。虽然有球迷喊出戚务生“下课”的口号，但只是发泄愤怒而已，戚务生还必须坐在主教练的位置上，带范志毅们和英国顾问去征战西亚。这一去，凶多吉少。中国队的战袍能否少几粒弹孔，能否全身归来让人心忧。中国足球踢到这个份上，该是球迷心灰意冷的时候。奇怪的是球迷的心不冷，他们又开始了新一轮的期待。他们把目光又聚集到下一轮了，并继续一如既往地痴心等待。有球迷说，这一战（指 1997 年 9 月 26 日对卡塔尔队）是关键。因为输了，中国队下面的比赛就纯粹是陪公子读书了。但是这一场赢了又怎么样？中国队还有六场比赛要打，六场能全取胜吗？六场能保持不败吗？又有哪一场比赛不关键呢？

这些痴心的球迷啊。

痴得让人心里发颤。

虽然中国足球队屡战屡败，甚至有王小二过年一年不如一年的感觉，然而球迷的人数没有减少，球迷的热情没有下降，反而更加悲壮，反而更加忠诚，更加疯狂了。有人说，中国有世界上最高水平的球迷，却连三流的球队都没有。这种巨大的反差对应着长期徘徊不前的中国足球，更让人心情复杂。因为国家队在一场并不重要的比赛中小胜了一场，球迷们的赞誉就如暴风雪一样刮起。这些球员一个个都不知道自己成了什么等量级的人物，就和刘德华、张学友这些“四大天王”们一样牛气。个别人甚至不知天高地厚，俨然成了大牌球星。这无疑宠坏了这些队员。另一方面由于球迷寄予了过大的希望，到关键比赛的时候，这些队员又心理压力过大，怎能以平常心来参加比赛？

黄健翔在一篇文章里说球迷心太软，该冷落时反而更加热情、更加迂腐，让中国队的每场重要比赛弦都绷得过紧，以致输得不堪时才出来骂娘。等骂完娘又继续宠爱有加，恨不能连心都献出来。可光痴心又有什么用呢？ 12 亿颗火热的心，也抵不上 11 名能征善战的球员。足球不像打仗，它不能让对手陷入人民战争的汪洋大海之中。球迷再多再火再疯狂，也不能促进足球水平的提高。这是球迷不愿接受不愿面对的严峻事实。

不过球迷总是无辜的，谁也无权谴责他们。足球运动经久不衰的生命力并不在球星身上，而在那些痴情的球迷身上。

（门外论道·王干专栏 1997）

两负伊朗说明什么

中伊两队在德黑兰决战的比赛我是在石家庄看的。那天晚上我们几个人为比赛的结果打了一个小小的赌，猜错的一方请客吃饭。我明知道中国足球队会输，还是感情用事，将宝押在中国队。我押错了宝，可押对的苏童在赛后并没有获胜的欣喜，甚至比我还要愤愤。结果是谁也没有请客，大家“抬石头”吃了一顿饭——在恨铁不成钢和调侃中。

这是第二次输给伊朗队了。

这是在中国队连赢两场的情况下输球的。

两输伊朗队说明什么？

有人将这归之为综合实力不如人家。中国队的实力是不如他们，但足球是圆的，足球场上的优劣是可以转换的，并不是一成不变的。论综合实力中国队不如沙特队，可赢了他们；论综合实力，中国队要好于卡塔尔队，可赢不了他们。可见实力是一个有水分的浮动变数，而不是常数。这次世界杯欧洲赛区外围赛出线的队伍就并不都是实力最强的球队，一些二流的队伍也跻身在决赛圈，就更说明“弱国能够打败强国，小国能够打败大国”的真理。再说即使实力逊于人家，也不会有如此大的距离。第一次2∶4，第二次1∶4，两战八个洞，越打越糟糕，指挥者有不可推卸的责任。

错在用人。在飞往石家庄的航班上，我和苏童谈到这场比赛的用人。苏童说，上黎兵和姚夏肯定就输了。我说，区楚良也不能上，上了还会犯上次的错误。他的心理负担太重了，应该上江津。然而，电视打开，姚夏和区楚良出现在场上。一种失败的预感涌上心头。果不其然，两分钟下来，区楚良大门就失守。这时该换上江津顶替区楚良，然而换上的是黎兵。我们几个人知道此战中国队将会以大比分输。原因是极其简单的，上一场的阴影在这几个人心里尚未散去。

错在阵型。与前几场一样，中国队在此场比赛用的还是“451”。这一阵型使中国队赢过两场。然而就是这一阵型又使中国队输给了伊朗队。中国队教头如此抱残守缺，让人失望。伊朗队虽是西亚队，但与沙特和科威特两队风格迥异，是一支准德国队。中国队以不变应万变，焉能不败？“451”表面是一个防守的阵型，但伊朗队吃透这一阵型之后，对“阵”下药，以“352”应招，使中国队中场不占优势。由于中国队只有一个前锋，伊朗队的后卫大胆压上，成为一个潜在的前卫，实际形成了巴西人在1982年创造的“262”模式。这也就是中国队为何中场受阻，大比分落败的原因。若让高峰上场改打“442”，在左边让2号马达维基亚忙于纠缠“浪子”，他哪会有时间助攻到中前场？

这两错说明教练组思维僵化，缺乏应变能力。

（门外论道·王干专栏 1997）

当一回场外教练

中国足球队为冲击1998年世界杯，正苦苦征战。虽然至今未失一场，可球迷专家也有些不满，记者虽然不大敢说泄气话，也是有想法的，而戚务生和队员就以看结局来安慰自己。症结何在？我看不是指导思想问题，也不是球员不努力的问题，关键在于主力阵容有问题。现在的主力阵容不是让队员人尽其力，发挥所长，而是有力使不上，队员上场有一种互相受抑制的感觉。为了发挥每个队员的长处，本人拟了一个阵容名单，不想让戚、迟、金三位教头采纳，而是给球迷一个谈资。

阵型当然是“442”。守门员依然是区楚良，中卫张恩华、毛毅军，左后卫孙继海，右后卫李明，后腰李铁，左前卫马明宇，右前卫郝海东，突前前卫张效瑞，前锋范志毅、李金羽。这个阵容多少有些让人吃惊，但却是一支能攻善守的队伍。先说李明由前卫改为右后卫，这一方面是近来的右后卫位置吃紧。魏群能攻轻守显然不能做主力用了，毛毅军顶替上去，虽兢兢业业，基本没出什么漏洞，但这是以削弱右路的助攻为代价的。国家队这几场进攻乏力，与毛助攻能力不强相关。根据以往边锋改边卫的经验（谢峰、凌小君成功客串边卫），让力量和身高都不错的郝海东当右后卫的念头曾在我的脑子里闪过，但郝海东没有防守的经验，不可试用。而李明的力量、速度、体力、意识都不错，能攻善守，一直是国家队不变的绝对主力，但他在前卫线上更多的是抢断、阻截，虽然也套边传球，但主要还是一个防御性的前卫，到了右后卫线上，这些特点他尽可以自由发挥，而他的技术稍粗、不善组织的缺陷就不会成为问题。李明的位置由郝海东来代替，就是让郝海东兼顾组织，有边锋的性质。郝的防守虽稍差些，但前有范志毅抢，后有李明堵，不会有什么大问题。再加之郝海东去年在八一队有当前卫的经验，他不会有生疏之感。张效瑞在 6 月 1 日的中土之战下半场一露面便显出将彭伟国取而代之的自信。他的组织、技术、意识、远射、体力都足以与彭伟国抗衡，更重要的是他与李金羽的配合虽不是梦幻，但却是心有灵犀的。6 月 1 日让戚务生逃出“5·19”噩梦的那一球就源于他与李金羽的默契。

让马明宇当左前卫，而放弃隋东亮，一是马明宇的状态委实不坏，二是为了生态平衡，如果让“健力宝”四员全上场，他们会自觉不自觉地粘球，影响进攻的速度。因为国家队不可能走“健力宝”的路子，“健力宝”只有融化到现有的国家队中才有作用。这个阵容看来是为了解放范志毅，强化攻击力，其实也是为了更好地防守。因为现在的中卫张恩华和范志毅都是助攻的好手，而一不小心就会被对方偷袭。让中规中矩的毛毅军“钉”在后边，免得对方快速反击。让区楚良一人唱空城计。如果我方领先，范志毅回撤，高峰上场打“快反”。

当了一回场外教练，不知有几个赞同。

（门外论道·王干专栏 1997）

防守的问题也是素质的问题

10 强战的硝烟虽已散尽，但人们对它的总结并未停止。中国足协有一份总结，球迷也有总结，这些总结有深有浅，有对有错，也只是总结而已，因为谁都知道足球成绩不是总结出来的，再好的总结也不如一场关键性的胜利更有价值。虽如此，还是要说，还是要总结，球迷乐趣也就在这里。

说说防守的问题。

10 强战之前，人们担心的是右路的防守，因而攻大于守的魏群离队，申花队的毛毅军一跃成为主力，但到真正比赛的时候，毛毅军又沦为替补。应该说毛毅军作为右后卫，几次上场都能尽职尽守，并未有多大的失误，在客场对伊朗队时还攻入了一球，为中国队挽回了一点面子，要不然 0：4 太难看了。中国队在八场比赛中都进了球，应该说进攻能力是不差的。可丢球更多，奇怪的是所丢的球并不是在右路打入的，而是从左路打入的。

就防守能力而言，谢峰不如孙继海，可谢峰镇守的右路虽有几次回防不到位，可并没有导致城池失守，这让人有些看不懂。

其实，也不难懂。谢峰之所以能够保住右路不失，恰恰不是因为他的防守能力比孙继海好，而在于攻击力强于孙继海。记得首战对伊朗队时，对方就是强攻中国队的右路，从而导致中国队的防线失守的。对方之所以敢于投入兵力强攻右路，就是因为毛毅军不能给对方的球门造成更大的威胁。都说进攻是最好的防守，可用起来就不知道这个简单的辩证法了。幸好中国队及时调整思路，谢峰上场之后，不仅进攻打活，防守也稳定了。但或许是我们过于信任孙继海的防守能力了，我们始终没有想到在左路加强攻击力，特别是左后卫出其不意地攻击。直到孙继海持两张黄牌不能上场，才想到吴承瑛火速入帐，但由于区楚良不在状态，范志毅等人的缺席，吴承瑛也是孤掌难鸣。之后，力战卡塔尔队时，吴承瑛又没有上场，使得对方轻易地在左路组织进攻，找到了中国队的软肋。

10 强战的失利，有很多问题可以说。防左与防右的关系，只是一个具体的战术使用问题，但暴露了一个严重的问题，就是教练的战术素养不高。这或许是中国足球再度饮恨的原因之一。第一，不能因队排阵，非常机械地使用队员。第二，在具体战术部署上，不懂辩证法，不能弄清攻与守、左与右、胜与负的辩证联系，不能以我为主，不能扬长避短。最明显的例子，就是主场对卡塔尔队进了一球之后，让彭伟国替下李铁，使中国队本应当防守的阵型，成了古怪的“424”（郝、高、彭三前锋，范的状态亦是前锋），结果中场形同虚设，帮卡塔尔队取胜。

这根本不是什么定位问题，而是素质问题。

（门外论道·王干专栏 1997）

“身体”热没热

中国足球队从8月开始为10强赛做准备，到英国和英伦诸队进行了比赛。在取得了不败的战绩之后，又前往首尔与韩国进行第二轮的对抗赛，之后回到国内找哈萨克斯坦队进行了最后一次演习，热身准备便告了一个段落。

评价这次热身的价值其实要到10强战结束后才可进行，但球迷都是急性子，现在的看法只是一种估测而已。中国足球队此次热身的对手有强有弱，有真打也有假打，强者有阿森纳这样的英超豪强，也有韩国队这样的亚洲雄师；弱者则有准业余队的乙级队，也有号称强者，实是此次10强中的鱼腩之旅的哈萨克斯坦队。中国队在这样一堆等级风格相差甚大的球队身上未能输球，应该说令人可喜。特别是中国队从1996年屡败屡战的阴影中找到了胜利的感觉，提高了队员的自信心和荣誉感。如果热身的结果不是胜，让队员哭丧着脸去与伊朗队进行第一场比赛，肯定会造成士气的低落，影响水平的发挥。由此看来，热身不败是极有收获的。另一个收获就是由于各种阵型的演练，使中国队找到了新的阵型“451”，这种似守实攻的阵型凭直感非常适合现在的中国队。戚务生打过“352”，也打过“532”，都因后卫助攻的失误屡屡被对方攻破城垒。后来也打过“442”，但这种阵型要求每一个位置上的队员都能尽职到位，而没有了彭伟国、胡志军以及高峰与曹限东的“梦幻组合”之后，“442”的阵型便显出攻不得力、防不胜任的毛病来。因为“442”这种传统阵型需要的是中场有一个核心，而中国队的中场至今也没有一个容志行式的人物，中场无核心便造成三条线的脱节。而放五名前卫到中场，实在是“因材施教”，因为中国队的前卫没有尖子，运用整体的力量来重铸中场筋骨，“腰部”坚强之后，便可发力。因为中国队中并不乏体能好、速度快的拼命三郎，于根伟、姚夏、郝海东等都可在上半场和下半场疯狂冲击对方的阵型，在防守上他们收缩回去，便是“532”这样稳固防守的铁桶阵。这是天赐戚务生的一个“八卦阵”。

但这次热身的另一个遗憾是中国队并没有真正“热”起来，由于没有遇到最强劲的对手，或者对方以漫不经心的态度处理与中国队看似重要的比赛，使得中国队所受的锤炼并不大。这对于一个即将出征的队伍来说，是一个缺憾，也就是说并没有真正接受大赛的考验。这对于一些年轻队员来说不太有利。另一个让人感到忧虑的是，主力队员虽有确定的迹象，但不能算理想，特别是中国队改成“451”阵型之后，这“1”由谁来踢是个大难题。试阵的结果说明，黎兵肯定不能胜任，郝海东、高峰是边路人才，李金羽现在尚不能给人擎天一柱的感觉。而“451”的精华就在于这个“1”上，他或者能单骑闯关，或者能牵制后卫，吸引对方的防守力量，为前卫扯出空当，制造机会。否则，就是一个求平怕负的保守型阵式。

（门外论道·王干专栏 1997）

输出老茧来了

好多年以前，如果苏永舜那一届国家队不能说输的话（遭了人家的暗算），那么从 1995 年的“5·19”起，就有人们说，中国足球已经输不起了。可是中国足球依然输。苏永舜的输还是比较体面光彩的，因为那一届中国队毕竟半脚已经跨进了世界杯的大门。之后的中国足球队就有些王小二过年一年不如一年了。曾雪麟的队伍在小组赛上输给了香港队，紧接着高丰文的队伍因“黑色三分钟”也折戟沉沙。徐根宝通过民主竞选当上主教练，没想到成为中国足球历史上任期最短的主教练，还没来得及指挥一场比赛就因为他带的国奥队被人算计而未能进军巴塞罗那很不情愿地交出国家队帅印。接着，施拉普纳的到来，除了为中国足球增加了幼稚的文学性和哲理以外，对中国足球地位的提高难说有什么具体的贡献。

如果说施拉普纳给中国足球带来的是文学性的话，那么戚务生带的这支队伍在最近亚洲杯上则上演的是令人哭笑不得的闹剧。足球的魅力之一在于它的戏剧性，马拉多纳在上届世界杯让阿根廷队充满了悲剧色彩。巴西队点球击溃意大利队则是喜剧。悲剧和喜剧甚至闹剧多让观众开心，可如果自己的球队在闹剧之中担任主人公，球迷就很难接受了。中国足球队在这一届亚洲杯上就扮演了这一角色，尽管这是中国队情愿的，但还是被人家没有敌意地玩了一把。这已经够闹的了。没想到叙利亚为了己国足球的形象，硬是将稳操出线权的乌兹别克队拉下马，送中国足球一个大礼——叙利亚队用这样的方式回报以 3：0 击败自己的中国队，让多灾多难的中国足球史上再度“蒙耻”，也让中国球迷记住了本不该记住的这样一支西亚球队。

中国队此次亚洲杯赛前曾制订一个纲领，叫“宁愿悲悲壮壮如何如何，也不窝窝囊囊怎么怎么”。可现实仿佛成心与中国队过不去似的，既不让你窝囊赢，也不让你悲悲壮壮，但让你窝窝囊囊进前 8。

不管怎么说，中国足球已从输不起转到了输得起。从体育运动的规律来看，这也算一种进步，但这种进步实在并不是缘于体育观念的更新，而是因为中国足球实在是一个扶不起的阿斗。中国队实在没法赢才会如此不怕输，输惯了，都输出老茧了，还怕输吗？中国足协在此次亚洲杯比赛前甚至一反常态，没有给教练下达具体指标，够大度的了，甚至说宁愿悲悲壮壮地输。这“求败”的信号说明本已经很委屈，可戚务生连输得漂亮一点悲壮一点也不能做到，所以就已没有什么好要求的了。

（门外论道·王干专栏 1997）

虎头蛇尾的赛制

本世纪最后一次进军世界杯的机会，亚洲诸强谁也不会错过，因而在确定决战的地点时，居然争论不下，官司一直打到国际足联。经国际足联的裁决，有了分晓。主客场制，分 AB 两组，小组第一名出线，小组第二名交战再分一席，败者与澳大利亚去争夺最后一张去法兰西的入场券。

这样的格局好像谁都满意，未见谁提出疑义。其实它除了篡改 10 强赛的本质外（现在似乎不能再叫 10 强赛了，只能叫世界杯外围赛亚洲区的决赛，因为原先 10 强能聚到一起，而现在只是各扫门前雪了），还隐藏了一个潜在的不公平，就是此小组的第一不用与彼小组的第一或第二相碰就获得出线权，不符合公平竞争的原则。由于这一次分组的两个种子队是由上届世界杯的参赛队充任的，这就有了很大的局限性。众所周知，足坛风云变幻，四年间弱队变强队，强队变弱队，可以说是家常便饭。如今国际足联的排名榜上排在亚洲第一、第二的就没有韩国队这个种子队，而非种子队的日本队倒是排在最前列，也就是说明种子队未必就是“种子”。

既然如此，小组第一出线就可能带有某种偶然性。这一次分组，由于采取自由抽签的办法，不可避免地造成了某种局限。如果让中国队和阿联酋队换一下位的话，整个 B 组就是西亚共舞了。现在赛制的缺陷，就是让 A 组和 B 组捡到一个便宜，它们至少有一个队可以出线，而这个出线的队伍未必就能战胜另一个小组的第一名和第二名。举例说吧，在前不久举行的亚洲杯上，进入前 4 强的是清一色的西亚队，这些西亚队分别淘汰了东亚诸强之后才进入 4 强的。而现在的这一赛制，怎么也不可能出现亚洲杯西亚队雄踞 4 强的局面，某种程度上让有些队受到了“关照”。虽然这种“关照”的概率只有 1/16 甚或 1/32 的可能，但既然有可能，就意味着不公平的存在。

奇怪的是，没有人对这种明显的不公正赛制提出疑问和诘难，官员如此，记者也如此，教练和队员也就更是如此了。或许有人会说公正和公平总是相对的，但这种赛制只要稍作变动就可以变得公平合理多了。就是 A、B 两组的一二名产生之后，可以采取单循环制，或者由 A 组的第一对 B 组的第二，B 组的第一对 A 组的第二，最后决出一至四名，每个队将小组赛的成绩带入总决赛（取两场比赛的成绩之和）。这样尽管多赛了几场，但更公平，也精彩多了。记得去年争夺亚特兰大奥运会的入场券时，亚洲区的 8 强决赛就采用了类似的方式来产生三个名额。

不知道国际足联和亚洲足联是怎么想的，他们既然不厌其烦地将原先的赛会制改成现在的主客场制，以求得最大公正，就应该毕其功于一役，不应该虎头蛇尾。因而他们对待那半个名额的处理实在是过于潦草，或许他们觉得那半个名额争不过澳大利亚队，就索性不去费那个闲心思了。这只能是亚洲足坛的悲哀。

（门外论道·王干专栏 1997）

第四辑　边看边说

给甲A取外号

12支甲A，12支劲旅，12般风采，12种才情。鄙人一介书生，在新的角逐之前，观今日之动态，思往日之业绩，为12支球队戏取其号，读者姑且一笑了之。

万达纵队　大连万达是金刚纵队，不仅因为它在1996年的甲A比赛中保持了金刚不败之身，更重要的是它的队伍有一股纵横千里的大部队气势。特别是徐弘、张恩华、王涛、李明“四大金刚”能攻善守，敢抢会拼，还有一股中国功夫的沉稳劲，让所有挑战者都犯怵。万达称霸绿茵，与它始终保持的纵队姿态有关。我感觉万达的每次战斗都是从大局着手的，而不在乎细节（比如场面好看不好看）。

申花雄狮　1995年冠军，1996年次席，疯狂的奔跑，疯狂的堵截，疯狂的射门，使申花队始终保持青年队的气势。当年贝利曾这样评说过德国队，这帮疯子只要裁判的哨声不停，他们便不会停止跑动。套用贝利的话可以这样说，申花小子只要能跑动，他们就不会停止拼抢。他们的跑动给他们带来无数机会和胜利。他们与谁对垒，都会使比赛在快节奏中进行。范志毅作为申花战车的领头羊，带出来一批范小将军。如今徐根宝的离队，保籍教头和队员的加盟，让这辆战车驶向何方，引人关注。

八一野战排　1995 年险些降级的八一队，在足坛理论家刘国江的指点下，进步神速。这支不太中看的野战部队因为无固定主场，便处处是主场，处处是客场。打得好反客为主，打不好反主为客。他们没法与当地的文化融为一体，他们便是永远的野战排。野战排的作战力量别人不可小视，但野战排自己却不可自视强大，否则就会重蹈贾秀全的覆辙，它毕竟是一个排。

国安御林军　说北京国安队是御林军，不仅仅是因为它在天子脚下，更重要的是它的一举手一投足，都带着强烈的皇家卫队的风采。在 1995 年的商业比赛中，它对国外几支劲旅的胜利，虽然现在看来价值几何尚待考，然而却为京都的球市和名誉添了不少风光。御林军的教头金志扬更是谈精神，论民族，鼓士气，在意识形态淡化的今天，金指导是难得的政委兼司令员。只是国安御林军网罗各地高手的网似乎不大不广，反而让第一“快捕”高峰“出宫”流落到民间。

泰山骑兵团　济南泰山将军队有泰山之沉稳，无将军之气度。说它是骑兵，是根据它的打法而定，它打高打快，以高带快，以快促高，是全队的灵魂和核心。因而这个队就像一支骑兵连，走得快，打得高，任何队一不小心都会被它掀翻。

全兴冲锋队　和申花队一样，四川全兴队也是一支激情洋溢的球队，这样的球队是以观众作为球队的生命。这两年球市的火爆，与四川人的豪情和痴迷有不可分割的关系。激情的球队必带出激情的观众，如果这两年甲 A 少了全兴冲锋队这样的悲壮之军，球市的戏剧性和观赏性将大为降低。全兴队是一支吹着冲锋号踢球的队伍，他们只有在进攻的时候，你才发现它是一支真正的球队，而他们好像不知道防守为何物。1997 年赛季，他们把马明宇收回，黎兵套进，其进攻将更加赏心悦目，然防守未有大将入围，想进入前三还需努力。

太阳神小组　广州太阳神队是国内唯一一支以技术见长的队伍，在宏远高举高打之后，他们依然故我，坚持粤派精神，独撑岭南一柱。胡彭的梦幻组合近年虽少见佳作，但若以“双打”进行足球比赛，他们毫无疑问会问鼎。说太阳神队是小组，一是因为该队以“小”见长，队员的体形不是高大型的，打法粗犷；二是有一种突击的风采，在有限的空间里争取到极大的自由。但足球联赛是一场艰辛的马拉松，打好一两场比赛并不代表就能取得好的成绩，这就决定了太阳神队可能会展现超群的风采，但不能保持持久的状态。

三星工兵营　天津三星队是甲 A 联赛各队中遭罚队员最多的队，他们有工兵式的奋不顾身排险的精神。1996 年施连志和霍建霆的受罚，几乎让这个队掉入甲 B 的泥淖，而全队的抢险堵枪眼地前赴后继让三星队光荣保级成功。1996 年初又再度涉险，蔺新江与韩金铭的将士不和，委实让人捏了一把汗。不知是左树声带来的好运还是三名巴西外援带来的好运，蔺的离任，韩的被弃用，工兵营反而越战越勇，众志成城，让申花雄狮和万达纵队都出过冷汗。今年的三星估计仍会以工兵的低姿态出现，而不会轻易地与对方对攻。

宏远大队　记得 1995 年联赛甫一开张，北京名记者王俊（诗人大仙）就惊叹“宏远之高远”。黎兵、马明宇和谢育新三驾马车的组合，一时成为美谈。宏远队以广东足球前所未有的大气和大度高举高打，让人想起了英国诗人雪莱浪漫主义诗风。中国足球职业联赛三年以来球队面貌发生变化的有两支，一是申花队，一是宏远队，它们的变化对中国足球的发展思路都产生了影响。遗憾的是宏远高而不远，1997 年转会风潮中三员国脚的离去，陈亦明的被弃，宏远大队将宣告解散，它的前途如何尚是未知数。

现代消防队　延边现代汽车队在 1996 年度过了职业联赛以来最为艰难的一年，直到最后一场比赛前还在降级的边缘挣扎。这一年多来，延边现代汽车队就像一个忙碌的消防大队一样，到处扑灭火灾，因为降组的烈焰始终在烧烤着他们的球衣。有一度，这群朝鲜族的小伙子都已经闻到了棉衣被烧煳的焦味。然而这群消防员顶着硝烟，硬是从火中取回了“栗”。火中取栗这一寓言本是带反讽意味的，然而对这支消防队来说却有着悲壮的色彩。

寰岛雇佣军　升班马前卫寰岛队虽未露面，但从它去年的状况和今年招兵买马的架势来看，它依然是靠雇佣军作战的球队，具体能有什么样的水准进入甲 A 尚不得而知。根据“历史的经验”，雇佣军在甲 B 能拿大顶，到了甲 A 往往不灵，希望寰岛队不要重蹈深圳的旧辙。当然，它不会降组。

海牛老兵连　青岛海牛队可以说是最有骨气的队伍，1995 年被破出局，1996 年再度入围，让另一支老牌劲旅辽宁队汗颜。老兵是海牛的财富，1997 年王冬宁这员老将的加盟，以及退休教练刘国江的重掌帅印，无疑加深了海牛队的暮气。但生姜老的辣，老将老帅往往能给海牛带来好运。祝福海牛在新的一年写出老兵新传。

（门外论道·王干专栏 1997）

归去来

继郎平之后，汪嘉伟也从日本回到国家男排执教。我在中央电视台的直播节目里，看到汪嘉伟和球迷们的对话，也感到了球迷们对汪嘉伟的厚望。十多年前，我在扬州体育馆里曾和汪嘉伟交谈过，那时节正是排球独步中华的黄金季节，我也是无数排球迷当中的一个，我设法买到了最前排的位置，因而有了与男排诸明星交谈的机会。十多年过去之后，那场比赛的详情已经淡忘，甚至都想不起双方的阵容了，可还记得和汪嘉伟等人的谈话。如今再看到汪嘉伟执掌国家男排的帅印，心里生出了很多的感慨。

让汪嘉伟担纲国家男排主教练，不知道是不是受到郎平“回归”的影响。中国女排近年的战绩不佳，是和足球成绩不佳没法画等号的。因为中国女排曾经称雄世界多年，中国男排也曾立足世界劲旅行列多年，是足球这个淘气鬼无法相比的。人们有理由对中国排球特别是女排寄予更大的期望，也有理由责备主教练的管理不严，指挥不当。有趣的是国内的教头似乎都无法重现旧日的辉煌，反而让女排的成绩继续下滑。郎平被重新起用，说明国家体委的思路有了变化，郎平带女排获亚特兰大奥运会的银牌，更说明这一思路的正确。俗话说“外来的和尚会念经”，可郎平不是外人，是我中华女儿，还是中国女排前世界冠军队的绝对主力。可她又在国内排坛的体制中无编无制，是局外之人，正是这局外之人，让中国女排止住了下滑颓势，迈上了上升之道。郎平的成功说明了什么？有人把它归结为老女排的精神和意志，我则认为这过于简单化，更主要的是郎平还是那个郎平，郎平又不是那个郎平。她在国外的教练生涯和人生阅历使她能站在制高点上来看待问题、训练队伍，再加之国外不同的训练经验为她提供了参照系，使之能出入之中，又能出入其外。没有国外的经历，郎平未见得就能带好女排，最明显的例子莫过于迟尚斌。他在到日本之前，曾在国内担任过甲级队的教练，但并没能取得理想的成绩，甚至让他的队伍降级，虽然原因诸多，可迟尚斌的能力远没有到今天这个份上是无疑的。可海外生活的磨砺，提高了他的水平，也锻炼了他的综合能力。因而他回归之后，万达队 38 场不败的惊人纪录便有了他的功劳。

其实在迟尚斌、郎平回归之前，便有少帅蔡振华的回归。虽然蔡是公派的，但他执教国家男子乒乓球队再创辉煌，也为迟和郎的回归提供了一个范例。陆游说过，“功夫在诗外”。是说写诗不仅停留在书本的学习上，还要到生活中汲取营养。套用这句话是否可说：进步到海外，成功归去来？更何况海外独特的人生况味，更会加深他们对事业的理解，对祖国的热爱。今年是一个回归年，香港回归结束了百年的国耻。在体育界，健力宝青年足球队为沉闷的中国足球输进了新鲜的血液，有望为中国足球在亚洲雪耻。而汪嘉伟的回归，也会带给人们一个惊喜。

（门外论道·王干专栏 1997）

谁能灭万达一道

1996 年甲 A，虽然水平不高，却留下了几个神话，一是八一队的高原不败，二是江洪独狼战群雄，三是万达队的金刚之身完好。前两个神话在 1997 年赛季自然破灭，因为八一队撤离昆明，高原之高变为平原之平；第二个神话随着深圳队从甲 A 的退出自然也就中断了。唯一的神话，就是万达不败。

谁能灭万达一道？

我大胆预言：一、万达队金刚之身在 1997 年甲 A 的第一循环必破。二、破万达之阵的将不是申花、国安这两支强队。三、太阳神、全兴、寰岛、三星四队最有希望从万达身上获取三分。

为什么断定万达第一循环将结束不败纪录？理由亦有三：一、它成为众矢之的。万达不仅获得甲 A 的第一把交椅的位置，而且居然未输一场，这让其他队的面子上不好看，激起诸雄的斗志，因而万达在 1997 年赛季的比赛场场都将是艰难的生死战。二、队员心理会不如去年稳定。俗话说，创业难守业更难，这守业难的缘故不仅在于对手的器重与拼命，还在于自己的心理发生了变化，队员难免会轻敌或急躁。三、队伍的磨合需要时间。万达队是一个进入角色比较慢的队伍，1996 年赛季的第一循环的前半段比赛从场面上都很难看出它的王者之气，这与队伍处于磨合期有关。1997 年赛季万达没有续聘去年的 3 名外援，又从八一队引来国脚郝海东，应该说实力有所加强。但足球比赛并不是体操团体赛，它不是每个队员实力的“单打”，而是一支整体队伍的较量。好在迟尚斌是个 1∶0 主义者，他不会像徐根宝那么固执地追求难以企及的完美。

说太阳神、全兴、寰岛、三星可破它的金刚之身，是从万达自身的弱点得出的，因为万达的防守不怕阵地进攻，怕的就是快速反击。在中国甲 A 诸强中，太阳神是一支神奇的快速反应部队，它锐利的攻击力靠的不是力量和高度，而是轻盈灵巧的组合和突袭，这对有高度有力量的万达可以造成致命的杀伤。1996 年两队的第二次交锋要不是太阳神守门员的一次低级失误，万达金刚之身哪会保到今日。全兴队去年主场也险些将万达拉下马，今年马明宇和黎兵两员现役国脚的加盟，更是如虎添翼，一不小心就能破一次记录。三星队和全兴队一样都属于辣中有巧的队伍，几名灵气十足的巴西外援将是修理万达的能工巧匠。而雄心勃勃的寰岛队，它的阵容和打法基本是万达队的“第二版”，所不同的是万达在明处，寰岛在暗处。弄不好，万达 1997 年的第一场就会栽在重庆大田湾体育场，成为这个新场子的“祭品”。

（门外论道·王干专栏 1997）

换帅，精明而不高明

7 月 14 日从上海申花俱乐部传来消息，该队保加利亚籍主教练斯托伊科夫被免去主教练的职务，取而代之的是上海八运队主教练波兰人安杰依。

有些意料之中，终于换了。

这位保加利亚籍人实在是个倒霉蛋。因为谁来接替徐根宝这个位置，无疑都是这个下场。徐根宝在申花队惨淡经营 3 年，从大牌球星范志毅到小将祁宏、张勇无不烙上了徐氏的印记。徐根宝也许是个严父，甚至是个独裁者，但这些将士们已经习惯了专制和独裁，一朝有人宣布上帝走了，这些“被压迫者”高兴之余，接着就是无所适从。老斯在这个时候接手，当然难以制服这些花果山上的猴子。不是他们调皮，而是猴王走了，凝聚力涣散了。

人还是那批人，球还是那个球，只是教头不是那个教头，成绩不是那个成绩。早在今年初，就申花换帅的事我在文章中写过，当初徐根宝是头狮子，他让一群羊变成了一群狼，如果弄一只羊来带一群狮子，那结果是可想而知的。当年，申思为当主力，几乎闹得整个黄浦江都为他说话，如今申思是铁主力了，可申花的成绩呢？远不如申思当超级替补的时候。

申花队当初让王后军“下课”，让徐根宝“上岗”，无疑是高明的，但并不精明，因为有那么多的队员宁可“下岗”也不做徐家将。但后来让徐根宝远走岭南，确实精明不高明。

徐根宝远走他乡，是多年的上海地域文化造成的。徐根宝走了之后，在电视上看到接替他的老斯，我的第一感觉是王后军又回来了。不过老斯比后军还温和，比小诸葛还要小诸葛，有记者戏称斯托伊科夫比中国人还像中国人。应该说这种为人治军的方式都是一种境界，还是很高的境界，问题是上海文化里已有了太多的“战术”，需要补充的是更简朴和更直接的血性和激情，而上海足球则更需要排山倒海的霸悍之气和虽败犹荣的阳刚之骨。

“抢逼围”对精于计算和长于战术的上海文化来说是粗糙了点，是过于北方化了点，甚至过于乡村化了点。徐根宝重铸申花队的方法有点像马骏仁训练王军霞们的方法，就差找一条猎狗来撵他们。家长们看不下去，观众们也看不下去，他们希望文雅的、技术的、艺术的而又精彩的比赛。上海人欣赏的是四两拨千斤的做法，欣赏以柔克刚，以巧制重，以细胜重，以谋取勇，而“抢逼围”有足球场变成田径场的味道，上海人的灵活、精巧、机敏全都不见了。他们受不了，他们要改变徐根宝，美其名曰在“抢逼围”的基础上提高，实际上还是觉得上海人应该踢得更灵秀些。徐根宝采纳他们的建议，他也想讨好上海的父老乡亲。在1996年他坚持尝试运用新的战术，但不如人意，几名技术型的法国外援成为他难以舍弃的鸡肋，食之无味，弃之可惜。虽后来有所觉悟，但已晚矣，申花只能成为甲A次席，他也成为这种战术的牺牲品。

这一次换帅，是高明还是精明，不好说，但依我的看法，还不如根宝归来。

（门外论道·王干专栏 1997）

游戏笔墨

都说足坛迷信，不但国人信，洋人也信。

如今电视剧组开机，要烧香敬佛供猪头。不知道有没有球队在赛前去烧香求签的，如果灵的话，那该算广东宏远的香烧得最少，要不怎会排名倒数第一？信不信由你，说不说由我，世界真奇妙。足球更古怪。

北京国安，用了金指导之后，因为“志扬”，所以“国安”。志不扬，国怎安？

上海申花，有了徐根宝之后，三年坐三甲。有测字者说，根深叶茂，此根乃宝根，叶必茂，花儿盛开。有徐根宝的申花队，赢得豪气，输得光荣，平得可惜。而今根宝方走，花儿便有萎态，气势不豪，斗志不旺，战绩不佳。真让人担心成了无花果。

妙在迟尚斌在万达，万达万达，万事可达，但中国有句古语说得好：欲速则不达。因而“迟”则万达，速则不达。大连万达虽然起动较慢，速度也不很快，但每场的目标可达，常常心想事成。万达曾以盖增君做过主教练，但一个“增”便是欲速之意，所以不达，所以“下课”，非战之过，乃姓名相冲也。

延边敖东忽地崛起，有如一夜春风，梨花盛开。何故？崔殷泽之功德也。崔氏，不仅身为本族，且名字的末字与队名的末字相叠，是中国最伟大的伟人的名字，以此风范和声势去征战甲A，有何难矣。昔日蒋家国军800万犹不能敌润之之师，今日区区甲A，岂能难倒殷泽之敖东？不过，崔教头若想敖东称霸，还须有待时日，如今只不过井冈初战告捷，爬雪山过草地以及“三大战役”尚在后面。

青岛队用刘国江是上上策。何谓岛，水中之陆地是也，无水则岛不存矣，水大则岛在矣。国江正好，非汪洋，非溪流，辅助青岛乃天作之合。

殷铁生坐稳这把交椅三年有余，全在名副其实。泰山当然需要硬汉，将军无铁怎能生？更重要的是这一“殷”字有一股柔和之气，使得泰山将军不致阳气过盛。

东风吹，则全兴。常言道东风化雨，四川乃水泽之国也。余东风得天时地利。

徐根宝去了广州松日，该是相生之处，根宝则松高日增，虽暂无花可摘，但阳光明媚便无风无雨。根宝这位风传相信命运的教头，肯定是看到了这一点。他一再南下，其实是人在南而心在北。他最渴望的是此去北上招旧部，重整旧山河，杀入世界杯。

八一队是阳盛火旺之伍，选择昆明作为主场是吉祥之地，云南素来以阴柔见长，阴阳互补，更加以刘国江的水到渠成，因创高原不败奇迹，获近年最佳战绩。

此番言语，纯属妄言。拆字游戏，人人可玩，巧妙不同，乐趣不同。

（门外论道·王干专栏 1997）

中国队的秘密武器

关于世界杯亚洲赛区外围赛的决赛中国队的分组情况已有多人说过利弊，从天时到地利，从文化到人和，都一一论述过。奇怪的是一派乐观情绪，除了曾雪麟认为是个“下签”以外，几乎圈内圈外的人士都很满意，连一向低调的戚务生也破例对分组结果表示满意。唯一不满的是西亚圈可能出现的猫儿腻，还有旅途劳顿问题。有利的因素是把中国队视作西亚“克星”。

这其实都是经不起推敲，站不住脚的。

旅途劳顿是一个伪问题。现代交通工具的发达，已经把这个问题消解了。如果在空中多飞了几个小时，就有了旅途劳顿的问题，那甲 A 联赛常有球队乘火车到比赛地点参赛，时间常超过这空中的几个小时，这不应成为理由，更不能作为不利因素。打主客场都有个旅途的问题，多一两个小时、少一两个小时就影响球队的水平发挥，也太敏感和脆弱了吧。记得 1995 年足协杯在南京决赛，当时上海申花队是飞到南京的，而距离较远的济南泰山队却是坐火车到南京的，可谓有旅途劳顿，可最终结果却是劳顿之师战胜了安逸之军，山东队捧回了足协杯。旅途劳顿之说显然不成立。

猫儿腻说也只是一种猜想，要让人家玩猫儿腻的条件是你有进入前两名的能力而最终被刷了下来。而按照现在中国队的实力，是不具备前两名的水平的。在这种情况下应是中国队如何利用人家的破绽去玩人家的猫儿腻。俗话说，赤脚的不怕穿鞋的，实力强劲的沙特队、伊朗队完全可以靠实力去证明自己的水平，一般情况下不大可能去玩火，去冒这么大的风险的。

克星说也不成立。所谓克星，该像韩国队克中国队这样，关键时刻总置中国队于死地。而中国队对本组的西亚 4 强，对哪个队可以说是每战必胜？不能把互有胜负就说成是人家克星。中国队只是不怕西亚队而已，但又有哪支西亚队怕中国队呢？人家不怕你，何克之有？那我为什么还要看好中国队的前景呢？因为中国队有秘密武器。这秘密武器不是健力宝队员，也不是什么高明的战术，现在中国队的教练和队员还拿不出什么秘密武器来，能拿出秘密武器的都是强队。中国队的秘密武器在对手身上，因为这些对手轻视中国队，有的甚至视中国队为“鱼腩”，分组时至少有 5 个队愿意和中国队同组就是一个明证。主要是 1996 年戚务生带的两支队伍在亚洲洲际比赛中表现窝囊，国奥队在守平小组出线的情况下被韩国队灌了个 3：0，而国家在亚洲杯的表现更让人啼笑皆非。在这种情形下，树大招风，各队纷纷把主要矛头对准了沙特和伊朗两队，都以击败强队为荣，这倒给中国队有了可乘之机。孙子兵法曰：“攻其不备，出其不意。此兵家之胜，不可先传也。”由于戚务生之前用了障目法（我们姑且视作是有意为之的“诡道”），亚洲各队对中国队的实力并不能正确评价而在对策上不能认真对待，这就为中国队充当黑马提供了温床。

这就是中国队的秘密武器。

希望西亚的足球官员看不到此文，否则秘密武器就失效了。

（门外论道·王干专栏 1997）

知耻而后勇

10月3日这场中国足球保卫战在大连金州打响，谁都明白这场胜负意味着什么。

这是一场捍卫中国足球荣誉的战斗。虽然中国队赢了这场球还是到不了法兰西，但是它要通过这场球来说明中国队不是鱼腩，中国足球不是好欺负的。

这是一场保卫中国足球职业联赛的比赛。即使这场球输了，中国足球职业化的进程也不会受到影响，但中国足球职业化的意义则要受到怀疑。

这是一场保卫中国球迷的比赛。虽然这场球的胜负球迷都能承受，但球迷心中的那口恶气不能出，会让球迷的心理更加低迷而绝望，从而患上精神的癌症。

这场球不能平，只能分出胜负。沙特队想平，中国队决不答应。这一次是到了宁可悲悲壮壮地死，也不窝窝囊囊地生的时候了。当然，中国队窝囊能生，也可韬晦一下，问题是现在已到了只有悲壮输赢的境地了。如果三场比赛一场未赢就被淘汰出局，那就不是戚务生一个人的奇耻大辱，也不是中国足球的奇耻大辱，而是中国数以亿计球迷的奇耻大辱。虽然球运兴，不等于国运兴，但足球在后冷战时代所体现出来的特有含金量已不是一个球的事了，它的功能无疑被放大被夸张了，它已不由自主地与民族精神、国家荣誉这些崇高的事情联系到一起。上海市在发展足球时就有一句名言，说一流的城市要有一流的球队，其实是把后冷战时代的足球观念用到城市形象的铸造上。虽然足球场上的胜负只是出现在足球场上，但它在短期内引起的那种特殊的非足球效应远比许多空头说教更有说服力。这也是一些国家和一些城市为什么不惜代价要把足球搞上去的原因。

这样说有夸大足球功能的嫌疑，但10月3日这场球如果不赢的话，我们至少将会少看很多场比赛。因为彻底输掉，积分垫底就成了陪公子读书，让球迷去看无望的比赛那不等于是慢性自杀？中国球迷无缘欣赏到自己的球队在世界杯上的表现，四年一度的外围赛就成了中国球迷最激动人心的时刻，渴望自己的球队进入世界杯，比渴望自己的球队在世界杯上有所作为还要激动人心。中国球迷也就剩下这一点点的乐趣，如果这一点点的乐趣也被过早地出卖和剥夺，真是太残酷了。

幸好中国足球队挽住了颓势，又把中国球迷看球的乐趣还给了球迷。张恩华冲身一顶，中国足球悬念再起。

我想起了那句古老的格言，知耻而后勇。

还有，两强相争勇者胜。

谢谢中国足球队又让我们带着心跳在电视机前为中国足球加油了！

（门外论道·王干专栏 1997）

穷人发财如受罪

10 强战中国队在大连金州体育场首战伊朗队，以 2：4 的尴尬比分输了。没有人想到会以这样的比分结束比赛。

戚务生没有想到。

古汗也没有想到。

我也没有想到。我当初认为这场比赛最理想的结局是踢平，以 1：1 言和。我认为该是伊朗队先进一球，然后中国队艰难地扳进一球，然后裁判的终场哨声响起。然而没想到中国队先进球了，而且先进了两个。这反而激起了伊朗队的取胜欲望，他们的还击是那样的不容商量，硬是在区楚良把守的大门里活生生灌进了四枚阿拉伯开心果。

中国队在 90 分钟里打了 55 分钟的好球，剩下的时间便成了伊朗队的进门表演，平均 9 分钟进一个球。这不像两个势均力敌球队的对局，倒像是弱肉强食的一边倒。整个比赛的节奏全然控制在伊朗队手里，中国队忙着招架，忙着补漏，忙着大脚解围。何故上下半场判若两人？何故防线如此弱不禁风？

心理。心理脆弱。心理素质太差。

李明、姚夏、于根伟三名前卫队员是中国队打“451”阵型的本钱，因为他们充沛的体力和顽强的作风在中国甲 A 球队中都是一流的，都有“跑不死”或“拼命三郎”的绰号。然而半场下来之后，他们居然先后抽筋了，体力大大打了个折扣。既说明他们不惜体力拼得厉害，也说明他们的心理过于紧张，兴奋得太早，不能合理地利用好体力，使原本够用的体力只发挥了五六成。那些没有抽筋的队员，体力也明显下降，跟不上伊朗队的攻防节奏。相反伊朗队上下半场都能以较好的体能进行比赛，并把握住机会屡屡破门。看来体能不仅是一个体能问题，它与队员的心理状态是密不可分的。

两球以后的失常表现更说明平常的心理训练之缺乏。因为中国队教练组事先做好了种种准备，打不开局面怎么办，先输了球怎么办，领先一球怎么办，就是没想到 2∶0 领先怎么办。或许中国队队员对这大感意外的 2∶0 太缺少心理准备了，以致反而不知怎么踢才好了。在伊朗队大举反攻之后，先自乱阵脚，想保住胜果，但不知如何是好，阵型反而散了，中场丢了，很快被扳平。在被伊朗队追平之后，心理就更加糟糕了。如果这个时候冷静下来，控制一下节奏，把自己放到弱者的位置上，坚持打防守反击还是稳妥的，虽然取胜的可能性很小，但逼平的目标还是可以实现的。然而想从实力比自己强的对手手中取三分，风险是很大的。尤其是在已经失去平常心的情况下，无疑是九死一生。

大赛来临，队员的心理训练也是提高实力的手段之一。遗憾的是那天出现的问题并不是第一次，去年末亚洲杯上与沙特队争夺前

4 名的入场券，中国队也是在 2∶0 领先的情况下被对方攻入 4 球的。这次重演，教练！让我怎么说好？

（门外论道·王干专栏 1997）

回到甲A

尽管还有一场比赛这一届中国足球队的使命才算完成，但所有球迷甚至包括国脚在内，早已为它画上句号。11 月 12 日对科威特队的这场比赛，是为荣誉而战，也是中国足球队的告别赛。没有人再像过去那样关心结果了，只有球员们还须为自己的荣誉和身价（新一轮转会即将开始）而战。而他们假如有出色的表演的话，不是为主教练和教练组争光，而是讽刺。为了让戚务生和教练组退出国家队时面子上不太难看，我还是希望他们踢得平庸些，最好以平局收场，皆大欢喜，三方满意，两队都有“荣誉”，球迷也不会“雪上加霜”（胜负都会受球迷的谴责）。说实在的，中科两队的水平也就是彼此彼此。

还是让我们的目光收回到甲 A。

甲 A 没有戚务生。我们不需“有气毋生”，可以嬉笑怒骂。

甲 A 没有教练组。我们不必担心不团结，可以说东道西。

甲 A 还有崔殷泽。他的球队比韩国队还要多一分自信和勇敢。

甲 A 还有安杰伊。他的上任有点像卡塔尔队主教练哈吉临危受命。他或许有望执掌中国队的教鞭，当然，前提是他将申花队带出困境走向辉煌。

甲A还有范志毅、郝海东、高峰。在经历了一连串的失败之后，他们在俱乐部里应该更像一个国脚。国家队解散了，没有了国脚，这些昔日的国脚千万要争气，千万要自爱自重，在新的国家队组建之前，你们仍然代表着国家的“脚”。

甲 A 还在等待徐根宝。他的命运比中国队冲击 10 强更悲壮，更像男人。

回到甲 A，是无可奈何又不是无可奈何，无可奈何是因为将会在很长一段时间内看不到中国队的身影了，国人的比赛只有甲 A 还可一看了。说不是无可奈何，是因为甲 A 是中国足球的基础，是中国足球下一轮冲击世界杯的起点。

中国足球队铩羽而归，球迷从希望走向失望。回到甲 A，从终点回到了起点，球迷又从失望走向希望。

这是一个怪圈。

又是一个轮回。

躲也躲不了，出也出不去，那就认了吧。

这就是中国球迷的命。

希望甲 A 不要踢得太熊，尤其是那些降组的队，要像卡塔尔队那样，踢出个男人样来。这是中国球迷的最后一道风景线。

（门外论道·王干专栏 1997）

错　位

中国足球职业联赛开展以来，一大特点就是错位。球员经济收入和技战术水平的反差形成了错位。在甲 B 球队踢球会比甲 A 的收入更高，这是一大错位。表面上是俱乐部制，但很多球队却依然是体委甚至是政府在操作，这又是一个错位。军队教练到地方执教，地方教练到军队执教，这样的错位很符合我国军爱民、民拥军的传统。球迷的水平早就冲出亚洲，可进世界杯，而球队的水平则徘徊在世界杯的外围，甚或外围的外围，这又是一大错位。至于足球人口与球迷不成比例，一线队伍与二三线队伍的倒金字塔形，又是不该有的错位。还有国家队商业比赛的成绩与正式比赛成绩的错位，也是让人喜得不是时候，忧得想躲也躲不开。该赢的赢不了，不可能被中国队打败的强队却在无关紧要的比赛中多次栽在工体，以致有了“工体不败”这样的纸糊神话。

在足球场上最明显也最有趣的错位就是后卫当前锋，前锋当后卫，因而有“后前锋”“前前锋”这样的怪称谓。多年之前，还是曾雪麟时代，曾有人建议让当时攻守都很出色的贾秀全到前锋线拼杀，补当时的中锋之弱。如果曾教练当时不是拘于陈规的话，或许就没有了“5·19”揪心的一幕，或许中国足球的历史就改写了。历史是不能假设的，曾教练当初没有让队员去错一下位，正是因为中国足球的改革没有全方位展开，教练员难免拘于某种格局。甲级联赛展开以来，两届中国足球先生偏偏落在两位中国后位出身的前锋（一是黎兵，一是范志毅）身上，说明了队员踢活了，教练用人也活了。这几年的锋卫错位的现象不光是一种战术的问题，还与思想的解放、教练思维的活跃相关。

因而不要一看到错位就以为是错误或是过错，中国足坛的错位现象是特定时期的产物，是足球运作机制转换过程的必然现象。它可以给球队带来活力，当然也会有负面影响。它的种种错位都是暂时的、迫不得已的，并非常态而是异态。这种异态产生的张力也是有限的，可以用于一时，不能视作经验和模式。可以用作奇兵，却不可视为常规军。就像锋卫互换的问题，并不是说明我们的队员是全能型的，恰恰反映了以往足球的局限，前锋能打后卫、后卫能打前锋正说明以往在队员位置培养安排上具有严重的缺陷。虽然足球运动是一个整体，但每个运动员仍然有自己的位置，仍然要有自己的特长，否则就难说是一个很有特点的队员。事实上，这种锋卫错位带来的机制到 1997 年已开始显现它的负面效应，黎兵重操“旧业”再打左后卫，便说明真正的健全的足球运动需要强烈的位置意识、岗位意识。“错位”作为权宜之计或用兵怪招，不可视作正果。

（门外论道·王干专栏 1997）

足球与迷信

徐根宝这么一个足坛硬汉子，居然相信一些在我们这些唯物主义者看来是迷信的东西。他执教申花队和松日队，据说都受到算命先生的暗示，你的好运在南边，向南向南。此话真伪尚待考，但徐根宝有些迷信却是真的，比如，一定要住什么样的饭店，一定要穿什么样的鞋，对根宝来说都是有讲究的。上行下效，范志毅也有一双得分鞋，据说穿上它一定能进球。这些看来有些玄的“信奉”，有时候还真灵。比如，1995 年足协杯决赛，在选队服时，殷铁生一定要选择申花队吉祥的白色上装，与徐根宝发生了争执，最后，当时气势雄壮的申花作了让步，徐根宝没有坚持到底，将白色上装让给了济南泰山队，也把胜利拱手让出。徐根宝为此肯定后悔不已。要不，风头正劲的申花队怎会丢弃将“三大杯”（甲 A 冠军、足协杯、超霸杯）一览无余的最佳时机？再有就是徐根宝执掌申花教鞭期间，始终让申思当超级替补，名曰是他的体能不行。有人推测说，其实是口彩不好，申思在吴语里就是申输的意思。未曾上场，就有了申花输了的兆头，根宝当然不愿意。1997 年赛季，根宝离去，这一忌讳自然没有了，申思打上了主力，而申花队竟真的频频输球，而且越输越多，越输越奇，创造了 9：1 的天文数字。这该是纯粹巧合，因为申花输球，申思本无过，而是诸多因素造成的。千万不要因为这一玩笑，影响教练对申思的重用。

不仅徐根宝，其他的教头，也大都有此心思。1997 年八一客场战青岛海牛，八一硬是要了青岛队爱穿的黄色队服，场上形势果不一般，虽然李巍终场前的一脚破门替刘国江挽回了面子，但踢平了，对客场作战的八一队来说是虽平犹胜。1996 年沪连大战，当时张恩华拿了两个足球请申花队队员签名，说是球迷协会要的，而申花队硬是等打完之后再签，因为这是万达队搞的小伎俩，以此来暗示 2 ：0 的胜局。申花队怎会上此当？结果果然未分出胜负，0 ：0 踢平。

地方队如此，国家队的教头也不甘落后。早在四年前的世界杯预选赛，中国队的主场设在成都，我不大理解，说是成都的球市好，看球的人多。其实不然，而是成都的口彩好，成都成者，成功之都，不像北京的北字，在古汉语里有“败”之意。我明白了这一择地的苦心之后，也暗祝中国队心想事成。然而，没想到在成都倒是场场告捷，但在客场伊尔比德却先平也门队后输伊拉克队，使得后来的比赛成为表演赛。

这一届国家队再度冲刺世界杯，主场最终设在大连。谁都明白，戚务生和中国足协的高层领导看重的是大连这块风水宝地，万达队连续不败，大连的主场也是北方不败。这足以让戚务生动心，更何况国脚主力阵容中有四五名来自大连，教头大戚、大迟又都是大连人氏。借故土的地利，以壮行色；借万达的手气，以获胜绩，此举可谓一片苦心，可谓明智之策。大连，作为一个港口，本是连接世界各地的一条纽带，愿大连港发挥新功能，成为绿茵上的欧亚大陆桥，将中国足球连到法兰西世界杯。

（门外论道·王干专栏 1997）

健力宝与徐根宝

以中国青年队名义出征的健力宝足球队在马来西亚世青赛上，一场未赢。

让人失望。失望超过对国家队的失望。

人们对国家队的期望不高，甚至没有期望。我曾对好几个球迷朋友说，中国队极有可能这次亚洲出线，走向法兰西。他们嘲笑我，小组出线，亚洲还轮不上戚务生。

我很伤心，怎么会这样呢?

原来是他们移情了，他们将期望移至健力宝。

健力宝败了，准确地说是没赢。

我能想象电视机前那一张张疑惑不解的黄皮肤的脸。我对李金羽们期望不高，1995 年秋天他们在南京五台山体育场败给高举高打硬朗的山东队之后，我就觉得他们不可能在短期内成为中国足坛的救世主。谢晖说，像他们这么打甲 A，打一场输一场。此话虽然有些绝对，但是切中要害的。山东队与美图队和爱尔兰队的硬朗比起来，实在是小巫见大巫了。虽然他们与真正硬朗的欧美强队相比，有一大截的距离，但以此来作为健力宝队的克星已绰绰有余。在马来西亚世青赛上，我们没有看到巴西风格的足球，我们看到的是中国足球，实行职业化之前的中国足球。虽然有几个技术和意识优秀的队员，但全队的表现实在不敢恭维。体能差，速度慢，传接钝，争胜负的意识不明显，要不是新加盟的守门员李蕾蕾的出色表现，恐怕还要输得更惨些。

健力宝到底缺什么？

技术，公认一流。

体能，李铁不练 12 分钟也能跑出 3200 米。

经验，在国外以赛代练，有两百多场的比赛经验，几员国脚更是参加过世界杯预选赛这样的大赛。

生长环境，最好的足球环境——在足球王国巴西泡出来的。

总不能说没有钱的诱惑吧。

那缺什么？

缺徐根宝。

健力宝队的球踢到这个份上，练到这个份上，就少徐根宝球队特有的那股霸气和胜负心。徐根宝当初带的国奥队，前几年带的申花队，现在带的松日队，队员都有那么一种“抢逼围”的精神，敢于进攻也敢于防守。可健力宝似乎没有做到敢字当头，他们太粘球，在徐根宝的队里经常看到队员断人家的球，而健力宝队在最近的几场比赛上，光看到的是他们被人家断球，断得让人揪心，断得让人汗颜。

徐根宝是个好教练，他的缺点是在教技术活方面差点，而这正是健力宝队员的强项。假如让徐根宝来执掌这支队伍，我敢说，打败韩国队、击溃日本队、追上沙特队指日可待。可惜，这只是个假如，徐根宝不可能有这个机会，健力宝也要解散，作为“火种”撒出去。

（大众生活报·边看边谈 1997.06.27）

莫爆炒徐根宝

徐根宝注定是一个新闻人物，他在国奥队是个热点，到了国家队也是热点；到甲 A 是传媒关注的对象，到了甲 B 也是传媒爆炒的人物。1997 年的冬季，虽然国家队在 10 强赛铩羽而归，但球迷的心并不因为国家队的失利而心灰意冷，他们很快又找到了新的兴奋点：“保卫徐根宝”。因为徐根宝带领松日队之初，发下誓言，不进甲 A，不当教练（我印象之中是退出足坛，之后传媒变成了不当教练，可能是给徐根宝台阶下）。而战罢最后一轮，他的松日队犹排名第五，若不是最后一役豫园队帮忙，建业队不争气，徐根宝恐怕不知用什么办法来兑现自己的诺言。

虽然没有人逼着他兑现，但徐根宝是个说一不二的人，从赛后他那句“谢天谢地谢人”就可以看出他并没有找到比不退出足坛更好的退路，也就是说，他是一个不肯退出足坛的人。他当初的誓言有点“错误地估计形势”。所以，徐根宝坦然承认他执教松日队是失败的。但传媒并不放过徐根宝，近日呼吁徐根宝出任国奥队、国家队的呼声又高涨起来，一些报纸不惜篇幅大肆渲染，非要炒到新一任的教头上任才肯罢休。依我看来，眼下莫要爆炒徐根宝，这对中国足球、对中国球迷、对徐根宝本人都不是一件有益的事。

第一，徐根宝这些年一直在绿茵场上拼搏，一直在制造新闻，始终没有机会好好进行反思，如今适逢中国队冲击世界杯失利，他带的松日队也是不成功的，他有条件将自己近几年带队的经验教训和国家队的经验教训复合起来参照总结，从中能够悟出些道道来。因为前几任国家队教练往往都是在顺手时接任国家队，凭当时的成功经验带队，而不能冷静全面地理解中国球队，而徐根宝这一次是在带队不成功的情形下去接国家队，（假设有这样的需要的话）更需要足够的时间进行“总结”。这是他走向下一步辉煌的关键所在。如果现在让他频繁地成为新闻的“聚焦”，只会干扰他，无助于他的反思。

第二，中国足坛从来不缺新闻，现在缺的是“正视淋漓的鲜血”的决心和勇气。亚洲10强赛何以会输得这般，为何不能换教练，为何文过饰非，为何到了大败之后才给自己定位，赛前又是如何定位的，等等。炒热徐根宝并不能找准这些症结，如果这些问题搞不清楚，徐根宝也会再度折戟沉沙的。无论是徐根宝还是其他的教练来担纲中国队的教练，都需要良好的足球环境和机制。

第三，徐根宝不是神，千万不要神化徐根宝，到时球迷的期望值高于徐根宝的实际能力，形成了反差，反而影响球迷的心态和徐根宝的心态。更何况徐根宝现在未必就是中国足协看中的人选，倘若到时执掌中国队的非根宝而是其他人，这种误导就不利于新的主教练的工作。

不炒根宝是为了让根宝好好地工作，好好地总结，也是为徐根宝能够为中国足球多做一点事，多做一点贡献，否则炒煳了，是中国足球的损失。

（门外论道·王干专栏 1997）

没有根宝，甲A好凄冷

根宝离开了申花，把激情也带走了。

根宝离开了甲A，把凄冷也留下了。

1997甲A刚过九轮，就大局已定。

万达一骑闯关，已无人可阻。

粤军津降组也大致明朗。

下面还有啥好比，下面还有啥悬念。

除非延边敖东队连胜十场。

除非大连万达队连不胜十场。

连胜10场的纪录已由根宝创下。

不败42场的奇迹仍握在迟尚斌的手中。

没有徐根宝和迟尚斌掰手腕，万达好寂寞。

寂寞得孤独求败，寂寞得足坛凄冷。

有词为证，调寄“绿茵歌头”：

遥想根宝当年，1994年初到申花，弃后军旧将，试抢逼围，狂胜狂败，根宝国宝，根宝草宝，沪上言语忽上忽下，一时浦江两岸褒贬如潮。1995 年再创新业，解放范大将军，谢晖勇，祁宏出，张勇疯，一时多少豪杰。称甲 A 王，举超霸杯，三十余载冠军梦，一朝还愿。1996 年甲 A 大战，尾随万达，步步为营，双雄争霸，二龙抢珠，洒向绿茵都是谜。惜命运不济，竟七连平，主场苦战万达，难破金刚不败，望尚斌登顶，把栏杆拍遍，谁解根宝心中愿。

从 1994 年开始中国足球职业联赛的三年内，甲 A 有一半的新闻是与徐根宝的申花队联系在一起的，他的“抢逼围”开始遭遇的风波至今没有真正平息。1996 年徐根宝的申花队虽然没能夺冠，但他们紧追万达队的情景为足坛增添了无数的悬念，使得万达队在上海客场比赛时迟尚斌几次冲出教练席质问裁判。而如今，已是国家队教头的迟尚斌，已领先第二名 11 分万达队的迟指导，决不会如此激动了。如果有谁不小心破了万达的不败纪录，迟教头肯定要面露谢意：早该破了，这个包袱我们背得太久了。

这就是今日的甲 A，这就是没有徐根宝的甲 A。

甲 A 热闹的期望，如今已维系在崔殷泽的教鞭上。

希望这位来自高丽的老教授为甲 A 火一把。

（门外论道·王干专栏 1997）

陈亦明兵法在胸

陈亦明“下课”的消息传来，让人感到的不是意外，而是一种戏剧性。陈亦明与太阳神队的关系像一出理不清解还乱的爱情戏一样，恨恨爱爱，爱爱恨恨，爱恨交加，喜怒无常，时断时联，时联时断。这一次好像是画上了一个句号，主要是以陈亦明近年来的“足球思想”不再可能与太阳神队吻合了。

陈亦明在中国足球职业联赛展开以来，可以说是一个仅次于徐根宝的风云人物。他或许是中国教练中最有职业意识的人。在各队没有想到可利用队员流动来提高自己的实力之时，他率先做了第一个吃螃蟹的人。但陈亦明没想到中国足球的特殊性，到第二年他再度挖墙脚时，结果却是反被人挖，放了谢育新，却得不到自己的想用之才。地方上的行政干预让陈亦明空手而归，结果是宏远队人心散了，成绩一落千丈。

陈亦明自己走人。

再度来到了太阳神队。

陈亦明这个教练有他的特点，也有他的弱点。人们常说上海的王后军教练是个“小诸葛”式的人物，但已久不见其施展妙计。这些年倒是陈亦明扮演了甲 A 的智多星的角色。陈亦明是一个能够发现他人漏洞的角色，比如，甲 A 各队普遍怕硬冲硬打的硬朗打法，他就引进黎兵、马明宇来塑造“新广东风格”，一举成功。要不是那一年遇到徐根宝这样的对手，陈亦明或许有冲顶摘冠的希望。

“十连冠”辽宁队这几年连遭厄运，谁也没想到，竟是陈亦明首先坏了人家的风水。先是挖走了黎兵，让辽宁队的擎天一柱倒了。接着又发明了让原前锋盯前锋的绝招，让凌小君看死庄毅，又废了辽宁队的一把短剑。之后，“盯死庄毅，可治辽军”，各队竞相仿效，直把辽军压至甲 B 至今不得翻身。

今年以来，陈亦明亦有几次用兵的妙招。年初太阳神能排第三，全在于陈亦明以收缩打法偷袭人家，以致不可一世的万达队在与太阳神对垒时，小心翼翼，精心准备，打平了也十分满意。非太阳神的实力能和万达较劲，而是陈亦明的布道让诸教头胆寒。之后，又以“牛皮筋”的战法拖平了风头十足的敖东队。虽然功利的打法让人们谴责，但作为用兵之道，陈亦明算是“对症下药”，以静制动，以缓制快，扬长击短，避虚就实，亦明堪称甲 A 孔明。

惜乎中国足坛的教练不只是军师，教练还要教队员练。在这一点上，陈亦明只是一个三流的教头，他会用兵，却不会练兵。这些年来，他手下没有造出一个光彩夺目的新人来，便是明证。在 1997 年甲 A 第一阶段休整期，各队通过集训水平都有了一定的提高，而太阳神队则没有任何长进，反而有了退步。其实早在宏远队时，他的这一弱点就暴露了。当时以宏远的实力该在申花之上，但由于徐根宝善于造血，便有新人涌现，而陈亦明过于迷信临场的战术，终落下风。

陈亦明是个好军师，到国家队去辅助戚务生，或许是个好去处。但国家队教练组已人满为患，陈亦明只有暂时在家继续读兵书了。

（门外论道·王干专栏 1997）

祝戚务生 1997 年好运

戚务生是近几届国家队主教练椅子上坐的时间最长的一位，由于中国足球的水平和球迷的期望不成比例，中国足球队的主教练善始者不少，“善终者”尚无，大多乘兴而来，怅然而归。土教练如此，洋教练也如此。教练换了一个又一个，中国队碰壁一次又一次。从世界杯的外国赛到奥运会的外围赛，从亚运会到亚洲杯，从国内输到国外，从韩国队、伊朗队、伊拉克队输到泰国队、新加坡队、中国香港队。大赛输，小赛也输；强队输，弱队也输，前几年尚有遇强不弱、遇弱不强的定论，可现在遇弱亦弱遇强更弱，让无数球迷伤透了心，让无数球员受够了累，让历届教练受够了罪。国家队主教练成了一个热山芋，看得吃不得，扔了舍不得。

很多人认为这是一个球运问题，苏永舜和徐根宝都吃亏在净胜球上，高丰文差了几秒，曾雪麟的“5・19”更是球运不佳所致。球运一方面是实力的表示，另一方面也确实有一个机遇的问题。比如分组，比如裁判的精神状态，比如球员的超水平发挥，都是可遇而不可求的，连巴西这样的强队也不例外。

戚务生应该说是一个球运不差的教练，甫一上任，出征亚运会，分组极佳，韩国、日本诸强在另一个循环圈里相继火并，而中国队碰到的科威特队是海湾战争后的首次复出，算不上亚洲强队，沙特以国奥队出征，当时尚欠火候。所以大戚首次出征就拿个亚军，是个吉兆。之后，戚指导的国家队 1995 年的几场商业比赛中又连克欧美诸强，虽然与对方不太重视有关，但有几个进球不能不算是球运好。到了 1996 年，国家队好像好运用完了，戚务生也仿佛交了华盖运，先是国奥队兵败吉隆坡，而后国家队在商业比赛中相继失利，之后在年底的亚洲杯上一胜三败，成为历届国家队参加重要国际比赛成绩最惨的一次。戚务生也顿生退意，放弃教鞭。这般离任，当然是很凄凉的，然而，戚务生又一次侥幸留任，国家队连续两次受创，而主教练未被解职，比起之前几任主教练的“立即执行”，戚务生算是幸运的。虽然国家队主教练的日子很可能是一个“缓期执行”的问题，但戚务生毕竟有了“戴罪立功”的机会。种种迹象表明，戚务生在 1997 年的运气会转好：让他留任，是其一；健力宝队员的加盟是其二，国家队的某些位置会得到改变。更重要的是戚务生从失败中看到了更多的不足，让他变得清醒和奋发起来，这是历届国家队所没有的条件。再者，从运气的概率来说，戚务生也该抓一两手好牌了。

这或许是一个痴心球迷的美好愿望。面对中国足球在世界杯预选赛中的坏运，祈求一下命运之神的保佑，或许是每个痴心球迷的美好愿望。祝戚务生好运，祝中国足球队福星高照。

（门外论道·王千专栏 1997）

戚迟金不是三个和尚

这篇文章的标题若用英文的写法该是“QCJ”，倘这么做，人们一定以为是某电子产品，比如现在时常出现在中央电视台的“TCL”“NEC”之类的广告。而现在用中文写来，倒很像一位中国人的名字。而且很像一位有点文化的北方农民的名字，虽然有点老气横秋，但颇有后发制人的味道。用中国的测字法，从一个人的名字来研究预测一个人的性格的培养和命运，是一门玄学，是一项不可当真但非常有趣的文字游戏。

戚迟金并不是一个名字，是三个人的姓。球迷当然已经知道我在说谁了，我说的是中国队教练班子中的三位教练：戚务生、迟尚斌、金志扬。虽然主教练依旧是戚务生，但迟和金的加入，无疑让这位在风口浪尖上滚了多年的苦脸先生的权威受到了削弱。迟和金并排进入球场教练席时，其风度和派头甚至比戚务生更像主教练。

国家队一下子设立三个重量级相当的教练，而不是以往的“主次次”的等差数列方式，显示出走险棋的架势。但这步棋若走得好，便是一个奇招。因为三个人各有所长，迟尚斌作为中国“AC 米兰队”大连万达队的主教练，创造了连续39场不败的奇迹，在用兵和用人上显然是老谋深算。金志扬执教北京国安队，以爱国的豪情和出色的谋略每每在外战中充当内行，虽然让他声名远扬的是一些商业性的比赛，但在御外的斗志和经验方面，金志扬可说是第一人。金的最大好处，是更像一个政委，据说他每次的临战动员都极为煽情，都让队员觉得这场比赛可歌可泣。政委这种特定的身份是中国人民解放军克敌制胜的重要法宝，在过去的烽火岁月里曾发挥了无可替代的作用，在足球赛这种和平时期的特殊战争中同样可以再现光辉。特别是近几年职业联赛展开以来，在球员的经济基础与精神状态有些失重的情况下，金倡导的感情投资和精神力量就尤为可贵。他们三人的力量如能拧成一股绳，就可以扬长避短，将中国足球有限的智慧发挥到一个极致。虽然中国足球的教练水平与先进国家的教头差距不小，但集体之智慧亦能与之抗衡。这可能正是中国足协考虑再三的思路。

但1+1不一定等于2，可能小于2，也可能大于2；1+1甚至可能等于1，或小于1。这也是我将这一举动称之为“险棋”的来由，它有一个极大值和极小值的伸缩性。这有点像股票，而不像放在银行里的储蓄。前者收效大，风险亦大；后者利息旱涝保收，可价值有限。面临世界杯外围赛，中国足协将银行的存款砸到股市上，一是说明光靠存息不够，二是说明足协的决心和拼劲。有一句流行歌曲唱得好，爱拼才会赢。

戚迟金不是三个和尚，而是将中国足球拉入法兰西的三驾马车。

这是祝福，也是理想。

（门外论道·王干专栏 1997）

戚务生的"亚运情结"

戚务生命中与亚军有缘。带广州太阳神队，亚军。带大连万达队，亚军。带国家队最好的成绩，1994 年亚运会亚军。围棋界的俞斌有"万年老二"之称，戚务生的性格和作风，也不是做出头鸟的角色。

戚务生从 1991 年能撑到现在，可说是一个奇迹。单看这几年甲 A 教头的名单之杂之繁，就可想象主教练这个位置是何等的险要。除了余东风和殷铁生尚未"下课"外，其他队的主教练早已人面不知何处去了。余和殷未"下课"的原因，是两队的成绩并不糟糕，而中国国家足球队近两年的成绩实在不敢恭维。特别是 1996 年，戚家军几乎每战必败，先是国奥队兵败默迪卡体育场，创近十余年来国奥队的最差成绩，年底又在亚洲杯上出尽洋相，连各种国际友谊赛（现在叫商业比赛）也屡战屡败。也难怪戚务生在亚洲杯后，叹道：归去来兮，田园将芜，胡不归！

戚务生终未归去，继续留任。原因并不在于备战世界杯时间够不够的问题，而在于中国足协对他有一种不后悔的信任感。这种历届主教练难得的信任感，并不仅仅在于他的勤思和质朴，而在于他上任伊始的好战绩。1994 年他刚从施拉普纳的手里接过教鞭就在亚运会上夺得亚军。这个亚军虽然有点偶然性，但对中国足球自 1984 年后堕入的长时期的低谷来说，无疑是一道曙光。人与人交往讲究第一印象，主教练给足协和球迷的第一印象就更加重要了。遥想根宝当年，也是集国奥队和国家队的帅印于一身，然而出师未捷，虽然“横下一条心，一定要出线”，却因净胜球斗不过西亚联合体，便只得将双印交出，成为中国足球队历史上最短命的主教练。倘若徐根宝的国奥队不兵败马来西亚，哪有施拉普纳这样的足球喜剧在中国上演呢?

因为有了亚运会这样的佳绩垫底，戚务生在执教国家队时就时时照搬这样的模式，从阵容到打法，他都是抱着 1994 年亚运模式不放。虽然在韩国队的硬朗打法面前连续输球之后，也一度喊出“与其窝囊赢，不如悲壮地输”这种豪言，但不久就重新改弦更张，又回到 1994 年亚运的套路中去。这一次外围小组赛上便是一次完美的“复辟”。综观近几年国家队的阵容，大戚情有独钟的还是当年在亚运会上的班底。不论区楚良的情况如何，主力门将从不会变；前锋线上，虽有宿茂臻、小王涛等新的高佬崛起，但黎兵从不弃用；魏群虽早不在状态，也仍要占一席之地。1994 年亚运之后表现就平平的姜峰现在二进宫，李红军也大有卷土重来之势。这都是因为 1994 年亚运的胜利使戚务生对这些球员留下美好而深刻的印象。相反，同是戚家军的国奥将士就明显有后娘生的感觉，吴承瑛、谢晖、申思、朱琪等人的水平在一定时间内比上述国脚要好，就是不被重用。这一次，姚夏、于根伟、邹侑根、胡云峰的人选，是戚务生想从他们身上找到另一个人的影子，这个人就是曾经搅得各队防线紊乱的金发小子——胡志军，这位1994年甲A的最佳射手亦是戚务生1994年亚运连克敌手的一把快刀。如今“胡椒”很难再度辣起来，戚务生想从上述四人身上“克隆”出一个能像当年与彭伟国等前卫们“梦幻组合”的杀手来，重温1994年的好梦。

大戚或许会成功。因为1994年他带队就是用这一招法连克沙特和科威特两队的。

（门外论道·王干专栏 1997）

非凡的平局

11 月 29 日的两场平球是激动人心的。在甲 B 赛场上，上海豫园队 0 ：0 与河南建业队踢平，将一脚跨进甲 A 的河南建业队拉了回来，将徐根宝的松日队送进了甲 A，历时半年的“保卫徐根宝之役”也因此拉上帷幕。而在世界杯外围赛附加赛上，代表亚洲形象的伊朗队以 2 ：2 逼平了澳大利亚队，昂首进军法兰西。我得到这个消息以后，兴奋得一夜未眠。

我曾撰文谈过亚洲 10 强赛赛制“虎头蛇尾”的缺陷，没想到真的有了“受害者”。由于西亚队相互之间太了解，伊朗队在 A 组赛中仅列小组第二，加之与日本队的比赛仅比一场（这是外围赛唯一没有实行主客场的比赛），赛地又设在新加坡（等于日本队的主场），虽苦战近 120 分钟仍终被日本队的一个金球淘汰，去与澳大利亚争夺最后一个出线席位。这之前，在去年底亚洲杯上曾被伊朗队灌进 6 球的韩国队却一路直奔法兰西，命运竟是如此不公平。设若让韩、沙、日、伊四队再进行一轮循环，恐怕最先冲入法兰西的就不一定是韩国队。如果伊、日之战采取主客场制，就不会有日本队的“金球”，伊朗队也不会“突然死亡”，然而赛制的不足让伊朗吃够苦头——至少比其他队多赛了三场球。或许是上苍这次要成全亚洲人，选择了最不怕澳大利亚队的伊朗队去迎战它，结果伊朗人特别争气，硬是从澳大利亚人手中将一张快要揣进口袋的法兰西入场券抢回了亚洲。伊朗人的胜利带有划时代的意义，不仅说明亚洲足球水平的提高，还向世界足坛证明亚洲三张半“入场券”的不合理。或许因为这场胜利，亚洲的席位会增到四张。伊朗人的胜利，还暗示着 1998 年世界杯上亚洲人将会有不俗的表现。连列第四的伊朗队都可以将澳大利亚队轰出决赛圈，足可见其他队的水平也不可小觑。虽然其他的队未必就一定能战胜澳大利亚队，但至少是在一个水平线上了。而四年前澳大利亚队当时与阿根廷队争夺最后一张入场券时，就让阿根廷人大出了一身冷汗。如今这支由著名教练维纳布尔斯执教的队伍，其水平提高之快是有目共睹的，然而还是败在了亚洲人的脚下。由此来推断亚洲足球水平的提高，可见“证据确凿”。或许，英国人维纳布尔斯已经懊悔当初没有到中国队来执教，要不然，他或许能够创造出名垂千古的“东方奇迹”。

上海豫园队对河南建业队这场平局不像澳、伊平局那么你死我活，而是“你死我死”。豫园队踢平之后只能拖建业队的后腿，并不能让自己冲进甲 A，而是把松日队送进甲 A。表面上看，这是一场“保卫徐根宝”之战，但通过这场比赛豫园队获取了一种进了甲 A 未必就能得到的精神财富，这就是对足球的敬业精神。虽然赢了这场球进不了甲 A，但作为一个职业球员，对待每一场比赛都必须兢兢业业，都必须全身心投入，才能组成一个职业素质良好的球队。记得去年亚洲杯赛上，叙利亚人在出线无望的前提下，使尽浑身解数拼掉了乌兹别克队，将中国队送进了 8 强。这不仅是口头上的为荣誉而战，而是球员的素质全方位的体现。况且这种关键性的比赛对队员也是一个很好的锻炼和考验，一个球队并不是经常能碰到这种惊心动魄的比赛的，而豫园队顶住了，可以说他们在球技和精神上都有了收获。相比之下，另外一些队员就缺少这种素质，虽然进了甲 A，可素质可能还是甲 B 甚至是“甲 C”。豫园队有这种“甲 A 精神”，明年冲进甲 A 也就指日可待了。

（1997.11.29）

可爱又可恨的范志毅

范志毅，我要代表球迷“骂”你一声：可恨！

可恨的范志毅你是那样的可爱，根宝国奥队的拼命三郎，耸着双肩的五星上将，蝉联 1995 年、1996 年中国足球先生，中国足球队的队长，在“回归杯”上，连足球王国巴西的传媒也破天荒地将目光转向你，我们没法不爱你。

但你又是那样可恨，可恨的是你的全能。你的能攻善守的才能，几乎胜任过足球场的每一个角色，盯人中卫，后腰，前卫，前锋，自由人。你以你出奇的爆发力和敏锐一次次化险为夷，一次次攻城拔寨，让申花队联赛三年稳坐三甲，在国家队一片灰暗中显出一股迷人的亮色。

然而，正是你的全能，闹得全国的球迷和教头发愁，你到底该在哪一个工作岗位好？徐根宝当初恨不能将你一分为三使用，冲锋陷阵需要你，中场传接需要你，后防卫城需要你，1996 年的徐大帅就是不知如何使用你是好，才让万达队活生生将甲 A 桂冠掠去。申花伤心，根宝伤心，你也伤心。当万达队在你的家乡冲顶成功时，那个夜晚，你范志毅没睡好，他徐根宝也没睡好，整个黄浦江都失眠了。

然而，根宝南下。

小范“升官”——国家队队长的标志佩戴在你的臂上。

你比过去沉静多了。

虽然牛脾气还会发一发，但只是砸一砸自己的录音机。

当你以亚洲明星队的队长身份出现在“回归杯”赛场上的时候，你想过这是意味着什么？你是亚洲队的队长。

我心里一喜，这是一个吉兆：中国队或许会以亚洲区外围赛的第一名进军法兰西。——这不只是我的梦想。

可你现在变得有些可恨，你到底放在哪里是最好？

不把你的位置放好，中国足球队的阵容就没法定，更没法冲出亚洲。问题在于你在哪一个位置上似乎都很出色，都比其他人胜任。但你在哪里最好？

困扰着戚务生。

困扰着国家队。

困扰着上亿的球迷。

小范，你想过没有，全国有这么多的人居然为你一个人的位置安排而展开激烈持续的争论，你太幸福，也太可恨了。你觉得你最适合的位置是什么？

你肯定会说，听教练的安排。

让你当守门员，如何？

（大众生活报·边看边谈 1997.07.10）

哦，我的队长

——致范志毅

金州的凄风，金州的苦雨，
金州的秋阳从此不再灿烂。
你在秋风中奔跑，
你在秋风中哭泣，
泪水落在草坪上，
泪水落在大地上，
……雪落在中国的大地上，
寒冷啊封锁着中国。
队长，哦，我的队长，
你看到了吗？

哦，队长，我的队长，
在你和队友们分手的第一个星期天，
国安兄弟和泰山将军相逢，

大雪深深掩着他们的足迹，
大地银若白纸，
雪花猛如泪水，
我眼前却晃着你的身影，
看到你在雪地里飞舞，
在雪地里盘旋，
然后，
凝聚成一个雪人……

中国球迷用雪凝成的希望，
在亚细亚的秋阳下，
巍然屹立，像个巨人。
在亚细亚的秋阳下，
訇然倒塌，像一股溪流，
把悲伤浸透球迷每一根神经。
这黑白分明的足球，
竟这般刺疼中国球迷的眼，
这绿如图画的草地，
竟这样吞没无数的期盼，
队长，哦，我的队长，
我的范大将军，
亲爱的志毅兄弟，
你们就这样离去，
就这样告别二十世纪。
射进第一个点球，

射失最后一个点球，
送给对方一个点球，
我的队长，小范，
我在南京如诉的秋雨中
读懂了秋瑾的“秋风秋雨愁煞人”，
读懂了“成也萧何，败也萧何”。

足球是一本书，
一本大书，一本天书。
读不懂，也要读，
不明白，也要读。
用脚去读，
用眼去读，
用脑子去读，
用生命去读，
我的队长，你读懂了吗？
——雪落在中国的大地上。
寒冷啊封锁着中国，
队长，你读懂了吗？

11 月 6 日是你的生日，
那一天，沙特队的守门员，
挡出了你机灵的射门，
足球在空中，
飞起，像一块生日蛋糕，

被揉碎，被抹上了灰色。
中国足球没有生日，
中国足球从此只有雪耻日。

哦，队长，我的队长，
遥望法兰西的视线，
在你的球衣上定格，
历史在你的脸上定格，
几代人的梦想在你耸起的肩上，
定格……

队长，哦，我的队长，
你是我们永远的队长！

（门外论道·王干专栏 1997）

年终结算

眼看 1997 年就要过去，按照习惯，要做年度总结。回顾过去是为了展望未来，虽 1998 年我不想再开体育类足球类的专栏文字了，但作一个年终结算还是很有必要的，看看是“透支”还是“盈余”。

先说这一年的感受。以前写体育类的随笔，基本上是兴之所至，走到哪儿算哪儿，并没有一个明确的任务放在面前，而《粤港周末》的专栏则是职业联赛性质的，每周一篇，决不能落下，不论出差与否，都得及时交稿。说实在的，我有点踢职业足球的味道，以前是兴之所至，兴趣盎然，而变成“联赛”之后，想踢也得踢，不想踢也得踢；踢得好得踢，踢不好也得踢。这中间，我有两次以上打退堂鼓的念头。我以前帮一些报刊开过专栏，全部都是“半拉子工程”。这一次居然坚持到年底，顺利完成了报社交给的任务，这说明足球魅力的巨大。因为每次我准备撤退的时候，足球总是能够产生一些激起我兴趣的话题，让我无法退出“联赛”。

在这一年内，我对一些比赛作了比较大胆的预测，基本上还算准确。比如，我说申花“雄狮”时，用一头狮子能将一群羊带成狮子，而一只羊则会把一群狮子变成羊，1997 年申花队从老斯到安杰伊的过程就是一个“狮”与“羊”、“羊”与“狮”变化的过程，对八一“野战排”和天津“工兵营”的定位，也预测准确。“野战排的作战力量别人不可小视，但野战排自己却不可自视强大，否则就会重蹈贾秀全的覆辙，它毕竟是一个排”，事实上庄连胜就重蹈了贾秀全的覆辙，如今再度为保级苦战，弄不好就创了八一队降级的先例。1997 年天津队像 1995 年、1996 年一样再度历险，津门工兵正热血沸腾为天津的荣誉而战，因为这之前万科队已从甲 B 掉入乙级的深渊。对中国队在冲击 10 强赛形势的预测，我始终坚持中国队“好球运”的观点。事实上中国队在 10 强赛上的运气奇好，从来没有的好，虽然屡次错失战机，但命运一次次拯救了中国队，几度让中国队从悬崖边起死回生，但遗憾的是中国队的指挥部出了问题，一次次定位失败，一次次错误地估计形势，便将到手的良机奉送出去，辜负了千载难逢的机会。在若干年之后若干次比赛中，我们会无数次地觉得这一次的球运是那样的极佳。人们常说“稍纵即逝”，而这一次纵了又来，百折不挠，成心偏爱中国队。可幸运之神的爱竟被中国队一次次踢出门外，每次都是那么准确，那么有力，而幸运之神又那么缠绵，那么痴心不改、矢志不渝，最终才很不情愿地投到伊朗人的怀抱。

预测只是一种想象和分析，我没到料事如神的地步。对甲 A 的预测失误，就是我曾大胆断定大连万达的不败之身会毁于前卫寰岛队，并估计很可能客场在重庆的大田湾体育场。事实上这场 1997 年甲 A 的开场战，万达依然斩寰岛于马下。但仿佛是为了验证我预测的可信程度，在足协杯赛上，前卫寰岛人硬是两度将大连万达这样的巨无霸拉下马，使他们丧失了“双冠王”的最佳良机。这一举动，绝不是对我的安慰赛，而是寰岛的能力所致。

按记者为足球球员打分的方式，自我评估一下我在1997年在《门外论道》的表现，大约可得8.5分。

（门外论道·王干专栏 1997）

后　记

出这样一本球评集纯属意外，我的工作是编辑，但我写过小说、散文、诗歌，而我的社会身份一般被称为评论家。前些年还是青年评论家，这帽子戴了我快三十年，现在总算摘了，但评论家的帽子看来是难以摘掉了，即使我的散文随笔获得了鲁迅文学奖，也没人说我是散文家。其实，我就是一个生活感受的记录者，评论也好，随笔也好，球评也好，都是有感而发。

写球评比写其他的文体，更是有感而发，因为足球几乎无禁忌，足球是可以自由评说的项目，社会很多的情绪都是通过足球来宣泄的。我不知道我是不是真的球迷，或者说是五星级的球迷，但我在看球之余，还组织足球的一些活动，在南京工作时，组织了江苏作家足球队，电视台甚至放过我们的比赛录像。2006 年我在北京又和北京的作家、编辑一起组织了北京的文人足球队，当然最终是因教练骨折球队无疾而终。我们好不容易请到一个教练，但教练在教我们传球时，突然骨折了，没人碰到他。球队里很多作家，如格非、李冯、丁天、楚尘等，老大哥孙郁是年龄最大的。领队是出版家藏永清，在我家不远的柳芳中学操场踢。踢完了，大家喝啤酒，很开心。

世界杯是我看球的缘由，在我们身上，多少带着那个时代的体育观，常常将足球的强大和国家的兴衰联系在一起。所以，出版社要书名加上“中国梦”，我觉得并不牵强。中国强国梦的理想很多是通过体育来作为表征完成的，中国进入国际社会是通过许海峰的奥运第一块金牌来昭示的。2008 年奥运会在北京开过了，我们金牌拿了第一。现在就缺一个世界杯，缺一个世界杯冠军，这是最伟大的中国梦。

我们是看爱国球长大的，但时间长了，发现足球其实是多面体，可以是体育，也可以是政治，还可以是娱乐，还可以是艺术。人类有了足球运动，世界多了几分期盼，多了几分欢乐，有时带着泪水，有时带着烦恼。这样的竞技运动如此充满魅力，是世界和平的一个平衡器。我们在足球的战争中弥散了很多的国际情绪，补偿了很多的国家情怀，释放了很多的民族情感。当然，我们也会纠结在某个细节故作深沉。我在这本球评集里，不乏抓住鸡毛当令箭的夸张和矫情，也有貌似专家的自得和自恋，但不要紧，足球给了我们这些让我们自大、自恋、自得、自虐的可能，踢足球释放人性，看球更是释放人性。人性在足球中释放，比在战争中释放更没有破坏性。

为什么那么喜欢评球？炫耀自己的球商吗？还是我们缺少公共评说的空间？我说不清楚，我在文学评论中说的那些话语不过瘾吗？在一个自己非专业的领域说了那么多的闲话，不害臊吗？我不知道。现在结集出版，是对青春的回望，也是对足球的祭奠。那些年，我们做过这些事，说过这些话，日记般的。纯粹，又纯粹。

2014 年 6 月 24 日于润民柳芳居

与国手对谈

经历变化中的围棋
——与刘菁对话

这一次的对话，依然安排在《围棋天地》编辑部，对象是刘菁八段。刘菁的资料我掌握得并不是特别多，只知道他是贵州人。我先来到编辑部一会儿，刘菁就到了。他的形象和我的想象有些出入，其实我也不知道刘菁该是什么样子，但我见到常昊就觉得他是常昊，王磊就是王磊，邵炜刚就是邵炜刚，古力就是古力……我很快发现这是一个很认真很讲究规矩的人，我说：你父亲是老师吧？刘菁很诧异：你怎么知道？我说：像是老师家的孩子。刘菁有些不解，自嘲地说：我的出身还长在脸上。

哈哈。

我们的对话就此开始。

无国界的围棋体现出东方文化的独特

王干：你是贵州安顺人，你小时候是通过什么方式学围棋的？

刘菁：1984 年，我八岁的时候开始学习围棋。我父亲是围棋爱好者，他是我的启蒙老师，水平大概是业余 1 段。他是自学的，自己看书、自己钻研，所以喜欢上了围棋。当时在我们当地没有多少人下围棋，正是在我父亲的影响下，当地慢慢地出现了几个对围棋痴迷的人。我父亲教了我八个月，我的围棋水平在很短的时间里就超过他了。那时候小孩的围棋水平整体偏低，是不能和现在的围棋少年相比的。1984 年全省举行了一次少年围棋比赛，当时我拿了冠军，于是被选到贵阳，去贵州省体校开始正规训练了。1986 年，十二岁的时候，我作为贵州省体校的第一名得到参加全国围棋双年赛的资格，并且在这次比赛中获得第三名，我记得当时段嵘是第一名、谢峰是第二名，常昊因为年龄偏小没有参加那次比赛。当年年底我就进入了国家少年队，是和邵炜刚一起进队的。能进国家队，应该是我运气比较好吧。邵炜刚在我们那一拨当中是非常强的。之后我就一直待在国家队，这就是我的围棋历程。

王干：藤泽秀行先生对中国围棋是有很大贡献的，他在中国棋迷的心中地位很高。他的生平有着非常传奇的色彩，他的棋风比较华丽，很流畅。在他去世之后，为什么中国做出的反应比日本更加强烈？

刘菁：我认为是这样的，在秀行老师的人生中，他曾经十几次自费率团来到中国进行围棋交流，那时候日本的围棋水平比中国的围棋水平要高很多，他具有无私的奉献精神，他曾经看好一些中国的棋手，像聂老、马老、常昊等。或许在内心里，他认为围棋是无国界的，所以他去世之后，中国棋界对他非常怀念。

王干：秀行到底是对中国怀有很深的感情，还是内心怀有围棋无国界的理念？

刘菁：我觉得他一贯坚持围棋无国界的理念，受东方传统文化影响较深的日本棋手对中国都有一种仰慕的感觉。他来中国帮助棋手，与文化根源是有关联的。其实在秀行来到中国之前，20 世纪 60 年代，宫本直毅九段就已经来到中国传授围棋。他们的帮助让中国棋手开阔了自己的眼界和理念，显然也特别重要。

王干：听你这么一说，看来秀行对围棋的热爱、对中国文化的热爱、坚持围棋无国界的理念，已经超越了国家、民族和意识形态的局限。

刘菁：中国在历史上与日本有很强的恩怨纠结，但是在围棋界，中日棋手的关系特别的好。20 世纪 80 年代，在中日擂台赛上，我们战胜了日本，这是学生战胜老师，日本棋界作为中国的老师，他们没有表现出太多抱怨的情绪。

王干：中国围棋与日本围棋没有过结仇的历史，过去，日本的围棋水平高于中国的围棋水平，他们自费来到中国，进行围棋交流，传授了新的理念。从目前来看，中国围棋的整体水平已经超过日本了，至少在技术方面已经超过日本了。围棋的传播类似于传教，比如秀行，他就是要把围棋的精神、文化、技术向全世界推广，而在推广的过程中，中国又成为围棋传播的至关重要的一步。

刘菁：日本很重视文化传统，幸运的是，他们又有着很强的经济实力，他们在孜孜不倦地推广围棋文化。

王干：中国在这些年里没有像日本那么重视围棋文化，但是中国也在世界范围内推广儒家文化，推广汉字，建立孔子学院。围棋本身是东方文化的重要载体，日本不仅仅重视围棋文化，而且他们对汉字的发展也非常关心。其实围棋和易经、书法等东方文化有着紧密的联系，围棋与汉字一样，都是活的，有着很强的生命力，它不像一些传统文化已经处于奄奄一息的地步。围棋在现时代里，棋手们更强调它的竞技性，所以淡化了它本身的文化内涵。它归国家体育总局管理，所以让人认为它是一项体育项目，而不是文化项目。其实这是一个误解。

刘菁：我们专业棋手对围棋的理解更多的还是在竞技方面，对于围棋文化的确没有深入的研究。但是围棋与人生的关系还是很密切的。在我很小的时候，我父亲就告诉我围棋是一门艺术，所以这么多年来，我一直认为围棋有着很强的艺术性。虽然在很多比赛中，我们专业棋手更多的是在强调围棋的胜负，但是我在一些不太重要的比赛当中，会去尝试一些自己的想法。把围棋的艺术性和竞技性融合在一起是非常困难的，在当今这样的背景下，强调围棋的艺术性，就会在很大程度上影响棋手的竞技水平，现在的棋手下棋的时候都非常务实。

王干：就艺术流的围棋而言，你觉得日本有哪些棋手比较强调围棋的艺术性？

刘菁：林海峰、武宫、秀行的棋下得比较有艺术性。小林光一往往是把实实在在的东西拿在手里了，然后再去追求艺术性，如果棋手为了盘面形状的优美而去下棋，就会很虚，最后双方都很难找到自己的目标。围棋的困难在于下棋双方难以判断局面。

两分的理念曾经束缚过我

王干：我觉得围棋有着无穷的魅力。围棋这门文化发展到现在，已经有几千年的历史了。但是几千年过去了，人们仍然在孜孜不倦地挖掘围棋的内涵，现时代的人发现围棋还可以创新，这说明前人并没有完成围棋的总结和思考，围棋还有发展的空间。对围棋定式的颠覆，对于整个下棋理念都会发生重大的影响。

刘菁：是这样的，20 世纪 80 年代学棋的时候，老师教给我们一些定式，后来在实践的过程中，这些前人总结的定式是不可能全部用得上的。因为下棋时双方不可能维持力量的均衡，当某一方对局势不满的时候，就必然会考虑其他的招法。我个人倒是认为，一名棋手在学棋的过程中，还是需要接受正规的传统的培训，但是当一个棋手达到一定水平的时候，就需要抛弃定式，不然棋技是很难进步的。所以我现在认为，我们当时学的围棋根本就不是围棋。因为那时我们学的内容有一些不准确的东西掺杂在里面。我们当时过于听从老师的教导，没有去反思老师的局限，这就让传统的定式束缚了我们。现在我们会发现，韩国人下棋往往都在突破定式，往往都在思考定式以外的东西，所以他们有创新，也有新的理念，水平提高很快。在围棋中，理念对于一名棋手起着至关重要的作用。

王干：这样说来，日本围棋现在还是很讲究定式的。

刘菁：日本棋手很注重定式，他们不会轻易推翻。所以这也对日本围棋的成绩起到了负面影响。他们的围棋理论是很深入的，但是实战理念比较弱。韩国的围棋基本上都是自己的，他们是在自由发挥，很少受到日本的影响。过去我们学棋的时候，主要是学日本围棋，但是现在的棋手却是在学韩国围棋，所以进步很快。韩国围棋对定式的反思让人们对围棋进行了重新的认识。中国现在是介于日韩之间，从未来的发展趋势来看，中国肯定是最厉害的。这跟中国的体制有关系，另外现在中国围棋棋手不仅仅是在学别人的，而且也在摸索一条有自己特色的路子。

王干：我个人认为，围棋在将来的发展，必然会出现两个系统，一个是竞技系统，一个是文化系统。围棋需要有技术、有美感、有艺术、有想象，围棋仅仅拥有拼杀是不够的，它需要创新。日本围棋注重定式，他们对围棋定式进行了系统的总结，这对围棋起到了推动作用。同样，韩国围棋讲究创新，推翻了已有的定式，这也对围棋起到了推动作用。可以说，一切艺术门类的最高境界都是在有无之间达到的。定式是围棋中不可缺少的因素，但是如果局限于已有的定式，而不去追求变化和创新，那么围棋就是僵硬的、呆板的。

刘菁：我刚才提到围棋的困难就在于它的复杂，它是让人难以揣摩的，或者说是让人揣摩不尽的。随着时代的变迁，对于围棋定式的继承和颠覆或许都是有利于围棋发展的。

王干：刚才你说到围棋是很难判断的，在围棋当中，最简单的判断也就是对于官子的判断，比较复杂的判断是对围棋整个局面的判断。棋手都希望下出一个两分的局面，但是这只能成为一种理想状态。我觉得关于两分的概念，应该和日本围棋有比较大的关系，秀行追求围棋的和谐自然之美，其中的和谐自然就是两分的意思。

现在围棋界又在否定和推翻这个两分概念，这也是可以理解的，因为我们现在的时代是商业性质很强的时代，围棋也受到商业化的影响，现在更多的商业比赛都在强调效益和利益。

刘菁：过去我在学棋和下棋的过程中，受两分概念的影响太重了，两分概念影响了我的棋风。我在下棋的时候，不是特别主动，总觉得按照自己的想法获得一定的优势就够了，就不会再想着拼杀。在我下棋的时候，即使出现一些吃亏的情况，我也会表现出宽容的情绪。现在的棋手都希望自己比对方高一筹，不太顾及两分的理念。当然了，两分这个概念也是模糊的，很难说清楚，也很难定义。

棋手难在思想成熟了，棋力却在走下坡

王干：你对自己下棋经历进行的反思，也是对这么多年来中日韩三国围棋变化发展的一次反思。围棋本身是在不断发展变化的，它不可能存在一个凝固点，不可能用哪一种模式来概括它。作为一名棋手，需要不断更新、不断思考新的发展模式。

刘菁：一名棋手的创新能力，体现了他对围棋的理解和对局面的判断，对于某一个局部出现的情况，每一个高手的判断都是不尽相同的，所以很难说谁的判断是对是错。这当中的判断，主要是根据自己多年的下棋经验来决定的。可能年龄大一点的棋手下棋经验比较丰富，眼界比较开阔，但是围棋的判断是不能用年龄大小来衡量的。比如说，我现在对围棋的判断能力肯定是超过前些年

的，但是我在拥有判断力的时候，并不一定像过去一样拥有强劲的体力和智力，所以我现在判断力的进步已经很难在实际的对局中体现出来。棋手的成熟并不等于下棋水平的成熟，这两者往往不是一致的。棋手的下棋水平往往成熟得比较早，当棋手的思想成熟的时候，他的围棋水平可能是在走下坡路了。

王干：你已经下了二十多年的围棋，在这二十多年里，什么因素让你的围棋水平进步最快？

刘菁：应该是在我对围棋的思考方法发生转变的时候，我感觉到自己的水平进步很快。因为思维方式发生变化，带来了一系列的变化，特别是对围棋的理解发生了变化，自己的眼界顿时开阔了。就目前来说，如果我把精力全部投入到围棋当中，我想我的围棋水平还可以上一个档次。但是在日常的生活中，我已经很难做到这一点了。另外，我的爱好比较广泛，这也影响了我围棋水平的提高。常昊、李昌镐、李世石等棋手，他们或许除了围棋没有太多的爱好，所以更能够集中精力研究围棋，他们的水平很高，下棋的状态也很好。

王干：他们在成名之后还能够沉下心来，这是很不容易的。一名棋手在围棋达到一定的水平之后，往往会遇到很多障碍，如果能够跨越这些障碍，让自己的棋艺再上一个档次，就更不容易了。天才往往是把生命中的所有能量都集中到一点的人，常昊、李昌镐、李世石，他们都是这样的棋手，虽然他们中的一些人，性格可能比较怪，但是他们对围棋的痴迷却是超出常人的。一个棋手进入艺术疯狂状态时，常常顾及不了太多的世俗爱好，或者说，一个棋手要保持自己的巅峰状态，是要放弃一些东西的。

说到这里，刘菁似乎略带几分自责地说，王老师，早认识你，听到这句话就好了。我也调侃一句：早认识我也没用，我那时的觉悟没现在高。

天马和野猪

——与罗洗河对话的印象

每个棋手有每个棋手的个性，在我对谈的棋手中，我发现他们和作家一样，性格迥异。比如常昊，他逻辑性非常强，无论是谈话还是其他小事情，都是很审慎的，按照我和这些国手作访谈一个不成文的规定，就是访谈之后，都和我下盘棋，依照他们的水平，当然的授子了。那天两个棋友知我和顶级高手过招，也想来沾点仙气，而常昊则以事先没有约定婉拒了他们。王磊则不同，很乐意地和我的两个棋友玩起了车轮大战。邵炜刚是一个特别认真的人，他说对谈整理出来后，发给他看一看，其他棋手则没有提出这个要求。邵和我下棋的时候，一边下，还顺便讲棋。当然最善解人意的还是常昊，我脱先几手，杀他的大角，当然以失败告终，但常昊奕后告诉我，王老师你这么一倒扑，我这块大棋就死了。让我白高兴了一个晚上，我也有杀世界冠军大龙的可能。当然，这是常昊左手打右手，或者是常昊抓住我的手在下。

但也有例外的，就是和罗洗河的棋没下成，不是罗洗河不愿意，而是他家里压根儿就没有一副完整的围棋。

按照约定，这一次是和罗洗河对话。但王锐电话里告诉我，这次对话不放在围棋天地编辑部，罗洗河要求我们去他家里。挺奇怪，一般人是不大喜欢陌生人到家里去的。这罗洗河有性格，后来我在网上搜索资料是发现，这罗洗河其实是懒，是出名的“懒猪”。但又是出了名的“神猪”，是围棋的神童。

我产生了极大的好奇心。他其实不属猪，1977 年出生的人，该属蛇。在去往罗洗河家的路上，我想象这罗洗河的形象。等我见到他的时候，我感到差不多和我想象的一样，墩厚，实在，爽快，又有名士的潇洒和自在。据说，湖南凤凰县举行 top 棋手大赛，著名画家黄永玉先生专门为罗洗河画了一幅题为《国手》的画，送给罗洗河。黄永玉的画，是收藏的珍品，人皆爱之。可没想到罗洗河转手就将黄永玉先生为他度身而作的《国手》赠给了恩师罗建文。一时传为美谈。

到了他家里，我们对他的生活有了一个直观的认识。家里装潢的较为简洁，因为住在楼顶，就有了两层空间。据说当初这楼盘的老总，也是一个围棋爱好者，以很优惠的价格卖给了罗洗河和他的恩师罗建文。现在罗老搬走了，罗洗河又将罗老的房子买下来，让父母住。

有趣的是，罗洗河家里居然没有一副完整的围棋，摄影师刘要罗洗河摆几个下棋的姿势，罗洗河找了半天，才找到半副棋，勉强在棋盘上摆个局，这让我打消了和他对弈一局的念头。自从和常昊对话之后，王磊、邵炜刚、刘菁都在对谈之后，四人都和我下盘指导棋，让我过国手对弈瘾。这一次，落空了。

罗洗河家里没有棋，但是却有很多书，贴墙而立的书橱里面放满了图书，我以一个出版行家的一瞄，这些书不是用来压输出的，而是用来看的，而且从书的成色来看，显然是被翻过的。没有棋，却有书，我这低水准的围棋爱好者家里都有三副棋，他这拿过世界冠军超一流国手，且夫妻都是棋手的家庭却没有一副完整的棋。这让我想起了大学者钱钟书的家里没有书，人家问他怎么看书，他说：图书馆去借啊！我问罗洗河，你要下棋怎么办？

他指着电脑说：网上下啊！

后来我们就开始对谈，但谈得非常的意识流，尽管谈得很开心，笑声不断，时间也挺长，但回来一听录音，这怎么整理啊！意识流很开心，但形成文字很艰难。我费尽心事，勉强整理出来，由此也可见罗洗河的性格，天马行空，独往独来。

王　干：请你谈谈你学习围棋的经历。

罗洗河：我是五岁半就开始学棋，我是湖南衡阳人，当时我的父母白天都要上班，没时间照顾我，我在家就开始玩围棋子，而且在棋盘上摆了一些棋谱。后来，我跟着一个业余六段的棋手学棋。在我六岁的时候，我伯伯带我来到北京，当时在中山公园，那里有很多人下棋。后来我爸爸也带我来北京，找陈祖德教我下棋。陈祖德把我介绍给罗老师，我就开始跟着罗老师学习围棋，并且在罗老师家住到十岁。十岁的时候我进入了国家队，从那时起我就开始领工资了。

王　干：你和常昊、邵炜刚不一样，他们都是从省里的围棋队通过选拔才进入国家队的，你则是属于罗老师发现了人才，直接让你进入国家队的。

罗洗河：当时罗老师经常带我到棋队去看其他棋手下棋我，第一次参加全国比赛是在 1989 年，那时候我很多事都不知道，比如坐飞机不带身份证，我就只能坐火车去深圳参加比赛。

王　干：人们都说你是围棋神童，据说你的智商很高，所以你的围棋成绩很好。

罗洗河：其实有一段时间，我的成绩不好，但是我的老师和朋友增加了我对围棋的兴趣。比如说有一次突然有一位棋手走过来对我说："生命有限，事业无限。"当时听了这句话，对我的启发很大。记得还有一次，是在一天晚上，我在学棋的时候，学着学着就睡着了，一位老师不但没有批评我们，反而说了一句安慰我们的话，他说："大脑累的时候，小脑思考。"我听了这句话，突然就清醒了很多。

王　干：你认为智商与围棋整体水平的提高有很大关系吗？

罗洗河：应该是这样，但是要想说清楚智商对围棋的具体作用也很困难，我认为围棋水平提高跟下棋的环境有更大的关系。现在的小孩下棋是不按传统的棋谱来下的，他们会创造出新的棋型，他们没有下棋的经验，他们需要在具体的环境里进行时间上的考验和磨炼。我在当教练的时候，给小孩上第一堂课就会教给他们一些与围棋无关的东西，我会启发他们朝着一定的方向、一定的高度进行思考，但我不会给他们说一些具体的棋。

王　干：就目前而言，你的棋技跟过去相比，是进步了还是退步了？

罗洗河：跟身边的棋手相比，我觉得我的棋技在进步。棋技和输赢并不是相辅相成的。因为有时候当一名棋手对棋有了较高的认识程度，但是他的经历已经不允许他再下棋了，所以输赢是和身体素质有关的，而棋技是和一个人对围棋的理解有关的。比如马晓春，在他不拿冠军之后的一两年里，他的围棋水平仍然很高，因为他对围棋的理解很深刻。

王　干：过去我们看日本棋手下棋，他们很讲究围棋内在的美学，后来韩国围棋注重计算，强调围棋的实战性，所以很多人认为韩国围棋没有美感，你怎么看待这个问题。

罗洗河：我认为没那么简单。其实韩国围棋下得很柔和。比如李昌镐，他在下棋的时候对一盘具体的棋看得很清楚，而且他对棋的细节研究得很精到。我认为过去大家都说他的棋力量大，其实他的棋力量大主要是来自于他对棋的布局。现在回过头来看，就不能那么简单地去给韩国围棋下定义，不能说他的棋风粗犷，他在中盘的时候就已经将官子算得很清楚了。因为过去观棋人的水平和他不是一个等次的，所以很难深入地理解李昌镐的棋技。如果观棋人和棋手的整体水平出现差别，那么双方对棋的理解肯定是有出入的。李世石的棋下得也很柔和。他们的柔和是整体上的柔和，而不是在某一个细节上体现出来的。

王　干：中国围棋现在在理念上已经有了突破。邵炜刚也说他下棋时每一手都在追求最大值。刘菁认为他小时候学的围棋根本就不是现在的围棋。这就证明中国围棋在理论和理念上超越了过去的范畴，围棋在不停地变化，你能概括一下你下棋的棋风吗？

罗洗河：其实专业棋手是没有棋风的概念的。对于下棋的路径而言，只有一条是正确的，对于棋手的考验主要在于如何找到这条路径的方法。一盘棋从第三步棋开始，就已经形成自己的规律、自己的特点了。在这个时候，棋手就需要对具体的棋进行思考，特别是要思考棋的流向。棋手的想法只能为某一个局面服务，而不能去改变某一个局面。围棋的困难就在于它本身只有一种发展的趋势，但是由于双方棋手对棋的理解不同，所以在每一手都要追求最大的效益。对于职业棋手来说，可能一手的失误就会导致全盘的失败，所以棋手在下每一手的时候都应该进行慎重的思考，努力地去找最有效益的一步。

王　干：到目前为止，你下了 26 年的围棋，你有没有厌倦下棋。

罗洗河：没有，但是有时候会觉得自己很累。特别是在自己下棋下得不太顺利的时候，就会感到自己下了很大的力气，却没有收到应有的成果。我认为我还会继续下棋。对于一名棋手来说，不必要想得太多，或许想法越少越好。每一个棋手的棋风都在不停地变化，所以在下棋的过程中会不断地出现一些困惑和问题，在解决这些问题的过程里，棋技就在慢慢地进步。

王　干：别人说你下棋是“快刀”，我想也就是说你追求每一手的最大效益吧。对于中日韩三国围棋，你怎么看待它们今后一段时间的发展。

罗洗河：在今后一段时间里，中国还是占一定的优势。中国政府和社会对围棋很支持，对棋手的奖励比较高，中国的围棋环境比较好。中国围棋的支持者身份、级别都很高，所以力量很强大。目前的这批围棋支持者都是在上世纪 80 年代被围棋文化熏陶过的。

王　干：上世纪 80 年代的中日围棋对抗赛，不仅仅让中日两国在政治上增加了交流，而且让老百姓的娱乐生活丰富起来。围棋全民普及运动就是从那个时候开始的，所以聂卫平对围棋的贡献很大。就目前而言，中国围棋的竞技水平已经很高了，但是围棋文化没有跟上来。比如中国现在没有围棋博物馆。我国在这些年里对围棋文化的积累是不够的。围棋的精神和内涵还没有完全呈现出来。据说你对文学、历史很感兴趣，文学、历史对你的围棋发展有些什么作用？

罗洗河：的确，我对文学、历史很感兴趣，它们对于思维的拓展有很大的帮助。比如我读历史书，历史人物可以坚定我的人生信念。围棋有着悠久的历史，围棋的变化是不可能穷尽的，何况人生又很短暂，所以我在阅读历史书籍的时候可以不断地理解围棋的发展和围棋本身的内涵。我喜欢独自一人思考，喜欢读书，而且读书的速度很快，任何类型的书我都读。我喜欢阿来的《尘埃落定》，小说中傻子眼里的世界让人回味和琢磨。

王　干：围棋开始是竞技，最后成为一种文化。棋手是非常单纯的，围棋的理念和价值属于自我完善、自我超越的。棋手的世界从某种意义上来说属于一个人的世界。棋手靠自己的智慧、能力去完成自己的事业，所以没有复杂的社会关系。

和罗洗河的对谈过程中，罗洗河还切了一个大西瓜给我们吃，罗洗河切西瓜的样子，异常笨拙，我仿佛看到了我切西瓜的模样。所以我喜欢这样一个野猪式而又天马行空的思维的人，他不是文人，但身上透现出来的文人气质甚至诗人气质，让我感到很亲切。对谈后，暮色降临，我们在罗洗河家小区的外的湘菜馆用餐，菜很辣，罗洗河吃得很开心，而我能下筷子的地方很少。吃完后，是罗洗河买的的单，按惯例该是《围棋天地》出钱。

围棋的主动与被动

——与邵炜刚对话

一 围棋里的相对性思维影响了棋手的人生观

王　干：请你谈一谈你的学棋经历。

邵炜刚：我是 1980 年开始学棋的。那时我七岁，刚上一年级，我们学校举办了一次低年级的象棋比赛，我拿了冠军。上海市普陀区围棋训练班的陆勇和教练去我们小学选学棋的孩子，体育老师推荐了我，我与围棋的因缘就从那个时候开始了。我从 1980 年开始学棋，1985 年进入了上海队，1987 年进入全国少年队，1989 年进入国家青年队，随后进入国家队。1992 年我拿到职业生涯的第一个冠军——全国个人赛冠军。1999 年在第三届 LG 杯世界围棋锦标赛上获得了第三名。2005 年开始，我在国家队当教练，这就是我入行以来的主要经历吧。

王　干：围棋随着下棋时间的流动，棋子的价值在不断变化，而且同时，棋子的某些空间功能也丧失了。

一些棋子起初看似废子，但是随着时间的流动可能变得很珍贵。围棋里的每一子都是平等的，每一手随着时间的流动而显示出自身的价值。围棋的思维带有很强的原始性，原始性并不是落后、低级，一定程度上来说其实是一种至高的境界。

邵炜刚：的确，围棋里相对的东西比较多，大小、好坏是相对的，后果也是相对的。围棋有着自身的时间性和空间性，不是一成不变的，棋子的重要与否、等级高低是在具体的棋局当中体现的，它没有与生俱来的等级差别。

但是，在中国的另外一种棋类项目——象棋当中，车、马、炮都有自己与生俱来的价值，在对局的过程中，往往这种绝对值就会起到左右棋局的作用。因此，围棋与很多棋类不同，需要用“相对”和“变化”的理念来思维。

王　干：围棋里的相对性思维对你们棋手的人生观、世界观有没有影响？

邵炜刚：是有影响的。下棋的人相对来说对公平、合理性问题比较敏感，棋手喜欢平等、公正的氛围。

另外，棋手们换位思考的能力比较强，棋手下棋的时候不仅仅考虑自己的招数，同时也需要考虑对方如何接招，如果进攻过分了，必然会遭到对方的反击，围棋是一步一步地下的，每一步之后都需要重新思考后面的局势，所以下每一盘棋都要求棋手加强换位思考能力。

王　干：我很多年前听朋友说过小孩子学棋不至于变坏，我当时不太理解这话的含义，现在看来，围棋作为素质教育的一种方式，可以给小孩子提供正确的世界观和人生观，对年轻人走向社会有很大的帮助。他们可以在围棋里学会平等待人，增强公平意识，同时提供换位思考的能力。俗话说，棋如人生，落子无悔，围棋从更大的范围让人们在人生的发展历程中把过去的挫折化为一种动力。

另外，我发现围棋跟其他运动项目还有一个不同之处，它不可能有猫儿腻。比如足球，就可能出现黑哨现象。围棋在已有规则的情况下是不需要第三方来裁决的，它讲究公平。

邵炜刚：围棋是非常讲究规则的，棋手们对规则很认可，他们都强调在规则范围内做事，不太喜欢人为改变规则。

二 围棋里的两种思维方式——主动与被动

（在我和邵炜刚的对话过程中，王元八段正好进来，对话因此变成了铿锵三人谈）

王　干：主动型和被动型棋风在围棋中最明显的体现在什么地方？

邵炜刚：在快棋赛中看得最清楚。当局面很模糊的时候，大家都看不清的时候，棋手会做出“本能反应”。主动型的代表棋手就是古力和李世石，他们在对局中容易先发制人。被动型代表棋手就是李昌镐和常昊，他们以守为攻，后发制人。

王　元：主动型棋手可能有这么一层意思：总是在棋局中主

动去挖掘一些东西，总是不甘心循规蹈矩随波逐流。在下棋的过程中经常都存在没有目标的情况，这时候，主动型棋手就喜欢创造目标、惹是生非。李世石下棋希望局面失控，希望打破均衡，这样就可以让棋性自由的自己变得相对主动。而李昌镐下棋则希望局面在控制的范围内。邵炜刚在那个年代棋下得咄咄逼人，当他与年龄长的人相比，下棋就显得比较特别，但是年龄比他小的棋手，棋技又还没有上来，他在当时的风格和现在的李世石相似。

王　干：主动和被动就像和平演变和暴力战争，其实都是争夺地盘的手段。我发现日本文化讲究韵味，没有浓重的强刺激。而韩国的足球就像它的围棋，只要有一丝希望，都会采取进攻的战略。主动型棋风和被动型棋风到底是跟棋手的性格有关，还是跟棋手从小学棋的理念有关？

王　元：也许都有一些关系。主动型棋手在下棋时会觉得传统的、按部就班的方式既味同嚼蜡，更不能获得利益的最大值。突破传统常常会伴随战斗或战争，但我想他们不是为了战争而发动战争，他们只是艺术意义上的兴之所至和盘上利益驱动所致。由于利益分配没有统一的标准，所以一些主动型棋手感觉不到自己的主动性。主动型棋手总是在寻找效率高的机会。当我发现某一个局部即将发生战斗的时候，我会首选赶紧离开，去寻找比较安定的局面，“割地求和”，但是有的主动型棋手却喜欢纠缠，寻找目标，被动型棋手则多追求顺势而为和平衡“供求关系”。

古力、李世石的优势就在于他们瞬间内计算了很多东西，他们对别人看不清楚的棋局充满了自信，敢于冒风险进行拼杀，所以他们强调利益的最大化。棋手的棋风在很大程度上是由他的心理特点所决定的。主动型棋手很少受到条条框框的束缚，他们追求创新。

王　干：我认为一名围棋棋手的棋风是和自身的性格有关的，专业棋手在下棋的过程中是否也能表现出自身的性格特征？

邵炜刚：应该说，业余棋手下棋，更多的是依靠习惯性思维，自己的性格和情绪在棋盘上会有较多的表现。而作为一名职业棋手，在长时间训练和实战的磨砺之下，在对局中会做出较为理性的决策。对局的本质特征是竞技性，因此要更多地用能够取胜的方法来下棋，所以棋手的职业技能会在一定程度上掩盖他的某些性格因素。当然了，也有一句话叫“棋如其人”，我个人理解，这句话更多的是说，在长期的职业生涯中，随着对围棋的认识逐渐加深，人的性格同下棋的风格会形成互动。年龄在增长，棋风会变，个性也会变，同时二者又互相交融。

王　干：你的棋风比较有战斗力，攻击性比较强，你觉得自身的棋风是如何形成的？

邵炜刚：是的，我是那种在对局中喜欢主动出击的人。之所以会这样，和我从小学棋的环境、学习的方式有很大关系。小孩子学棋，首先是老师教给你，你接受并开始在实战中应用。我小的时候做死活题比较多，我更喜欢战斗的局面。在漫长的学习过程中，棋手往往会寻找与自己的气质相通的某些因素，喜欢上这种因素，再慢慢地在内心里形成自己的信念，认为围棋应该以这种方式进行。但棋风也不是一成不变的。每一次战胜对手，就会产生自我肯定和自我认同；但是如果节节败退，就会产生自我怀疑，甚至否定。有的职业棋手会在职业生涯中呈现出不同的风格，比如，日本的加藤正夫九段，年轻时是“职业杀手”，上了年纪以后是“半目加藤”。

王　干：你如何来界定主动和被动这两种类型的棋风？

邵炜刚：首先我想说的是，主动也好，被动也好，这两个词语是中性的，没有好坏之说。主动型棋手想法比较多，不太安于现状，希望尝试新东西。所谓“被动”，其实是稳健和务实。主动型棋手喜欢尝试未知领域，被动型棋手更看重把已知的东西做得更到位。主动的缺点是容易冒进，被动的缺点是容易消极。其实多数情况下，棋下到某一个局面，主动型和被动型的棋手往往会达成共识，认为只有一种下法。只在少数情况下，双方才会有一些分歧。这时候，主动思维或者被动思维就可以看出来了，因为二者的选择截然不同。

王　干：主动和被动其实是两种不同的思维方式，都可作为下棋的具体思路。我发现中国古代的棋谱中主动性的棋风比较多，这是否与它的规则有关系？

邵炜刚：中国古代下棋有“还棋头”之说，即终局后要计算双方的块数，块数多的一方要还子给少的那一方，每多一块棋还一子。比如，我全盘只有两块棋，而你有五块棋，那么终局后，你就要还我三子。每断开对方一处，就有一个子的利润。在这样的规则下，双方势必会很主动，中国古棋中，几条大龙互相搏杀的局面比比皆是，也就很容易理解了。一个时代的规则往往会影响一个时代的思维方式和行为。

王　干：是不是主动型的棋手相对下得薄一些，被动型的棋手相对下得厚实一些？日本围棋顾及围棋美学和大国意识，好像更强调下得厚实。韩国对围棋的思考更加激进，他们的棋手打破了过去围棋的一些定式。

邵炜刚：相对来说，被动型的棋确实容易下得厚一些。日本和韩国的围棋呈现出不同的整体风格。日本有着优良的围棋传统，对围棋的定式作了很多总结。而韩国棋手，如您所说，似乎更喜欢打破定式。日本在长时间的历史积淀中形成了自己的围棋理论，而韩国的现代围棋则取法于日本。韩国现代围棋之父赵南哲 1937 年东渡日本，进入木谷门下学棋，回国后创立汉城棋院，开始了现代围棋普及工作。在这样的历史背景下，我们可以做出某种推论：日本人更相信自己的历史和传统，因此在棋风上，整体偏向于稳健，也可以被解释为比较“被动”。而韩国作为后来者，是希望突破的，因此整体上显得主动性多一些。

定式的问题，需要在具体的背景中来看待，定式是双方在某一个局部中都能接受的利益分配方式。但是围棋的整体效应很重要，不能只关注一城一地的得失，局部的获利甚至有可能带来最终的失败。另外，某一个局面中有效的定式，换到另一个局面就不见得有效了，要具体问题具体分析。再有就是，当原有的定式被突破之后，新的招法也变成了一种“定式”，它会吸引后来者去解读和打破。

王　干：在我们中国棋手当中，陈祖德和刘小光属于主动型，而曹大元则属于柔中带刚的棋风。像你刚才说的，主动和被动是中性的，不能作为判断胜负的标准，我们只能用它来描述棋手的思维方式和下棋风格。我经常将围棋放在现实的、世俗的背景里进行比较。比如，在一个单位，有一种人是积极进取的，又有一种人是做事稳健的，虽然性格不同，但是在一段时间之后两种人的进步和发展都差不多。

邵炜刚：也许是这样的吧。

王　干：我发现围棋有着天生的功利性，当一个人初学围棋的时候，总是有意识地去吃别人的子，当一个人下到高境界的时候，就不轻易吃子了。

邵炜刚：竞技体育总是求胜的。初学围棋的人，有一点像饥不择食的饿汉，见到子就吃，以为吃的子越多，距离胜利也就越近，以吃子为线索，向胜利进发。而一个人的棋下到一定水平的时候，谋求取胜的思路已经脱离了以吃子为线索，更看重的是每一个子的效率，当然有时候也会陷入没有线索的境地。

王　干：每个人生活中都会遇到没有线索的时候，当人们难以进行人生选择时，有的人就开始在自己的人生哲学里制造一些假想，如果没有假想，这个人的激情、能力、才华都难以发挥。但是有了这些假想，就可以充分地发挥自身的才能。当你在下棋时，你是喜欢多头绪的局面还是少头绪的局面？

邵炜刚：我喜欢头绪多的局面，复杂的棋局出现时，可以激发我进行更多的思考。

二　围棋随着时代而发展创新

王　干：这些年来韩国棋手突飞猛进的原因是什么？

邵炜刚：原因是多方面的，我个人理解，英雄人物的引领和示范作用很重要。曹薰铉九段夺得了首届应氏杯冠军后，在韩国引起了巨大的震动。一夜之间，曹薰铉成了家喻户晓的英雄。于是，韩国上下掀起了一股空前的“围棋热”。任何运动项目都需要具有一定的群众基础，学棋的人多了，就更容易产生新的高手、新的英雄，然后再次激发群众的热情，形成良性循环。事实也是如此，曹薰铉的学生李昌镐青出于蓝而胜于蓝，成为夺取世界冠军最多的棋手，极大地推动了韩国围棋的整体发展。李昌镐的棋谱已经成为围棋界的经典棋谱，他对中国的影响也是很大的，现在的年轻棋手，很多都是打着他的棋谱成长的。

王　干：韩国围棋水平的提高，不仅表现在韩国国内，而且推动了世界围棋水平的提高。另外，我发现围棋的发展和国家经济有着一定的关联，国家盛棋也盛。比如日本的围棋，最鼎盛的时期正好是它在“二战”后恢复经济、经济腾飞的时期。韩国围棋也是在国家经济飞速发展时走向兴盛的。中国也是这样，在改革开放后，随着国家经济的持续发展，围棋事业蒸蒸日上。

邵炜刚：是的。陈毅元帅讲过“国运盛，则棋运盛”。

王　干：据我了解，你对李昌镐、李世石有很深入的研究，你具体谈谈这两位棋风迥异的围棋高手。

邵炜刚：是的，今年我在《围棋天地》上开了一个专栏谈二李的棋。我的关注点是二李在实战中的思维方式或者思维方向。下棋的时候，谁能够摸清对方的思维方式、料敌先机，就能控制局面、游刃有余。李昌镐和李世石是目前韩国棋界的顶尖高手，有意思的是，他俩的棋风截然不同。李世石是主动型的棋手，能攻决不守，而李昌镐则是反之。

李世石计算精准，以力制人，李昌镐则精耕细作，以目服人。李世石的棋，永远在追求利益的最大化，没有最狠只有更狠，而李昌镐则是，赢半目也是赢，从不赶尽杀绝。李世石的棋胆大，唯恐天下不乱，李昌镐喜欢天下太平，回家数钱。李世石的棋无迹可寻、天马行空，和他对局，往往是输在不知道他的下一步是什么。李昌镐的棋中规中矩，十步能让你猜到前九步，但是你永远猜不到最后一步。因此，从这个角度来说，二者又有很大的相似，都是通过“出乎意料”获胜的。这也就是我研究他们思维方式的初衷。希望通过我的文章，可以让大家捕捉到二李在下一步出招的“定式”。

王　干：你在研究他们的时候，又有哪些心得？

邵炜刚：心得还谈不上，应该说，研究二李也是我学习围棋的一种方式。但是在看棋的过程中，我也发现了一些有意思的地方。比如说，李昌镐是曹薰铉之后韩国的领军人物。李世石和李昌镐相差八岁，目前被韩国公认为李昌镐的接班人。作为韩国围棋的核心人物，从棋风上来看，三位棋手各具特征。曹薰铉柔风快枪，是一名主动型的棋手。李昌镐师从曹薰铉，但棋风却截然相反，更像日本的棋，非常厚实、稳健。而李世石的棋又和曹薰铉有相似之处，这种现象的本身值得我们进一步去研究和探讨。

王　干：历史是在螺旋式地调整上升，曹薰铉像一个大力神一样快刀快枪地拼杀过去，李昌镐则是行云流水、不慢不紧，在不知不觉中战胜对方。有点不战而屈人之兵的味道。但是从目前来看，是一物降一物，李世石又是一个快枪手，带着火箭弹发射过去，杀得人仰马翻。我认为棋风也是相克相生的，如果李昌镐按照曹薰铉的那一套来下棋，可能下不赢曹薰铉。一样的道理，如果李世石也按照李昌镐的棋风来下棋，可能也不能超越李昌镐。所以他不是在细节上做文章，而是大开大阖地拼杀。他们各自作为一代霸主，都有着自己独特的招数，如果仅仅是学习别人的，而不去加强自己的个性，是很难打败对手的。

邵炜刚：是的，后辈从没有停止过对前辈的挑战，这是历史发展的必然。同时，对局中要求胜，重要的一点就是扬长避短，把棋局导向自己擅长的方向，发挥出自己的优势。

王　干：围棋说到底，棋手都希望自己能够主动地掌控局面，以利于自己的发展。我曾经看到一个传说，朱元璋和徐达下棋，最后朱元璋赢了，这时徐达告诉朱元璋说，你看棋盘上有两个字，朱元璋一看，棋子拼成了“万岁”字样。我尝试着摆出“万岁”，但是很不容易摆好，可见徐达的围棋水平非常高，因为他必须牵着朱元璋的鼻子下棋，不然是摆不出这个棋谱的。我认为虽然徐达输了棋，但他是暗自得意的，他自始至终掌控着主动权，他每一手都在牵着朱元璋下棋。围棋的手段、思维最终都落实在领导权上，希望对方跟着自己走，这就说明围棋的困难。

邵炜刚：李昌镐非常善于驾驭局面的走向，有时明明知道会亏损，但是他还是如此选择，因为他知道什么样的局面更易掌控。表面上看他吃亏了，但是从局面的导向来说，他成功了。围棋对局的过程中充满了相对性，就看棋手如何去把握和思考了。

王　干：目前围棋比赛中，快棋赛比较多。我认为能否在快棋中取得胜利，在很大程度上靠的是个人的瞬间反应。

㈣ 棋手的年轻化考验着个人的瞬间反应能力

王　干：中国传统文化中的书法一直强调人书俱老，人年轻的时候写出的字稚气比较重，经过时间的磨炼，结合自己的人生阅历，写出的字就显得老辣了。古琴也是这样，一个人在年轻的时候很难把古琴弹出味道来，当他经历了沧桑人生之后，自然能够弹出其中的味道。北京有个老先生叫张子谦，他是古琴专家，在他九十岁时，他弹的古琴让人感觉到枯涩的意味，发出的声音有断断续续的感觉，其中的韵味、内在的张力、文化的含量都在一般人达不到的境界。现在围棋却是出成绩的年龄越来越小，为什么会出现这种现象？

邵炜刚：一方面，棋手开始学棋的年龄提前了，因此出成绩也要早一些。但重要的是，由于科技的进步，信息的共享程度和获取信息的便捷程度大大提高，这对围棋技战术水平的提高起到了重要作用。以前可能只有国家队的队员才能看到的资料，现在可以在网络上轻松获取，这在我们小的时候是无法想象的。

王　干：围棋与其他体育项目还是有区分的。围棋更讲究智力对抗，它不像足球、篮球那样单纯强调体力。理论上说，围棋应该是下得越多、下棋时间越长、下棋经验越丰富，水平就越高。但是为什么三十几岁的棋手下不赢十几岁的棋手？

邵炜刚：这里面包含很多因素，简单说两点吧。首先，围棋不只是智力对抗，充沛的体能是高强度对局的重要保障。比如比赛的时候，棋手的午餐会吃得比较少，这是由于大脑的高速运转影响了食欲。但是进餐的质量会影响到体力，这在下面的对局中会反映出来，这就要看谁的体能基础比较扎实了。现在围棋比赛节奏快，密度高，韩国的一些棋手有过一天下三盘比赛的经历，高强度的对抗对棋手的身体素质是重大考验。一般来说，年轻的棋手确实在体能上占有一定的优势，这一点应该正视。

再有就是前边提到的互联网普及问题。最新的棋谱在网络上实时更新，对每一个人都是平等的。只要你愿意，就可以在第一时间获取第一手资料。这样就把外部条件不均衡对成长造成的影响降到了最低点。因此，我们应该感谢这个时代，感谢这么好的科学技术。年轻棋手热情更高，思维也更敏捷一些，他们进步更快一点，这也是正常的。

王　干：年轻棋手厉害，三四十岁的棋手在现在的环境里想出成绩是不是比较困难？

邵炜刚：这当中有时代原因。三四十岁这一拨棋手开始学棋的时候，教材和教学理论方面都有一些先天不足，因此基本功就不如年轻棋手那么扎实，这也是他们超过我们的地方。但是也有个例，常昊的状态就保持得不错，李昌镐也是我们这一拨的，他的状态更不用说了。因此，我总认为，困难是有的，要正视它。但人是灵活的，没有成功，只是还没找到合适的方法。

王　干：目前，上世纪 70 年代出生的棋手是否遇到的压力太多，自己放弃的可能性也很大。常昊很强调自己的态度，如果自己松懈了，可能就放弃了。

王　元：下棋的经验越来越丰富，但有时棋手也会被掌握的经验和认识所束缚，无形当中就强化了条条框框。目前围棋更新换代太快，这个现象非常怪异。我们现在所处的阶段是它的竞技性最强的阶段。现在的快棋很多，所以棋赛对于棋手的适应能力的要求与过去不同。

王　干：现在的局面下，棋手的水平与过去的棋手相比，到底处于一个什么样的状态？

王　元：单从竞技方面来说，现在棋手的水平比过去进步了很多，但是整体水平和综合素质或许并没有超越过去。围棋是在适应整个社会和时代的潮流，在现时代的背景下，围棋需要有它的特殊性。现代棋手的训练强度比过去大多了，过去的围棋比技艺和境界，而现在则大大增加了比体力、比心理、比技术的成分。

王　干：目前快棋赛很多，短时间里比的是瞬间反应能力，这种瞬间反应能力来自何处？

邵炜刚：瞬间反应来自于两方面：一是对围棋的熟练程度，二是自身身体的反应能力。在快棋中很强调这种瞬间反应能力，如果是在慢棋中，年龄大一点的棋手还是可以承受的，下快棋就可以显示年轻棋手的能力。

王　元：当下职业围棋的竞技性已经非常强了，而且盘上的场面更加精彩纷呈。只是，棋手们的精力元气消耗甚大。个人精力是有限的，所以，也许还应强调围棋的配套设施的重要性，这个理念很重要，它意味着围棋如何走向真正的职业化。另外，在职业围棋的基础，或曰职业围棋的服务对象——广大的围棋爱好者的这一方面，还有许多应做得更好的事情，比如怎样鲜活地诠释棋手的精彩，怎样使围棋更加普及。围棋难以普及有对时间的消耗方面的原因，真的是要到人们都生活更宽裕有闲时，围棋的普及才能更广吗？

围棋拒绝精神缺陷

——与王磊对话

和王磊交谈前，有一些短时间的交往，我发现这位来自大兴安岭的北国棋手，隐隐有一种过于自我反省的倾向，那种真诚的谦和更像一位勤恳做学问的学者。常昊也是谦和的，但常昊的谦和里有一种俯瞰和自在，王磊的谦和里有着太多的淡定。正是带着这样的印象，开始了我们的谈话。

一 环境和性格影响棋风

王干：在我与棋手们有限的接触中，我发现你们这一代棋手都比较低调，这是什么原因？

王磊：我们这代人下棋的环境和受到的教育和其他群体有不同之处。我们这几个人虽然性格、个性都不一定相同，但是都比较低调，我们对于围棋非常专注，对于围棋之外的事情看得比较淡，给人的感觉是纯粹的职业棋手。

王干：韩国的棋风更讲究搏杀，显现出彪悍的特性，这可能跟韩国狭小的国土区域有关系，韩国棋手下棋讲究寸土必争，每一手都让人感觉到对局的紧张，整盘棋充满了危机感和紧迫感。然而中国以前的棋手却不是那么计较和顶真，搏杀也不是特别厉害，或许这跟中国广博的国土有关系。你们上一代的棋手，比如聂卫平、马晓春、刘小光、曹大元等，他们的棋风跟自己所接受的地方文化、生长环境有一定的关系。刘小光下棋让人感觉到有一股很强的力量在进行拼搏，相比之下曹大元可能就比较中庸，似乎更温和一些。看马晓春下棋，就能感觉到江南文化赋予他下棋的风格，显示出精明和婉约。你在大兴安岭成长，我不知道大兴安岭的特殊环境对你是否产生了影响?

王磊：我想地域环境对我的棋风有着潜移默化的影响，但是也并非很直接。

王干：我知道很多业余棋手，他们之所以喜欢下围棋，是怀着一种补偿心理的，他们通过下围棋来获得内心的愉悦。我认识一些人，他们当中有的人是在下围棋之后赢得事业的进取，有的人是在事业无法进取时，通过围棋来寻求精神的安慰、寻求成就感。所以围棋又可以让人找到自我精神的有效空间。

王磊：我认为如果一个人的性格特别好，那么这个人的棋风就不会有太多的破绽。我觉得我的性格有很大的问题，所以对我的棋风影响也很明显。具体来说，我的思维不够严谨，使得棋的毛病很多，下棋的时候可能出现大的漏洞。性格对棋风的影响很大，比如聂卫平老师，他的性格是比较张扬大气的，所以他的棋风也属于大开大阖、敢打敢拼的路子。比如俞斌九段，他的性格非常细腻，所以他的棋下得很精致，也比较完美。

王干：现时代资讯高度发达之后，人们对围棋的关注点也在不断地改变，是不是在围棋当中，因为一盘好棋下出了新手，人们会在短时间里去模仿，这种模仿是不是会抑制围棋的个性发展和文化发展？

王磊：是的，不管是业余棋手还是职业棋手都比较注意总结新手的强项，出现了一局有意义的棋，大家都竞相模仿，这样可以有效提高棋艺。

王干：现在很多人下围棋和玩智力游戏没多大区别，围棋成为一种电子游戏，完全是在比智商，其实我认为这并不是围棋发展的正确方向，如果长此以往，围棋可能会越走越偏，围棋的生命力就会枯竭。由此看来，商业在无形当中对围棋是有损害的。如果围棋想要振兴，要想成为中国文化的一个载体，就需要抑制商业的影响。围棋自身具有很多妙处，它有着深不可测的内蕴，如果我们把它纳入今天这种机械的模式当中，它的美感在消逝，它的人生内涵在消逝。如果围棋的世界冠军都是十几岁的少年，那么围棋的文化性就很难表现出来，“人棋俱长”这个说法也就难以成立了。你刚才说性格会制约一个人向更高的目标迈进，但是按照围棋的训练，从一开始就训练棋手的严密性、逻辑性，其中的不严密是因为没有被训练出来呢还是与生俱来的？

王磊：与以往相比，我肯定得到了很大的提高。当一个人想要走向更高的目标时，与生俱来的小毛病，与遗传基因、后天教育都有关系。所以我的基本功从小就有缺陷，我下棋的路子比较野。

王干：在围棋方面，你自认为什么能力最强？

王磊：我觉得我的统筹能力比较强，也就是总结能力、抽象能力比较强。这还是和我的性格有关。我平常就喜欢思考这方面的问题。我现在是八段，当年我距离九段只有一步之遥，但是我在那样的条件下选择了主动放弃，这和我的性格缺陷有很大关系。虽然我自己对九段怀着不以为然的态度，但是身边的人总会认为如果升不到九段就是一种遗憾。当时在我升九段的时候有这样一个细节，我当时向裁判打听我还需要下几盘棋就能升九段，但是他们没有给我查询，所以这使得我对升不升九段无所谓了，我想当年的我缺乏一种宽容和大度吧。我的性格比较刚强，棋风也很刚，缺少柔韧度。

㊁ 围棋不接受精神缺陷

王干：我们现在把话题从性格扩展到精神，来探讨一个比较深入的问题，比如在文学界有很多人，性格都有一定的缺陷。特别是诗人，诗人往往比较极端。在我国古代的诗人里，李白、杜甫都想当官，而且是太想当官了，但是他的性格是没办法让他们当官的，即使让他们当官他们也当不好，所以他们只能写诗，他们的诗达到了很高的境界。现在的精神分析法发现很多人都有一定程度的精神变态，有的还成了精神病人，比如凡 · 高。我想知道围棋界的棋手们，他们的精神状态如何？

王磊：我觉得搞文学的人，自身存在一定的缺陷不是问题，这种缺陷不会降低他们在文学上的造诣，因为文学不可能量化，所以很难有个具体的对手和你争斗。然而围棋就不同了，围棋是不允许棋手在某一个环节上出现任何问题的。围棋的评判标准是有胜负之分的，对于棋手的毛病，即使有一个对手不斗你，也有其他的对手来斗。要想站在围棋的巅峰，就需要不断地去完善自己。只有不断地进行完善，才能抵御住各种各样风格的棋手。

我觉得棋手可能有一定的性格缺陷，他们精神上出现的极端情况，我感觉是与压力有关系的。因为围棋上的胜负是残酷的，我们必须直面，输赢都与自己有很大的关系。当一名棋手面对失败的时候，内心肯定是不好受的，如果没有进行自我调整，没有找到有效的宣泄方式，可能会出现一些忧郁的症状。

王干：我觉得围棋不仅是竞技的运动，而且是精神的运动。它与其他体育运动不同，不像篮球、足球可以在运动中宣泄情感。对于围棋棋手来说，要想把自己心中的郁闷宣泄掉，是比较困难的。我感觉像聂卫平、马晓春这些棋手都有着很强的精神控制能力，他们都很坚强，所以他们的围棋进入了很高的境界。

王磊：有时，棋手有一些怪异的要求，但是他的怪异并不代表他的精神，而是为自己树立信心的手段，比如在比赛期间，如果房间号带“4”这样的数字，他可能会有一点情绪；比如比赛期间某人送他一本书，他也会不高兴。

㊂ 人生有时需要一点糊涂

王干：你的围棋生命会随着你的人生不断行走吗？

王磊：希望如此，但是我的围棋可能会被其他棋手淘汰，我刚才就说了，我现在的智力拿到今天来看，已经远远落后于这个时代的新秀。围棋依靠经验来填补原有的智力，是件非常困难的事情，靠经验来调整，会出现心有余而力不足的情况。

王干：你说说在你二十多年的围棋生涯里，你下得最痛快的一局棋和最遗憾的一局棋。

王磊：对于这个问题，我自己也思考过，但是要我举出实例，我是举不出来的。我这个人比较悲观，总觉得自己的棋存在很多问题，所以每一次下棋，都看不到自己的完美。对于遗憾的棋，我也比较理性地认为输棋的原因还是在于自己，自己有不可推卸的责任。我想我的这种心态影响了我的性格。我非常欣赏凡 · 高高，读他的画，总能引起我的共鸣。我觉得下好围棋与两方面的条件有关：智力和性格。我的智力水平因为时代的局限，现在肯定是不能有太大的提高了。性格也是从小造就的，现在也是很难改变了。

王干：我似乎觉得悲观可能会影响棋艺的上升。我接触过太多的作家和诗人，很多人把人生和社会看得过于清晰，写到最后往往写不下去了。我觉得有时候人是需要一点糊涂的。我和别人开玩笑，我说北京人都很了解政治，但却当不了皇帝。他们其实对当官、对宫廷有一套一套的理论，他们太了解宫廷里的事。但是当皇帝的人，往往是我们认为不可能的人，比如刘邦、朱元璋，他们都超出了常人的想象。我发现，一个对政治过于清醒的人是不可能当政治家的，这也印证了一句古话：水至清而无鱼。也有很多做学问的，书读多了，学问做大了，自己却写不出文章了，他总是觉得自己要讲的东西别人都说过了，自己再写出来也就没有大的意义了。但是，往往著作等身的人，他们的性格往往都有缺陷，正是自身的不完整，让他们借用做学问的方式来扩展自己，从而成了学问家。北大的一些老教授也是因为读书很多、学问很高，所以著作很少，他们往往是在述而不作。我赞同你刚才的说法，性格即命运。正是因为每一个人都存在自身的缺陷，所以下围棋是在进行完善人生、完善人性的过程。

围棋的终极比拼

——与周鹤洋对话

强调围棋的整体掌控能力

王　干：你在 1997 年的第 10 届富士通杯当中战胜了李昌镐，这件事给当时很多人留下了深刻的印象，我也是从那次比赛开始更加关注你的。你在那次比赛中，为中国围棋界放了一颗原子弹，这是很激动人心的。十二年前，当你赢得这次比赛之后，我还专门写了一篇文章，叫作《抗韩要学周鹤洋》。我写这篇文章的意思其实更多的是为了鼓励中国足球，因为那时的中国足球也被韩国打得落花流水。当然，那时候的中国围棋也处于低潮期，马晓春在 1995 年拿了两次冠军，之后我们就一直被李昌镐等韩国棋手压制着。你和李昌镐的比赛是我对你的第一印象，也是第一记忆，当我回想到十二年前这场辉煌的战事时，我总是想知道你当时在战前、战中、战后的心情。

周鹤洋：1997 年，我也是第一次参加国际比赛，第一轮赢了韩国崔明勋半目，第二轮赢了李昌镐半目。下这两盘棋的时候，我前面的形势都比较好，但后来我的棋下得比较缓，最后只赢了半目。比赛回来之后，聂卫平老师就对我说，如果棋盘再大一些，我就输给李昌镐了。在我们这拨儿棋手里，世界大赛常昊参加得比较多，之前邵炜刚也参加过一次。对于我们那拨儿棋手，大家都是比较关注的。因为马晓春与李昌镐的比赛，成绩总不太好，所以大家就把希望寄托在我们这拨儿人的身上。在这次比赛之前，我们这拨儿人还没有在世界大赛中赢过他，我应该是第一个。李昌镐的棋有他自己的风格，刚开局的时候，看不出他的棋有多厉害，那时他的棋下得很稳健。在我和他下那盘棋的时候，我在前半局发挥得比较好，他相对来说显得被动，但是他在收束时就非常厉害了，我把握全局的能力是比较弱的。当时我们的水平与李昌镐还是有较大差距的，差距主要表现在后半盘的整体把握能力上，我们的主要心思放在布局上，没有去深入思考整体的把握和掌控的能力。在与他交手之后，我们才更加强调围棋的整体掌控能力。日本棋手比较讲究理论，其实现在回过头来看，很多理论都过时了。

王　干：前一阵我和刘菁也谈到过日本的围棋理论。你认为日本围棋理论过时了，按照你下棋的经验和下棋的感受，你觉得主要是体现在什么地方？

周鹤洋：我接触过很多日本棋手，听过他们讲棋，他们非常强调棋形，但是我认为围棋是活的，不是人为可以规定的。日本围棋非常普及，氛围很好，我觉得他们更多的不是在研讨围棋，而是在普及围棋。比如，秀行老师在摆棋的时候，下面就没有一个人说话。另外秀行老师也很强调棋形。

王　干：日本围棋为了普及的需要，为了商业的需要，比较程式化。

周鹤洋：是这样的。其实在这一百多年里，日本围棋发生了很大的变化。过去我打棋谱都是日本的。现在很多人说日本的棋偏软，我和一些日本棋手下棋，也发现他们没有战斗力，而且他们不讲究反抗。目前的日本棋手在慢慢地变化，一些年轻棋手的棋下得也很硬朗了。总体来说，日本棋手的棋风和他们的民族性格也是有关系的。上世纪80年代以来，日本围棋对中国围棋也是有一定影响的，比如我自己的棋风、常昊的棋风都存在一些日本围棋的因素，我们的棋不像我们之后的这拨中国棋手那样激烈。我们在下棋的过程中只要有了一些优势，就想着鸣金收兵。而现在的年轻棋手在取得优势时，不仅不收兵，而且想方设法地扩大自己的优势，希望下出最强的一手。

王　干：你在学棋的过程中，受到日本围棋的影响。我过去和刘菁也谈到日本围棋，他说他现在回想起来，他在自身围棋的发展中，被日本围棋的两分理论耽搁了。他认为两分是很模糊的，韩国围棋就没有两分的概念。你怎么看待日本的两分概念？

周鹤洋：两分是个模糊的概念。过去日本棋手比较强调一盘棋的薄与厚，而现在的棋手对目数的看法是非常直接的，特别是韩国棋手更加强调目数，他们会从目数上来区别一盘棋的薄与厚。日本的小林光一对目数比较敏感，对棋局的判断也比较快速，后来韩国流的兴起，就开始追求围棋的力量了。

王　干：日本围棋所说的薄与厚，可能与东方美学的价值取向有关系。韩国从目数上来计算围棋的优劣，他们的围棋理论和概念慢慢地变少了，他们更多是靠计算使围棋水平强大起来。我觉得围棋理论对围棋战略战术都是有很大影响的。从一名观众的角度看围棋，当人们用日本的理论来讲具体的棋局时，观众往往会听得津津有味。如果用韩国的理论来讲具体的棋局时，观众往往会感到除了计算，就是胜负。我认为围棋与一国的文化也存在着联系，比如韩国足球与韩国围棋很相似，也是讲究拼杀，讲究寸土必争的。

周鹤洋：我总觉得围棋与一国的文化的民族性格是有关系的，过去我和一些日本青年棋手下棋，就发现他们不太强调输赢，他们输棋了也没有难受的感觉。而韩国棋手下棋的时候总是要搏一番，他们是不希望输棋的。现在大家都讲究胜负，在很大程度上把围棋看作是一种竞技活动了。

王　干：日本在上世纪中期形成了一套有体系的围棋理论，日本的围棋理论对你和常昊等棋手影响比较大，韩国的围棋是后来发展起来的，韩国的围棋风格更多的是在影响着古力他们这拨棋手，请问有中国特色的围棋理论现在是否已经形成，有没有具体的围棋流派？

周鹤洋：其实在陈祖德、聂卫平等老师下棋的时候，中国围棋与日本围棋相比，就更喜欢乱战，规模和气势都是很大的。但是总体来说，中国围棋一直处于学习的位置。我们学棋的时候接受日本的理论比较多，当时主要是打日本棋谱，因为中国自己的棋谱非常少，跟着老师学棋打棋谱，打多了也就间接地接受了日本围棋理论，受到日本围棋的影响了。古力他们更多的是在打韩国棋谱，他们和我们不同。当然，中国的围棋理论也有人探讨过，但是基本上还停留在棋手自身的差异层面，比如说有的人比较好战，有的人强调收官，理论还没有形成自己的特色。

王　干：所以我觉得这是中国围棋里很有意思的现象。现在中国围棋的水平很高了，却没有形成自己的理论体系，这个问题还是值得探讨的。我有时在想，中国经济在这三十年里腾飞，中国围棋也在这三十年里有了很大的发展，需要形成具有中国气派、中国风格的围棋理论，需要展现出围棋的方向在哪里，具体的围棋发展趋势是怎样的。

周鹤洋：日本古代的围棋更多地是进行表演，随着社会的变迁，围棋的竞技性逐渐体现出来。作为竞技的围棋和整个围棋体系是有区别的，日本目前竞技围棋的落后并不代表它的整个围棋体系的落后，他们的围棋体系是很丰富的，而且他们不太在意围棋竞技水平的高低，他们从内心将围棋作为一门艺术，比如说日本的相扑真正对抗的时间非常短，但是在对抗之前，他们的准备工作很复杂，这就体现出他们强调文化，而不强调竞技。中国是从竞技的角度进行围棋的发展，我们在这方面的水平已经很高了。我认为中国的奥运金牌的确很多了，但是整体的体育水平并不是很高。当然，由于每个人对围棋的认识存在着偏差，所以对围棋的发展认识也是复杂的。

王　干：你是八岁开始学棋，到现在已经二十五年了，下了那么多年，有没有因为围棋而烦恼的时候，你又是怎样度过的？

周鹤洋：烦恼肯定是有的，烦恼往往是在自己成绩不好的时候出现的。每个人都有一定的烦恼期。